Untersuchung des Kniegelenks

Untersuchung des Kniegelenks

Franz Baumgartl und Günter Thiemel

201 Abbildungen in 478 Einzeldarstellungen, 18 Tabellen

1993
Georg Thieme Verlag Stuttgart · New York

Prof. Dr. Franz Baumgartl, Chefarzt a. D. der 2. Chirurgischen Klinik des Krankenhauszweckverbandes Augsburg
Am Eichenwald 31, 8902 Neusäß

Dr. Günter Thiemel, Chefarzt der 2. Orthopädischen Klinik der Hessing-Stiftung
Hessingstr. 17, 8900 Augsburg

CIP-Titelaufnahme der Deutschen Bibliothek

Baumgartl, Franz:
Untersuchung des Kniegelenks : 18 Tabellen / Franz Baumgartl und Günter Thiemel. – Stuttgart ; New York : Thieme, 1993
NE: Thiemel, Günter:

Zeichnungen: Sergio Russo, Stuttgart

Rüdigerstraße 14, D-7000 Stuttgart 30
Printed in Germany
Satz: Druckhaus Götz GmbH, D-7140 Ludwigsburg, gesetzt auf Linotron 202 (System 5)
Druck: Karl Grammlich, D-7401 Pliezhausen

ISBN 3-13-785101-7 1 2 3 4 5 6

Wichtiger Hinweis:
Wie jede Wissenschaft ist die Medizin ständigen Entwicklungen unterworfen. Forschung und klinische Erfahrung erweitern unsere Erkenntnisse, insbesondere was Behandlung und medikamentöse Therapie anbelangt. Soweit in diesem Werk eine Dosierung oder eine Applikation erwähnt wird, darf der Leser zwar darauf vertrauen, daß Autoren, Herausgeber und Verlag große Sorgfalt darauf verwandt haben, daß diese Angabe dem Wissensstand bei Fertigstellung des Werkes entspricht.

Für Angaben über Dosierungsanweisungen und Applikationsformen kann vom Verlag jedoch keine Gewähr übernommen werden. Jeder Benutzer ist angehalten, durch sorgfältige Prüfung der Beipackzettel der verwendeten Präparate und gegebenenfalls nach Konsultation eines Spezialisten festzustellen, ob die dort gegebene Empfehlung für Dosierungen oder die Beachtung von Kontraindikationen gegenüber der Angabe in diesem Buch abweicht. Eine solche Prüfung ist besonders wichtig bei selten verwendeten Präparaten oder solchen, die neu auf den Markt gebracht worden sind. Jede Dosierung oder Applikation erfolgt auf eigene Gefahr des Benutzers. Autoren und Verlag appellieren an jeden Benutzer, ihm etwa auffallende Ungenauigkeiten dem Verlag mitzuteilen.

Vorwort

In den letzten Jahrzehnten wurde das Wissen über das Kniegelenk von Chirurgen und Orthopäden vertieft. Zahlreiche Arbeiten und Bücher brachten neue Erkenntnisse über Anatomie, funktionelle Anatomie, Biomechanik und Pathophysiologie. Das verletzte Kniegelenk stand im Vordergrund der wissenschaftlichen Arbeiten. Die extensionsnahen Stabilitätsprüfungen bereicherten die diagnostischen Möglichkeiten. Nichtinvasive Untersuchungsmethoden wie Sonographie, Computertomographie und magnetische Resonanztomographie kamen dazu. Aus der diagnostischen Arthroskopie wurde eine operative Behandlungsmethode. Doch trotz aller therapeutischen Fortschritte gibt es immer wieder Fälle mit unbefriedigenden Resultaten nach korrekt durchgeführten Eingriffen. Das „Unberechenbare" des Kniegelenks ist noch nicht geschwunden, weil die vielen Probleme dieses Gelenks schwer überschaubar sind.

Das vorliegende Buch möchte dem Untersucher neben Verletzungen auch die große Zahl der übrigen Kniegelenkveränderungen aufzeigen und ihn bei der Untersuchung so führen, daß er alle Möglichkeiten mit ähnlicher Symptomatik überblicken und sie in seine diagnostischen Überlegungen einbeziehen kann. Es soll Chirurgen, Orthopäden, Internisten und Kinderärzten zu untersuchende Knieglenke transparenter machen und ihre Arbeit erleichtern. Dazu wurden Anatomie, funktionelle Anatomie, Biomechanik und Pathophysiologie des Femorotibialgelenks und des integrierten, empfindlicheren Femoropatellargelenks beschrieben und die Untersuchungstechniken übersichtlich dargestellt. Verletzungen, angeborene und erworbene Veränderungen, chronische Polyarthritis, unspezifische, spezifische, reaktive und seltene Arthritiden wurden besprochen, Ursachen degenerativer Veränderungen bei Würdigung des Femoropatellargelenks aufgezeigt, Arbeitsschäden und Tumoren zusammengestellt.

Zum Gelenkverschleiß führende Abweichungen von der normalen Gelenkarchitektur wurden ausführlich gewürdigt, um degenerative Veränderungen ätiologisch einordnen zu können, Sportler durch entsprechende Aufklärung vor Überlastungsschäden zu schützen, Begutachtungen chronisch deformierender Veränderungen nach Bagatelltraumen zu erleichtern und um „Reizknie" und „Schleimbeutelentzündungen" bei Hochleistungssportlern richtig deuten zu können.

Wir bemühten uns zu zeigen, daß einfache Untersuchungsmethoden in vielen Fällen die Ursachen für Erkrankungen und Verletzungen so eingrenzen und bestimmen können, daß komplizierte diagnostische Verfahren nur selten erforderlich werden. Nichtradiologische Untersuchungsverfahren mit speziellen Apparaturen für Aufklappbarkeit, Schubladenbewegungen und Rotationsausmaß wurden nicht besprochen, weil ihre Beschreibung beim Erscheinen des Buches schon überholt wäre.

Herrn Dr. med. h. c. G. Hauff und seinen Mitarbeitern im Georg Thieme Verlag, Stuttgart, haben wir sehr zu danken für ihre vielfältige, immer verständnisvolle Hilfe und für die solide Ausstattung des Werkes.

Neusäß und Augsburg, im Sommer 1992

Franz Baumgartl
Günter Thiemel

Inhaltsverzeichnis

Allgemeiner Teil

1 Anatomie und Physiologie 2
Aufbau des Kniegelenks 2
Knöcherne Strukturen 2
Knorpel 6
Muskulatur 8
Bandsysteme 8
Stabilisatoren 17
Menisken 17
Gelenkkapsel 22
Kniekehle 22
Femoropatellargelenk 22
Aufbau des Femoropatellargelenks und Führung der Kniescheibe 23
Kniescheibenformen 24
Dysplasien der Femurkondylen 25
Höheneinstellung der Kniescheibe 27

2 Klinische Untersuchung 33
Anamnese 33
Familienanamnese 33
Eigenanamnese 33
Inspektion 36
Beinform 36
Muskulatur 38
Hautveränderungen 40
Schwellungen 41
Palpation 41
Schwellungen 41
Hämarthros und Gelenkergüsse 42
Gelenkgeräusche 43
Druckschmerz 44
Palpation des Femoropatellargelenks 44
Prüfung von Beweglichkeit, Muskulatur, Durchblutung und Sensibilität 46
Beugung 46
Streckung 47
Rotationen 47
Valgus- und Varusbewegungen 47
Beweglichkeit 47
Muskelfunktionen 47
Durchblutung 50
Sensibilität 50
Prüfung der Stabilität 50
Laxizität 50
Bewegungsmöglichkeiten der Tibia gegen den Oberschenkel 52
Stabilisierung des gestreckten Kniegelenks 52
Stabilisierung des Kniegelenks bei 30 Grad Beugung 52
Schweregrade der Instabilität 53
Vorbedingungen zur Untersuchung 53
Anschlagsart bei passiven Stabilitätsuntersuchungen 53
Einteilung der Instabilitäten 53
Die einzelnen Untersuchungen 56
Rotationsinstabilitäten 76

3 Untersuchungen mit bildgebenden Verfahren 87
Röntgenuntersuchungen 87
Technik der Übersichtsaufnahmen 87
Arthrographie 92
Gefahren der Arthrographie 92
Technik des Doppelkontrastverfahrens 95
Aufnahmetechnik 58
Computertomographie 99
Kernspintomographie 99
Sonographie 102

4 Arthroskopie 103
Voraussetzungen zur Arthroskopie 103
Indikationen 103
Kontraindikationen 103
Arthroskopie bei Differentialdiagnosen 103
Komplikationen 104

5 Laboruntersuchungen 105
Spezifische Blutuntersuchungen 105
Immunologische Untersuchungen 105
Synoviaanalyse 105
Technik der Kniegelenkpunktion 105
Allgemeine Regeln für die Untersuchungen von Punktaten 107
Besondere Untersuchungen 107

Spezieller Teil

6 Angeborene Veränderungen . . . 110
Septum genus . . . 110
Fabella . . . 110
Aplasien von Menisken und Kreuzbändern . . . 110
Fehlbildungen der Menisken . . . 110
Scheibenmenisken . . . 111
Meniskusganglion (Meniskuszyste) . . . 111
Fehlbildungen an Femurkondylen und Schienbeinkopf . . . 111
Angeborene Fehlbildungen der Bänder . . 111
Angeborene Kontrakturen . . . 112
Angeborene Verrenkung der Tibia im Kniegelenk . . . 113
Angeborenes und konstitutionelles Genu recurvatum . . . 113
Angeborenes Genu valgum . . . 113
Angeborenes Genu varum . . . 113
Fehlbildungen der Kniescheibe . . . 113
Varianten der Kniescheibenform . . . 113
Fehlen und Verdopplung der Kniescheibe . . . 113
Angeborene Patellaluxation . . . 114
Patella magna . . . 114
Hypoplasie der Kniescheibe . . . 114
Patella partita . . . 116
Haglund-Delle . . . 116

7 Erworbene Veränderungen . . . 120
Erworbenes Genu valgum . . . 120
Erworbenes Genu recurvatum . . . 120
Erworbenes Genu laxum (Schlotterknie) . 120
Lähmungen der das Kniegelenk bewegenden Muskulatur . . . 121
Kontrakturen des Kniegelenks . . . 121
Ankylosen . . . 122
Schnappendes Knie . . . 122

8 Arthritiden . . . 123
Entzündlich-rheumatische Erkrankungen im engeren Sinn . . . 123
Chronische Polyarthritis . . . 123
Sonderformen der chronischen Polyarthritis . . . 126
Seronegative Spondylarthritiden . . . 128
Enteropathische Arthritiden . . . 130
Infektarthritiden . . . 130
Unspezifische Entzündungen des Kniegelenks . . . 130
Reaktive (postinfektiöse) Arthritiden . . . 134
Rheumatismus acutus verus (rheumatisches Fieber) . . . 134
Darminfektionen . . . 135
Gonorrhoe . . . 135
AIDS . . . 136
Lyme-Krankheit . . . 136
Virusinfektionen . . . 137
Spezifische Arthritiden . . . 137
Gonarthritis tuberculosa . . . 137
Gonarthritis syphilitica . . . 139
Kniegelenkveränderungen durch Pilze . 143
Kniegelenkveränderungen bei Systemkrankheiten . . . 143
Lupus erythematodes visceralis und disseminatus . . . 143
Kniegelenkveränderungen bei Allgemeinerkrankungen . . . 143
Haemophilia vera . . . 143
Löfgren-Syndrom . . . 143
Besnier-Boeck-Schaumann-Syndrom . . 145
Morbus Behçet . . . 145
Tumoren . . . 146
Arthropathien bei Langzeitdialyse . . . 146
Kniegelenkveränderungen bei Stoffwechselstörungen . . . 146
Gonarthritis urica (Harnsäuregicht) . . 146
Pseudogicht . . . 146
Alkaptonurie . . . 147
Gaucher-Syndrom . . . 147
Hydroxylapatitrheumatismus . . . 147
Palindromischer Rheumatismus . . . 149
Hydrops articulorum intermittens . . . 149

9 Kniegelenkveränderungen bei endokrinen Störungen . . . 150
Primärer Hyperparathyreoidismus . . . 150
Sekundärer Hyperparathyreoidismus . . . 151

10 Kniegelenkveränderungen bei Störungen des Vitaminhaushaltes . . . 152
A-Hypervitaminose . . . 152
C-Hypovitaminose . . . 152
D-Hypervitaminose . . . 153
D-Hypovitaminose . . . 153
Rachitis . . . 154
Osteomalazie . . . 155

11 Knieschmerzen und Arthritiden im Kindesalter 156
Knieschmerzen ohne Arthritiden 156
Arthritiden 156

12 Degenerative Veränderungen . 157
Chondromalacia patellae 157
Schweregrade von Knorpelschäden und Verlauf 157
Befunde nach Ablauf einer Chondromalacia patellae 160
Veränderung des Gesamtgelenks nach Chondromalazie 163
Lateralisation der Kniescheibe 163
Arthrosis deformans 164
Arthroseentwicklung und Einteilung . . 167
Verkalkung der Menisken 169
Avaskuläre Knorpel-Knochen-Nekrosen im Kniegelenk 169
Osteopathia patellae juvenilis 169
Osgood-Schlatter-Syndrom 169
Spontane Osteonekrose der Femurkondylen 169
Osteochondrosis dissecans 170

13 Geschlossene Verletzungen . . . 176
Verletzungen der Synovialis 176
Gelenkknorpel 176
Verletzungen von Band-Kapsel-Apparat . 177
Stieda-Pellegrini-Köhler-Schatten 177
Gelenkverletzung und zugehörige Muskulatur 178
Zerrung des Kniegelenks 178
Prellungen und Quetschungen 178
Zwischenscheiben 178
Spontanlösung (primäre Degeneration) . 178
Frischer Unfallriß 179
Spätschaden nach Unfallriß (sekundäre Degeneration) 179
Spätschaden beim Schlotterknie (pseudoprimäre Degeneration) 180
Diagnose bei Meniskusschäden 180
Differentialdiagnose 181
Begutachtung von Meniskusschäden . . 181
Arthrosehäufigkeit nach Meniskus-Totalexstirpationen 182
Traumatische Luxation der Tibia im Kniegelenk 183
Verletzungen des distalen Oberschenkelendes bei Kindern und Jugendlichen 184
Distale Oberschenkelepiphyse 184
Suprakondyläre Brüche des Oberschenkelknochens 187
Verletzungen im distalen Oberschenkel bei Erwachsenen 187
Suprakondyläre Oberschenkelbrüche . 187
Kondylenbrüche des Oberschenkels . . 187
Verletzungen des Streckapparates 188
Zerreißung der Rektussehne 188
Kniescheibenbrüche 189
Zerreißung des Ligamentum patellae proprium 189
Traumatische Apophysenlösung an der Tuberositas tibiae 191
Abrißfraktur der Tuberositas tibiae . . . 191
Kniescheibenverrenkungen 191
Verletzungen der proximalen Tibiaepiphyse 198
Schienbeinkopfbrüche 198
Formen und Einteilung 198
Brüche der Eminentia intercondylaris . 201
Offene Kniegelenkverletzungen 203

14 Fremdkörper in Kniebereich . . . 204
Intraossäre Fremdkörper 205
Intraartikuläre Fremdkörper 205
Periartikuläre Fremdkörper 205

15 Kniebeschwerden nach Prothesenimplantation 208

16 Schleimbeutel und ihre Erkrankungen 212
Bursitis acuta 215
Bursitis chronica 215
Bursitis calcarea 215
Kniekehlenhygrome 216

17 Tumoren 217
Gutartige Tumoren 217
Bösartige Tumoren 218

18 Arbeitsschäden im Kniegelenkbereich 222
Arbeitsschäden der paraartikulären Weichteile 222
Meniskusschäden bei Bergleuten 222
Bänderschäden 222
Sehnenscheiden, Sehnengleitgewebe, Sehnen- und Muskelansätze 222
Druckfallkrankheit (Dekompressionskrankheit) 222

Literatur 223

Sachverzeichnis 230

Allgemeiner Teil

1 Anatomie und Physiologie

Das Kniegelenk ist die bewegliche Verbindung zwischen Ober- und Unterschenkel. Es besteht aus zwei Gelenken. Das erste, zwischen Ober- und Unterschenkel, ist zuständig für Beugung, Streckung und Rotation. Diesem ist das zweite zwischen Kniescheibe und Oberschenkel zugeordnet. Es ist ein Gelenk im Gelenk. Im Rahmen der Vorbemerkungen zu Anatomie und Physiologie wird das Femoropatellargelenk wegen besserer Übersichtlichkeit getrennt vom Femorotibialgelenk beschrieben (S. 22).

Muskulatur und Schwerkraft der Erde bestimmen die Bewegungsabläufe. Konzentrische Muskelkontraktionen bewegen, exzentrische bremsen und isometrische stabilisieren gegebene Gelenkstellungen.

Während der Entwicklung variiert die Kniegelenkform wegen Wachstumsbesonderheiten in distaler Oberschenkel- und proximaler Unterschenkelepiphyse. Aus den O-Beinen von Neugeborenen und Säuglingen werden bis zum 6. Lebensjahr X-Beine (Abb. 1.**1**). Die endgültige Form ist in der Pubertät erreicht.

In normal geformten Beinen sind Femur und Tibia in leichter Valgusstellung von 175 Grad. Die Traglinie (Verbindungslinie zwischen Oberschenkelkopf und Sprunggelenkmitte) zieht durch das Zentrum des Kniegelenks (Abb. 1.**2**). Die Gelenkflächen von Oberschenkelrollen und Schienbeinkopf sind gleichmäßig belastet, die Bänder unter normaler Spannung. Ein X-Bein überlastet die fibulare Gelenkhälfte und dehnt das innere Seitenband. Ein O-Bein überlastet die tibiale Gelenkhälfte und dehnt das äußere Seitenband.

Aufbau des Kniegelenks

Von Knochen, Knorpel, Muskeln, Sehnen, Kapselbandstrukturen und Menisken gebildet, wird es statisch und dynamisch stabilisiert.

Knöcherne Strukturen

Die *Oberschenkelrollen* (Condyli femoris) sind das verbreiterte distale Ende des Femurs. In der Sagittal- und in der Frontalebene konvex, divergieren sie nach dorsal mit einem Winkel von 20 Grad. Die fibulare Rolle ist in sich gerade, die tibiale nach medial konvex (Abb. 1.**3a**). Sie haben, von der Seite gesehen, die Form einer sich dorsal einrollenden Spirale (Abb. 1.**3b**). Die Krümmungshalbmesser sind ventral größer, dorsal kleiner. Die Linie durch die Krümmungsmittelpunkte heißt Evolute. Wegen der unterschiedlichen Länge der Krümmungshalbmesser ändert sich der Spannungszustand in den Führungsbändern mit der Gelenkstellung. Die Facies patellaris ist ventral zwischen den Oberschenkelrollen (Abb. 1.**3a**) und von deren Gelenkflächen tibial durch die Linea condylopatellaris medialis, lateral durch die Linea condylopatellaris lateralis abgesetzt. Kaudal der Facies patellaris beginnt die Fossa intercondylaris. Die laterale Oberschenkelrolle ist fast immer voll ausgebildet, Fehlbildungen sind Raritäten. Die mediale Oberschenkelrolle reicht ventral, auch wenn sie voll ausgebildet ist, nicht so weit nach kranial wie die laterale Rolle. In einem um 40 Grad gebeugten Kniegelenk artikulieren normalerweise nur die kaudalen ¾ der medialen Kniescheibenfacette mit der Rolle (Abb. 1.**4**). Hypoplasien der tibialen Oberschenkelrolle in ihrem ventralen kranialen Abschnitt nach Form und Höhenausdehnung sind häufig, sie können zu Überlastungen der unteren Abschnitte der tibialen Kniescheibenfacetten führen (Einzelheiten s. Femoropatellargelenk S. 22).

Die *Kniescheibe* ist ein platter, dreieckiger Knochen. Kranial inseriert die Quadrizepssehne, kaudal am Apex patellae entspringt das Lig. patellae proprium. Die Rückseite der Kniescheibe, das untere Viertel ausgenommen, ist von Gelenkknorpel bedeckt. Ein längsverlaufender First teilt die Kniescheibengelenkfläche in eine tibiale und in eine fibulare Facette. Die fibulare Facette ist in der Regel gut ausgebildet, die Form der tibialen Facette wechselt. In einem um 40 Grad gebeugten Kniegelenk ist die vordere obere Rollenbegrenzung in gleicher Höhe wie der Oberrand einer Kniescheibe mit normaler Höheneinstellung (Abb. 1.**4**). Die Palpation bei dieser Gelenkstellung prüft die Höheneinstellung der Patella zuverlässiger als die Methode nach Blumensaat (36). Bei Kniescheibenhochstand ist die

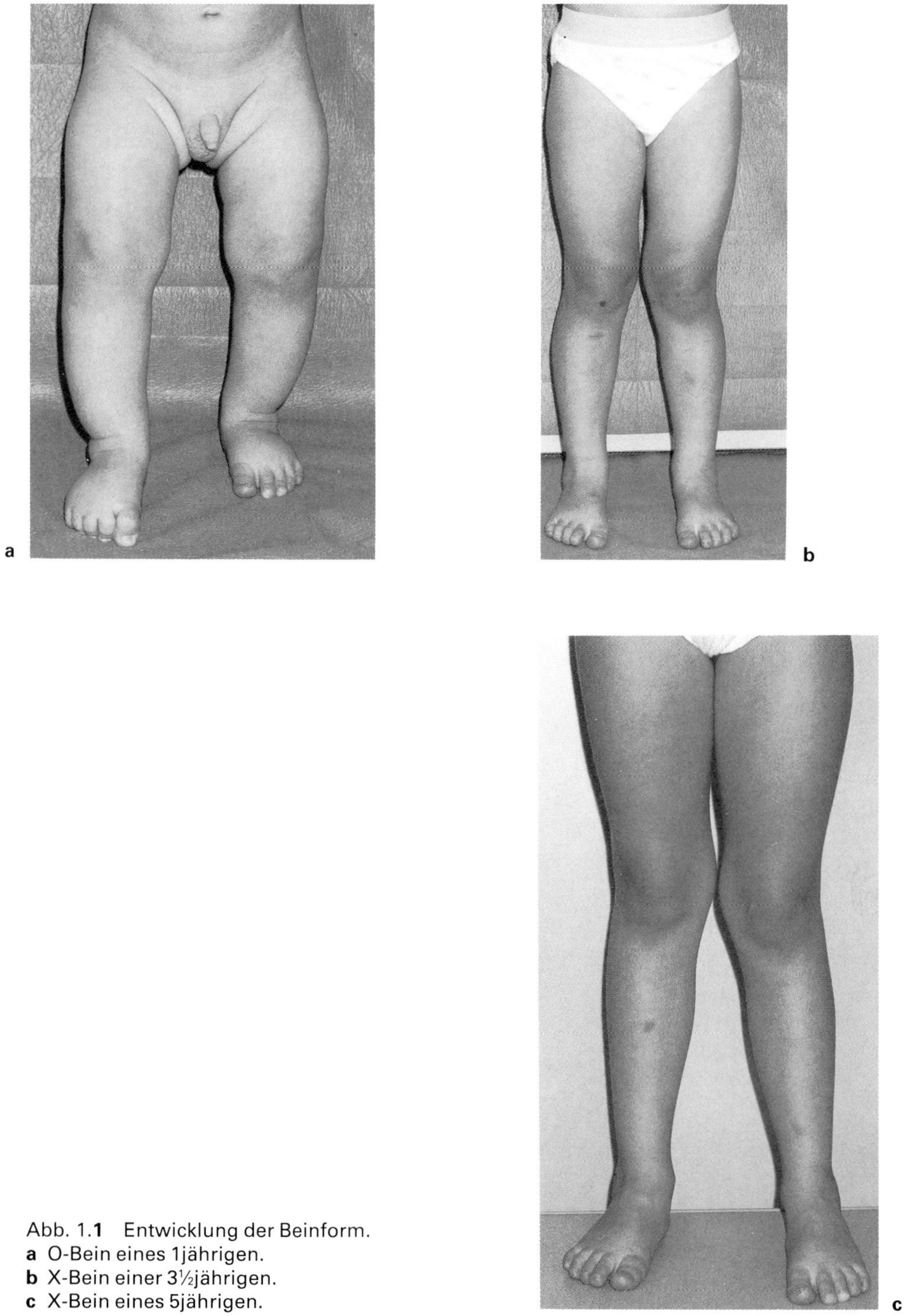

Abb. 1.**1** Entwicklung der Beinform.
a O-Bein eines 1jährigen.
b X-Bein einer 3½jährigen.
c X-Bein eines 5jährigen.

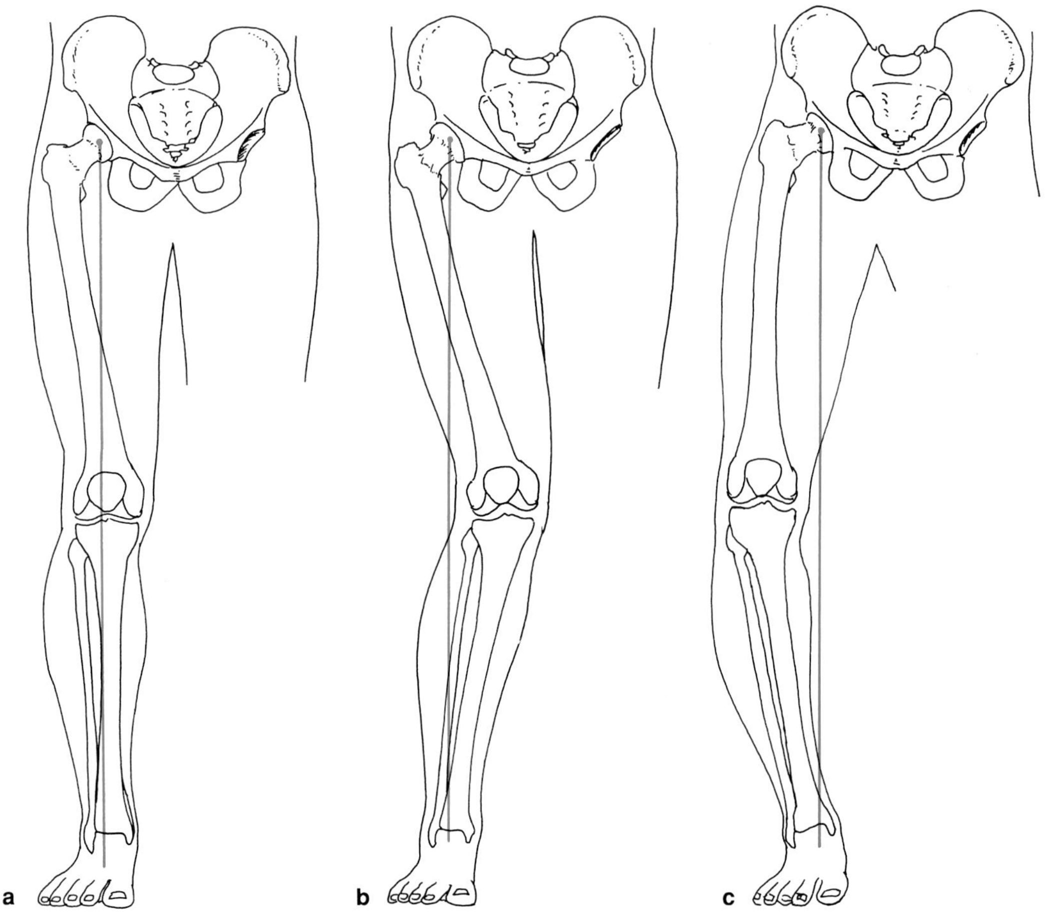

Abb. 1.**2** Traglinien im normal geformten Kniegelenk, bei X- und O-Bein.
a Normales Bein: Gelenkflächen und Bänder sind annähernd gleichmäßig belastet.
b Genu valgum: Überlastung der fibularen Gelenkhälfte, Dehnung des inneren Seitenbandes.
c Genu varum: Überlastung der tibialen Gelenkhälfte, Dehnung des äußeren Seitenbandes.

obere Begrenzung der Patella höher als der Oberrand der lateralen Rolle (Einzelheiten s. Femoropatellargelenk S. 22).

Das Plateau des *Schienbeinkopfes* fällt beim Erwachsenen ungefähr um 4 Grad nach dorsaldistal ab (Retroversio tibiae), und es ist gegenüber dem Schienbeinschaft gering nach dorsal versetzt (Retropositio tibiae) (Abb. 1.**3b**). Die Eminentia intercondylaris in der Mitte des Schienbeinkopfes unterteilt diesen in einen medialen und einen lateralen Kondylus mit flachen, leicht vertieften Gelenkflächen. Ventral und dorsal der Eminentia intercondylaris sind knorpelfreie Abschnitte (Areae intercondylares anterior und posterior). Die Gelenkfläche des medialen Kondylus ist in der Frontal- und in der Sagittalebene konkav, die des lateralen Kondylus in der Frontalebene konkav, in der Sagittalebene konvex.

Die zwischen die Femurkondylen hineinragende Eminentia intercondylaris (Abb. 1.**5**) ist der zentrale Pfeiler des Kniegelenks. Die sich berührenden Flächen der Eminentia intercondylaris und der Oberschenkelrolleninnenseiten sind mit dikken, widerstandsfähigen Knorpelflächen bedeckt. Sie nehmen beim Stehen, bei Varus-, Valgus- und Rotationsstreß hohe Drücke auf. Meniskusvorder- und Hinterhörner machen aus dem

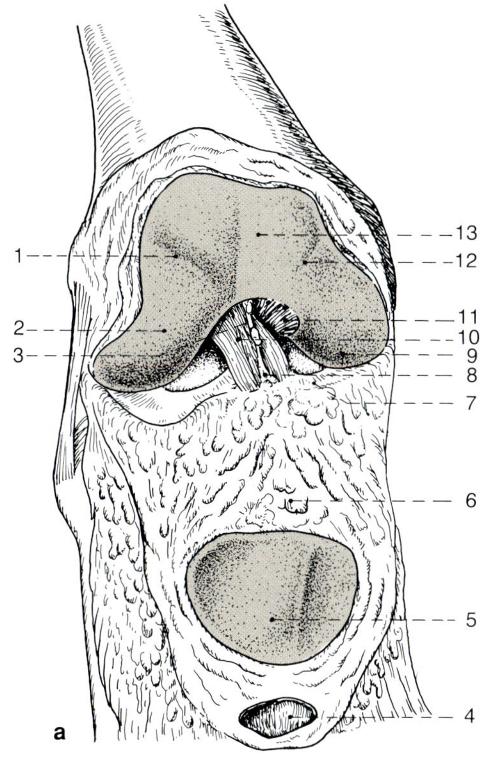

Abb. 1.**3** Gelenkkörper des Kniegelenks (schematisch).

a Rechtes Kniegelenk von ventral.
1 Linea condylopatellaris lateralis
2 Condylus lateralis femoris
3 Fossa intercondylaris
4 Bursa suprapatellaris
5 Patella
6 Corpus adiposum infrapatellare
7 Meniscus medialis
8 Plica synovialis infrapatellaris
9 Condylus medialis femoris
10 Lig. cruciatum anterius
11 Lig. cruciatum posterius
12 Linea condylopatellaris medialis
13 Facies patellaris femoris

b Rechtes Kniegelenk von medial.
1 M. quadriceps femoris
2 Patella
3 Lig. patellae
4 Evolute

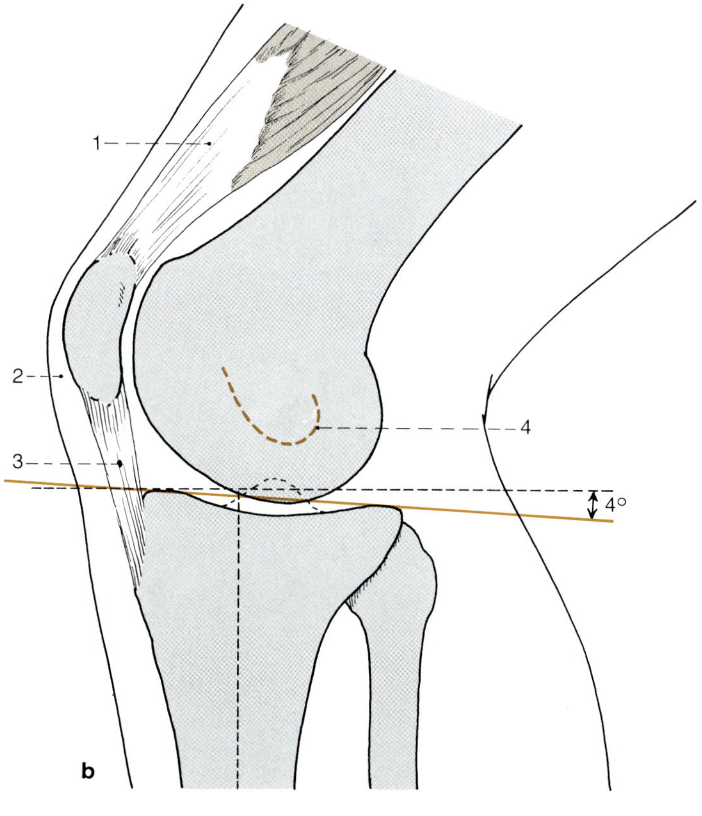

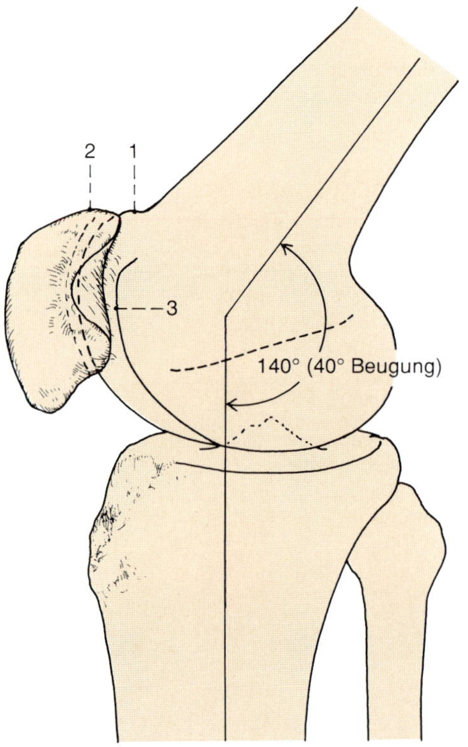

Abb. 1.**4** Oberschenkelrollen und Kniescheibe. Um 40 Grad gebeugtes Kniegelenk von medial. Die laterale Rolle ist in der Regel voll ausgebildet. Die oberen Begrenzungen einer Kniescheibe mit normaler Höheneinstellung und der lateralen Rolle sind in gleicher Höhe. Die mediale Rolle reicht nicht so weit nach kranial wie die laterale, nur die kaudalen ¾ der medialen Gelenkfacette liegen der medialen Rolle auf. Oft endet die mediale Rolle noch tiefer, so daß die Auflagefläche für die mediale Kniescheibenfacette noch kleiner wird (Hypoplasie der tibialen Oberschenkelrolle in ihrem ventralen kranialen Abschnitt).

1 Obere Begrenzung der fibularen Rolle
2 obere Begrenzung der Kniescheibe
3 tibiale Rolle

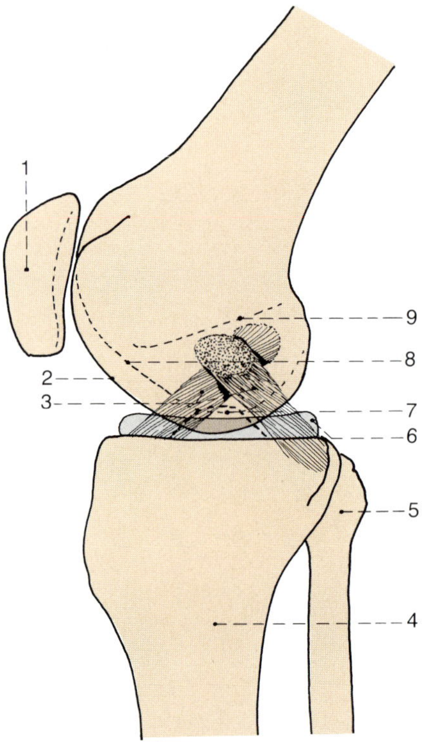

Abb. 1.**5** Die Eminentia intercondylaris, zwischen den Femurkondylen gleitend, ist ein zentraler Pfeiler des Gelenks. Menisci und Kreuzbänder ergänzen den Pfeiler zum mächtigen zentralen Stabilisator.

1 Patella
2 Condylus femoris lateralis
3 vorderes und hinteres Kreuzband
4 Tibia
5 Fibula
6 Meniscus medialis
7 Tuberculum intercondylare mediale, laterale
8 Condylus femoris medialis
9 Dach der Fossa intercondylaris

knöchernen Eminentiasockel einen verformbaren Drehzapfen, er wirkt bei Beugung-Streckung fixierend und bei Rotationsbewegungen bremsend (101, 211). Die Tubercula tibiae (medialer und lateraler Höcker der Eminentia intercondylaris) gleiten in der Fossa intercondylaris, sie unterstützen die Gelenkführung und verriegeln bei Gelenkstreckung (288). Mit den Kreuzbändern wird die Eminentia intercondylaris zum mächtigen zentralen Stabilisator (Abb. 1.**5**).

Knorpel

Die artikulierenden Flächen der knöchernen Gelenkkörper bedeckt hyaliner Knorpel mit seinen drei Elementen:

- Chondrozyten (Knorpelzellen). Sie bilden kollagene Fibrillen und Proteoglykane der Matrix (an Proteinmoleküle gebundene Mukopolysaccharide); ihr Zellturgor spannt das Fibrillensystem.

- Kollagene Fibrillen. Fibrillennetz und Knorpelzellen verteilen Belastungen auf die Unterlage und auf angrenzende Strukturen.
- Hyaline Grundsubstanz. Ihre normale Permeabilität sichert die Knorpelernährung. Bewegungsbedingte Durchwalkung fördert die Diffusion der Nährstoffe.

Den funktionellen Aufbau beschrieb Benninghoff schon 1924 und 1925 (25, 26). Seine Aussagen sind auch heute noch gültig.

Auf dem Knochen ist der Knorpel durch die Verkalkungszone fest fixiert. Aus ihr steigen Fibrillen senkrecht auf und umspinnen die Chondrozyten; in kleineren Einheiten als Chondrome, mehrere Chondrome zusammen in Paketen. In den Arealen innerhalb der Knorpelränder ziehen die Fibrillen dann zur Oberfläche und kehren bügelförmig, die Chondrozyten wieder umspinnend, zur Verkalkungszone zurück (Abb. 1.**6**). Im Knorpelrand überkreuzen sich die Fibrillen in den äußeren Schichten, danach strahlen sie nach parallelem Verlauf zur Knochenoberfläche in die Tunica synovialis oder ins Periost ein (Abb. 1.**6**). Das System Chondrozyten-Fibrillen ist in die Matrix aus hyaliner Grundsubstanz eingebettet.

Der Knorpel soll einwirkende Kräfte großflächig auf benachbarte Bezirke von Knorpel, Knochen, Periost, in geringem Ausmaß auch auf die Tunica synovialis verteilen. Der Aufbau des gesunden Knorpels löst diese Aufgabe nach folgendem Schema: Im unbelasteten Knorpel hat die Knorpelzelle wegen ihrer Kugelform die geringste Oberfläche, sie ist von gespannten Fibrillen umhüllt und in die Matrix eingebettet. Einwirkende Kräfte stören die Kugelform der Knorpelzelle, ihre Oberfläche wird größer und erhöht die Fibrillenspannung. Diese wird, dem Fibrillenverlauf folgend, auf die umgebenden Areale übertragen.

Ernährung des Knorpels. Nährstoffe diffundieren in die Verkalkungszone aus dem Kapillarnetz, in den übrigen Knorpel nur aus dem Liquor synovialis. Die Tunica synovialis sezerniert ihn aktiv, daneben auch Hyaluronsäure. Diese schmiert die Gelenkflächen und regelt die Synoviaviskosität. Gelenkbewegungen mindern die Viskosität, dadurch steigt die Diffusionsgeschwindigkeit in den Knorpel. Bei Gelenkruhe steigt die Viskosität, die Diffusionsgeschwindigkeit sinkt.

Schädigungen des Knorpels sind möglich durch

- mechanische Schädigungen bei
  - Unfällen,
  - Überlastung durch Dauerdruck (S. 30f);

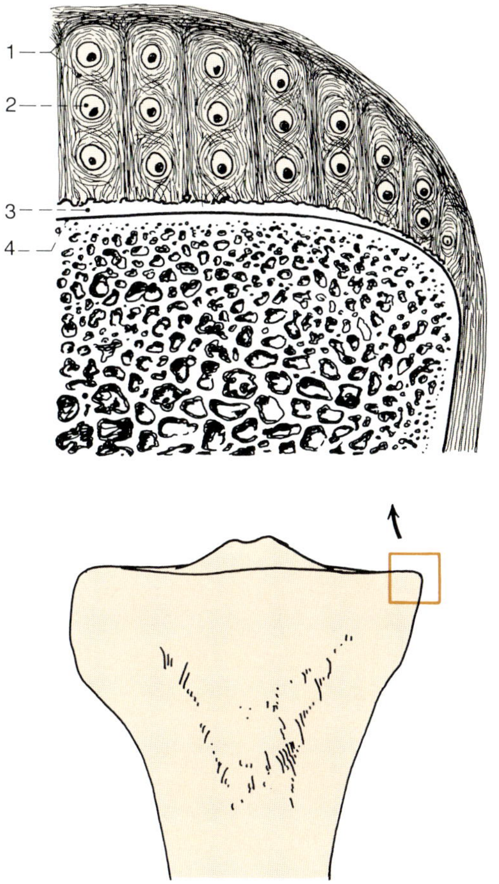

Abb. 1.**6** Aufbauschema des hyalinen Gelenkknorpels in Anlehnung an Benninghoff.
1 Fibrillen
2 Chondrozyt
3 Verkalkungszone
4 Knochengrenzschicht
Das Chondrozyten-Fibrillen-System ist in die Matrix eingebettet.

- enzymatische Schädigungen (Verletzungen und Entzündungen lösen Enzyme aus Synovialis oder aus Granulozyten. Sie legen kollagene Fibrillen frei und zerstören sie durch Kollagenase; in gleicher Weise wirken Enzyme aus einem Hämarthros);
- Stoffwechselkrankheiten (S. 146ff);
- Störungen im Hormonhaushalt (S. 150f).

Muskulatur

Das harmonische Zusammenspiel der Muskulatur bewegt das Kniegelenk nach Beugung-Streckung und Rotation. Weitere Aufgaben sind:

- dynamische Gelenkstabilisierung;
- dynamische Verstärkung der statischen Bandstabilisierung (in manchen Gelenkstellungen) beim Lig. collaterale fibulare, Lig. popliteum obliquum und beim hinteren Schrägband;
- synergistische Wirkung mit Bändern (z. B. M. quadriceps femoris – hinteres Kreuzband).

Bandsysteme

Sie sind neben zueinander passenden Gelenkkörpern, Menisken und Gelenkkapsel der wichtigste Teil des statisch stabilisierenden Systems. Die passiv-elastischen Bänder stabilisieren nur, wenn sie gespannt sind. Kaum jemals ist ein Band alleine in Funktion, sondern es wirken in der Regel Teile von Kapselbandstrukturen als Komplexe zusammen. Die statische Stabilisierung wird verstärkt durch das dynamische Stabilisationssystem, das sind die das Kniegelenk bewegenden Muskeln und ihre Sehnen.

Die Diskussion über die zweckmäßigste *Einteilung* der stabilisierenden Strukturen ist noch nicht abgeschlossen.

Nicholas (213) teilte die Vielzahl der stabilisierenden Strukturen 1973 in drei Komplexe:

- medialer Komplex (Lig. collaterale mediale, dorsomediale Kapsel, M. semimembranosus, Pes anserinus);
- lateraler Komplex (Tractus iliotibialis, Lig. collaterale laterale, M. popliteus, M. biceps femoris);
- zentraler Komplex (Ligg. cruciata, Meniscus medialis und Meniscus lateralis).

Wagner (288):

- medialer, lateraler Komplex;
- vordere, hintere Strukturen;
- Kreuzbänder.

Strobel u. Stedtfeld (272):

- medialer, lateraler Komplex;
- zentraler Komplex;
- ventraler, dorsaler Komplex.

Die hier beschriebene Einteilung lehnt sich an die Empfehlungen von Strobel u. Stedtfeld (272) an, stellt aber den wichtigen zentralen Komplex in den Vordergrund.

Zentraler Komplex

Zum zentralen Komplex gehören:

- beide Kreuzbänder (Ligg. cruciata anterius et posterius),
- Lig. meniscofemorale anterius (Humphrey),
- Lig. meniscofemorale posterius (Wrisberg, auch Lig. Roberti genannt),
- beide Menisken.

Im Abschnitt „Knöcherne Strukturen" (S. 6) wurde die zwischen die Femurkondylen hineinragende Eminentia intercondylaris als ein zentraler Pfeiler des Kniegelenkes bezeichnet. Seine Wirkung wird durch die in der Fossa intercondylaris

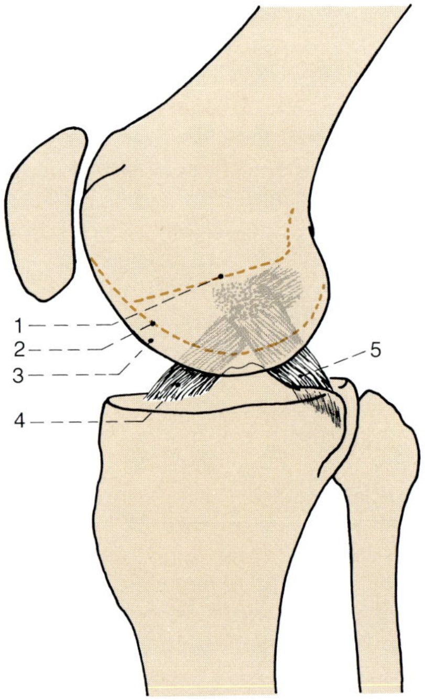

Abb. 1.**7** Die Kreuzbänder sind die zentralen Führungselemente. Das dünnere vordere ist um ⅖ länger als das dickere hintere. Das vordere Kreuzband liegt zwischen Area intercondylaris anterior des Schienbeinkopfes und dorsaler Innenfläche der lateralen Oberschenkelrolle, das hintere zwischen Area intercondylaris posterior und Innenfläche der medialen Rolle. Die Fasern beider Kreuzbänder ziehen nicht parallel, sondern etwas torquiert (Einzelheiten s. Text).

1 Dach der Fossa intercondylaris
2 Condylus medialis femoris
3 Condylus lateralis femoris
4 vorderes Kreuzband
5 hinteres Kreuzband

gleitenden Tubercula tibiae vermehrt. Meniskusvorder- und -hinterhörner ergänzen den knöchernen Eminentiasockel zu einem verformbaren Drehzapfen, der mit den Kreuzbändern zusammen zum mächtigen zentralen Kniestabilisator wird. Er komplettiert die Ausfüllung der Fossa intercondylaris, dominiert bei der Führung von Beugung, Streckung und Rotation und dirigiert die Roll-Gleit-Bewegung.

Die *Kreuzbänder* sind die zentralen Führungselemente („pivot central") (Abb. 1.**7**). Jedes Kreuzband ist von der Membrana synovialis überzogen und dadurch von der Gelenkhöhle getrennt (extrasynovial). Das vordere Kreuzband (Reißfestigkeit knapp unter 40 kg) ist um ⅖ länger als das dickere hintere Kreuzband (Reißfestigkeit 80 kg; 161). Das hintere Kreuzband, das stärkste Band im Kniegelenk (126) ist *der* Rotationsstabilisator des gebeugten Kniegelenks (289). Die Kreuzbänder unterstützen die Seitenbänder bei Valgus- und Varusstreß. Das vordere Kreuzband begrenzt die Streckbewegung, sobald es dem Dach der Fossa intercondylaris gespannt anliegt. Innenrotation spannt beide Kreuzbänder, Außenrotation entspannt sie. Bei jeder Kniegelenkstellung deckt sich der Schnittpunkt der Kreuzbänder mit dem der Seitenbänder. Die gemeinsamen Schnittpunkte zeigen die Drehachse des Kniegelenks bei Beugung und Streckung. Die Fasern beider Seitenbänder sind in keiner Gelenkstellung zu denen der Kreuzbänder parallel. Dadurch entsteht ein mehrfach abgespanntes Stabilisierungssystem für Bewegung und Bewegungsbegrenzung. Die Kreuzbänder kontrollieren die Bewegung der Oberschenkelrollen auf dem Tibiaplateau. Diese rollen am Tibiaplateau nicht einfach ab, sondern vollführen eine Roll-Gleit-Bewegung Abb. 1.**8**).

Isometrisch sind Kreuzbänder nach Bandplastiken und -nähten nur dann, wenn die Bandansätze anatomisch korrekt fixiert wurden. Nach abweichender Fixation zerrissen abnorme Spannungen die früher verwendeten Metallfäden. Diese Problematik war Grund vieler Untersuchungen (6, 8,

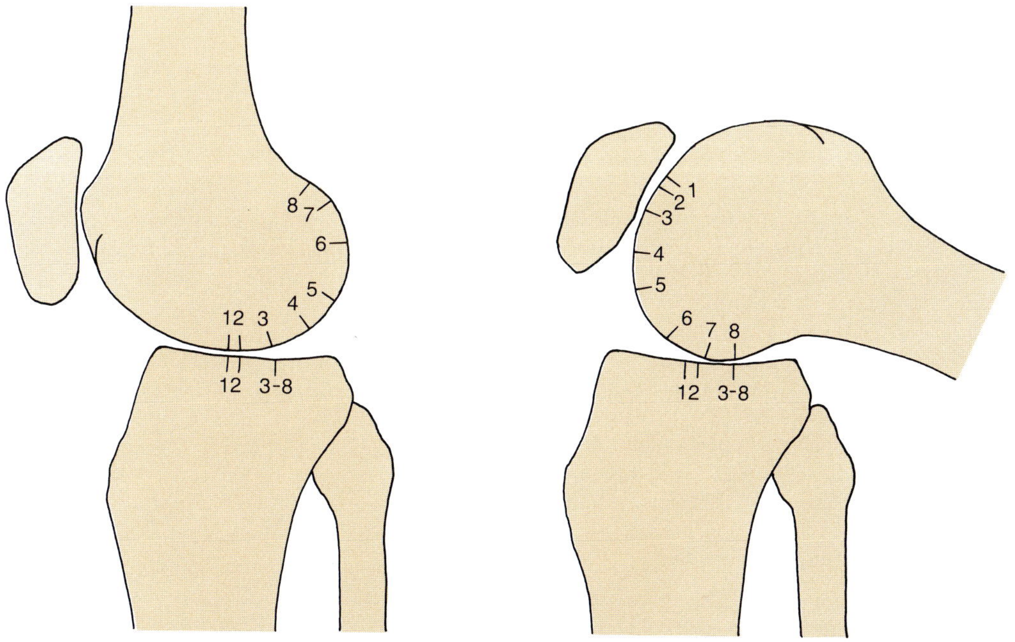

Abb. 1.**8** Die Roll-Gleit-Bewegung im Kniegelenk. Es sind die Berührungspunkte von medialer Oberschenkelrolle und Schienbeinkopf eingezeichnet. Bis 10 Grad Beugung überwiegt bei der medialen Rolle das Abrollen, bei weiterer Beugung die Gleitbewegung. Die laterale Rolle beginnt erst bei 25–30 Grad zu gleiten (nach Wirth u. Jäger).

1 0 Grad
2 3½ Grad
3 10 Grad
4 26½ Grad
5 39½ Grad
6 73½ Grad
7 98 Grad
8 110 Grad

39, 199, 200). Das oftmals empfohlene Modell der überschlagenen Viergelenkkette zeigt nicht die optimalen Verankerungspunkte (39).

Das flächige vordere Kreuzband liegt zwischen Area intercondylaris anterior des Schienbeinkopfes (Abb. 1.**3a**, 1.**7**) und dorsalem Drittel der Innenfläche der lateralen Oberschenkelrolle. Es hat drei Faserbündel: ein anteromediales, ein intermediäres und ein posterolaterales. Die Fasern des vorderen Kreuzbandes laufen nicht parallel zueinander, sondern sind bei gestrecktem Gelenk um 46 Grad außentorquiert. Bei Beugung bis 90 Grad vergrößert sich die Außentorsion auf 105 Grad (286), das flache Band verwringt sich dabei zu einem rundlichen Strang.

Funktionen des vorderen Kreuzbandes:

- Es läßt Subluxationen der Tibia nach vorne nicht zu; dabei unterstützen es die Meniskenvorderhörner und die meniskotibialen Bänder.
- Es limitiert Innenrotation und Außenrotation bei gebeugtem Gelenk.
- Es begrenzt die Streckung (Überstreckung gefährdet das vordere Kreuzband mehr als das stärkere hintere Kreuzband).

Schultz u. Mitarb. (255) sahen im vorderen Kreuzband Mechanorezeptoren vom Golgi-Typ, Grüber u. Mitarb. (105) Reflexbögen zu den Mm. semimembranosus und biceps femoris. Unterbrechungen der Reflexbögen bei Bandrissen können die Trophik der genannten Muskeln negativ beeinflussen. (Solche Sehnen-Kapsel-Reflexe postulierte De Palma schon 1938 [72]).

Das hintere Kreuzband, wesentlich stärker als das vordere, zieht mit zwei Faserbündeln von der dorsalen Fläche der Area intercondylaris posterior tibiae (Abb. 1.**3a**, 1.**7**) zum vorderen kaudalen Abschnitt der Innenfläche des medialen Femurkondylus. Beugung verwringt auch dieses Band. Es ist bei Streckung um 51 Grad außenrotiert, bei Beugung um 30 Grad innenrotiert (286).

Funktionen des hinteren Kreuzbandes:

- Es läßt Subluxationen der Tibia nach dorsal nicht zu; dabei unterstützen es die Ligg. meniscofemoralia anterius und posterius.
- Es unterstützt die Streckbegrenzung durch das vordere Kreuzband.
- Zusammen mit dem Streckapparat blockiert es das Vorwärtsgleiten der Femurrollen in der Standphase, beim Gehen und beim Laufen (288).

Die Ligg. meniscofemoralia anterius und posterius, Begleitstrukturen des hinteren Kreuzbandes, sind nicht obligat. Das Lig. meniscofemorale anterius zieht von der Innenseite der inneren Oberschenkelrolle über die Vorderseits des hinteren Kreuzbandes zum Hinterhorn des Außenmeniskus, das Lig. meniscofemorale posterius von der Innenseite der inneren Oberschenkelrolle über die dorsale Begrenzung des hinteren Kreuzbandes ebenfalls zum Hinterhorn des Außenmeniskus.

Medialer Komplex

Statische Strukturen:

- mediales Retinaculum patellae,
- mediales Seitenband,
- mediales Kapselband,
- „posterior oblique ligament“,
- mediale dorsale Kapselschale,
- beide Kreuzbänder,
- medialer Meniskus,
- die in den Gelenkflächen des Tibiakopfes gleitenden Oberschenkelrollen.

Dynamisch wirken:

- M. vastus medialis obliquus,
- Muskeln des Pes anserinus superficialis,
- M. semimembranosus,
- M. gastrocnemius – medialer Kopf.

Statische Komponenten. Sie beginnen ventral mit dem Retinaculum patellae mediale (Abb. 1.**9**). Nach dorsal folgen das tibiale Seitenband (oberflächliche Schicht) mit dem medialen Kapselband (tiefe Schicht) und das „posterior oblique ligament“ (hinteres Schrägband) (Abb. 1.**11**). Ihre stabilisierende Kraft vergrößern beide Kreuzbänder, medialer dorsaler Kapselabschnitt, medialer Meniskus und die in den Gelenkflächen des Schienbeinkopfes gleitenden Oberschenkelrollen.

Dynamische Komponenten. Der M. vastus medialis obliquus und der mediale Kopf des M. gastrocnemius, der M. semimembranosus (Abb. 1.**11**) sowie die Muskeln des Pes anserinus superficialis stabilisieren bei gestrecktem Gelenk; mit zunehmender Beugung werden diese zu Rotatoren. Der Pes anserinus zieht über die tiefer liegenden Strukturen hinweg (inneres Seitenband, hinteres Schrägband, M. semimembranosus; Abb. 1.**9**, 1.**11**). Die Sehne des M. semimembranosus inseriert mit fünf Faserzügen (Abb. 1.**12**). Sie bildet mit dem Hinterhorn des medialen Meniskus und mit dem hinteren Schrägband das

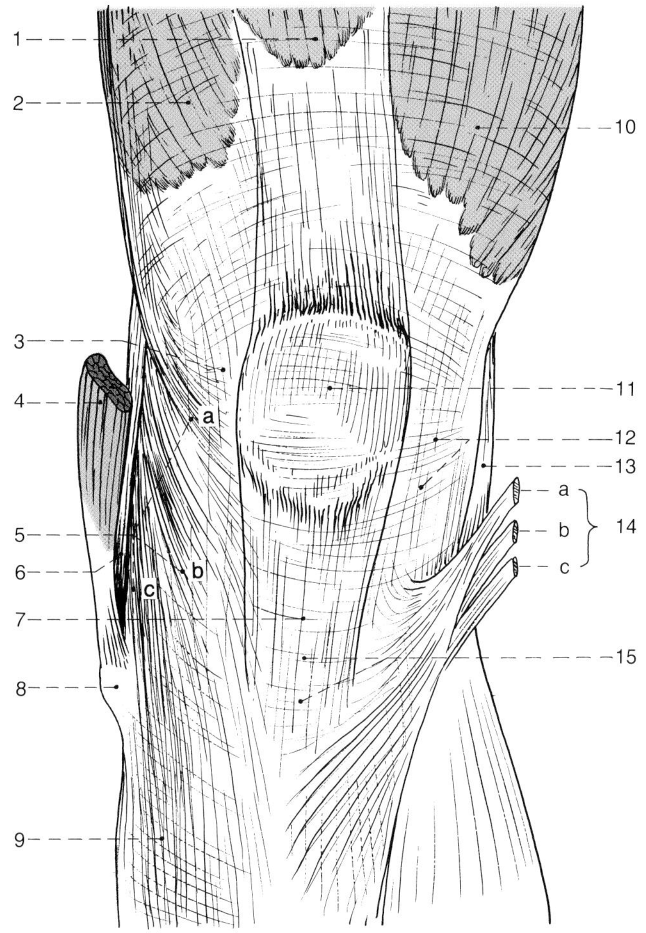

Abb. 1.**9** Rechtes Kniegelenk von ventral (M. biceps und Pes anserinus durchtrennt und abgehoben).
1 M. quadriceps femoris von der Fascia lata bedeckt
2 M. vastus lateralis
3 Retinaculum patellae laterale
4 M. biceps femoris
5 Tractus iliotibialis
a ventrale Fasern ziehen zum Retinaculum patellae laterale
b mittlere Fasern, „Lig. femorotibiale laterale anterius" (Müller), ziehen zum Tuberculum Gerdy, einige weiter zur Aponeurose des M. tibialis anterior
c dorsale Fasern ziehen zum Ansatz des M. biceps femoris
6 Lig. collaterale laterale
7 Lig. patellae proprium
8 Capitulum fibulae
9 Fascia cruris
10 M. vastus medialis
11 Patella
12 Retinaculum patellae mediale
13 Lig. collaterale mediale
14 Pes anserinus superficialis
a M. sartorius
b M. gracilis
c M. semitendinosus
15 Tuberositas tibiae

Semimembranosuseck. Dies stabilisiert gegen Valgisierung, gegen vordere Schublade und gegen anteromediale Rotationsschublade. Es kontrolliert aktiv die Außenrotation und schützt vor Überdrehung nach außen.

Beiderseits von Quadrizepssehne, Kniescheibe und Lig. patellae proprium ziehen die zweischichtigen Retinacula, lateral vom Tractus iliotibialis und medial vom inneren Seitenband begrenzt, zum Schienbeinkopf. Sie sind die sehnigen Fortsätze der distalen schrägen Fasern von M. vastus medialis und lateralis (bezeichnet als M. vastus medialis obliquus und M. vastus lateralis obliquus). Die oberflächlich längsverlaufende Schicht *(Retinacula longitudinalia)* ist der Reservestreckapparat; er kann nur einen geringen Teil der Streckleistung auf den Schienbeinkopf übertragen. Die tiefen Schichten mit querverlaufenden Fasern *(Retinacula transversalia)* begrenzen als Retinacula patellae die seitliche Beweglichkeit der Kniescheibe.

Der mittlere Abschnitt des medialen Komplexes besteht aus drei übereinander liegenden Schichten:

- oberflächliche Schicht = Fascia lata,
- mittlere Schicht = inneres Seitenband,
- tiefe Schicht = inneres Kapselband.

Das Lig. collaterale tibiale (Abb. 1.**10**–1.**12**) ist im medialen Komplex das wichtigste Band. Der Ursprung am Epicondylus medialis femoris ist ein schräges längsovales Areal. Bei gestrecktem Gelenk zieht das Band, 9–11 cm lang und flach, ähnlich dem vorderen Kreuzband, von proximal-dorsal nach distal-ventral und inseriert, breit aufgefächert, 5–7 cm distal des Gelenkspaltes und ventral der Margo tibialis tibiae unter dem Pes anserinus superficialis. Nur ein Drittel des Ban-

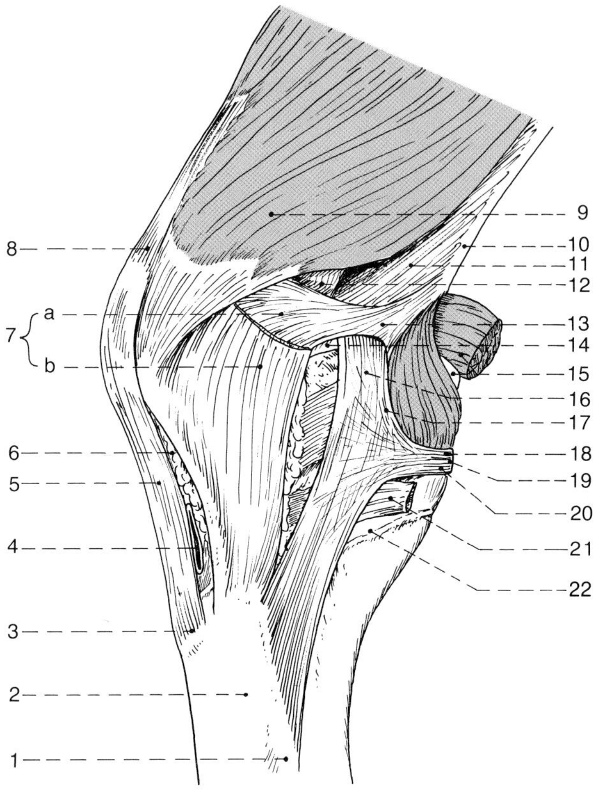

Abb. 1.**10** Bänder und Kapsel an der tibialen Seite des Kniegelenks (aus Lanz, T., W. Wachsmuth: Praktische Anatomie, Bd. I/4, Springer Berlin 1972).
1 Margo tibialis tibiae
2 Facies tibialis tibiae
3 Tuberositas tibiae
4 Bursa infrapatellaris profunda
5 Lig. patellae proprium
6 Corpus adiposum genus
7 Retinaculum patellae mediale
  a transversale
  b longitudinale
8 Basis patellae
9 M. vastus medialis
10 Tendo m. adductoris magni
11 Septum intermusculare tibiale
12 Bursa suprapatellaris
13 Epicondylus femoris medialis
14 Synchondrosis epiphyseos
15 Caput tibiale m. gastrocnemii und Bursa
16 Pars ventralis lig. collateralis tibialis
17 Pars menisci lig. collateralis tibialis
18 Articulatio meniscofemoralis
19 Meniscus medialis
20 Articulatio meniscotibialis
21 Tendo tibialis m. semimembranosi und Bursa
22 Synchondrosis epiphyseos
(hinteres Schrägband nicht gezeichnet)

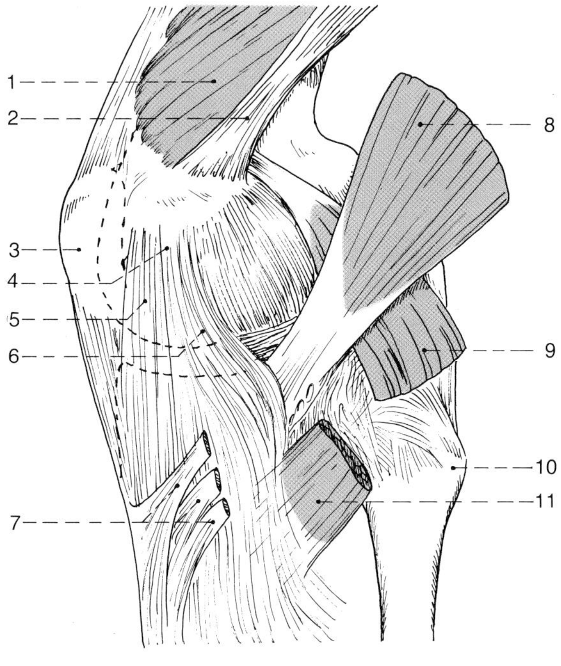

Abb. 1.**11** Tibiale Seite des Kniegelenks von medial-dorsal.
1 M. vastus tibialis
2 Tendo m. adductoris magni
3 Patella
4 Epicondylus femoris medialis
5 Lig. collaterale mediale
6 „posterior oblique ligament" = hinteres Schrägband
7 Pes anserinus superficialis
8 M. semimembranosus
9 Caput tibiale m. gastrocnemii
10 Capitulum fibulae
11 M. popliteus

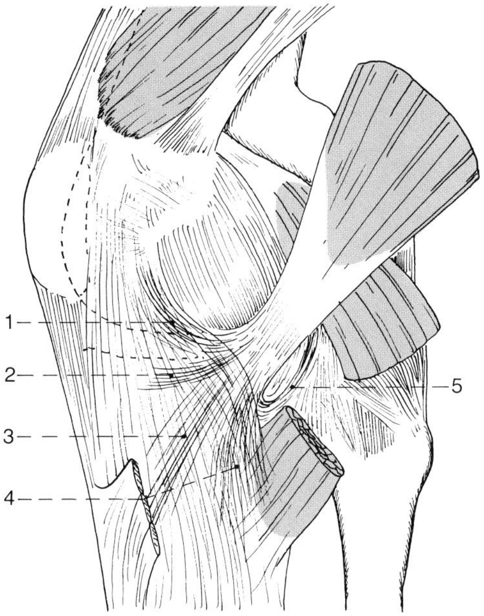

Abb. 1.**12** Auffächerung des Sehnenansatzes des M. semimembranosus – Pes anserinus profundus (Abb. 1.**11**).
1 Fasern zum hinteren Schrägband
2 Fasern ziehen unter dem medialen Längsband parallel zur Kante des Schienbeinkopfes nach ventral
3 Hauptansatz der Sehne des M. semimembranosus im Periost der Tibia
4 Fasern zur Faszie des M. popliteus obliquus
5 Fasern zum Lig. popliteum obliquum

des liegt über dem Femur, zwei Drittel ziehen über der Tibia. Nach ventral hat es Verbindung zum Retinaculum patellae mediale, nach dorsal zum hinteren Schrägband („posterior oblique ligament"). Dieses ist in der Darstellung von Lanz u. Wachsmuth (179) noch nicht vom medialen Seitenband getrennt (Abb. 1.**10**). Bei gestrecktem Gelenk ist das innere Seitenband entfaltet und gespannt, bei Beugung bleibt der vordere Abschnitt gespannt, dorsale Fasern des hinteren Schrägbandes und benachbarte Kapselanteile schieben sich unter die vorderen Fasern (Abb. 1.**13**).

Mediales Kapselband. Unter dem inneren Seitenband, durch die Bursa lig. collateralis von diesem getrennt, liegt das mediale Kapselband (faserverstärktes mittleres Drittel der medialen Gelenkkapsel). Es haftet am Innenmeniskus. Sein meniskofemoraler Anteil zieht zum Femur, sein meniskotibialer Anteil zur Tibia. Der stabilisierende Effekt ist nach Kennedy u. Fowler (161) erheblich, nach Warren u. Mitarb. (291, 292) gering.

Das hintere Schrägband (nicht identisch mit dem Lig. popliteum obliquum), in der englischen Literatur „posterior oblique ligament" (126; Abb. 1.**11**, 1.**13**), sind die schrägen dorsalen Fasern des tibialen Seitenbandes. Sie verstärken die dorsale mediale Stabilisierung wesentlich.

Das hintere Schrägband besteht aus drei Partien:

- Die oberflächliche Partie, der Hauptzug, zieht vom Tuberculum adductorium zur Tibiahinterkante und zum Meniskus.
- Die zentrale Partie zieht vom Tuberculum adductorium femoris zur Sehne des M. semimembranosus.
- Die kapsuläre Partie zieht vom Tuberculum adductorium femoris zum dorsalen Kapselabschnitt und zum Lig. popliteum obliquum.

Lateraler Komplex

Statische Strukturen:

- laterales Retinaculum patellae,
- Lig. femorotibiale laterale anterius,
- laterales Seitenband,
- laterales Kapselband,
- beide Kreuzbänder,
- lateraler Meniskus,
- laterale dorsale Kapselschale,
- Lig. popliteum arcuatum.

Dynamisch wirken:

- M. vastus lateralis longus,
- M. vastus lateralis obliquus,
- Tractus iliotibialis,
- M. biceps femoris,
- M. popliteus,
- M. gastrocnemius – lateraler Kopf.

Der laterale Komplex hat drei Schichten:

- oberflächliche Schicht = M. biceps femoris, Retinaculum patellae laterale, Fascia lata, Tractus iliotibialis;
- mittlere Schicht = laterales Seitenband;
- tiefe Schicht = Lig. popliteum arcuatum, laterales Kapselband, Gelenkkapsel.

Die statischen Komponenten beginnen ventral mit dem Retinaculum patellae laterale. Die oberflächlichen Fasern (Retinaculum longitudinale fibulare) ziehen als lateraler Teil des Reservestreckapparates vom M. vastus fibularis zur Tibia. Dorsal von ihm zieht der Tractus iliotibialis (Abb. 1.**14**). Die tiefen Fasern des Retinaculum

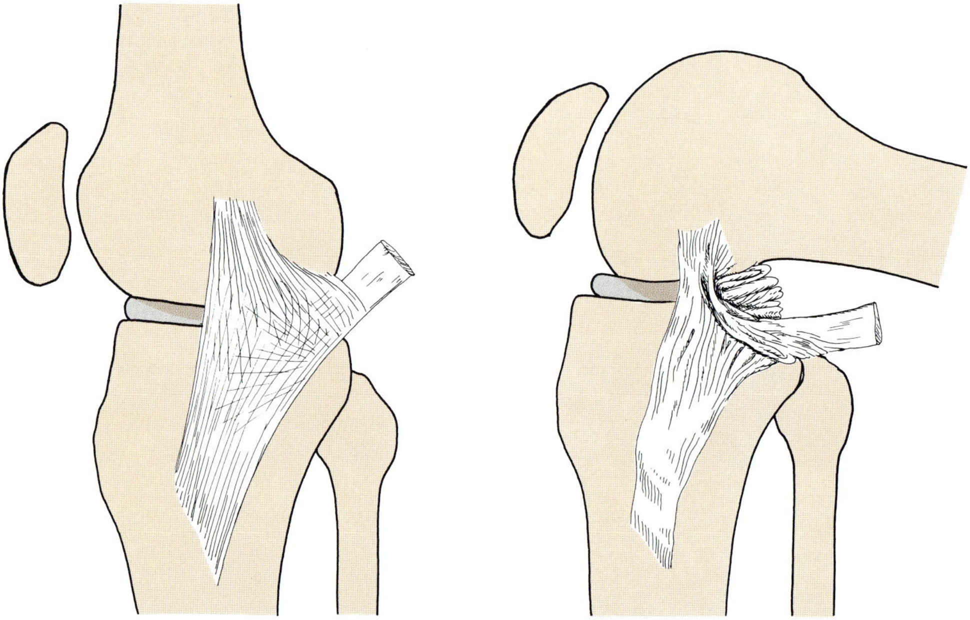

Abb. 1.**13** Bei Beugung unterwandern dorsale Fasern des hinteren Schrägbandes und benachbarte Kapselabschnitte den Hauptzug des inneren Seitenbandes.

patellae laterale (Retinaculum transversale fibulare) ziehen, zum größten Teil vom Tractus iliotibialis bedeckt, mit seinen querverlaufenden Fasern vorwiegend von der Kniescheibe zum Epicondylus femoris lateralis, mit wenigen Fasern zur Tibia (Lig. patellofemorale, Lig. patellotibiale).

Der Tractus iliotibialis, eine Verstärkung der Fascia lata, entspringt mit dem M. tensor fasciae latae an der Spina iliaca superior. In seinem Verlauf nach distal fixieren ihn Fasern an der Linea aspera und oberhalb des lateralen Femurkondylus die kräftigen Kaplanfasern an das Septum intermusculare. Von da zieht der starke mittlere Abschnitt als „Lig. femorotibiale laterale anterius" (211) zur Tuberositas tractus iliotibialis (Tuberculum Gerdy). Einige Fasern ziehen weiter nach distal zur Aponeurose des M. tibialis anterior. Ventrale Fasern verbinden den Tractus iliotibialis mit dem lateralen Retinakulum, dorsale mit dem M. biceps femoris. Dynamisiert wird der Tractus iliotibialis durch M. tensor fasciae latae, M. glutaeus maximus und M. vastus lateralis.

Bei gestrecktem Gelenk zieht der Tractus iliotibialis über den lateral-ventralen Bereich des Oberschenkels. Er spannt das laterale Kapselband, stabilisiert lateral und wirkt gegen Innenrotation. Mit zunehmender Beugung gleitet der Tractus iliotibialis nach dorsal, wirkt als Außenrotator und hilft bei der Stabilisierung gegen vordere Schublade.

Das runde, ca. 6 cm lange laterale Seitenband zieht vom Epicondylus femoris lateralis femoris schräg nach distal-dorsal zum Fibulaköpfchen. Zwischen ihm und der Gelenkkapsel ist eine Lücke (Abb. 1.**14**). Durch sie zieht die Hauptsehne des M. popliteus zum Epicondylus femoris lateralis. Dorsale Fasern des lateralen Seitenbandes haben Verbindung mit dem Lig. popliteum arcuatum. In Streckstellung wirkt das laterale Seitenband einer Varusinstabilität entgegen, unterstützt von Tractus iliotibialis, M. biceps femoris, lateralem Kapselband und Lig. popliteum arcuatum; bei gebeugtem Kniegelenk läßt es, entspannt, Rotationen zu.

Das laterale Kapselband haftet, die Umgebung der Popliteussehne (Recessus popliteus) ausgenommen, an der Basis des lateralen Meniskus. Wie beim medialen Kapselband ziehen auch hier Fasern zum Femur (meniskofemoraler Anteil) und zur Tibia (meniskotibialer Anteil).

Der M. biceps femoris, mit seinem Caput longum vom Tuber ischiadicum und mit seinem Caput breve vom mittleren Abschnitt der Linea aspera femoris kommend, umschlingt mit seiner drei-

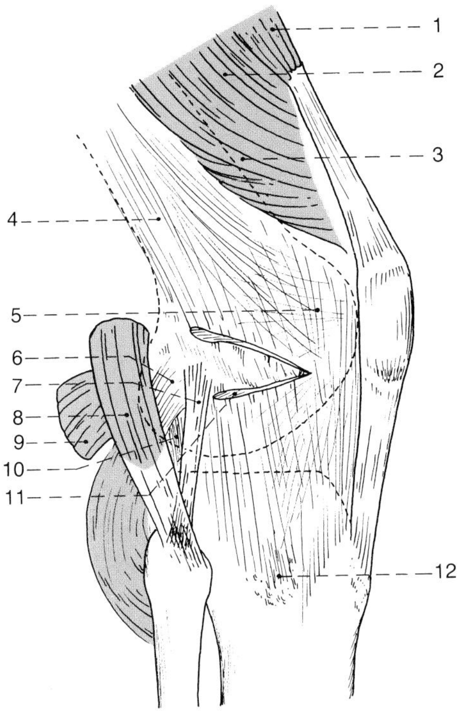

Abb. 1.**14** Rechtes Kniegelenk von lateral.
1 M. rectus femoris
2 M. vastus lateralis longus
3 M. vastus lateralis obliquus
4 Tractus iliotibialis
5 Retinaculum patellae laterale
6 Sehne des M. popliteus
7 Lig. collaterale laterale
8 M. biceps femoris
9 M. gastrocnemius, lateraler Kopf
10 Lig. popliteum arcuatum (variabel)
11 Lig. femorotibiale laterale anterius
12 Tuberculum Gerdy

schichtigen Sehne den Ansatz des lateralen Seitenbandes am Fibulaköpfchen, die oberflächliche Schicht lateral des Seitenbandes, die mittlere das Seitenband umfassend, die tiefe medial des Seitenbandes. Von der oberflächlichen Schicht ziehen Faserbündel zu Fascia cruris und Tuberculum Gerdy sowie zu den Faszien der Mm. peronei und der Wadenmuskulatur.
Der M. biceps femoris, Kniebeuger und Tibiaaußenrotator, ist synergistisch mit dem vorderen Kreuzband. Er dynamisiert das laterale Seitenband, das laterale Kapselband (mit Führung des Außenmeniskus), die dorsale laterale Kapselschale, den Tractus iliotibialis und die Unterschenkelfaszie.

Die Hauptsehne des M. popliteus zieht vom Ursprung des Muskels an der oberen hinteren Schienbeinfläche (Abb. 1.**14** , 1.**18**) zum Epicondylus femoris lateralis. Von ihr ziehen Verbindungen nach lateral zum Fibulaköpfchen und nach medial zu dorsolateralen Kapselbandstrukturen. Mit zwei Verbindungszügen (Fasciculi superior und inferior) kontrolliert und schützt er den Außenmeniskus vor Einklemmungen (18, 181). Der M. popliteus, Tibiainnenrotator, bei fixiertem Fuß Femuraußenrotator, ist synergistisch zum hinteren Kreuzband. Er bildet neben Lig. popliteum arcuatum, Außenmeniskushinterhorn und lateralem Gastroknemiuskopf das Popliteuseck.
M. vastus lateralis und M. vastus lateralis obliquus sind bei den vorderen Strukturen besprochen (S. 15).

Ventraler Komplex

Dazu gehören:

- M. quadriceps femoris (Abb. 1.**15**, 1.**16**):
  - M. rectus femoris
  - M. vastus medialis und M. vastus medialis obliquus,
  - M. vastus lateralis und M. vastus lateralis obliquus,
  - M. vastus intermedius,
  - M. articularis genus;
- Quadrizepssehne,
- Patella,
- Retinacula patellae (mediale, laterale),
- Lig. patellae proprium.

Der M. quadriceps streckt das Gelenk. Den größten Teil der Streckleistung überträgt die Quadrizepssehne. Zu ihr ziehen der M. rectus femoris (er allein ist zweigelenkig), der M. vastus intermedius sowie die Mm. vasti medialis und lateralis. Die Quadrizepssehne inseriert am oberen Pol der Kniescheibe. M. vastus medialis obliquus und M. vastus lateralis obliquus setzen direkt an der Patella an. Diese verlängert als Sesambein der Quadrizepssehne deren virtuellen Hebelarm und vergrößert so die Kraft des Streckmuskels (Abb. 1.**17**). Die Zugrichtung des M. quadriceps femoris – Q-Winkel – (69) ist Folge der normalen leichten Valgusstellung des Oberschenkels zur Traglinie (Abb. 1.**2**, 1.**15**). Die Kniescheibe verringert die Reibung des Streckapparates auf seiner Unterlage. Ein oberflächlicher Sehnenanteil der Quadrizepssehne zieht als Aponeurose flächenhaft über die Patellavorderseite. Von der Kniescheibenspitze zieht das Lig.

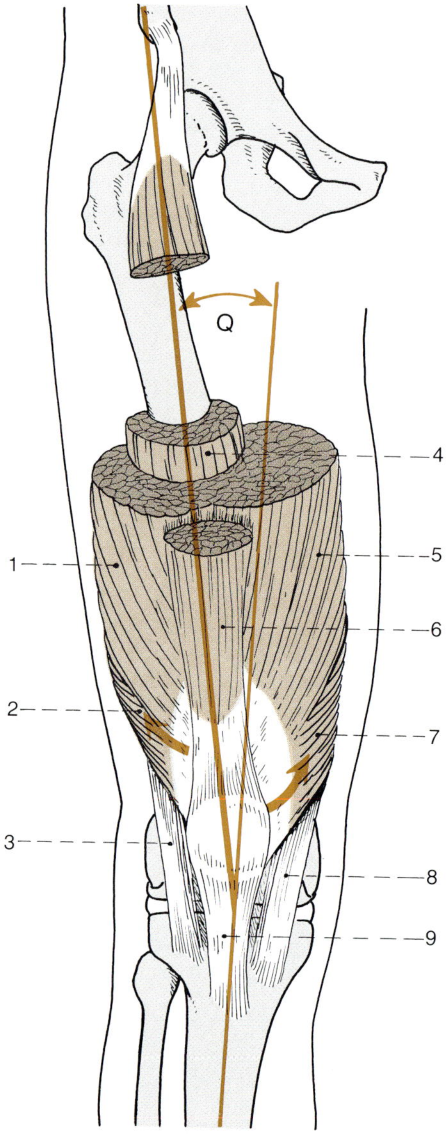

Abb. 1.**15** M. quadriceps femoris (nach Wagner).
1 M. vastus lateralis
2 M. vastus lateralis obliquus (Rotator und Rotationsstabilisator)
3 Retinaculum laterale, pars longitudinalis
4 M. vastus intermedius
5 M. vastus medialis
6 M. rectus femoris
7 M. vastus medialis obliquus (Rotator und Rotationsstabilisator)
8 Retinaculum mediale, pars longitudinalis
9 Lig. patellae
Q Q-Winkel

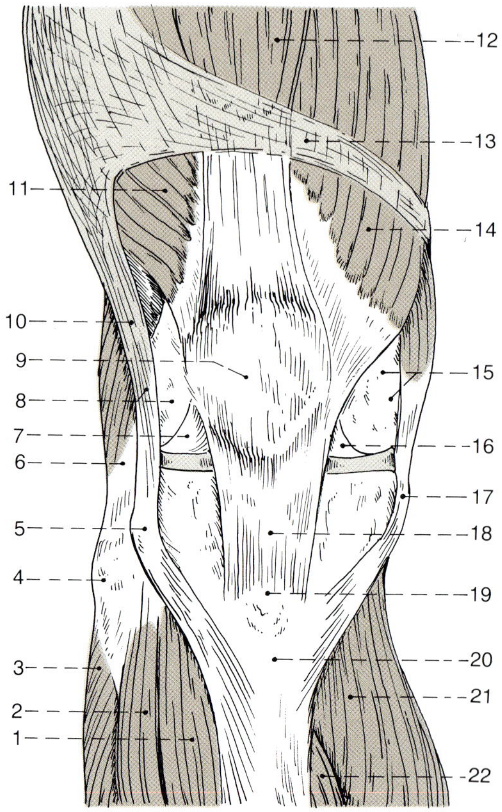

Abb. 1.**16** Streckapparat des Kniegelenks (nach Lanz u. Wachsmuth; die Mm. vasti obliqui sind nicht eingezeichnet).
1 M. tibialis anterior
2 M. extensor digitorum longus
3 M. fibularis longus
4 Capitulum fibulae
5 Tuberculum Gerdy
6 M. biceps femoris
7 Condylus femoris lateralis
8 Epicondylus lateralis
9 Patella
10 Tractus iliotibialis
11 M. vastus lateralis
12 M. rectus femoris
13 Fascia lata
14 M. vastus medialis
15 Epicondylus femoris medialis
16 Condylus femoris medialis
17 M. sartorius
18 Lig. patellae
19 Tuberositas tibiae
20 Facies tibialis tibiae
21 Caput tibiale m. gastrocnemii
22 M. soleus

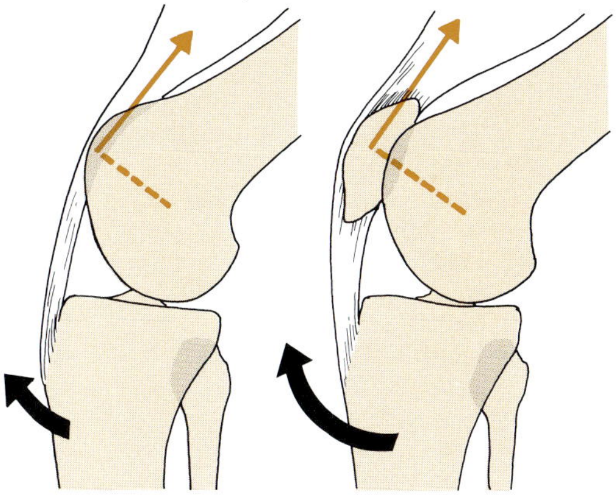

Abb. 1.**17** Die Kniescheibe vergrößert den virtuellen Hebelarm der Strecker und vermehrt so ihre Kraftleistung.

patellae proprium zur Schienbeinrauhigkeit. Seine Länge bestimmt die Höheneinstellung der Kniescheibe (Femorpatellargelenk S. 27).
Der M. quadriceps kontrolliert die Gelenkbeugung (durch Beugemuskeln und Schwerkraft), dynamisiert die ventralen Kapselbandstrukturen, verlagert die Menisci bei Gelenkstreckung über die Ligg. patellomeniscalia nach ventral und ist Synergist des hinteren Kreuzbandes. Der Streckapparat unterstützt das hintere Kreuzband bei der Stabilisierung der Femurkondylen gegen eine Ventralverschiebung auf dem Schienbeinkopf. Das vordere Kreuzband verhindert bei der Gelenkstreckung durch den Streckapparat eine Ventralverschiebung des Schienbeinkopfes gegenüber den Femurkondylen.
Die Kniescheibe wird gegen seitliche Abweichungen passiv und aktiv stabilisiert:

passiv:

- Kniescheibengleitweg
  - Sulcus patellaris,
  - Kniescheibenfirst,
  - Condyli femoris;

aktiv:

- beide Mm. vasti obliqui,
- Adduktoren über die Lamina vastoadductoria,
- Tractus iliotibialis,
- Muskeln des Pes anserinus superficialis (durch Innenrotation des Unterschenkels mit Verkleinerung des Q-Winkels).

Dorsaler Komplex

Zum dorsalen Komplex zählen (Abb. 1.**18**):

- dorsale Kapselschale,
- Lig. popliteum obliquum,
- Lig. popliteum arcuatum,
- M. popliteus,
- beide Gastroknemiusköpfe,
- M. semimembranosus,
- Muskeln und Sehnen vom Pes anserinus (M. biceps femoris).

Die dorsale Kapsel ist bei gestrecktem Gelenk zwischen Femurkondylen und Schienbeinkopf gespannt und stabilisiert gegen Überstreckung, Valgus-, Varus- und Rotationsbewegungen. Bei Beugung erschlaffen diese Anteile.
Den medialen dorsalen Kapselabschnitt verstärkt das Lig. popliteum obliquum (aus Fasern der Sehnenscheide des M. semimembranosus gebildet). Es zieht zur Rückseite der lateralen Oberschenkelrolle, ist bei gestrecktem Gelenk gespannt und verstärkt die dorsale Kapsel wesentlich. Der M. semimembranosus dynamisiert das bei Beugung entspannte Band. Vom Fibulaköpfchen her spannt sich das Lig. popliteum arcuatum über die Sehne des M. popliteus und zieht in Richtung lateraler Gastroknemiuskopf, lateraler Meniskus und dorsale Kapsel.
Die Sehne des M. popliteus zieht zum lateralen Femurkondylus (Abb. 1.**18**, 1.**14**), schwächere Sehnenzügel ziehen zum Fibulaköpfchen und zur dorsalen Kapsel. Mit dem lateralen Meniskus ist die Popliteussehne über die Fasciculi superior und inferior verbunden. Der M. popliteus ist Innenrotator des Unterschenkels, entriegelt die Schlußrotation bei Beugungsbeginn und stabilisiert den dorsolateralen Gelenkabschnitt.
Der M. gastrocnemius entspringt mit seinen beiden Köpfen an den Rückseiten beider Oberschenkelrollen (Abb. 1.**18**). Sie verstärken dort die Kapsel (Kondylenkappen). Der Muskel zieht nach der Verbindung mit dem M. soleus als M. triceps zum Tuber calcanei.

Stabilisatoren

In Tab. 1.**1** sind die statischen Stabilisatoren aufgelistet.

Menisken

Die kleinen Berührungsstellen zwischen Oberschenkelrollen und Schienbeinkopf werden medial und lateral durch die verformbaren und ver-

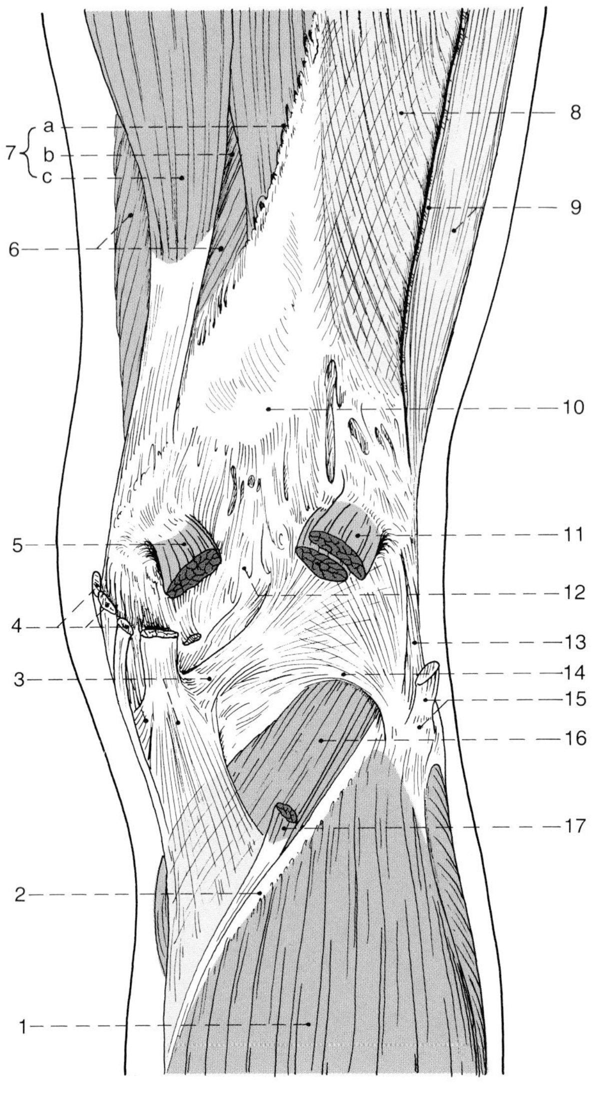

Abb. 1.**18** Dorsalseite des Kniegelenks.
1 M. soleus
2 Arcus tendineus m. solei
3 Pes anserinus profundus m. semimembranosi mit Lig. popliteum obliquum, Tendo posterior und Tendo tibialis
4 Pes anserinus superficialis (M. sartorius, M. gracilis, M. semitendinosus)
5 Caput tibiale m. gastrocnemii (abgeschnitten)
6 M. vastus tibialis
7 Septum intermusculare tibiale, den M. adductor magnus bedeckend
a Insertio cristae
b Hiatus canalis adductorii
c Insertio epicondyli
8 Septum intermusculare fibulare
9 Schnittkante des Tractus iliotibialis
10 Planum popliteum
11 Caput fibulare m. gastrocnemii
12 Capsula articularis
13 Lig. collaterale fibulare
14 Lig. arcuatum
15 Capitulum fibulae und M. biceps femoris (abgeschnitten)
16 M. popliteus
17 M. plantaris longus

schieblichen faserknorpeligen Menisken vergrößert (Abb. 1.**19**). Ihre Kollagenfaserbündel haben Arkadenform mit dichterer zirkulärer Bündelung im äußeren Meniskusdrittel (288; Abb. 1.**20**). Deshalb ist dieses widerstandsfähiger als die zwei inneren Drittel. Der längere Innenmeniskus hat die Form eines langgestreckten C, seine Insertionen in den knorpelfreien Zonen des Schienbeinkopfes (Areae intercondylares) liegen weiter auseinander als die des kleineren, fast zum Kreis geschlossenen Außenmeniskus (Abb. 1.**19**). Die Meniskusquerschnitte sind keilförmig. Das inkonstante und unterschiedlich ausgebildete Lig. genus transversum verbindet die Vorderhörner. Kniescheibe und Menisken sind durch Sehnenzüge verbunden (Ligg. patellomeniscalia). Bei Gelenkstreckung ziehen sie die Menisken nach ventral und schützen sie vor Einklemmungen.

Die Innenmeniskusbasis haftet am Kapselband. Von diesem ziehen, wie auch beim Außenmeniskus, längere femoromeniskale Faserbündel zu den Oberschenkelkondylen, kurze tibiomeniskale zum Schienbeinkopf. Das innere Seitenband ist mit dem Mittelabschnitt des Innenmeniskus nicht verwachsen, sondern von diesem durch eine Verschiebeschicht getrennt (211). Der dorsale Abschnitt des Innenmeniskus hat feste Bindun-

Tabelle 1.1 Übersicht über die statischen Stabilisatoren (nach M. Wagner)

Stabilisierung gegen	Kniestellung	Primäre Stabilisatoren	Sekundäre Stabilisatoren
Valgusstreß	Flexion	– inneres Seitenband	– mediales Kapselband – beide Kreuzbänder
	Extension	– inneres Seitenband	– mediales Kapselband – beide Kreuzbänder – mediale Kondylenkappe
Varusstreß	Flexion	– vorderes Kreuzband – M. popliteus – Lig. arcuatum	– hinteres Kreuzband
	Extension	– äußeres Seitenband – Tractus iliotibialis – Lig. arcuatum	
Vordere Schublade		– vorderes Kreuzband	– mediales Kapselband – hinteres Schrägband (Semimembranosus-eck) – Lig. femorotibiale laterale anterius
Hintere Schublade		– hinteres Kreuzband	
Hyperextension		– vorderes Kreuzband	– dorsale Kapsel – hinteres Kreuzband
Innenrotation	Flexion	– beide Kreuzbänder	– laterales Kapselband – M. popliteus – Lig. femorotibiale laterale anterius
	Extension	– vorderes Kreuzband	– laterales Kapselband – M. popliteus – Lig. femorotibiale laterale anterius – hinteres Kreuzband
Außenrotation	Flexion	– tibiales Seitenband	– mediales Kapselband – hinteres Schrägband – laterales Kapselband – M. popliteus – vorderes Kreuzband

gen zum hinteren Schrägband („posterior oblique ligament") und zum M. semimembranosus. Dieser Meniskusbezirk ist bei Beugung und Rotation nur gering verschieblich (Abb. 1.**22**) und deshalb leicht verletzbar. Andreesen (4) beschrieb die wellige Verformung des hinteren, fest verankerten Drittels bei Beugung schon 1937 (Abb. 1.**22c**). Der Außenmeniskus ist mit dem Kapselband verbunden, das Hinterhorn ausgenommen. Dieses hat Verbindung zur Sehne des M. popliteus, welche Hinterhorn und Kapselband trennt (Abb. 1.**19**). Zusätzlich kann das Hinterhorn über nichtobligate Ligg. meniscofemoralia anterius und posterius mit der Innenfläche der inneren Oberschenkelrolle verbunden sein. Diese Bandverbindungen ziehen an der Vorder- bzw. an der Rückseite des hinteren Kreuzbandes entlang. Das Lig. collaterale laterale zieht ca. 10 mm weiter lateral am Kapselband vorbei.

Bewegungen im Kniegelenk verschieben und verformen die Zwischenscheiben (Abb. 1.**21**, 1.**22**). Injektionspräparate von Köstler (169) zeigten, daß je ein Gefäß zu den Vorderhörnern und zu den Hinterhörnern zieht (Abb. 1.**23**). Sie versorgen auch den Synovialisüberzug der Kreuzbänder. Am Außenrand der Zwischenscheiben verläuft die parameniskale Gefäßgrundbahn. Von ihr sprossen kleine Gefäße in die Außenbezirke

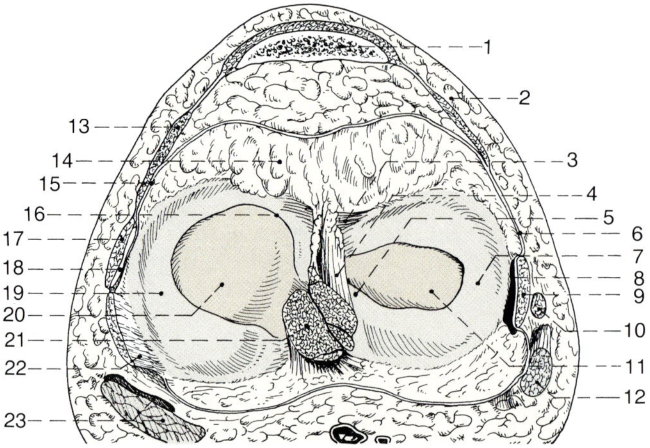

Abb. 1.**19** Aufsicht auf Menisken und Schienbeinkopf rechts.
1 Patella
2 Retinaculum patellae laterale
3 Lig. transversum genus
4 Lig. cruciatum anterius
5 Meniscus lateralis (Insertio)
6 Capsula articularis
7 Meniscus lateralis
8 Bursa m. poplitei
9 Tendo m. poplitei
10 Lig. collaterale fibulare
11 Condylus lateralis tibiae
12 M. biceps femoris (Tendo)
13 Retinaculum patellae mediale
14 Corpus adiposum genus
15 Capsula articularis
16 Meniscus medialis (Apex)
17 Lig. collaterale mediale
18 Verschiebeschicht
19 Meniscus medialis
20 Condylus medialis tibiae
21 Lig. cruciatum posterius
22 zwischen mittlerem Drittel und Hinterhorn ist der Innenmeniskus mit dem „posterior oblique ligament" verwachsen, deshalb ist der Innenmeniskus an dieser Stelle nicht verschieblich
23 M. semimembranosus (Tendo, Bursa)

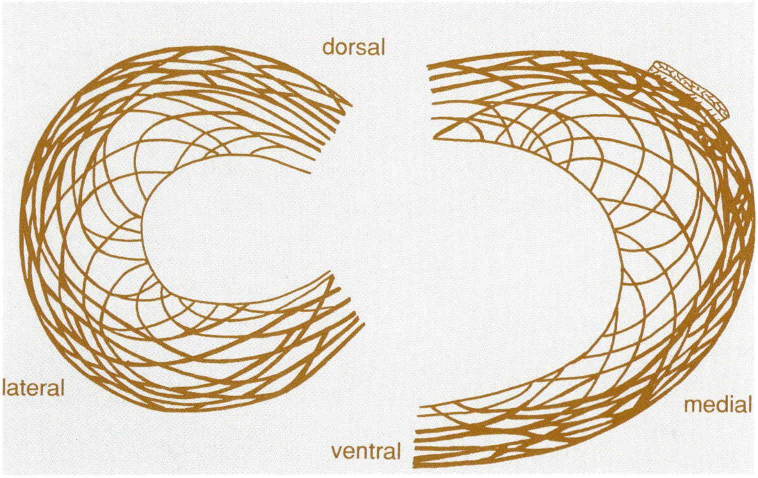

Abb. 1.**20** Arkadenförmige Anordnung der Kollagenfasern in beiden Menisken. Am dorsalen Drittel des Innenmeniskus ist die Verbindung mit dem hinteren Schrägband gezeigt.

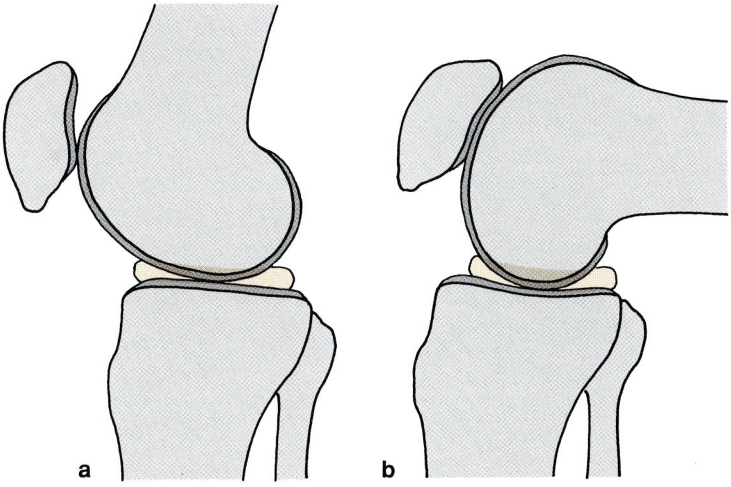

Abb. 1.**21** Streckung (**a**) verlagert die Menisken nach ventral, Beugung (**b**) nach dorsal.

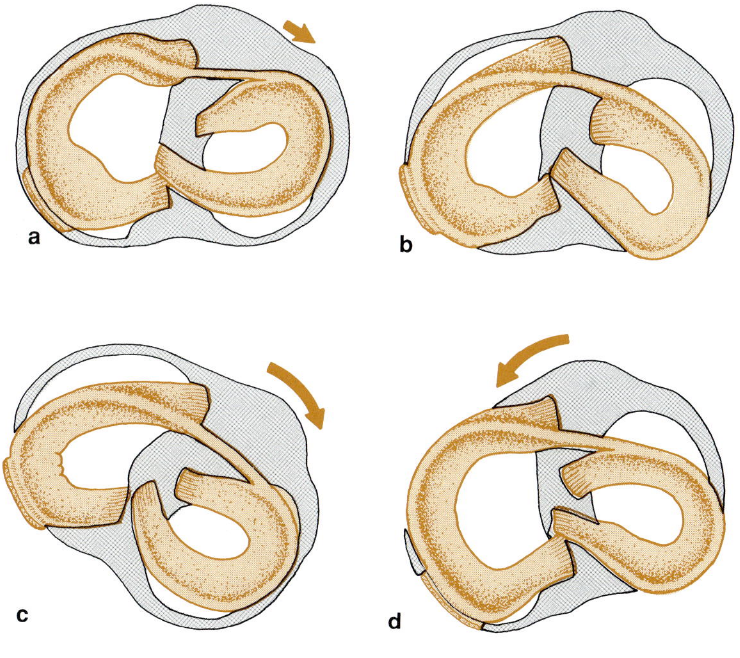

Abb. 1.**22** Verformung der Zwischenscheiben bei Kniegelenkbewegungen (die Verwachsung des Innenmeniskus mit dem hinteren Schrägband ist angedeutet).
a Zwischenscheiben bei Streckung und 5 Grad Außenrotation.
b Starke Beugung verlagert die Zwischenscheiben nach dorsal. Die vordere Anheftung des Innenmeniskus und die vorderen Kapselanteile sind unter Zugspannung. Zwischen dem mittleren Meniskusdrittel und dem Hinterhorn ist der Innenmeniskus wegen seiner Verwachsung mit dem hinteren Schrägband nicht verschieblich.
c Bei starker Beugung und Außenrotation ist die Verformung noch stärker, der innere Rand zwischen mittlerem und hinterem Drittel wird wellig (Andreesen).
d Starke Beugung und Innenrotation entlasten den Innenmeniskus. Der Außenmeniskus ist nach hinten verlagert. Seine größere Beweglichkeit läßt stärkere Spannungen nicht aufkommen.

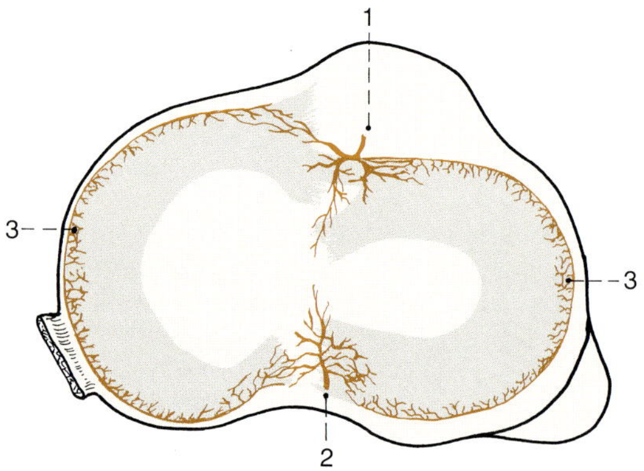

Abb. 1.**23** Die Blutversorgung der Zwischenscheiben (nach Köstler).
1 Am Vorderhorn einmündende Arterie
2 am Hinterhorn einmündende Arterie
3 parameniskale Gefäßgrundbahn; von ihr ziehen Gefäße in die Außenbezirke der Zwischenscheiben

der Menisken. Der größere, gefäßlose Anteil wird durch den Säftestrom in den Lymphspalten und durch den Austausch der Stoffwechselprodukte über die Synovia versorgt. Köstler stellte bei Hunden nach Unterbindung der zu den Menisken ziehenden Gefäße schwere degenerative Veränderungen in den knorpeligen Zwischenscheiben fest. Die Art der Gefäßversorgung hat zur Folge, daß Risse nur in den durchbluteten Außenbezirken narbig heilen können, in den gefäßlosen Abschnitten nicht.
Mechanorezeptoren vom Golgi-Typ sowie frei und korpuskulär endende Nervenfasern im Knorpel der Zwischenscheiben fanden Cerulli u. Mitarb. (59).
Mit Muskulatur und Bandapparat erhöhen die Zwischenscheiben den Gelenkschluß und helfen bei der Führung der Femurkondylen. Die stabilisierende und druckverteilende Wirkung darf in den verschieb- und verformbaren Abschnitten nicht zu hoch veranschlagt werden. Ganz anders ist die Situation in den wenig verschieblichen Abschnitten (Meniskusinsertionen, hinteres Drittel des Innenmeniskus), sie erhöhen die Rotationsstabilität. In Gelenken mit Laxizität oder Instabilität verhindern sie Ventral- und Dorsalverschiebungen zwischen Unterschenkel und Oberschenkel, weil die Meniskushörner die auflaufenden Oberschenkelrollen abbremsen.

Gelenkkapsel

Mit einer Lücke für die Patella spannt sich die Gelenkkapsel zylinderförmig vom Femur zur Tibia. Ihre zwei Schichten sind Gelenkinnenhaut (Tunica synovialis) und Faserschicht (Stratum fibrosum). Diese fehlt von lateral ventral bis in Höhe des äußeren Seitenbandes, deshalb ist dieser Abschnitt sehr dehnbar. Mediales und laterales Kapselband, die verstärkten mittleren Abschnitte der Faserschicht, unterstützen die Funktion der Seitenbänder. Das mediale Kapselband führt den Innenmeniskus und stabilisiert neben anderen Strukturen die Außenrotation. Das laterale Kapselband führt den Außenmeniskus und hilft bei der Stabilisierung der Innenrotation (S. 19). An der Gelenkrückseite verstärkt die Faserschicht die mediale und laterale dorsale Kapselschale.
In der Synovialis sezernieren Synoviozyten Hyaluronsäure, ein Mucopolysaccharid für Gelenkschmierung und Knorpelernährung. Bewegungen vermindern die Synoviaviskosität, Ruhe vermehrt sie. Verminderte Viskosität steigert die Diffusionsgeschwindigkeit, Nährstoffe (Glucose, Aminosäuren, kleinmolekulare Proteine, Elektrolyte und Sauerstoff) erreichen schneller ihr Ziel im Knorpel. Stoffwechselprodukte des Knorpels (Milch- und Kohlensäure) resynthetisiert die Tunica synovialis wieder zu Hyaluronsäure. Im gesunden Gelenk steuern Knorpel und Synovialisenzyme das Gleichgewicht zwischen Knorpelauf- und -abbau. Entzündungen der Tunica synovialis, Verletzungen und Hämarthros verändern die Enzyme; diese bauen dann Proteoglykane in der Matrix ab, legen Kollagenfibrillen frei und zerstören sie.

Kniekehle

Die Kniekehle (Fossa oder Regio poplitea) hat die Form einer durch die Muskulatur gebildeten Raute. Die V. saphena parva, der N. suralis und die Vasa lymphatica superficialia liegen unter der oberflächlichen Kniekehlenfaszie, der große Gefäß-Nerven-Strang und der N. fibularis ziehen in einer tieferen Loge.

Femoropatellargelenk

Das Femoropatellargelenk ist der am stärksten belastete Teil des Kniegelenks. Bei ungünstigem Bau führt der femoropatellare Druck zu Gelenkverschleiß. Die Schäden des Femoropatellargelenks wurden früher und werden von manchen

Untersuchern auch heute noch gegenüber Läsionen an Menisken und Kapselbandapparat zu wenig gewürdigt, weil die möglichen Veränderungen im Femoropatellargelenk nicht genügend bekannt sind. Schmerzen, Ergüsse. Gelenkschwellungen, umschriebene Entkalkungen und nachfolgende chronisch deformierende Veränderungen wurden oft zu Unrecht auf Meniskusläsionen, Knorpelanomalien, Störungen im Vitamin- und Hormonhaushalt und auf anderes bezogen.

Aufbau des Femoropatellargelenks und Führung der Kniescheibe

Die in den Streckapparat integrierte, bei normaler Synovia mit geringer Reibung auf den Femurkondylen gleitende Kniescheibe verlängert den Hebelarm der Streckmuskulatur und vergrößert ihr Drehmoment, besonders bei geringer Beugung. Ab 70–90 Grad Beugung überträgt auch die Quadrizepssehne, die Kniescheibengleitbahn „einwickelnd", den Druck vom Streckapparat auf Gleitbahn und Oberschenkelrollen (14). Nach Patellektomie ist das Drehmoment der Strecker im Mittel um 30% gemindert (158). Die Patella stabilisiert auch das Femorotibialgelenk, weil sie den Kondylenvorschub bei Beugung abbremst und so das hintere Kreuzband entlastet. Zunehmende Beugung verringert diese stabilisierende Wirkung, mehrt aber die normale Patellaführung (durch Streckapparat mit Retinacula patellae, Faserzüge der Fascia lata, beide Mm. vasti) durch Zentrierung der Patella zwischen den Oberschenkelrollen.

Kontaktflächen zwischen *Kniescheibe und Femurkondylen* (101, 102, 118, 125). Bei Streckung, geringer und mittlerer Beugestellung artikuliert die Kniescheibe mit der Facies patellaris (Abb. 1.**24**–1.**26**), der femoropatellare Druck verteilt

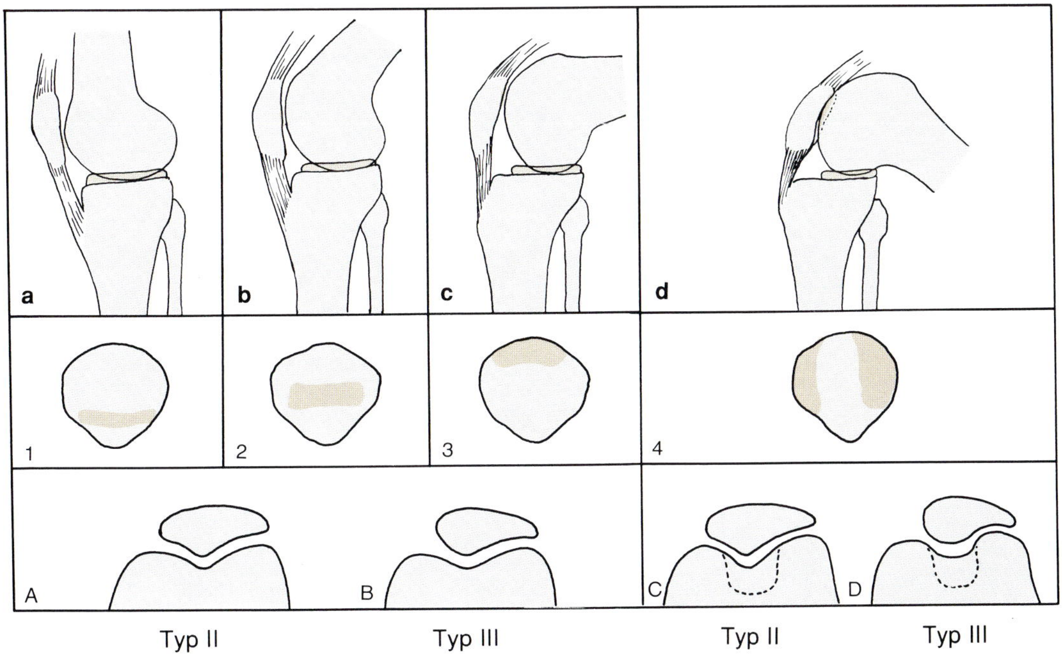

Abb. 1.**24** Auflageflächen der Kniescheibe auf Facies patellaris und Oberschenkelrollen (nach Grant u. Basmajian sowie Goodfellow u. Mitarb.). Bei Streckung, geringen und mittleren Beugestellungen (a–c) artikulieren die Kniescheibenabschnitte 1, 2 und 3 mit der Facies patellaris. Bei guter Kniescheibenform (Typ II = A) verteilt sich der femoropatellare Druck breitflächiger. Bei ungünstiger Kniescheibenform (Typ III = B) ist die konvexe tibiale Kniescheibenfacette wesentlich stärker belastet als die fibulare. Bei starker Beugung sinkt der Kniescheibenfirst zwischen die Femurkondylen ein (d), er ist entlastet. Den Druck nehmen nur noch die Kniescheibenfacetten auf (4). Während günstige Kniescheiben (Typ II = C) die Druckbelastung noch ertragen, sind die medialen Facetten ungünstiger Kniescheibenformen (Typ III = D) überlastet.

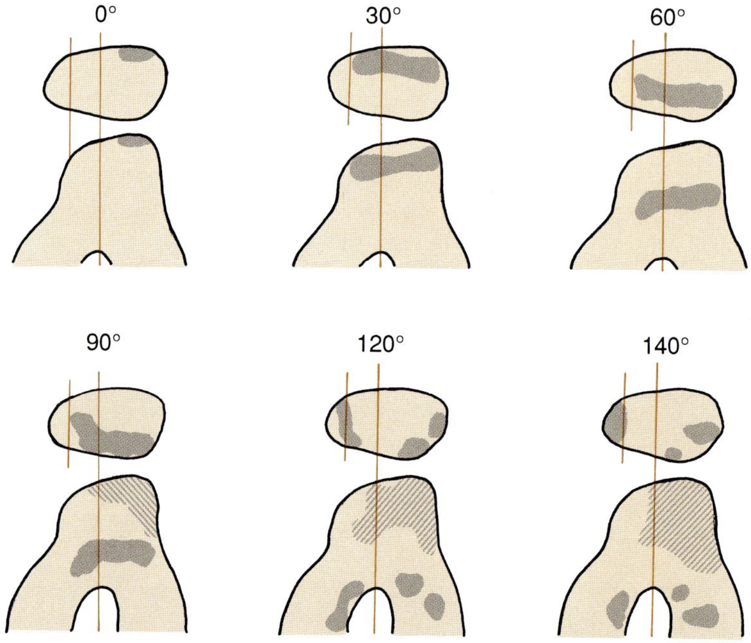

Abb. 1.**25** Kontaktzonen zwischen Patella und Trochlea bei verschiedenen Beugestellungen. Die Patella ist zur spiegelbildlichen Darstellung hochgeklappt. Der im Bild obere Rand entspricht der Patellaspitze, die Linie links dem Übergang zur „odd facet", das schraffierte Feld dem Kontaktbereich der Quadrizepssehne (nach Hehne u. Mitarb.).

sich auf Kniescheibenfirst und -facetten. Bei starker Beugung sinkt der Kniescheibenfirst zwischen die Rollen ein, er ist entlastet. Die Druckbelastung verteilt sich auf die Gelenkfacetten. Kleinere Facetten können dabei überlastet werden.

Zwischen Streckstellung und maximaler Beugung legen die Oberschenkelrollen, unter der Kniescheibe gleitend, eine Strecke von 5–7 cm zurück. In keiner Stellung artikulieren die Kniescheibengelenkflächen mit Kniescheibengleitbahn und Oberschenkelrollen vollkommen, nach Hehne (118) nur 25%, nach Metthews 38% und nach Towsend (281) 50%. Bei Streckung berühren sich nur Patellaspitze und Fossa supratrochlearis (Abb. 1.**24**, 1.**26**). Bei geringen und mittleren Beugestellungen werden die artikulierenden Areale größer, und sie verlagern sich an der Kniescheibe von kaudal nach kranial. Die Ergebnisse wechseln von Untersucher zu Untersucher. Gründe dafür sind die zahlreichen Kombinationsmöglichkeiten von Kniescheibenform, Oberschenkelrollenausbildung (Abb. 1.**27a, b**) und Höheneinstellung der Kniescheibe.

Kniescheibenformen

Abb. 1.**27** zeigt Kniescheibenformen zwischen Patellaaplasie und Patella magna. Mit den unterschiedlichen Rollenformen (Abb. 1.**28**) ergibt sich eine Vielzahl von Varianten für die Architektur des Femoropatellargelenks mit einer geringen, aber nicht zu vernachlässigenden Freiheit der Einordnung.

Aus diesem großen Spektrum sind für die Praxis wichtig:

- die häufigen Typen: I, II, II/III, III (Abb. 1.**29**, Verteilung Tab. 1.**2**);
- die selteneren Typen: Flachpatella, kleine Patella, Jägerhut, IV (Abb. 1.**30**).

Wiberg (295) beschrieb 1941 bei seinen Untersuchungen über Chondropathia patellae drei Kniescheibenformen:

Typ I: Beide konkaven Facetten sind annähernd gleich groß, der First liegt in der Mitte.

Typ II: Die tibiale Facette ist kleiner als die fibulare, beide Facetten sind *konkav*.

Typ III: Die tibiale Facette ist noch kleiner als beim Typ II und außerdem *konvex*.

Bei Untersuchungen an 100 Personen ohne Beschwerden im Kniegelenk fand Baumgartl (19) auch Kniescheiben, deren mediale Facette nicht konkav oder konvex, sondern plan war. Er bezeichnet sie als Typ II/III.

Äußerst seltene Kniescheibenformen sind Flachpatella, Patella parva, Jägerhutform und Typ IV

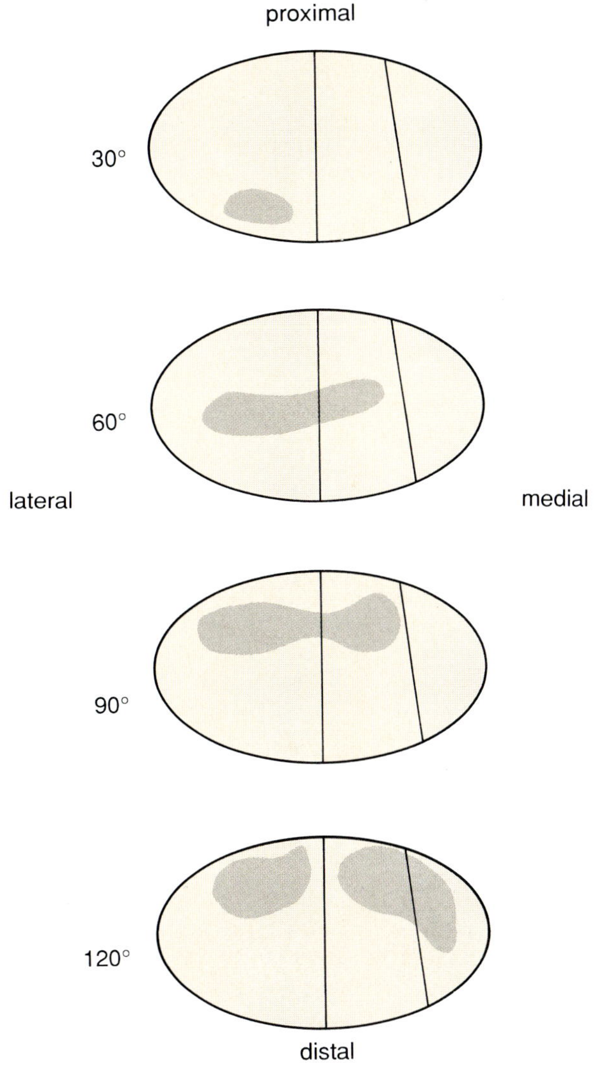

Abb. 1.**26** Auflagenflächen der Kniescheibe auf den Oberschenkelrollen (nach Hille). Die Differenzen der Kontaktzonen in den Abb. 1.**24**–1.**26** sind begründet durch Unterschiede von Kniescheibenformen, Ausbildung der Oberschenkelrollen, Patellahöheneinstellung, X-Bein und O-Bein.

mit einem knorrenartigen Vorsprung an der medialen Facette. Diese Typen waren bei den 100 Untersuchten nicht zu finden (den Typ IV fand Baumgartl bei Untersuchungen zur Osteochondrosis dissecans; Abb. 1.**30**).
Die überzählige Facette („odd facet"; Abb. 1.**27**) entwickelt sich erst post partum durch Belastung. Für Routineuntersuchungen und -bewertungen genügt die Kenntnis der beschriebenen Formen. Patella und Femurkondylen können aber auch vermessen werden (44, 83; Abb. 1.**31**).

Dysplasien der Femurkondylen

Abb. 1.**32a–e** zeigt mögliche Dysplasien der Oberschenkelrollen in ihren ventralen kranialen Abschnitten in der Einteilung nach Ficat (79, 81), wie sie sich bei der Aufnahmetechnik nach Knutsson (167) (bei einer Kniebeugung von 30 Grad; S. 89) darstellen.

- Laterale Rolle:
  - Sie ist in der Regel voll ausgebildet (Abb. 1.**32a**). Dysplasien sind absolute Raritäten.

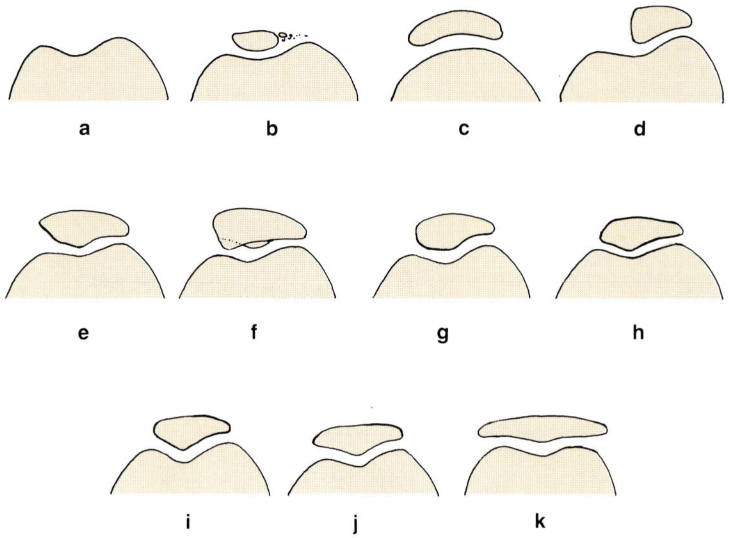

Abb. 1.**27** Kniescheibenformen (Näheres s. Text).
a Patellaaplasie.
b Patella parva.
c Halbmondpatella und konvexe Trochlea.
d Jägerhutpatella.
e Patella „odd facet".
f Patella Typ IV.
g Patella Typ III.
h Patella Typ II/III.
i Patella Typ II.
j Patella Typ I.
k Patella magna = Flachpatella.

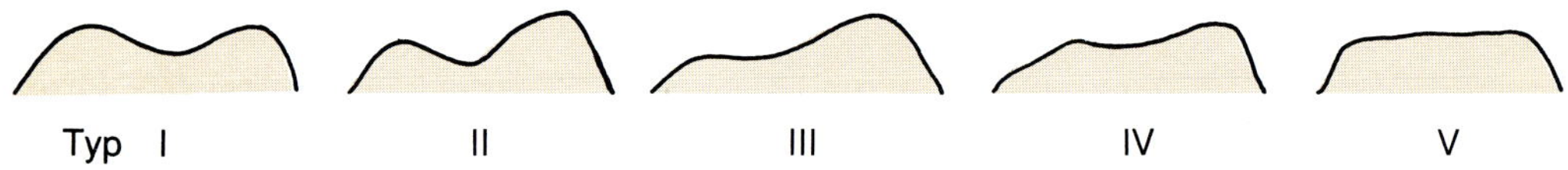

Abb. 1.**28** Trochleaformen (Einteilung Hepp).

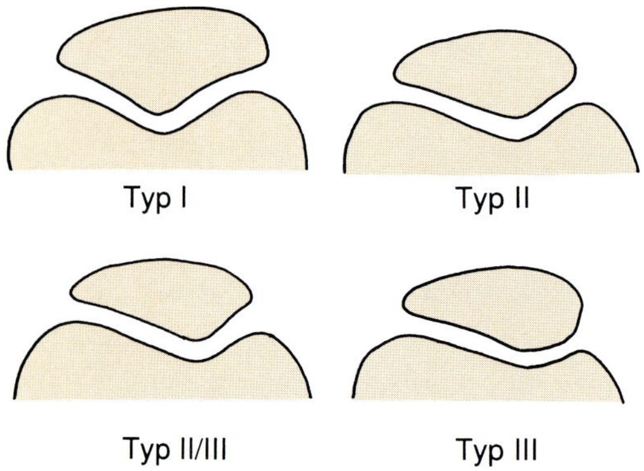

Abb. 1.**29** Die häufigsten Typen der Kniescheibenformen.

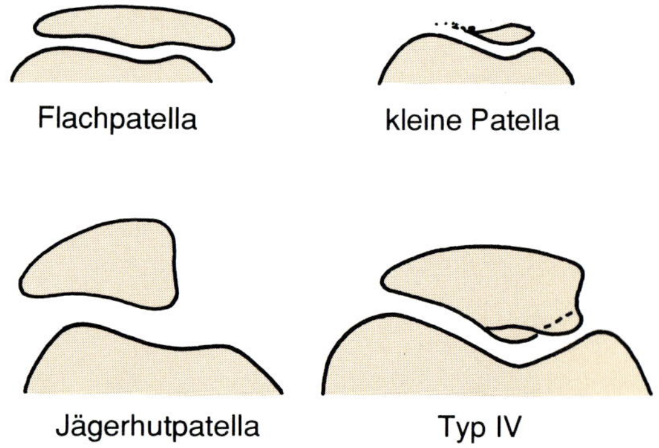

Abb. 1.**30** Seltene Kniescheibenformen (sie kamen bei den Untersuchungen an 100 Personen ohne Schmerzen im Kniegelenk nicht vor).

Tabelle 1.**2** Verteilung der häufigen Kniescheibenformen

	Henssge	Baumgartl
Typ I	10%	11%
Typ II	65%	55%
Typ II/III	nicht berücksichtigt	23%
Typ III	25%	11%

- Mediale Rolle:
  - Normale mediale Rolle (Abb. 1.**32a**). Sie ist etwas weniger hoch als die laterale Rolle.
  - Hypoplasien sind nicht selten. Die mediale Rolle ist in ihrem ventralen kranialen Abschnitt niedriger als normal (Abb. 1.**32b**).
  - Aplasie im Sinne von Ficat (79; Abb. 1.**32c**). In ihrem ventralen kranialen Abschnitt fehlt die mediale Rolle vollkommen, weiter unten ist sie normal ausgebildet.
- Flache und konvexe Rollen (Abb. 1.**32d, e**) sind Raritäten.

Die Einteilung der Oberschenkelrollenformen nach Hepp (122), wie sie sich bei der Aufnahmetechnik von Kutsson abbilden, zeigt Abb. 1.**28**.

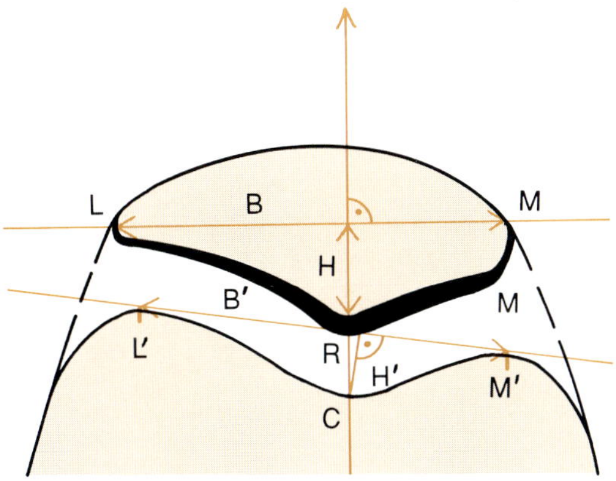

Abb. 1.**31** Vermessung des Femoropatellargelenks (nach Ficat).

$\frac{B}{H}$ = Patellatiefenindex (normal 3,6–4,2).

Winkel α (LRM) = Winkel zwischen beiden Facetten (normal 120–140 Grad).

$\frac{RL}{RM}$ = Patellaindex = laterale/mediale Facette (schwankt zwischen 1 und 3).

$\frac{B'}{H'}$ = Tiefenindex der Fossa intercondylica (4,2–6,5).

Eine Hypoplasie der tibialen Oberschenkelrolle ist die häufigste Rollendysplasie und läßt sich durch Palpation leicht diagnostizieren (Abb. 1.**33**): Palpation des um 40 Grad gebeugten Kniegelenks und Kontrolle der Patellahöheneinstellung (Abb. 1.**34a**), danach Palpation der tibialen Oberschenkelrolle. Diese reicht bei normaler Ausbildung nicht bis zum Oberrand der Patella, sondern endet ca. um ¼ der Kniescheibenlänge tiefer (Abb. 1.**34a**). Bei Hypoplasien der tibialen Oberschenkelrolle endet der obere Rollenrand schon in Kniescheibenmitte oder noch tiefer (Abb. 1.**33**). Die Palpation der tibialen Oberschenkelrolle zur Erkennung einer Hypoplasie in ihrem ventralen kranialen Anteil ist außerordentlich wichtig und sollte nie unterlassen werden. Schon sie alleine kann manchmal die Ursache von Kniegelenkschmerzen bei Rollenhypoplasie ventral kranial klären!

Höheneinstellung der Kniescheibe

Länge des Lig. patellae und Lokalisation der Tuberositas tibiae bestimmen die Höheneinstellung der Patella. Sie ist optimal, wenn bei einer Beugung von 40 Grad (Gelenkstellung 140 Grad) der Oberrand der Kniescheibe in gleicher Höhe ist wie die obere Begrenzung der lateralen, in der Regel normal ausgebildeten Oberschenkelrolle (Abb. 1.**34a**). Die Gelenkflächen von Patella und Femurkondylen artikulieren dann so breitflächig wie möglich, die Belastung des Gelenkknorpels ist auf größere Areale verteilt als bei ungünstigen Femoropatellargelenken. Bei Patella alta (Abb. 1.**34b**) ist die Kniescheibe höher eingestellt, bei Patella baja (Abb. 1.**34c**) tiefer.

Prüfungen der Höheneinstellung

- Nach Baumgartl: Palpation des um 40 Grad gebeugten Gelenkes (Abb. 1.**34a**). Die Höheneinstellung der Patella ist optimal, wenn die oberen Begrenzungen der Patella und des in der Regel normal ausgebildeten lateralen Femurkondylus in gleicher Höhe sind. Dann hat die laterale Kniescheibenfacette den größtmöglichen Kontakt mit der lateralen Oberschenkelrolle. Patellae altae und bajae sind leicht und sicher zu erkennen. Bei der Palpation läßt sich auch die Beschaffenheit der tibialen Rolle prüfen (Abb. 1.**33**, 1.**34a**). (Bei Fehlbildungen der lateralen Rolle ist Kontrolle mit der Technik nach Blumensaat anzuraten.)

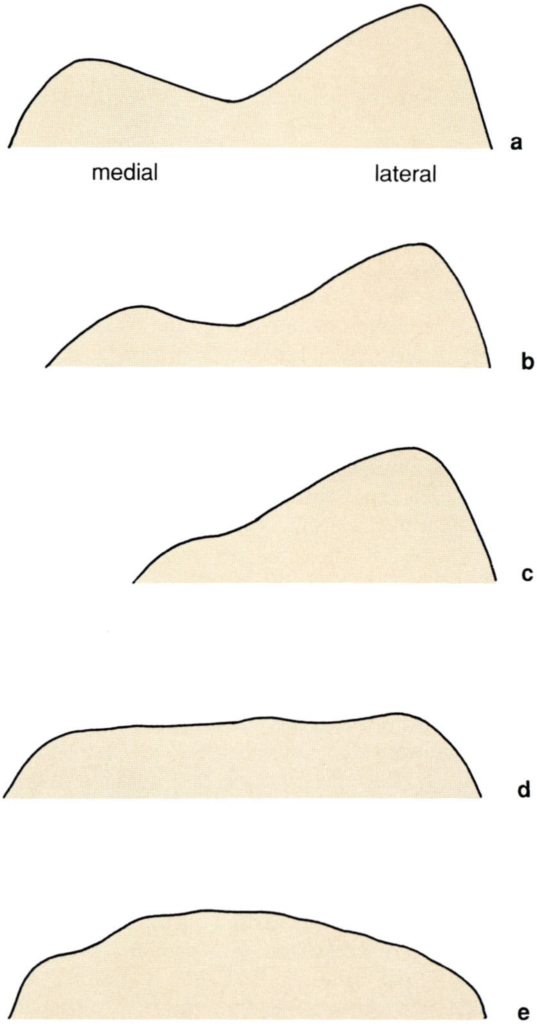

Abb. 1.**32** Normale Rollen und ihre Dysplasien (nach Ficat, in der Aufnahmetechnik von Knutson).

a Normale Rollen im ventralen kranialen Abschnitt.

b Hypoplasie der tibialen Rolle in ihrem ventralen kranialen Abschnitt.

c Aplasie der tibialen Rolle im ventralen kranialen Abschnitt.

d Platte Rollen und Aplasie der Eminentia intercondylica (selten).

e Konvexe Rollen und Aplasie der Eminentia intercondylica (selten).

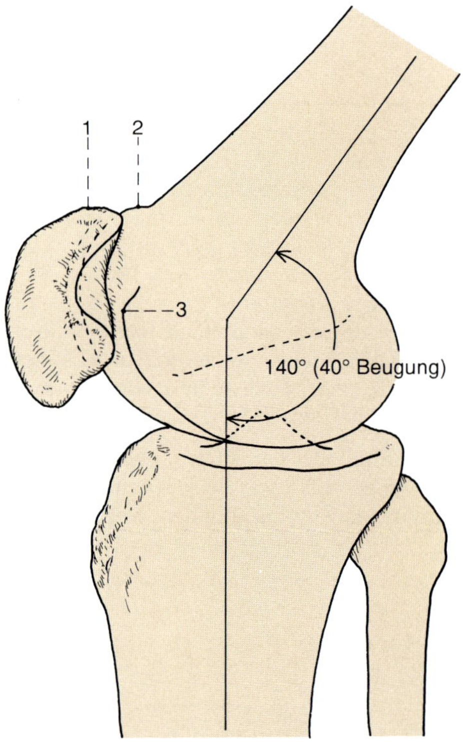

Abb. 1.**33** Hypoplasie der tibialen Rolle in ihrem ventralen, kranialen Abschnitt. Palpatorisch reicht die tibiale Rolle nicht so weit nach kranial wie normal (Abb. 1.**34a**).

1 Obere Begrenzung der Patella
2 obere Begrenzung der fibularen Rolle
3 obere Begrenzung der tibialen Rolle

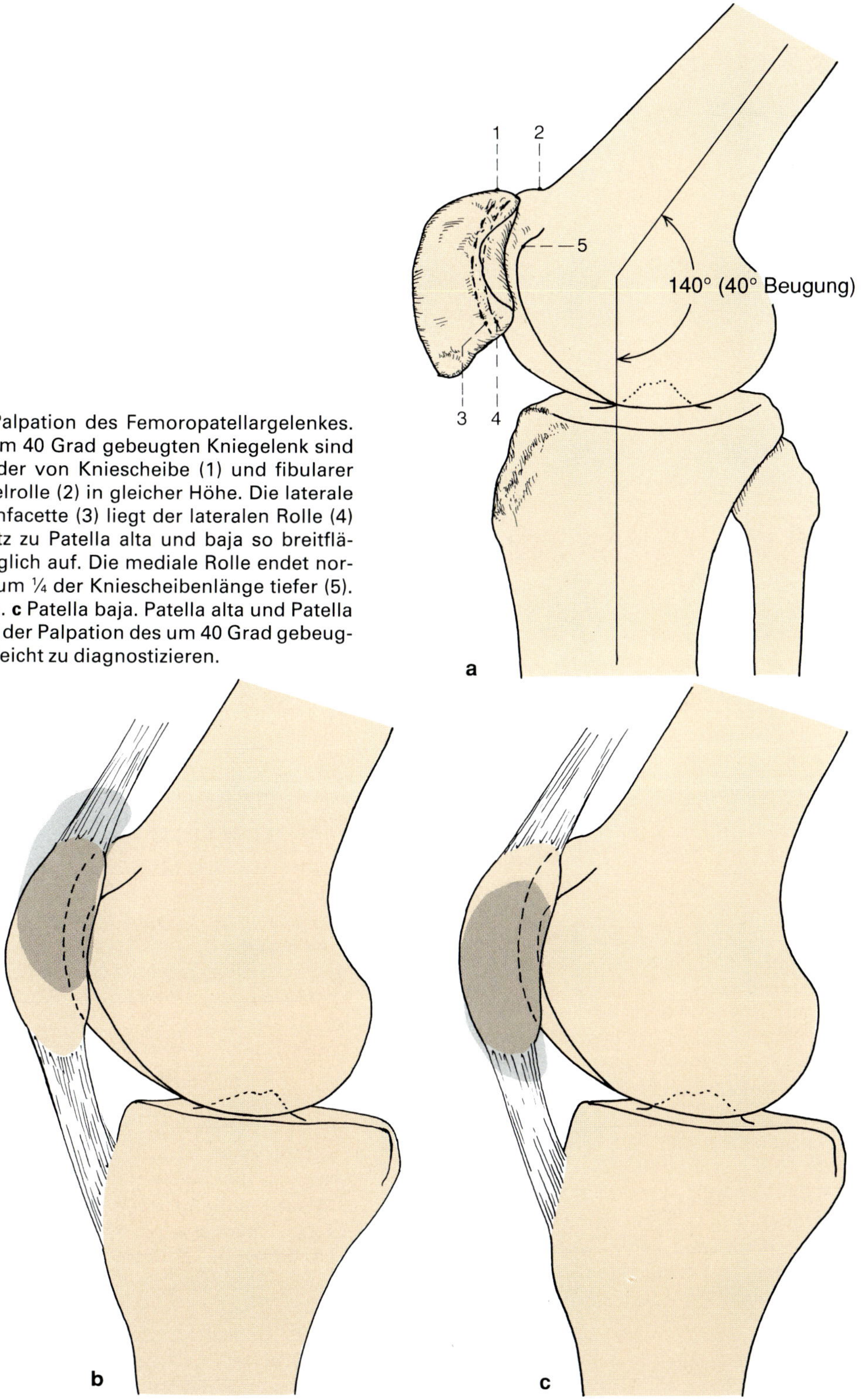

Abb. 1.**34** Palpation des Femoropatellargelenkes. **a** In einem um 40 Grad gebeugten Kniegelenk sind die Oberränder von Kniescheibe (1) und fibularer Oberschenkelrolle (2) in gleicher Höhe. Die laterale Kniescheibenfacette (3) liegt der lateralen Rolle (4) im Gegensatz zu Patella alta und baja so breitflächig wie möglich auf. Die mediale Rolle endet normalerweise um ¼ der Kniescheibenlänge tiefer (5). **b** Patella alta. **c** Patella baja. Patella alta und Patella baja sind bei der Palpation des um 40 Grad gebeugten Gelenks leicht zu diagnostizieren.

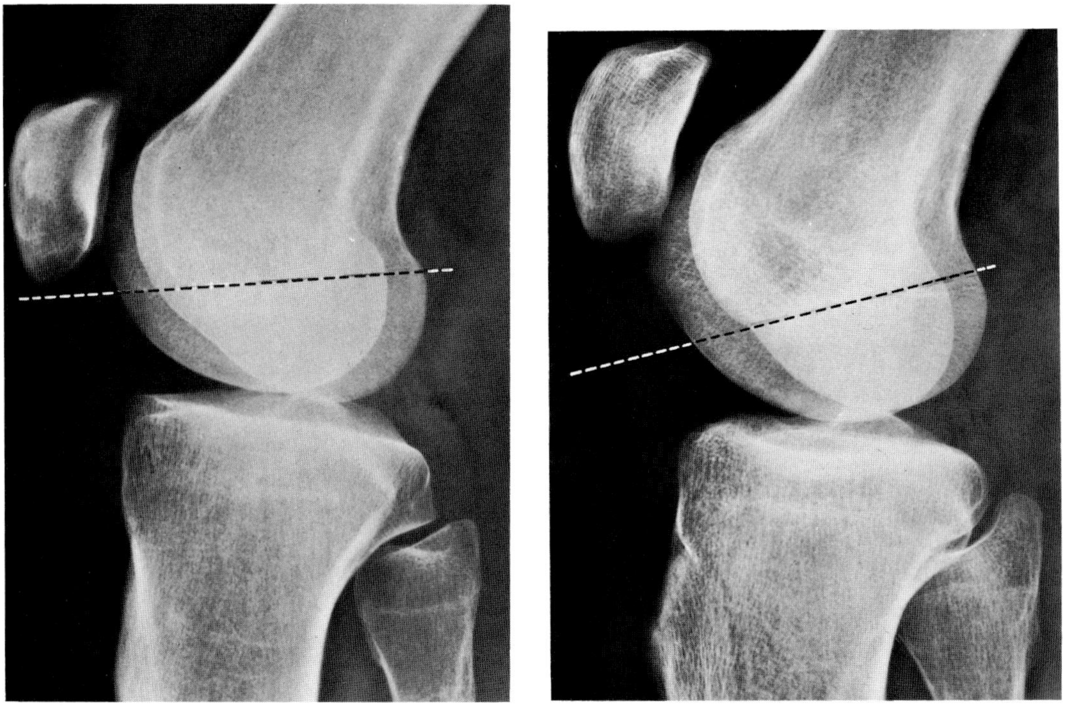

a b

Abb. 1.**35** Die Prüfung der Höheneinstellung der Patella nach Blumensaat bei einer Gelenkbeugung um 30 Grad. **a** Eine normale Höheneinstellung ist gegeben, wenn die Verlängerung des Strukturstreifens vom Dach der Fossa intercondylica den unteren Kniescheibenpol berührt. **b** Patella alta.

- Nach Blumensaat (35, 36) ist eine normale Höheneinstellung gegeben, wenn auf einer Seitenaufnahme des um 30 Grad gebeugten Kniegelenks die Verlängerung des Strukturstreifens vom Dach der Fossa intercondylica den unteren Rand der Kniescheibe berührt (Abb. 1.**35**).
  Bandi (14) und auch Jacobson u. Bertheussen (139) empfehlen Röntgenaufnahmen bei einer Beugung von 50 Grad, weil sonst zu häufig eine Patella alta diagnostiziert würde.
- Insall u. Salvati (131) beurteilen die Höheneinstellung nach dem sog. Patella-Höhenindex (LP/Lt – Abb. 1.**36**). Bei Patella alta ist der Höhenindex kleiner als 0,8, bei Patella baja größer als 1,15. Der Höhenindex ist unbrauchbar, wenn nach einem Kniescheibenbruch die Länge der Patella durch Knochenapposition zunimmt.

Femoropatellarer Druck

Kontraktion des Streckapparates drückt bei gebeugtem Gelenk die Kniescheibe gegen die Oberschenkelrollen und streckt so das Gelenk.
Messungen der Flächenpressung in normalen und dysplastischen Femoropatellargelenken an Leichenknien und intraoperativ bringen wegen vieler Fehlerquellen (Wegfall des Muskeldrucks, Dicke des intraoperativ eingeführten Meßgerätes, Formenreichtum der Dysplasien u. a. m.) nur Anhaltswerte.
Der femoropatellare Druck wird von den Untersuchern verschieden hoch angegeben. Er schwankt in Abhängigkeit von der Beugestellung zwischen 400 und 1000 kg (14, 50, 51, 90, 177). Laufen, Springen und Abfangreflexe bei drohenden Stürzen erhöhen den femoropatellaren Druck, in ungünstigen Situationen um ein Vielfaches.
Schon bei den normalen täglichen Arbeiten ist der Druck so hoch, daß er nur von gut gebauten Femoropatellargelenken (Abb. 1.**37**) während ei-

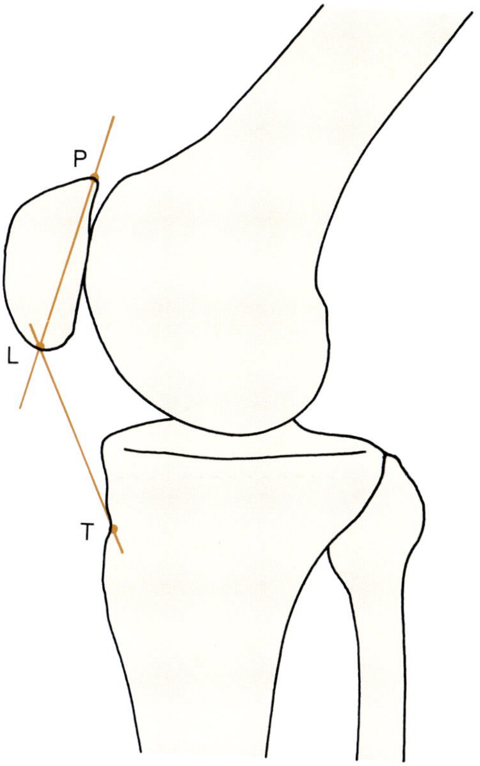

Abb. 1.**36** Höheneinstellung der Patella nach dem Höhenindex = $\frac{LP}{LT}$ von Insall u. Salvati.
Patella alta – der Höhenindex ist kleiner als 0,8.
Patella baja – der Höhenindex ist größer als 1,15.
(Die Methode versagt in bestimmten Fällen – s. Text.)

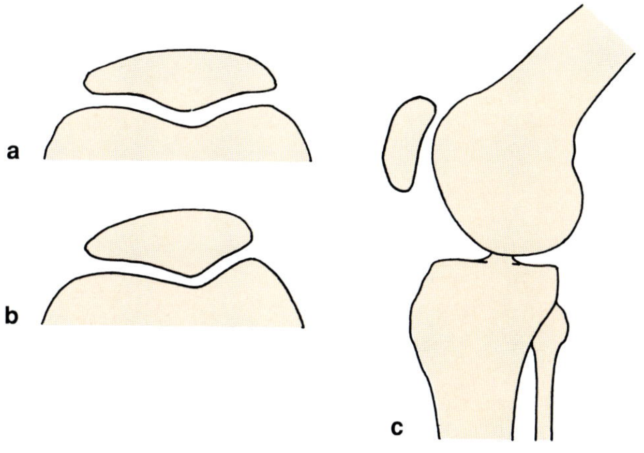

Abb. 1.**37** Widerstandsfähige Femoropatellargelenke. In widerstandsfähigen Femoropatellargelenken finden sich Kniescheibentypen I (**a**) oder II (**b**). Unter den tibialen Facetten müssen voll ausgebildete Rollen liegen (**a, b**) und die Kniescheibe muß eine normale Höheneinstellung haben (**c**).

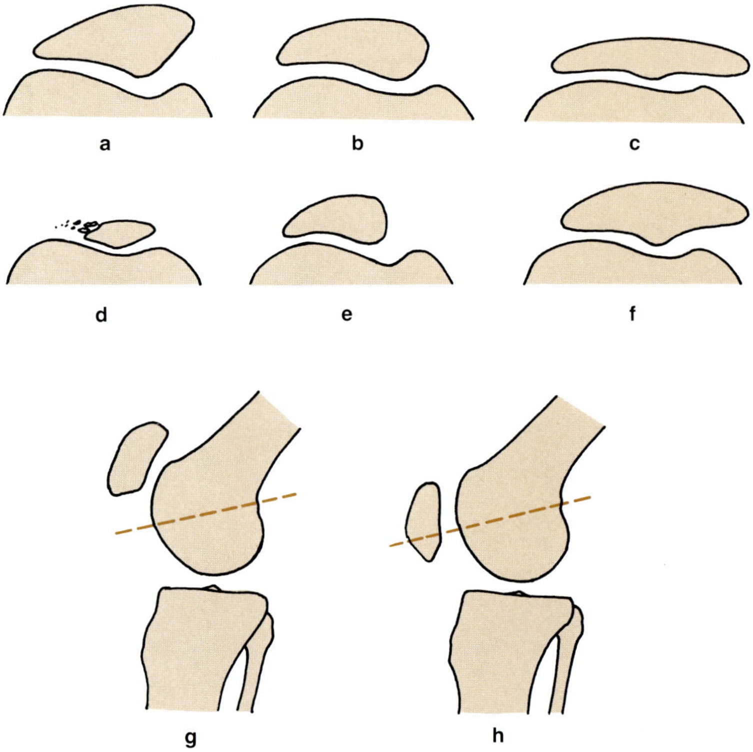

Abb. 1.**38** Ungünstig gebaute Femoropatellargelenke mit verminderter Widerstandsfähigkeit. Sie neigen zu Chondropathia patellae und zu primärer Kniegelenkarthrose nach Payr. Ungünstige Kniescheibenformen sind: **a** Typ II/III, **b** Typ III, **c** Flachpatella, **d** kleine Patella, **e** Jägerhutform.
f Trotz günstiger Kniescheibenformen ist das Femoropatellargelenk ungünstig gebaut, wenn unter der günstigen tibialen Kniescheibenfacette (Typ I oder II) die tibiale Oberschenkelrolle in ihrem ventralen kranialen Abschnitt hypoplastisch ist.
Patellae **g** altae und **h** bajae sind ungünstig, die Kniescheibenformen sind dabei gleichgültig.

nes normal langen Lebens ertragen wird. Ungünstig gebaute Femoropatellargelenke (Abb. 1.**38**) neigen zu Chondropathia patellae und zu primärer Arthrose im Sinne von Payr (222).
Die leichte X-Kniestellung (Q-Winkel; Abb. 1.**2**, 1.**15**) bringt eine Seitenzugkomponente des M. quadriceps, die ein normaler M. vastus tibialis kompensiert. Atrophiert dieser, wird die Kniescheibe nach lateral gezogen. Fortdauernde Lateralisation schädigt den Knorpel der lateralen Kniescheibenfacette, chronisch deformierende Veränderungen folgen (Abb. 2.**6**, 12.**14**).

2 Klinische Untersuchung

Anamnese

Sorgfältig erhobene Anamnesen erleichtern die Diagnose und programmieren den Untersuchungsablauf. Patienten kommen häufig wegen uncharakteristischer Kniegelenkbeschwerden zum Arzt, seltener wegen Verletzungen, Schwellungen, Verformungen, Einklemmungen u. a. m. Verletzungen sind mit heutigen Untersuchungsmethoden fast immer sicher zu erkennen, Ursachen degenerativer Vorgänge oder Fehlentwicklungen zu diagnostizieren, ist nicht so einfach. Besonders schwierig ist die Diagnostik bei einem berufsgenossenschaftlich Versicherten, der 3 Monate nach einem Bagatelltrauma mit degenerativen Kniegelenksveränderungen zur Untersuchung kommt und diese als Folge des Bagatelltraumas anerkannt haben möchte. Konkrete Angaben zur Vorgeschichte werden nicht gemacht, geringe Beschwerden durch die degenerativen Gelenkveränderungen vor dem Unfall wurden nicht registriert oder in der Annahme, die Veränderungen wären „Unfallfolge", nicht angegeben.

Familienanamnese

Es interessieren Angaben über Kniegelenkbeschwerden bei Vorfahren und Geschwistern (Gicht, Ochronose, Bluterkrankheit, Gaucher-Krankheit). Die Begriffe Gicht und Bluterkrankheit sind bei Laien so bekannt, daß nähere Erklärungen für gewöhnlich unnötig sind. Bei Ochronose können Fragen nach dunkelgefärbten Stellen in Haut und Ohrmuschel sowie nach dunkelgefärbtem Urin weiterhelfen. Informationen über die Gaucher-Krankheit werden nur zu erhalten sein, wenn der Befragte von Familienangehörigen entsprechende Mitteilungen bekam.

Eigenanamnese

Nach einleitenden Fragen über Dauer, Art und Beginn der Beschwerden soll der Patient das Leiden, seinen Verlauf und den Grad der Behinderung schildern. Es lohnt sich, ihm geduldig zuzuhören, um seine Persönlichkeit, die Beeinträchtigung durch die Beschwerden, seine Einstellung zur Krankheit und seine Schmerzempfindlichkeit kennenzulernen.

Es folgen erste Fragen nach möglichen Schmerzursachen (Einzelheiten der genannten Erkrankungen sind im speziellen Teil nachzulesen):

- Sind Entzündungen Ursache der Beschwerden?
  Darauf deuten Ruheschmerz, Nachtschmerz, Steifigkeit mit Schmerzen.
- Waren Traumen geeignet, die geklagten Schmerzen auszulösen?
- Sind die Schmerzen Folge von degenerativen Veränderungen?
  Darauf deuten Belastungsschmerzen, die bei Ruhe abklingen; Schmerzen, die *nach* großen Belastungen auftraten (z. B. einige Tage nach ungewohnten Bergtouren, nach zu langem Tennisspiel, nach tagelangen Gartenarbeiten u. a.); schnell abklingende Morgensteife.
- Gingen Infekte voraus (postinfektiöse Arthropathie)?
- Gingen Darmerkrankungen voraus (Begleitarthritiden)?
- Gingen Geschlechtskrankheiten voraus (Lues, Gonorrhoe, Shigellen, Chlamydien, Morbus Reiter)?
- Wurden schon früher Zeichen von Bluterkrankheit bemerkt?
- Gab es Störungen in Vitamin- oder Hormonhaushalt?
- Ist erhöhter Harnsäurespiegel bekannt?

Es folgen detaillierte Erörterungen, ob die Beschwerden mit vorausgegangenen Operationen oder Unfällen zusammenhängen könnten oder ob ein solcher Zusammenhang sicher auszuschließen ist. Wichtig sind Angaben über frühere Entzündungen, anderweitige rheumatische Beschwerden, über Erkrankungen, bei denen Begleitarthritiden möglich sind (S. 130) und Informationen über sportliche Betätigung (Überlastungen), Hobbytätigkeiten, berufliche Besonderheiten (Bergleute, Plattenleger), Urlaubsaktivitäten (Bergsteigen) und über Urlaubsziele (ortsspezifische Krankheiten).

Verletzungen

Dann ist der Zustand des Gelenks vor dem auslösenden Ereignis abzuklären. Viele Verletzungen entstehen bei untrainierten Sportlern, die ihre Leistungsfähigkeit überschätzen und trotz Ermüdung weitermachen (häufige Unfallursache beim Skilauf). Starke Gewalteinwirkungen bei Motorrad- und Autounfällen können im Rahmen der Polytraumatisierung schwere Kniegelenkverletzungen erzeugen. Nach Arbeitsunfällen sind die Verletzten Durchgangsärzten vorzustellen. Sie klären, ob das angeschuldigte Ereignis geeignet war, die Verletzung hervorzurufen, und leiten gegebenenfalls berufsgenossenschaftliche Behandlungen ein.

Daß bei Verletzungen im Kapselbandapparat ein eigentlicher Unfall nicht wahrgenommen wurde, ist keine Seltenheit. Manchmal genügt ein anscheinend harmloses Verdrehen des Körpers bei gebeugtem Kniegelenk und fixiertem Fuß, um den Meniskus zu zerreißen, ein plötzliches Erheben aus tiefer Hocke beim Skilauf, um das vordere Kreuzband zu zerreißen. Diese Bandverletzung wurde früher ohne die Möglichkeit extensionsnaher Untersuchungen (S. 66ff) nicht diagnostiziert; es folgten langdauernde Beschwerden, rezidivierende Ergüsse und Stabilitätsverluste.

Gewöhnlich können der Unfallhergang, seine Ursache und der Bewegungsablauf geschildert werden. Nach Geräuschen und Schmerzen während des Unfallablaufs ist zu fragen. Demonstration des Unfallgeschehens mit dem gesunden Bein bringt Informationen über Gelenkstellung und Richtung der einwirkenden Kraft; sie erleichtert das Verständnis für Entstehung, Ausdehnung und Schwere der Verletzungen.

Bandverletzungen entstehen durch gewaltsame Hyperextension, Rotation und durch abnorme Bewegungen des Unterschenkels gegen den Oberschenkel (z. B. Valgusaußenrotations- oder Varusinnenrotationstrauma). Traumen wirken selten auf ein Band allein ein; deshalb sind Verletzungen von Bandsystemen häufiger als Verletzungen einzelner Bänder.

Oft berichten Verletzte, daß sie nach dem Unfall nur geringe Schwellungen und Schmerzzonen bemerkt hätten, diese hätten sich später vergrößert. Starke Schwellung des ganzen Gelenks kurz nach dem Unfall spricht für einen Hämarthros, langsam zunehmende Schwellungen für seröse oder blutigseröse Gelenkergüsse. Bei ausgedehnten Kapselbandverletzungen kann Blut durch zerrissene Strukturen in die umgebenden Weichteile abfließen; es entsteht kein Hämarthros.

Bei Gelenkblockaden sind zu erörtern:

- Einklemmungen von freien Körpern, Meniskusteilen, Zotten eines vergrößerten Hoffa-Fettkörpers oder von Teilen eines zerrissenen Bandes,
- Subluxation bei Bandinstabilität (pivoting),
- Patellasubluxation,
- plötzlicher Bewegungsschmerz bei Chondropathia patellae,
- Chondromatose.

Bei einer Meniskusläsion sind Bewegungsablauf und Traumastärke wichtige Anhaltspunkte für die Entscheidung, ob es sich um die Zerreißung eines gesunden Meniskus durch grobe Gewalt oder um eine „Lösung einer degenerierten Zwischenscheibe“ bei geringer Belastung, z. B. beim Umdrehen im Bett, handelte (S. 178ff).

Entzündungen

Angaben über vorausgegangene eitrige Entzündungen sind meist eindeutig; die schwere, langdauernde Erkrankung mit Fieber, Schmerzen und Kräfteverfall hinterließ bleibende Erinnerungen. Kniegelenkentzündungen nach Kortisoninjektionen wurden in den letzten Jahren immer häufiger (S. 130). Patienten mit Arthritiden des rheumatischen Formenkreises kennen ihr „Rheumaleiden“ und berichten präzise über Vorgeschichte und Verlauf. Ähnliches gilt für spezifische Entzündungen (Tuberkulose, Syphilis). Gicht, Pseudogicht und Morbus Bechterew erzeugen massive Gelenkschwellungen. Verwertbare Angaben für Begleitarthritiden sind sehr selten zu bekommen. In Tab. 2.**1** sind anamnestische Besonderheiten und Untersuchungsbefunde den jeweiligen Gelenkentzündungen zugeordnet.

Degenerative Gelenkveränderungen

Die Angaben der Patienten bringen wenig sachdienliche Hinweise, weil sie die vielen möglichen Ursachen nicht kennen (angeborene Veränderungen, präarthrotische Deformitäten, Besonderheiten des Femoropatellargelenks, Osteochondrosis dissecans u. a. m.). Hinweise für die weitere Diagnostik bringt die Erstuntersuchung. Bei Sinding-Larsen-Johansson- und bei Osgood-Schlatter-Erkrankung (S. 169) ist die Schmerzlokalisation charakteristisch.

X-Knie, O-Bein und Genu recurvatum sind bei der Untersuchung zu sehen. Beim Genu laxum ist nach der Ursache zu fragen (Unfall, idiopathisch). Über schnappendes Knie, Lähmungen und über Steifen berichten die Betroffenen in der Regel spontan, über angeborene Veränderungen

Tabelle 2.**1** Anamnestische Besonderheiten und Untersuchungsbefunde bei Gelenkentzündungen (nach Kaiser)

Anamnestische Besonderheiten und klinische Befunde	Erkrankungen
Fieber	septische Arthritis systemischer Lupus erythematodes Still-Syndrom Chondrokalzinose akute Sarkoidose
Pathologische Herzbefunde	
– akute Pankarditis	rheumatisches Fieber
– Endokarditis	systemischer Lupus erythematodes
– Perikarditis	chronische Polyarthritis juvenile chronische Arthritis Still-Syndrom systemischer Lupus erythematodes Lyme-Krankheit Stadium II
– Myokardveränderungen	chronische Polyarthritis systemischer Lupus erythematodes
– Aortitis	Morbus Behçet
– Rhythmusstörungen	systemischer Lupus erythematodes Lyme-Krankheit Stadium II
Pathologische Lungenbefunde	
– Pleuritis	chronische Polyarthritis juvenile chronische Arthritis Still-Syndrom rheumatisches Fieber
– Hiluslymphome	akute Sarkoidose
– Lungeninfiltrate	systemischer Lupus erythematodes Tuberkulose
– Pneumonitis	chronische Polyarthritis
– Lungenfibrose	chronische Polyarthritis Sjögren-Syndrom Sarkoidose
Leber- und Milzvergrößerung	systemischer Lupus erythematodes Still-Syndrom Sjögren-Syndrom
Neurologische Syndrome	systemischer Lupus erythematodes Sjögren-Syndrom Morbus Behçet Lyme-Krankheit neurogene Arthropathien
Augenentzündungen	Morbus Reiter Sjögren-Syndrom Morbus Behçet Lyme-Krankheit chronische Polyarthritis juvenile chronische Arthritis systemischer Lupus erythematodes Sarkoidose

Tabelle 2.1 (Fortsetzung)

Anamnestische Besonderheiten und klinische Befunde	Erkrankungen
Urethritis	Morbus Reiter Gonorrhoe
Haut-Schleimhaut-Veränderungen	Psoriasisarthritis Morbus Reiter systemischer Lupus erythematodes Lyme-Krankheit Still-Syndrom Sjögren-Syndrom Morbus-Behçet Sarkoidose
Erythema nodosum	Yersinien-Infektion Tuberkulose rheumatisches Fieber Morbus Behçet Colitis ulcerosa, Morbus Crohn
Darmsymptome	Colitis ulcerosa, Morbus Crohn, Morbus Whipple Yersiniosen
Nierensymptome	systemischer Lupus erythematodes Harnsteine bei Gicht

sind anamnestische Angaben kaum zu bekommen (Hinweise auf Meniskusganglien, Scheibenmenisken, Formabweichungen an Oberschenkelrollen, Schienbeinkopf und Kniescheibe, Kniescheibenhochstand). Gleiches gilt für Folgen von Störungen im Vitamin-, Hormonhaushalt und für Erkrankungen des Nervensystems (Syringomyelie, Tabes).
Bei rezidivierenden kurz- oder längerdauernden Kniegelenkergüssen (S. 43) sind viele Ursachen zu beleuchten (Arthritiden, degenerative Veränderungen und ihre Ursachen, Meniskusläsionen, Überlastungen ungünstig gebauter Femoropatellargelenke, angeborene oder erworbene Veränderungen).

Inspektion

Nach Ablegen der Beinkleider beurteilt die Inspektion am stehenden, gehenden und liegenden Patienten:

- Beinform: X-Knie, O-Bein (Abb. 2.**1**), Genu recurvatum, Verformungen nach Unfällen;
- Zustand der Muskulatur: kräftig, mittel, schwach, Seitengleichheit, Atrophie einzelner Muskelgruppen (Abb. 2.**2**), Muskelnarben nach Verletzungen,
- Hautveränderungen: Kontusionen, Hämatome, Narben, Verfärbungen, Psoriasis, Gelenk- und Unterschenkelschwellungen.

Beinform

Das Kniegelenk soll in die kinetische Kette des Beines harmonisch eingebaut sein. Der Begriff der kinetischen Kette (Payr) umfaßt nicht nur die im Gelenk von einer Kapsel umhüllten, von Bändern zusammengehaltenen knöchernen Gelenkkörper, sondern auch benachbarte Knochenabschnitte, bewegende Muskulatur, Nerven und Gefäße. Störungen eines Abschnitts beeinträchtigen die ganze funktionelle Einheit, und im Rahmen der gestörten Gesamtheit vergrößert sich der primäre Schaden.
Die Traglinie (Verbindungslinie zwischen Oberschenkelkopf und Sprunggelenkmitte) geht im normal gebauten Bein durch das Zentrum des Kniegelenks) (Abb. 2.**3**). Ein X-Knie überlastet die äußere Gelenkhälfte und dehnt das innere Seitenband. Ein O-Bein überlastet die innere Gelenkhälfte und dehnt das äußere Seitenband, überlastete Gelenkabschnitte verschleißen frühzeitig.
Die dominierende Rolle von Genua vara bei Arthroseentstehung konnte Papadopulos (220) nach Untersuchungen an 57 Patienten nicht bestätigen:

a

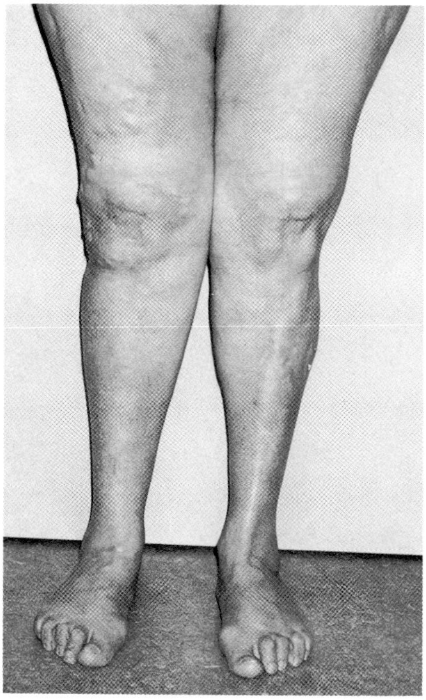

b

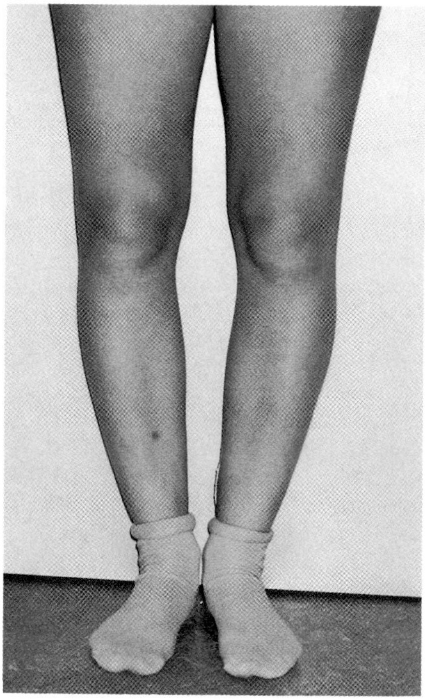

Abb. 2.**1** Beinformen. **a** X-Knie rechts, links normale Beinform. **b** O-Beine.

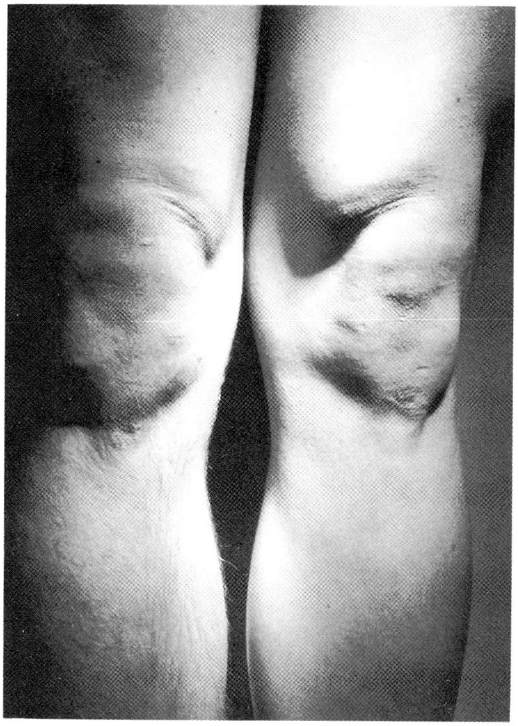

Abb. 2.**2** Atrophie des M. vastus tibialis rechts bei aktiver Kontraktion der Strecker. Bei geringer Atrophie ist die Tonusminderung bei aktiver Streckung gut zu tasten.

- Ob Fehlstatik Arthroseursache war, blieb ungeklärt. Die Häufigkeit bei Genua vara war nicht größer als bei normalen Knieformen.
- Bei einseitigem Genu varum bestand mitunter seitengleiche Arthrose, in anderen Fällen war Arthrosenstärke minimal im Verhältnis zur Stärke des Genu varum.

Aussagen solcher Untersuchungen sind nicht repräsentativ, da sie als Arthrosenursachen viele Erkrankungen, Verletzungsfolgen, Dysplasien im Femoropatellargelenk, Stoffwechselkrankheiten, Störungen im Vitamin- und Hormonhaushalt u. a. m. nicht berücksichtigen.

Vermessen von Genu valgum, varum und recurvatum

Die Ergebnisse können bei Liegenden und Stehenden differieren:

- Genu varum: Maß ist der Abstand zwischen den inneren Kniegelenkbegrenzungen, wenn die Sprunggelenke sich berühren.

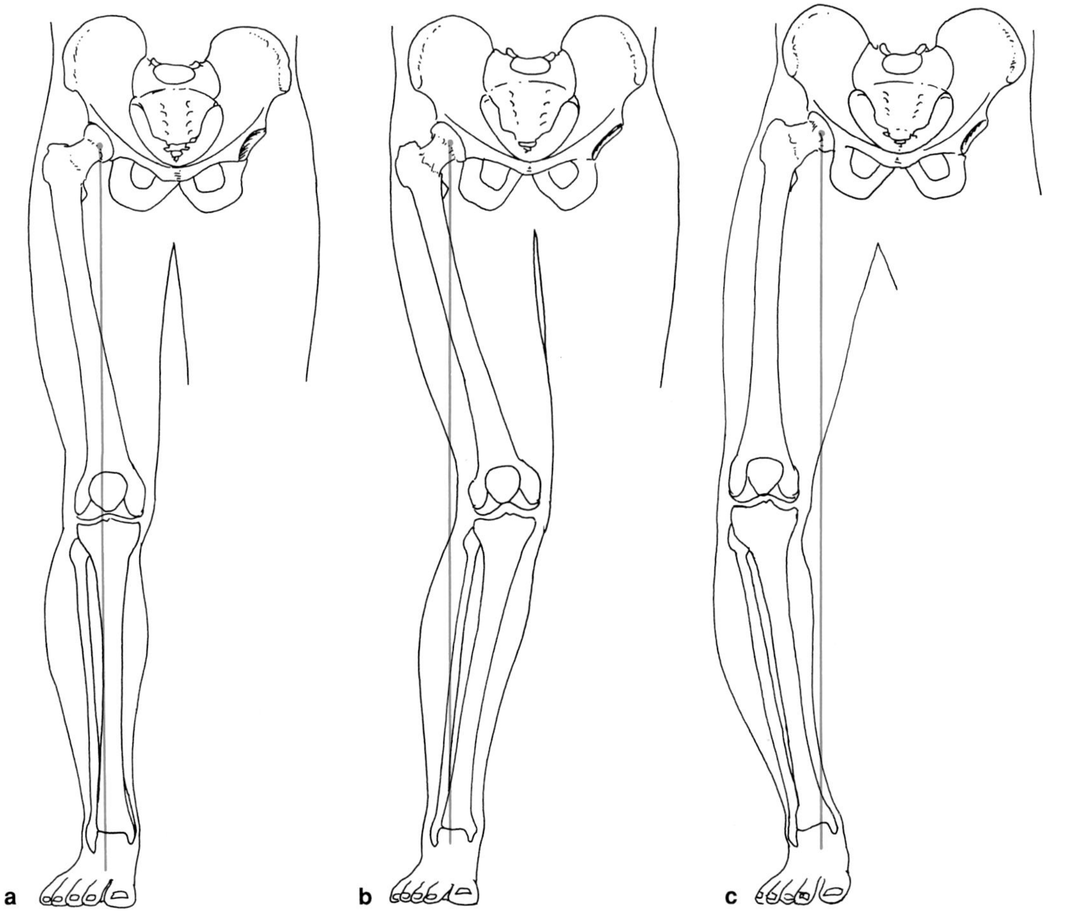

Abb. 2.3 Traglinien. **a** am normalen Kniegelenk, **b** bei X-Knie, **c** bei O-Bein.

- Genu valgum: Die Kniegelenke berühren sich, zu messen ist der Abstand zwischen den Innenknöcheln.
- Genu recurvatum (angeboren, posttraumatisch, Folge von Bänderschwäche oder von Innervationsschäden nach Poliomyelitis, bei spastischer Lähmung oder Muskeldystrophie): Die Traglinie liegt vor dem überstreckten Gelenk (Abb. 2.**4**), die Stärke des Genu recurvatum ist nach der Neutral-Null-Methode zu messen.

Verformungen knienaher Knochenabschnitte nach Unfällen sind folgenschwer, wenn X-Knie, O-Bein, Genu recurvatum oder Beinverkürzung resultieren.

Muskulatur

Die Oberschenkelstreckmuskulatur des Menschen ist wegen des aufrechten Ganges wesentlich stärker als die Beugemuskulatur. Die Muskulatur ist schwach, mittelstark oder kräftig ausgebildet. Je stärker die Muskulatur, desto größer ist die Belastung des Gelenkknorpels. Exzessives Training bei Fußballern und Athleten führt zu so starker Muskelhypertrophie, daß schon bei geringen Abweichungen der Kniegelenkarchitektonik Knorpelverschleiß folgen kann.

Die einzelnen Muskelzüge der Streckmuskulatur müssen aufeinander gut abgestimmt sein, sonst resultieren schädliche Seitenzugkomponenten. Bei Knorpelschäden an der tibialen Kniescheibenfacette (Chondromalacia patellae S. 157ff) atrophiert zunächst der M. vastus tibialis (Abb. 2.**5**). Bei gestrecktem Kniegelenk ist seine To-

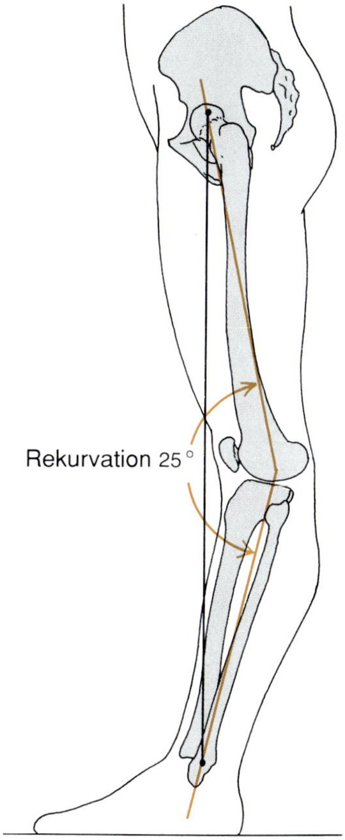

Abb. 2.**4** Genu recurvatum. Die Traglinie liegt vor dem Kniegelenk. Die Stärke des Genu recurvatum ist nach der Neutral-Null-Methode zu messen.

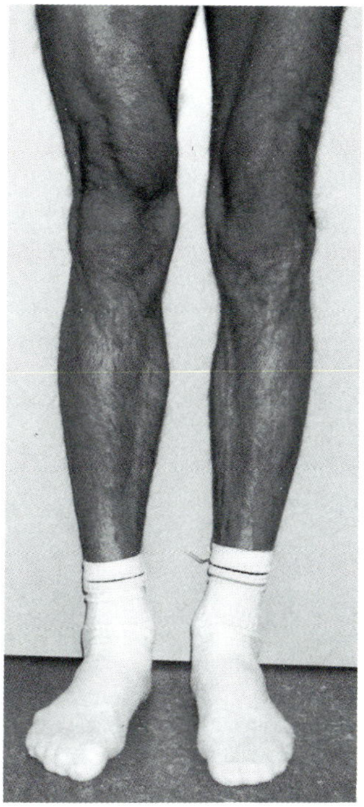

a

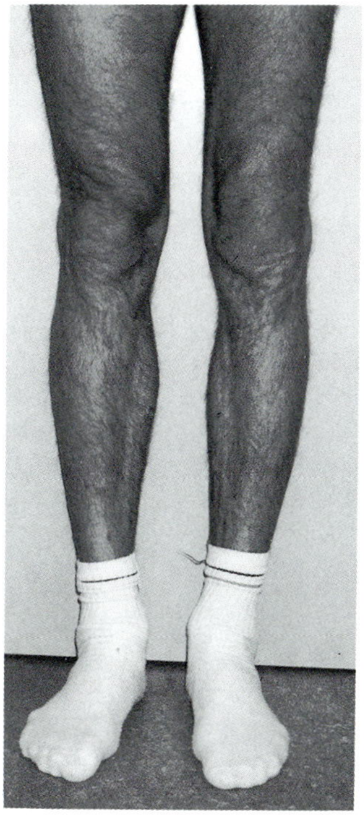

b

nusminderung palpatorisch sicher zu fühlen. Seine Atrophie ist ein sicheres Zeichen für Schäden am medialen Abschnitt des Femoropatellargelenks. Wir stimmen Smillie (266, 267) zu, der die Atrophie des M. quadriceps als regelmäßige Folge von Binnenschäden, die Atrophie des M. va-

Abb. 2.**5** Atrophie des M. vastus medialis. Seine ▶ Atrophie, ein Schlüssel zur Kniegelenkdiagnostik, ist bei Schäden im tibialen Abschnitt ungünstig gebauter Femoropatellargelenke kennzeichnend. **a** Bei entspannter Muskulatur, **b** bei Kontraktion der Streckmuskulatur.

stus tibialis als Schlüssel zur Kniegelenkdiagnose bezeichnet.
Den Römern war anscheinend der Zusammenhang zwischen belastbaren Kniegelenken und kräftiger, ausgewogener Muskulatur bekannt, denn sie achteten bei der Auswahl der Gladiatoren auf starke Mm. vasti tibiales als Zeichen großer Leistungsfähigkeit der unteren Gliedmaßen (persönliche Mitteilung von Prof. Rudolf Hartmann, ehemaliger Chef des Bayerischen Staatstheaters München).
Atrophie des M. vastus tibialis entlastet den geschädigten Knorpel an der tibialen Kniescheibenfacette, aber es entsteht eine Seitenzugkomponente nach fibular. Bleibt sie bestehen, so folgt die Lateralisation der Patella (Abb. 2.**6**). Abb. 2.**6a** zeigt Folgen der vorausgegangenen Chondromalazie (Sklerosierung der tibialen Facette, Knochenausziehung an der tibialen Rolle), mäßige Lateralisation der Kniescheibe und deutliche Arthrose im fibularen Abschnitt des Femoropatellargelenks. In Abb. 2.**6b** sind die Chondromalaziefolgen in der tibialen Facette als Defekt, umgeben von sklerosiertem Knochen, erkennbar. Nach Lateralisation der Patella waren die Gelenkflächen der lateralen Oberschenkelrolle und der lateralen Kniescheibenfacette nicht mehr kongruent, es folgte die Zerstörung des fibularen, sonst sehr widerstandsfähigen Abschnitts des Femoropatellargelenks.
Die Atrophie des M. vastus tibialis kann so stark sein, daß eine reflektorische maximale Quadrizepskontraktion mit Seitenzugkomponente nach fibular die tibialen Retinacula patellae zerreißt und die Kniescheibe nach lateral luxiert (S. 195).
Muskelnarben mindern die Muskelkraft und die Gelenkbeweglichkeit. Sie sind ein erhebliches Minus in der kinetischen Kette des Beines.
Umfangsmessung an den Beinen (Abb. 2.**7**) ist obligat; sie zeigt vorhandene Atrophien, Muskelnarben sind zusätzlich zu notieren.

Hautveränderungen

Es interessieren Prellungen, Schürfungen, Quetschungen, Wunden, Narben, Durchblutungsänderungen, Verfärbungen, Inervationsstörungen und Hautveränderungen bei Psoriasis.
Verletzungen. Gelenkweichteile können an jeder Stelle verletzt werden. Gefährdet sind sie an den vorderen und seitlichen Abschnitten, wo sie ungepolstert den knöchernen Gelenkkörpern aufliegen. Gelenkeröffnungen sind nicht immer leicht zu erkennen, weil Bewegungen nach dem Trauma Weichteilschichten kulissenartig verschieben. Breite Gelenkeröffnungen sind leichter erkennbar. Kniegelenke Polytraumatisierter werden erst nach Versorgungen der lebensbedrohenden Verletzungen untersucht. Hosen sind auszuziehen, bei starken Schmerzen aufzuschneiden. Offene Kniegelenkverletzungen werden steril verbunden und zum frühestmöglichen Zeitpunkt im Operationssaal untersucht. Schwere Gelenkverletzungen sollen, um Schmerzen und Muskelverspannungen auszuschalten, erst nach Einleitung der Narkose zur nachfolgenden Versorgung untersucht werden.
Narben. Die Lokalisation von Narben nach Verletzungen und Operationen entscheidet über ihre Bedeutung. Kleine Narben über der Muskulatur

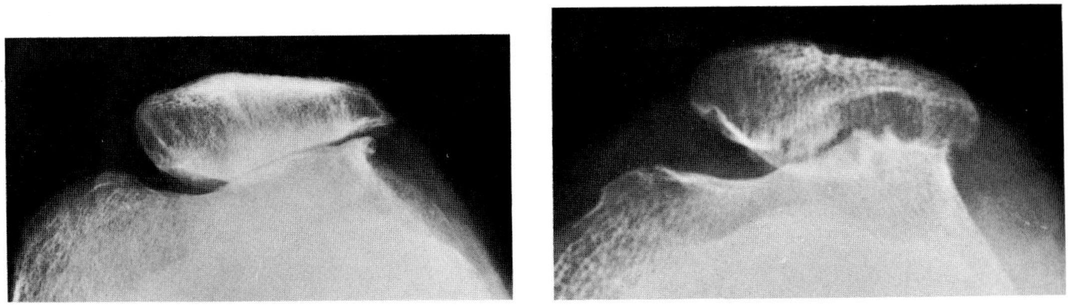

a b

Abb. 2.**6** Lateralisation der Kniescheibe. **a** Zustand nach Chondropathia patellae (Sklerosierungen an der medialen Facette einer Patella Typ III und an der tibialen Rolle), mäßige Lateralisation der Patella mit beginnender Arthrose im lateralen Teil des Femoropatellargelenks. **b** Zustand nach Chondropathia patellae (Sklerosierung und Defekt an der medialen Facette einer Kniescheibe Typ III und Sklerosierung an der tibialen Rolle), erhebliche Lateralisation und starke Arthrose in dem so widerstandsfähigen lateralen Teil des Femoropatellargelenks.

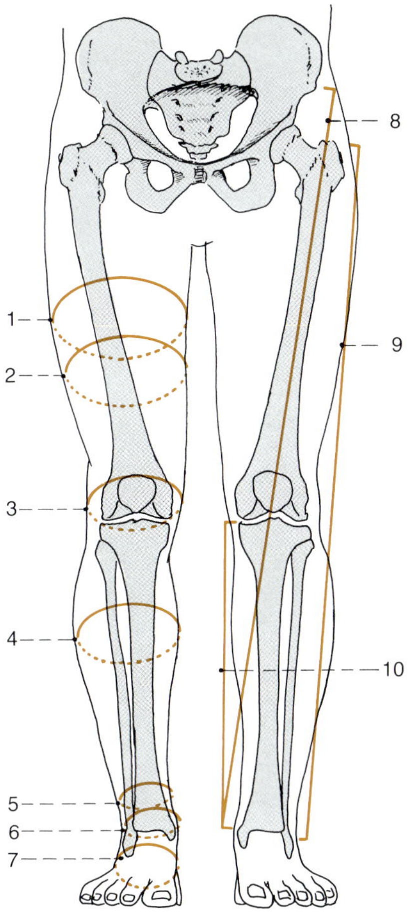

Abb. 2.7 Umfangsmessung.
1 20 cm oberhalb des oberen Kniescheibenrandes
2 15 cm oberhalb des oberen Kniescheibenrandes
3 Umfang in Patellamitte
4 größter Unterschenkelumfang
5 geringster Unterschenkelumfang
6 Sprunggelenkumfang in Höhe des Innenknöchels
7 Mittelfußumfang in Höhe der Basis des 5. Mittelfußknochens
8 Abstand Spina iliaca anterior superior – Innenknöchel
9 Abstand Trochanter major – Außenknöchelspitze
10 Abstand innerer Kniegelenkspalt – Innenknöchel

sind harmlos, wenn die Muskulatur unverletzt blieb. Blockbildungen von Narben in Haut und Muskulatur schränken die Beweglichkeit des Kniegelenks ebenso ein wie ausgedehnte Narbenfelder der Haut. Narben über der Schienbeinrauhigkeit stören beim knien, Operationsnarben geben Hinweise auf die Art des vorausgegangenen Eingriffs. Unzweckmäßige Hautschnitte können Nerven durchtrennen, Sensibilitätsstörungen sind die Folge.

Schwellungen

Kniegelenkschwellungen kommen vor bei

- Verletzungen;
- Arthritiden (z. B. seropositive und seronegative, unspezifische und spezifische, reaktive Arthritiden u. a.; S. 123ff);
- degenerativen Veränderungen (Arthrosis deformans, Osteochondrosis dissecans, Sinding-Larsen-Johansson-Erkrankung, Osgood-Schlatter-Erkrankung);
- Psoriasis, Blutergelenk, Schleimbeutelerkrankungen, Tumoren und bei Arbeitsschäden.

Unterschenkelödeme bei Herzinsuffizienz sind für Kniegelenke von Bedeutung, wenn sie, in die Schwellung einbezogen, Schmerzen auslösen.

Palpation

Palpation differenziert extraartikuläre Schwellungen und Gelenkergüsse, lokalisiert klein- und großflächige Druckschmerzhaftigkeiten, erkennt Verformungen und fühlt Gelenkgeräusche (Reiben, Knacken, Schnappen). Die Befunde beider Seiten sind zu vergleichen. Palpation kann auch Architektonik und Zustand des Femoropatellargelenks in groben Zügen erfassen (S. 28f).

Schwellungen

Die Palpation fühlt auch geringe, bei der Inspektion übersehene Schwellungen, differenziert Gelenkergüsse und Weichteilschwellungen, erkennt Temperaturänderungen, Ausmaß und Konsistenz von Schwellungen, Ausdehnung der Druckschmerzhaftigkeit und ihren Ortswechsel bei Bewegungen (z. B. Druckschmerz im Gelenkspalt bei Meniskuszerreißung, S. 178).
Konsistenz und Druckempfindlichkeit von Schwellungen schwanken in weiten Grenzen. Bei eitrigen Entzündungen sind sie sehr groß, bei Begleitarthritiden meist gering. Ausdehnung von Schwellung und Druckschmerz geben erste Hin-

weise auf ihre Ursache. Kleine Schwellung und mäßiger Druckschmerz nach einem Unfall sprechen für geringen Schaden im verletzten Bezirk. Stärkere Gelenkschäden (Bandzerreißung und Brüche gelenkbildender Knochen) erzeugen starken Druckschmerz, großflächige Schwellungen und Gelenkergüsse.

Dazu einige Beispiele: Die Zerreißung des inneren Seitenbandes verursacht eine druckschmerzhafte Schwellung über der verletzten Stelle. Sie vergrößert sich später, Gelenkerguß und stärkere Weichteilschwellung kommen dazu. Bei ausgedehnter Kapselzerreißung sickert Blut durch lädierte Gewebe aus dem Gelenk in die umgebenden Weichteile, ein Hämarthros bleibt aus.

Nach einem Sturz auf das gebeugte Kniegelenk findet der Erstuntersucher eine kleinflächige druckschmerzhafte, bläuliche Schwellung über der Kniescheibe. Falls diese nicht gebrochen ist, klingt die Schwellung in kurzer Zeit ab. Einem Kniescheibenbruch hingegen folgen Hämarthros und Weichteilschwellung.

Harte, äußerst druckschmerzhafte Schwellung, Rötung der Haut und hohes Fieber sprechen für ein Empyem. Chronisch entzündete Schleimbeutel, Kniekehlenhygrome und Meniskuszysten sind prall elastisch, nicht oder nur wenig druckschmerzhaft.

Schwellungen können auch von Geschwülsten herrühren.

Hämarthros und Gelenkergüsse

Gelenkergüsse imponieren bei Inspektion als Schwellungen medial, lateral der Kniescheibe und im Recessus suprapatellaris. Die Palpation differenziert Weichteilschwellung und Gelenkerguß.

Zum Nachweis kleiner Gelenkergüsse streicht die flache Hand von der Gelenkinnenfläche über die Kniescheibe des gestreckten Gelenks zur Gelenkaußenfläche und verlagert den Erguß in den lateralen Gelenkabschnitt. Streicht dann die Hand von lateral nach medial, verlagert sie den Erguß wieder zur Innenseite, die Weichteile medial der Kniescheibe wölben sich vor.

Bei größeren Gelenkergüssen pressen beide Hände Flüssigkeit aus dem Recessus suprapatellaris und den seitlichen Gelenkabschnitten unter die Kniescheibe, die von den Oberschenkelrollen abgehoben wird. Zurückdrücken der Patella auf die Oberschenkelrollen erzeugt ein Klicken, das Zeichen der „tanzenden Patella". (Abb. 2.**8**).

Abb. 2.**9** zeigt in Annäherung die zahlreichen Ursachen von Gelenkergüssen.

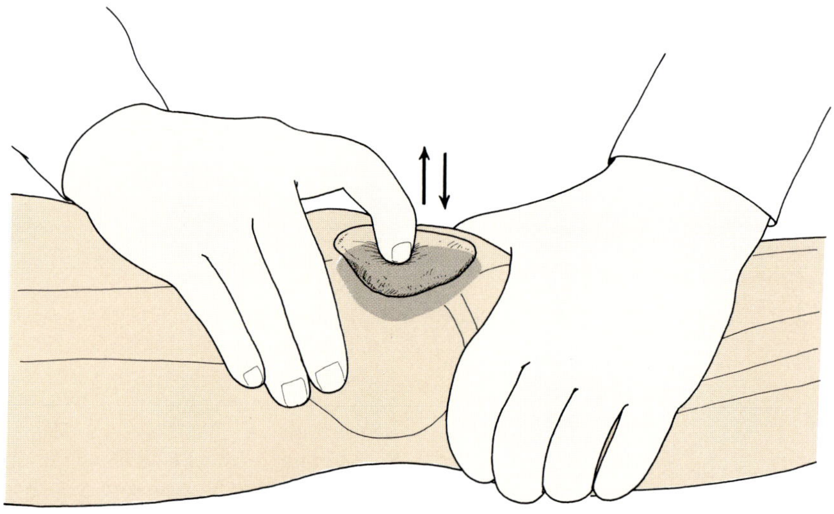

Abb. 2.**8** Nachweis eines Gelenkergusses durch das Zeichen der „tanzenden Patella".

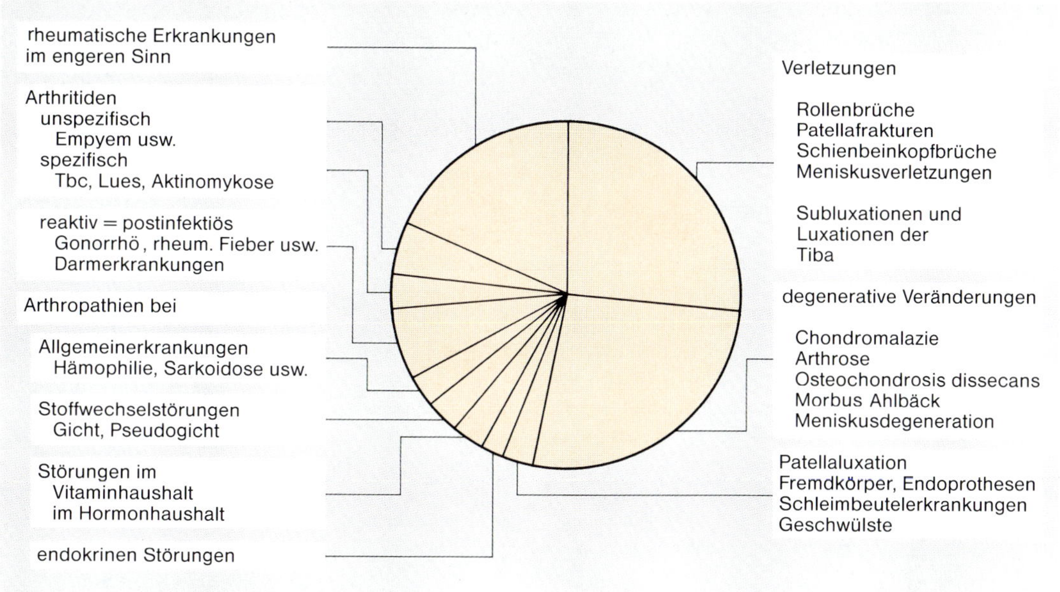

Abb. 2.**9** Ursachen von Gelenkergüssen.

Indikationen zur Kniegelenkpunktion (Technik S. 105). Kniegelenkpunktionen sind wegen der Gefahr einer Gelenkinfektion nur bei strenger Indikation erlaubt:

- Ein Hämarthros nach Trauma ist zu entleeren, wenn er Bänder und Kapsel dehnt. Oehler u. Janka (215) halten bei bedeutendem Hämarthros arthroskopische Diagnostik für indiziert. Sie klärt klinisch und röntgenologisch unzureichend zu differenzierende Veränderungen, unterscheidet geringe, konservativ behandelbare Verletzungen von solchen, die nur nach frühzeitiger Operation gute Erfolgsaussichten haben.
  Probepunktionen kleiner Blutansammlungen bei sicherer Diagnose sind meist nicht indiziert.
- Kann klinische Untersuchung die Ursachen des Gelenkergusses nicht klären, ist Probepunktion angezeigt bei
  - Gelenkergüssen nach Unfall ohne sichere Diagnose,
  - Gelenkergüssen ohne vorausgegangenen Unfall,
  - Verdacht auf Gelenkinfektion.

Kontraindikationen. Blutungsneigung, Infektion in Gelenknähe, Allgemeininfekt.
Hinweise auf die *Ursachen* des Gelenkergusses gibt das Punktat (beachte auch Synoviaanalyse S. 105):

- blutiges Punktat: Binnenverletzung ohne Knochenverletzung;
- blutiges Punktat mit Fettaugen: Binnenverletzung mit Knochenverletzung;
- bernsteinfarbenes Punktat: degenerative Veränderungen, Arthrose, die Gelenkmechanik störende Meniskusverletzung, Begleitarthritiden, Lupus erythematodes;
- gelbgrünes Punktat: chronische Polyarthritis,
- milchiges Punktat: Gicht,
- gelbes bis milchiges Punktat: Pseudogicht,
- graugelbes Punktat: Tuberkulose,
- purulentes Punktat: eitrige Arthritis.

Jedes Punktat muß untersucht werden! (Sofortausstrich, chemisch, zytologisch, bakteriologisch mit Antibiogramm.) Folgt der Punktion ein Empyem, kann die Gelenkinfektion der Punktion angelastet werden, obwohl diese schon früher erfolgt war. Die bakteriologische Untersuchung klärt den Sachverhalt.

Gelenkgeräusche

Normales geräuschloses Gelenkkörpergleiten setzt intakte Knorpelflächen, eine schmiegsame Kapsel und geschmeidige Bänder voraus. Bewegungsgeräusche stammen von Knorpelaufrauhungen (im Femoropatellargelenk häufiger als im Femorotibialgelenk) und von Besonderheiten in der Kapsel sowie in den Bändern (Narben; bei Chondromatose sind die kleinen Knorpelgebilde tastbar). Geringe Knorpelaufrauhungen bei degenerativen Veränderungen, Rheuma, Gicht, Pseudogicht, Tuberkulose, Syphilis, Psoriasis und bei Blutergelenk erzeugen sandartiges Reiben, mittlere Defekte feinkörniges und größere Defekte grobkörniges Reiben. Knackende Geräusche kommen von großen Knorpeldefekten, von Stufen in Gelenkflächen, von Einklemmungen gelöster Meniskusanteile oder von Meniskusganglien. Starke Arthrose erzeugt Krachen beim Treppensteigen. „Schlagen" oder „Klicken" der Gelenkkapsel kann im Kniegelenk ebenso auftreten wie in hyperextendierten Fingergelenken.

Druckschmerz

Druckschmerz, diffus oder umschrieben, ist ein indifferentes Zeichen von Gewebeschäden durch Trauma, Entzündung, degenerative Vorgänge, Wachstumsstörungen (Osgood-Schlatter-Syndrom, Morbus-Larsen-Sinding-Johansson, Osteochondrosis tibiae Blount), Stoffwechselstörungen (Gicht, Ochronose), Hautkrankheiten (Psoriasis), Blutergelenk, Reiter-Trias. Folgen von Störungen im Vitamin- und Hormonhaushalt sind wenig druckschmerzhaft.

Entzündungen. Akute oder chronische, unspezifische oder spezifische Entzündungen führen häufig zu Arthritis exsudativa mit serösem, serofibrinösem oder eitrigem Erguß, selten zu Arthritis sicca. Alle Gelenkweichteile sind druckempfindlich, am stärksten bei Empyem, geringer bei degenerativen Vorgängen, Rheuma und Tuberkulose. Bei Reiter-Trias sind das Kniegelenk druckschmerzhaft, die Augenbindehaut gerötet und die Harnröhre entzündet.

Verletzungen. Geringe Traumen schädigen nur umschriebene Weichteilareale in Form von wenig druckschmerzhaften Prellmarken oder Schürfungen. Bandschäden oder eine Meniskusablösung von der Anheftung durch mittlere Gewalten sind wesentlich druckschmerzhafter. Kleine Risse am Meniskusinnenrand, zunächst ohne Druckschmerz, führen erst nach wiederholten Einklemmungen zu Gelenkerguß und druckschmerzhafter Kapselschwellung. Ausgedehnte Gelenkverletzungen durch starke Gewalten sind sofort und in höchstem Grade druckschmerzhaft.

Degenerative Veränderungen. Aktivierte degenerative Veränderungen mit Kapselverdickung, Weichteilschwellung und Gelenkerguß sind druckschmerzhaft, beginnende Veränderungen ohne Weichteilveränderungen dagegen nicht. Knorpelschäden der medialen Facette einer ungünstig geformten Kniescheibe sind schon vor Auftreten von Chondromalazie und Gelenkerguß druckschmerzhaft. Knorpelnekrose mit großem Gelenkerguß und starker Weichteilschwellung löst stärksten Spontan- und Druckschmerz aus (S. 160).

Wachstumsstörungen. Bei Osgood-Schlatter-Syndrom ist die Tuberositas tibiae druckschmerzhaft, bei Sinding-Larsen-Johansson-Syndrom die Kniescheibenspitze und bei Osteochondrosis tibiae Blount die erkrankten Schienbeinkopfabschnitte, entweder isoliert oder mitsamt der Umgebung.

Stoffwechselstörungen. Druckschmerzhaftigkeit bei Gicht ohne Anfall ist gering, während eines Anfalls außerordentlich groß.

Formabweichungen. Angeborene X-Knie, O-Beine und Genu recurvatum werden erst nach Beginn deformierender Veränderungen druckschmerzhaft, gleiches gilt für angeborene Verformungen von Oberschenkelrollen und Schienbeinkopf (Abflachung und Überhöhung der vorderen oder hinteren Schienbeinkopfabschnitte, Oberschenkelrollenhypoplasie, unregelmäßige Rollenkrümmungen oder Torsionsanomalien des distalen Oberschenkels).

Erworbene Formabweichungen, meist Unfallfolgen, werden auch erst bei chronisch deformierenden Veränderungen im Kniegelenk druckschmerzhaft (Achsen- und Rotationsfehler, Verkürzungen, Verformung und Vergrößerung von Kniescheibe oder Schienbeinkopf).

Palpation des Femoropatellargelenks

Es ist vorteilhaft, schon bei der Erstuntersuchung des Kniegelenks Hinweise dafür zu gewinnen, ob die geklagten Beschwerden vom Femoropatellargelenk ausgehen könnten (S. 28f).

Die Palpation des Femoropatellargelenks kann Aufschluß geben über:

- Höheneinstellung der Kniescheibe bei Beugung von 40 Grad (S. 29).
- Ausbildung der tibialen Oberschenkelrolle (S. 28).
- Patellatyp: Bei gestrecktem Gelenk schieben beide Daumen die Kniescheibe nach tibial oder nach fibular, danach palpiert ein Zeigefinger die entsprechende Facette (Abb. 2.**10**). Typ I und II sind nicht sicher zu trennen, aber

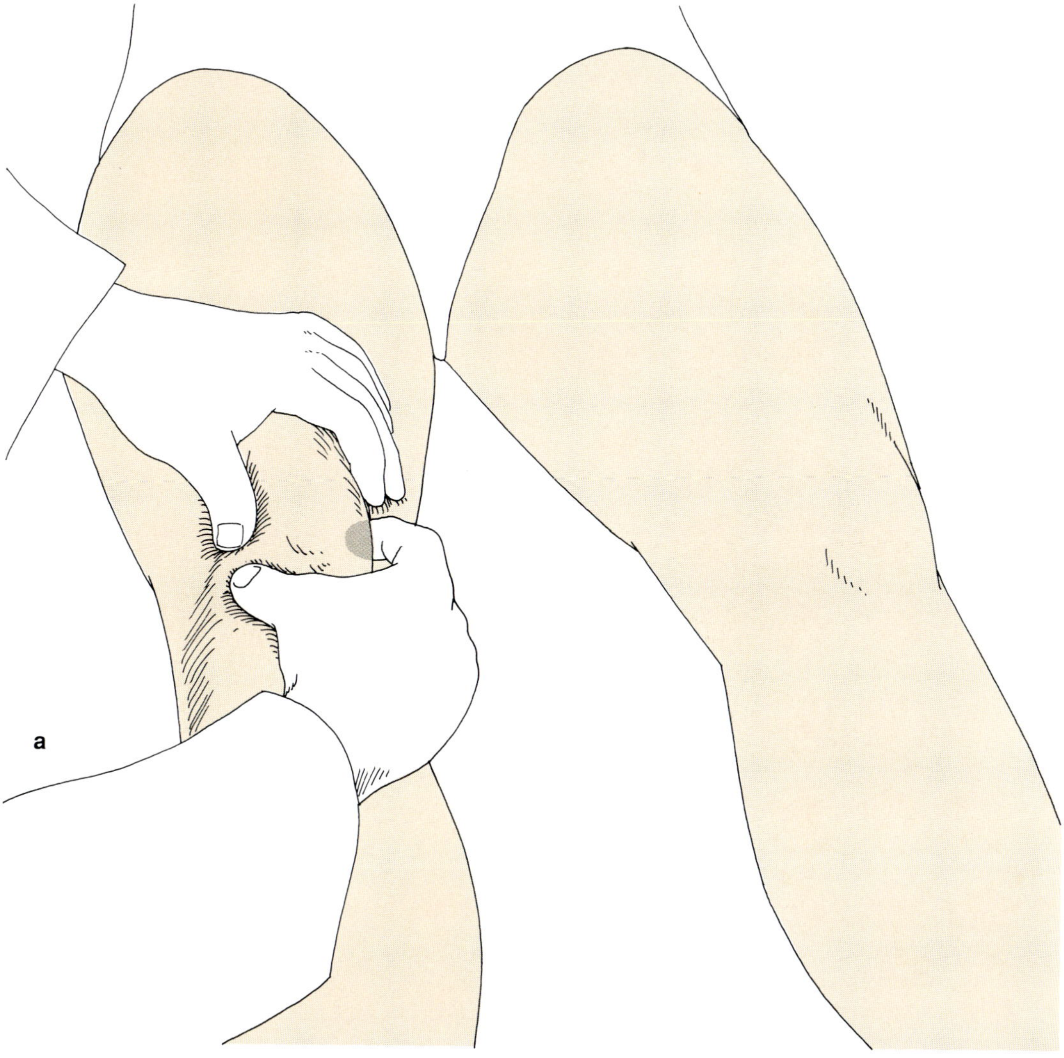

Abb. 2.**10** Palpation **a** der tibialen, **b** der fibularen Kniescheibenfacette (S. 46).

als günstige Formen erkennbar. Typen II/III und III sind als ungünstige Formen gut zu identifizieren.

- Druckempfindlichkeit der tibialen Kniescheibenfacette zeigt dortige Knorpelschäden, eine Atrophie des M. vastus tibialis macht diese Feststellung wahrscheinlich. Bei Patella alta ist der untere Patellaabschnitt geschädigt und druckschmerzhaft, bei Patella baja der obere Patellaabschnitt. Hypoplasie der tibialen Oberschenkelrolle in ihrem ventralen kranialen Abschnitt überlastet den kaudalen medialen Facettenbereich, er ist druckschmerzhaft (S. 157ff).
  Mäßiger bis mittelstarker Druckschmerz ohne Gelenkerguß ist typisch für geringen, reparablen Überlastungsschaden (S. 159), Knorpelnekrosen haben große Ergüsse und sind extrem schmerzhaft.
- Druckschmerz fibularer Kniescheibenfacetten ist selten. Er ist, Entzündungen ausgenommen, nur bei Verschleiß des widerstandsfähigen fibularen Abschnitts des Femoropatellargelenks bei Lateralisation der Kniescheibe

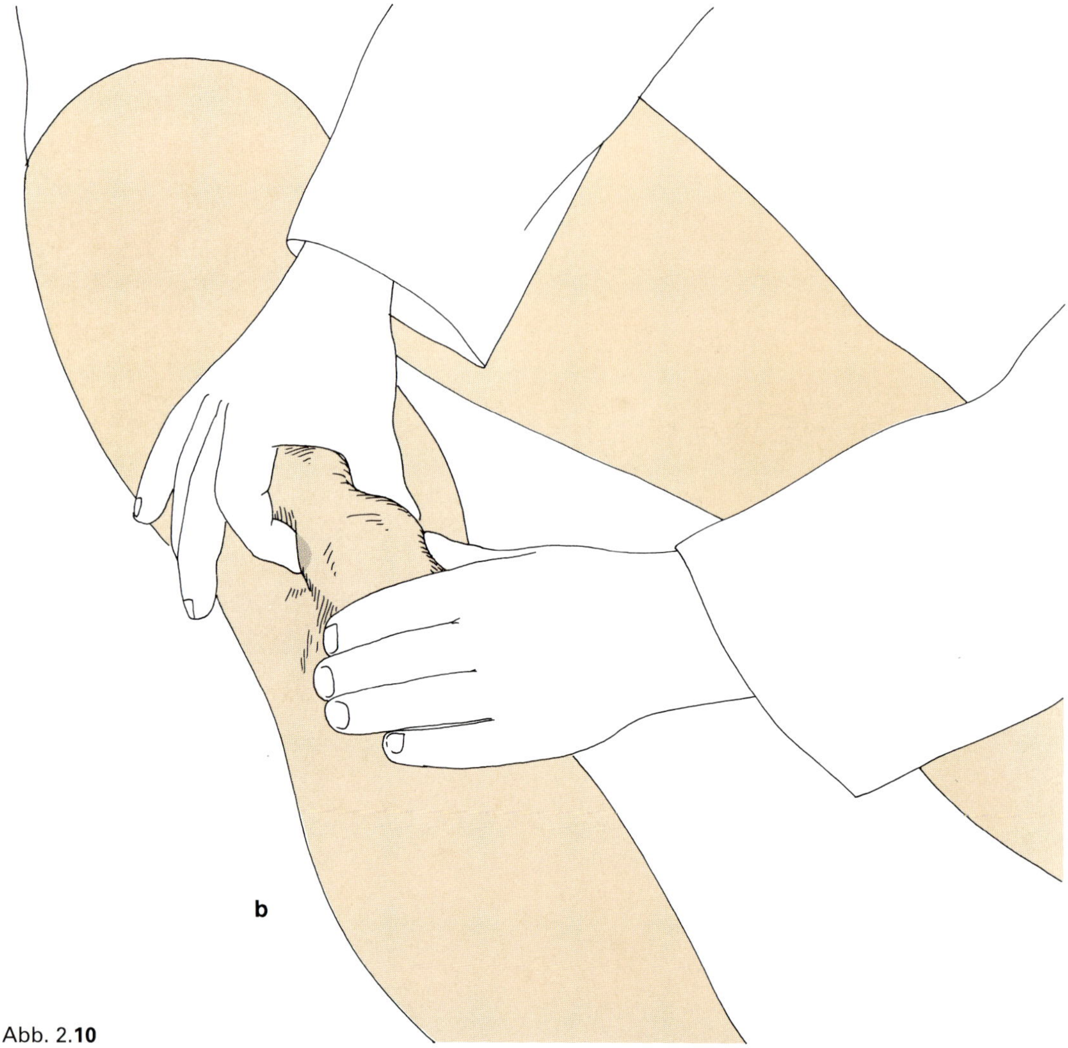

Abb. 2.**10**

vorhanden. Wegen formschlüssiger Auflage auf der lateralen Rolle kann die Kniescheibe nur wenig nach lateral geschoben werden, nur der äußere Facettenabschnitt ist palpabel.

Prüfung von Beweglichkeit, Muskulatur, Durchblutung und Sensibilität

Empfehlung für die Praxis: Vor diesen Untersuchungen ist der Lachman-Test (S. 66) durchzuführen, denn er schmerzt kaum und schafft Vertrauen für die folgenden Untersuchungen.

Bewegungen im ungeschädigten Kniegelenk haben drei Achsen:

- Transversalachse für Beugung und Streckung,
- Vertikalachse für Rotation,
- Sagittalachse für Valgus- und Varusbewegungen.

Beugung

Beuger sind M. biceps femoris, M. semimembranosus und M. semitendinosus; es unterstützen M. sartorius, M. gracilis, weniger auch M. popliteus und M. gastrocnemius. Die Kraft der Beuger nimmt bis 90 Grad Beugung zu, danach ab.

Streckung

Wegen des aufrechten Ganges ist die Streckmuskulatur ungefähr dreimal stärker als die Beugemuskulatur. Der M. quadriceps hat vier Muskelzüge. Ventral liegen der M. rectus femoris, die Mm. vasti tibialis und fibularis, dorsal davon der M. vastus intermedius (Abb. 1.**15**, S. 16). Der zweigelenkige M. rectus femoris entspringt an der Vorderseite des Beckens, bei gestrecktem Hüftgelenk ist seine Kraft am größten. Die Streckkraft des M. tensor fasciae latae ist gering, er unterstützt die Beinabduktion. Die Kniescheibe vergrößert den virtuellen Hebelarm des M. quadriceps und erhöht so seine Kraft (S. 17).

Rotationen

Im 30–120 Grad gebeugten Kniegelenk kann der Unterschenkel um 40–60 Grad rotieren, die Innenrotationsmöglichkeit beträgt dabei 5–10 Grad. Beugungen über 120 Grad mindern die Rotationsmöglichkeit. In der Streckungsendphase (165–180 Grad) bewirken die zur Sagittalebene um 15 Grad Außenrotation versetzten Kreuzbänder die sog. Schlußkreiselung (199, 200). In der englischen und französischen Literatur heißt sie automatische Rotation.

Valgus- und Varusbewegungen

Valgus- und Varusbewegungen, bei Kniestrekkung undurchführbar, werden erst bei geringen Beugestellungen möglich. Für die Diagnose von Seitenbanddehnungen ist das wichtig. Das betroffene Kniegelenk kann nicht voll gestreckt werden, deshalb ist geringe seitliche Aufklappbarkeit normal und kein Beweis für Seitenbandteilzerreißung. Wenn das gestreckte Gelenk seitlich aufklappbar ist, ist mit ausgedehnten Bandschäden zu rechnen (S. 58, 60).

Beweglichkeit

Bei Gehfähigen beginnt die Untersuchung mit der Beurteilung des Ganges. Zu beachten sind Beinform, Muskulatur, Muskelspiel, Muskelatrophien, Hinken, Stockhilfe, Streckausfälle und Gelenkgeräusche. Das Kniegelenk des Spielbeines soll beim Vorschwingen gebeugt sein. Zu notieren sind Schmerzäußerungen beim Gehen und die Möglichkeit amuskulären Stehens auf einem Bein.

Weitere Untersuchungen sind am Sitzenden oder Liegenden vorzunehmen.

- Normaler Bewegungsumfang in Neutral-0-Methode aktiv 5/0/130, passiv 5/0/150.
- Streckung über 185 Grad zeigt ein Genu recurvatum oder ein Schlottergelenk.
- Valgus-, Varus- und Rotationsbewegungen sind weiter oben beschrieben.
- Gelenkblockaden durch Einklemmung gelöster Meniskusteile oder freier Gelenkkörper können bei der Untersuchung, auch wenn die Voraussetzungen dafür gegeben sind, nur selten erzeugt werden.

Bei eingeschränkter Beweglichkeit ist der Bewegungsanschlag zu registrieren:

- harter Anschlag bei intraartikulären Verwachsungen und bei Deformierung knöcherner Gelenkkörper;
- hartelastischer Anschlag bei Einklemmung gelöster Meniskusanteile oder freier Gelenkkörper;
- weichelastischer Anschlag mit unterschiedlichem Bewegungsumfang bei Bewegungseinschränkung durch Schmerzen oder durch Muskelveränderungen.

Muskelfunktionen

M. quadriceps femoris. Die drei eingelenkigen Mm. vasti, nur über das Kniegelenk ziehend, sind mit aktiver Streckung gegen Widerstand zu prüfen (Abb. 2.**11a, b**). Der zweigelenkige M. rectus femoris, der von der Beckenvorderseite zur Tuberositas tibiae zieht, läßt sich prüfen, wenn der sitzende Patient den Oberschenkel gegen Widerstand hebt (Abb. 2.**11c**).

Beuger. Der M. biceps femoris ist der Hauptbeuger, ihn unterstützen die Mm. semitendinosus und semimembranosus. Zur Funktionsprüfung liegt der Untersuchte auf dem Bauch und beugt sein Knie gegen Widerstand (Abb. 2.**12**).

Zur Untersuchung des M. tensor fasciae latae liegt der Untersuchte auf einer Seite und abduziert das Bein gegen Widerstand (Abb. 2.**13**). Die oberflächlichen Fasern des M. glutaeus maximus unterstützen die Abduktion. Bei Seitenvergleich ist eine Kraftminderung des M. tensor fasciae latae erkennbar.

Rotatoren. Zur Prüfung der Außenrotatoren rotiert der sitzende Patient den innenrotierten Fuß gegen Widerstand nach außen (Abb. 2.**14a**). Zur Prüfung der Innenrotatoren wird der außenro-

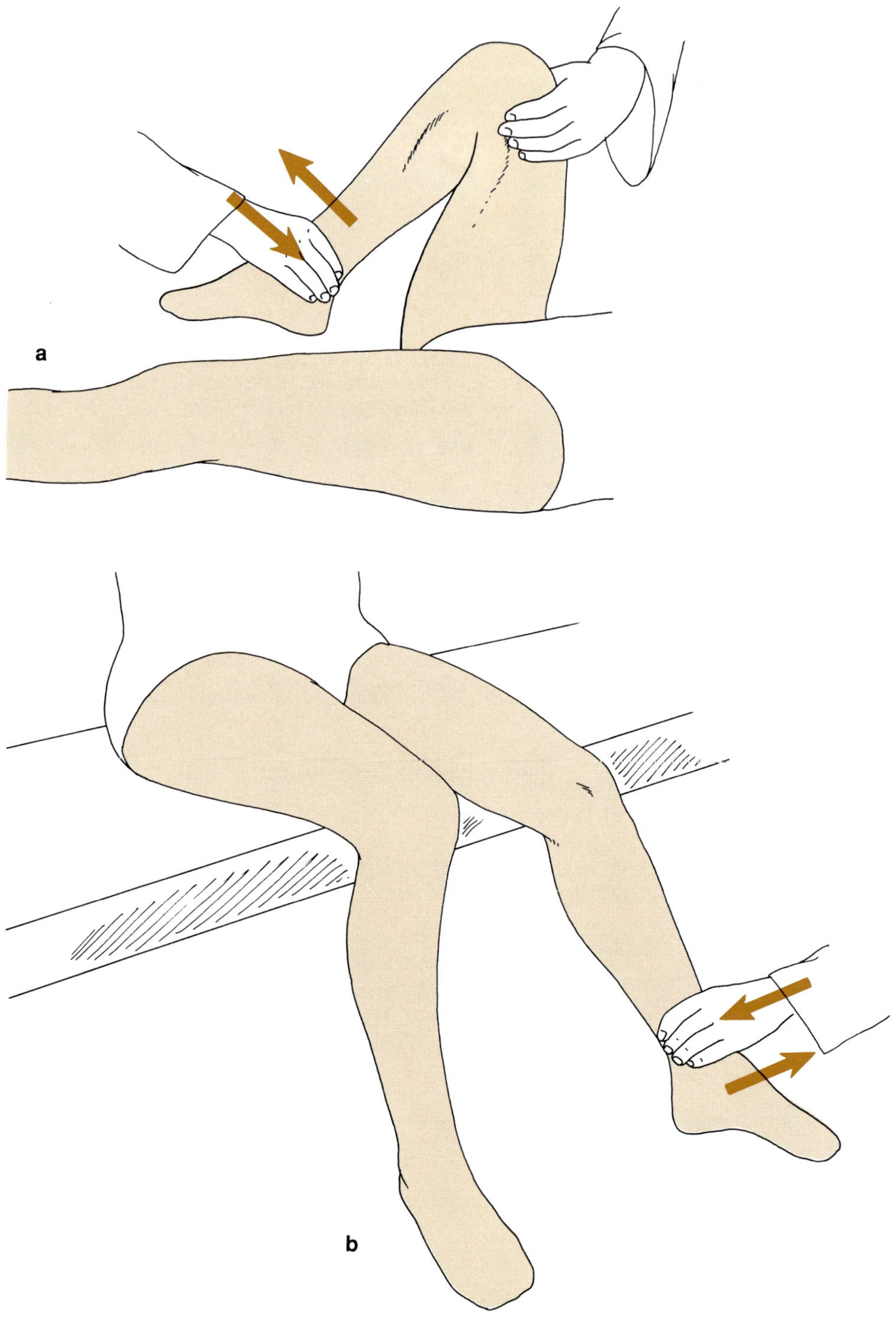

Abb. 2.**11** Prüfung des M. rectus femoris und der Mm. vasti. **a, b** Die drei Mm. vasti ziehen nur über das Kniegelenk. Sie werden mit aktiver Streckung des Kniegelenks geprüft. **c** Prüfung des M. rectus femoris. Der zweigelenkige Muskel wird mit aktiver Beugung des Hüftgelenks geprüft.

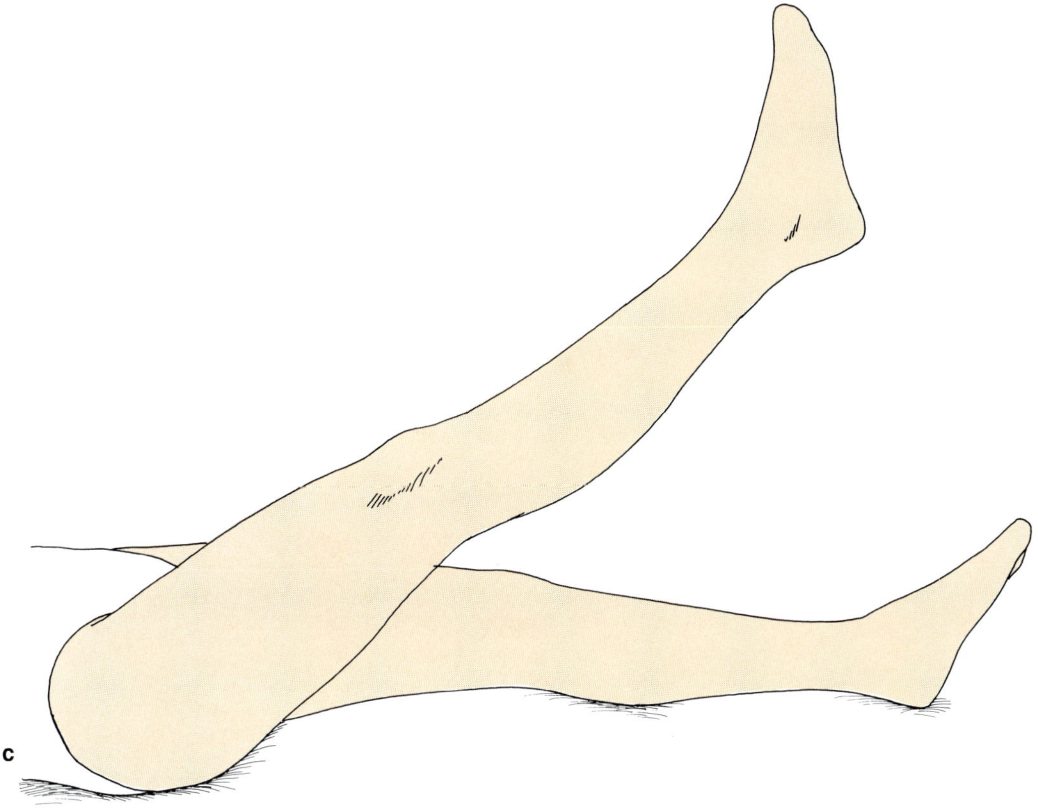

c

Abb. 2.**11**

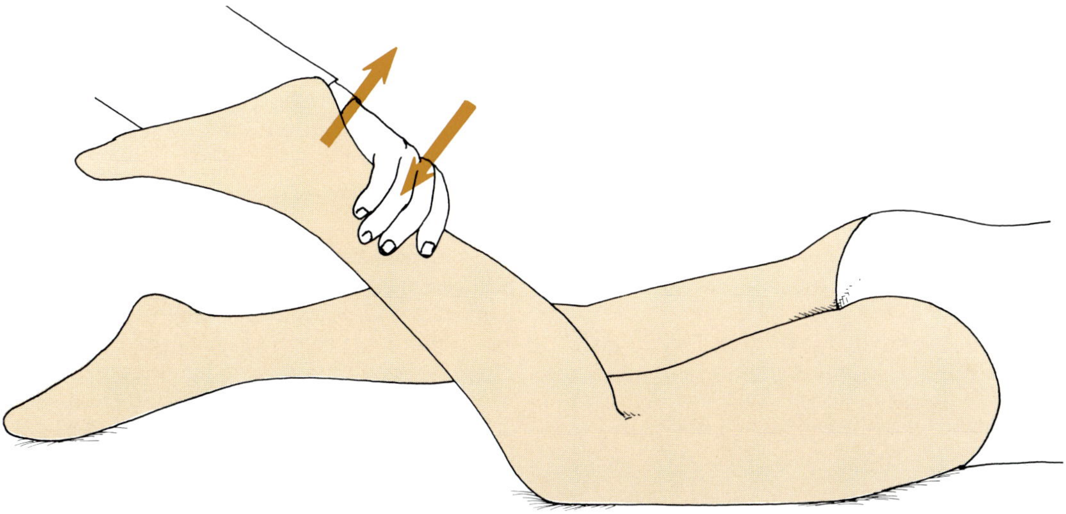

Abb. 2.**12** Prüfung der Beugemuskulatur. Der Untersuchte liegt auf dem Bauch und beugt sein Knie gegen Widerstand.

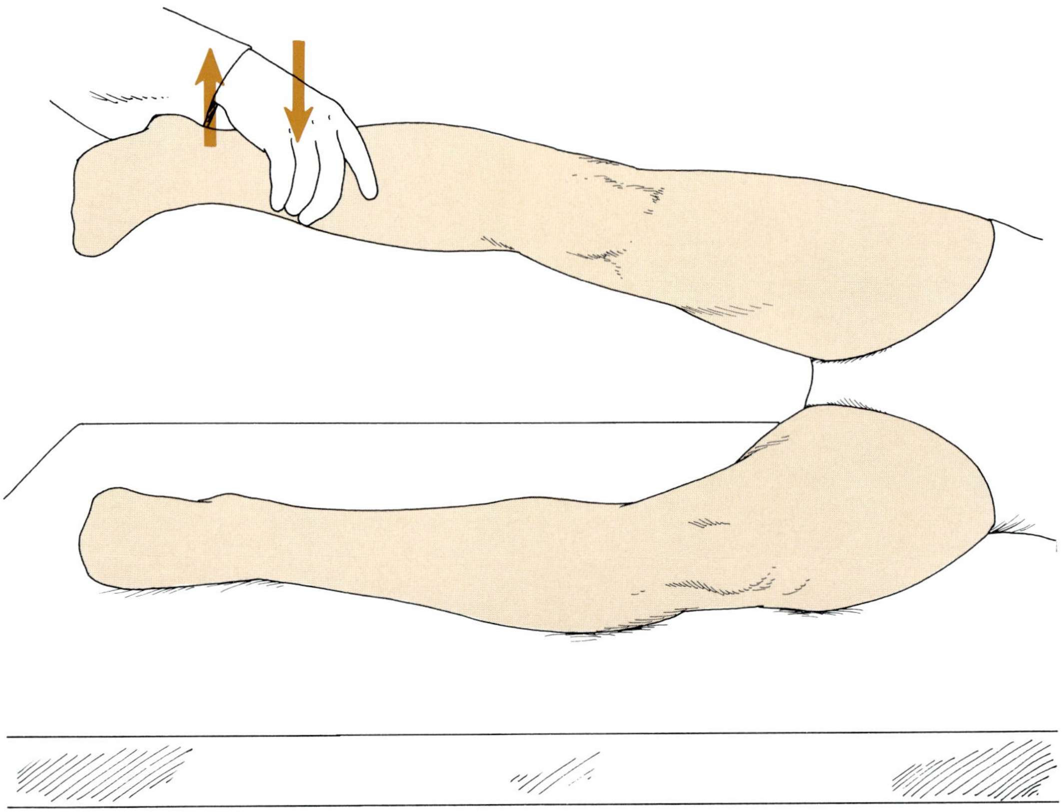

Abb. 2.**13** Prüfung des M. tensor fasciae latae. Der Untersuchte liegt auf der Seite und abduziert das Bein gegen Widerstand. Näheres s. Text.

tierte Fuß gegen Widerstand nach innen rotiert (Abb. 2.**14b**).
Eine Umfangsmessung beendet diese Untersuchung (Schema S. 41).

Durchblutung

Palpationen der Pulse von A. poplitea, A. tibialis posterior und von A. dorsalis pedis prüfen die Durchblutung.

Sensibilität

Bei sensiblen Nerven werden Sensibilitätsausfälle, hypo- oder hyperästhetische Zonen registriert. Motorische Nerven sind mit der Funktionsfähigkeit der Muskulatur zu prüfen.

Prüfung der Stabilität

Empfehlung für die Praxis: Vor den Stabilitätsprüfungen zunächst den Lachman-Test (S. 66) durchführen, denn er schmerzt kaum und schafft gute Voraussetzungen für weitere Untersuchungen.

Laxizität

Die Gelenkstabilität kann vermindert sein durch physiologische Bandlockerungen (physiologische Laxizität) und durch verletzungsbedingte Bandlockerungen (verletzungsbedingte Laxizität). Physiologische Hyperlaxizitäten entstehen durch familiäre und rassische Besonderheiten oder durch Störungen des Kollagenstoffwechsels bei Ehlers-Danlos-Syndrom, Marfan-Syndrom, Larson-Syndrom, Homozystinurie und bei Osteogenesis imperfecta.
Normalwerte der physiologischen Laxizität zeigt Tab. 2.**2**.

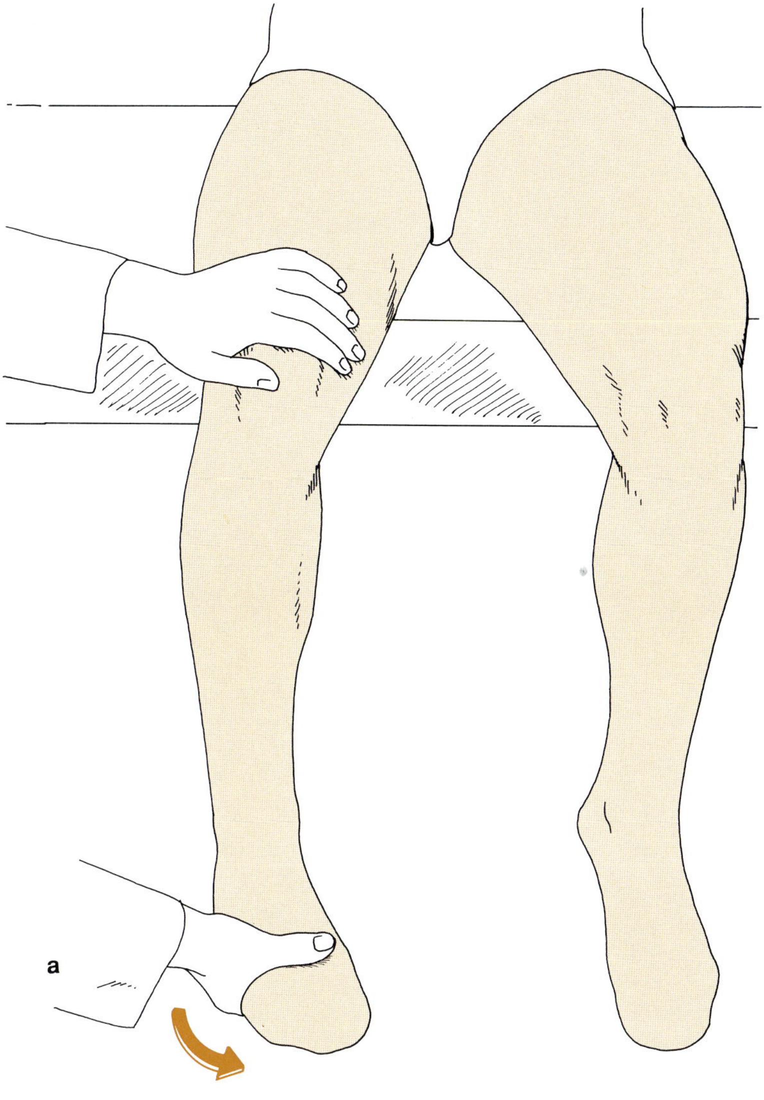

Abb. 2.**14** **a** Prüfung der Außenrotatoren, **b** der Innenrotatoren (S. 52).

Tabelle 2.**2** Normalwerte der physiologischen Laxizitäten (nach Jacobsen)

Aufklappbarkeit bei 30 Grad Flexion	medial		lateral	
	– Männer	5,8–12,1 mm	– Männer	9,2–16,9 mm
	– Frauen	5,2– 9,8 mm	– Frauen	9,2–16,9 mm
Schubladenuntersuchung bei 90 Grad Flexion (Männer und Frauen)	vordere Schublade		hintere Schublade	
	– medialer Kondylus	0,0–5,5 mm	– medialer Kondylus	0,0–3,4 mm
	– lateraler Kondylus	0,2–8,8 mm	– lateraler Kondylus	0,2–6,0 mm

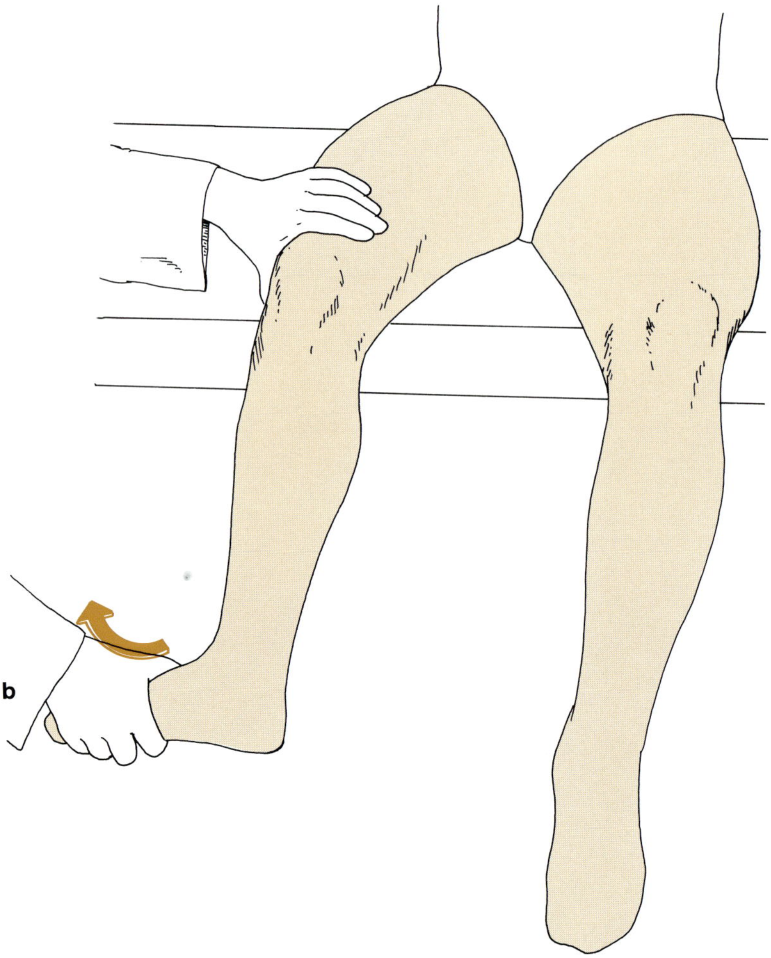

Bewegungsmöglichkeiten der Tibia gegen den Oberschenkel

Extension/Flexion, Rotation und Abduktion/Adduktion sind Bewegungen der Tibia gegen den Oberschenkel um je eine Achse (Abb. 2.**15**). Translation ist die Verschiebung der Tibia in einer Ebene parallel zur Orientierungsachse (Abb. 2.**16**).

Stabilisierung des gestreckten Kniegelenks (Abb. 2.**17**)

Gespannt sind

- medial: mediales Seitenband, hinteres Schrägband,
- zentral: beide Kreuzbänder,
- lateral: Lig. femorotibiale laterale anterius, laterales Seitenband, Popliteuseck,
- dorsal: dorsaler Kapselvorhang.

Stabilisierung des Kniegelenks bei 30 Grad Beugung

- In Normalrotationsstellung (Abb. 2.**18**):
  - medial: mediales Seitenband und Semimembranosuseck sind weniger gespannt als in Streckstellung;
  - zentral: entspannt ist vorderes Kreuzband, gespannt ist hinteres Kreuzband;
  - lateral: laterales Seitenband und Lig. femorotibiale laterale anterius sind weniger gespannt als in Streckstellung;
  - dorsal: die passiven Stabilisatoren des dorsalen Kapselvorhanges sind entspannt.

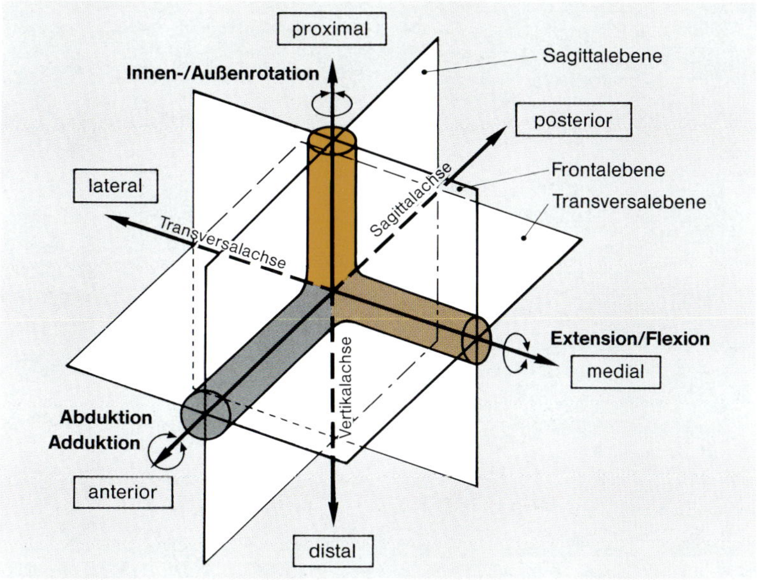

Abb. 2.**15** Beweglichkeiten des Kniegelenks. Rotationsachsen: Sagittalachse, Transversalachse, Vertikalachse. Translationsebenen: Transversalebene, Sagittalebene, Frontalebene (nach Strobel u. Stedtfeld).

- In Außenrotation (Abb. 2.**19**):
  - medial: gespannt sind mediales Seitenband und Semimembranosuseck;
  - lateral: gespannt sind laterales Seitenband und Popliteuseck;
  - zentral: entspannt sind beide Kreuzbänder, das vordere mehr als das hintere;
  - dorsal: entspannt sind die passiven Stabilisatoren des dorsalen Kapselvorhangs.
- In Innenrotation (Abb. 2.**20**):
  - medial: gespannt ist Semimembranosuseck, entspannt ist mediales Seitenband;
  - lateral: gespannt sind Lig. femorotibiale laterale anterius und Lig. arcuatum, entspannt ist laterales Seitenband;
  - zentral: gespannt sind beide Kreuzbänder;
  - dorsal: entspannt sind die passiven Stabilisatoren des dorsalen Kapselvorhangs.

Schweregrade der Instabilität

Die Instabilität, in drei Schweregrade unterteilt, wird notiert:

leicht	+	Lockerung um	3– 5 mm	(mehr als auf
mittel	++	Lockerung um	5–10 mm	der gesunden
ausgeprägt	+++	Lockerung über	10 mm	Seite)

Vorbedingungen zur Untersuchung

Der Patient liegt, Untersuchungen im Stehen ausgenommen, auf einem allseitig zugängigen Untersuchungstisch. Das gesunde Bein wird zuerst untersucht. Die Untersuchungsergebnisse sind bei Seitenvergleich auszuwerten. Passive Bewegungen sind so vorsichtig auszuführen, daß Schmerzen und Muskelverspannungen nicht auftreten. Verletzungsbedingte Instabilitäten haben im Vergleich mit der gesunden Seite eine um mindestens 3 mm größere Laxizität. Unsicherheitsgefühl und Funktionsminderung sind die Folgen.

Nur frühzeitige Rekonstruktion verletzter Strukturen bringt gute Resultate. Deshalb müssen Instabilitäten so bald wie möglich erkannt werden. Starke Schmerzen und Verdacht auf ausgedehnte Bandverletzungen rechtfertigen eine Untersuchung in Narkose, evtl. mit Arthroskopie.

Anschlagsart bei passiven Stabilitätsuntersuchungen

- Weicher Anschlag: sekundäre Stabilisatoren kompensieren zerstörte Bandabschnitte, aber mit Festigkeitsverlust.
- Harter Anschlag: die geprüften Bandabschnitte sind intakt oder teilrupturiert. Bei Teilruptur stabilisieren noch intakte Bandabschnitte ohne Festigkeitsverlust.

Einteilung der Instabilitäten

- Instabilitäten in einer Ebene oder um eine Achse:
  - mediale/laterale Aufklappbarkeit,

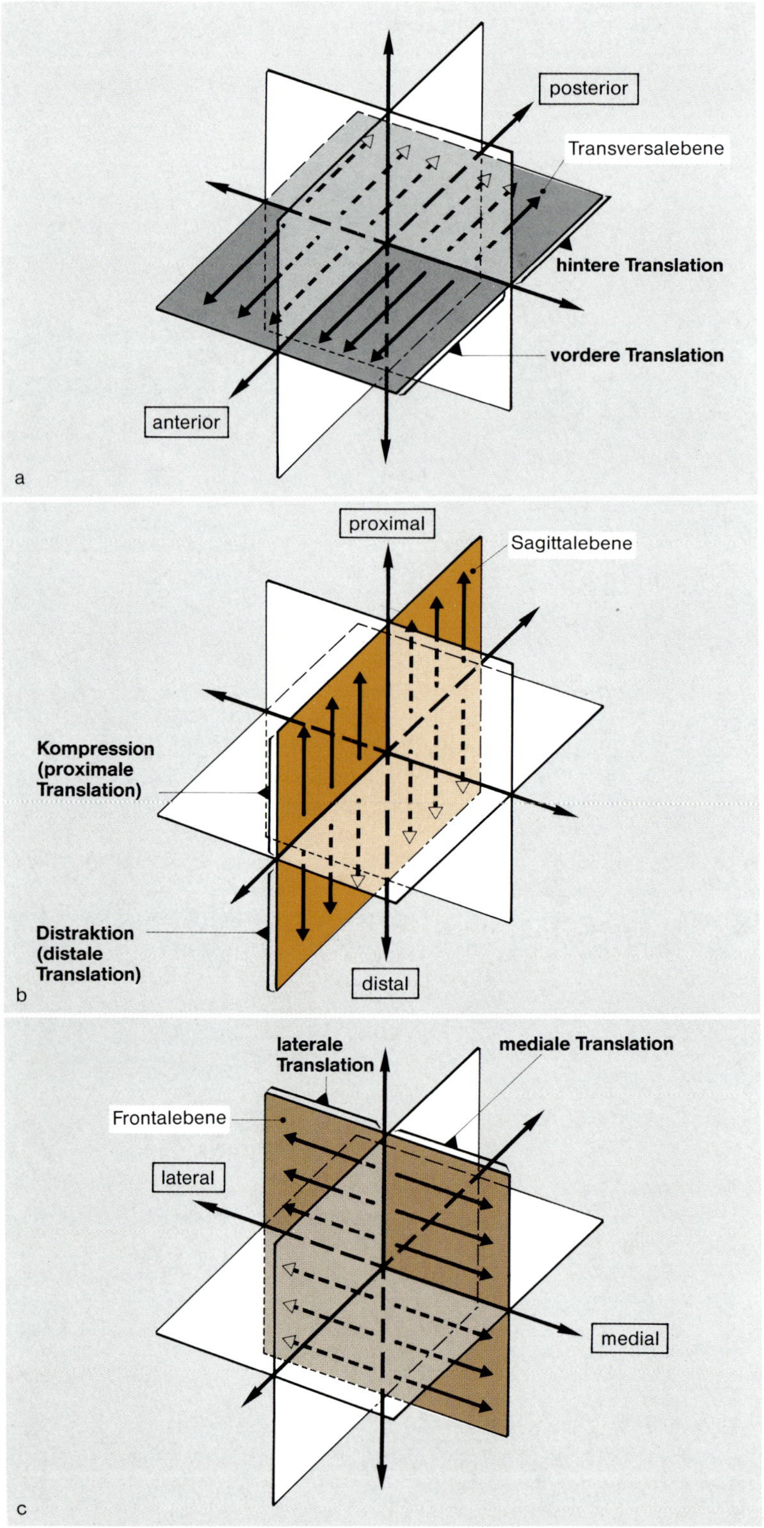

Abb. 2.**16** Translationsbewegungen der Tibia, **a** auf der Transversalebene, **b** auf der Sagittalebene, **c** auf der Frontalebene (nach Strobel u. Stedtfeld).

Abb. 2.**17a–c** Die Stabilisierung des gestreckten Kniegelenks (nach Müller).
1 Dorsaler Kapselvorhang
2 hinteres Schrägband
3 Semimembranosuseck
4 mediales Seitenband
5 laterales Seitenband
6 Lig. femorotibiale laterale anterius
7 hinteres Kreuzband
8 vorderes Kreuzband
9 M. popliteus mit Sehne
10 Lig. arcuatum

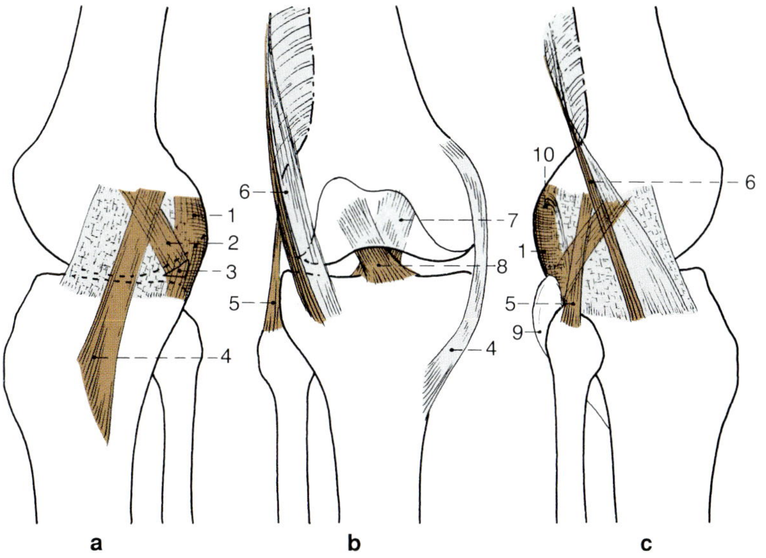

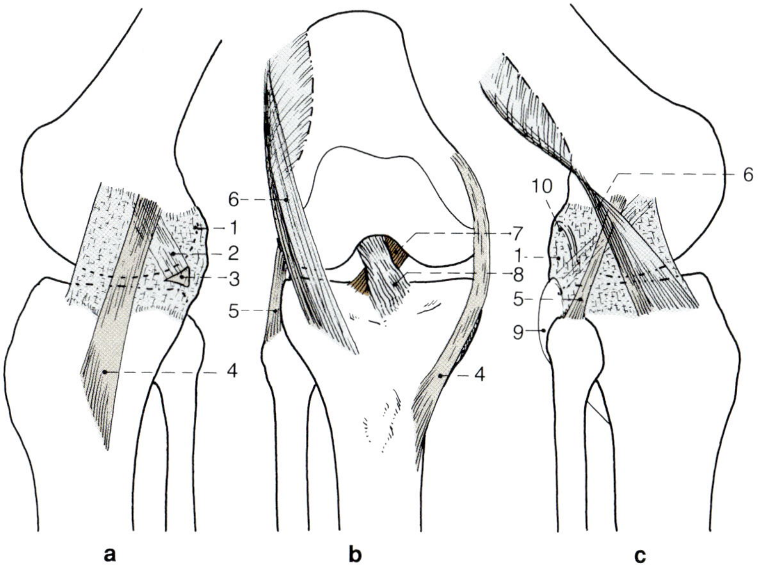

Abb. 2.**18a–c** Die Stabilisierung des Kniegelenks bei 30 Grad Beugung und Neutralrotationsstellung (nach Müller), Anatomische Erläuterungen in Abb. 2.**17**; Einzelheiten s. Text.

- vordere/hintere Schublade,
- einfache Rotationsinstabilität ohne Schublade (nach Jacobsen [137]).

- Komplexe Rotationsinstabilität (nach Jacobsen [137] – Instabilitäten in zwei oder mehreren Achsen/Ebenen):
  - gegenüber der physiologischen Laxizität vergrößerte Rotationsfähigkeit + vermehrte Schubladenbewegung, evtl. + Aufklappbarkeit.
  - Untersucht wird am 90 Grad gebeugten Kniegelenk (Bewertung S. 76).
- Kombinierte Instabilitäten:
  - anterolateral – posterolateral,
  - anterolateral – anteromedial,
  - anteromedial – posteromedial.

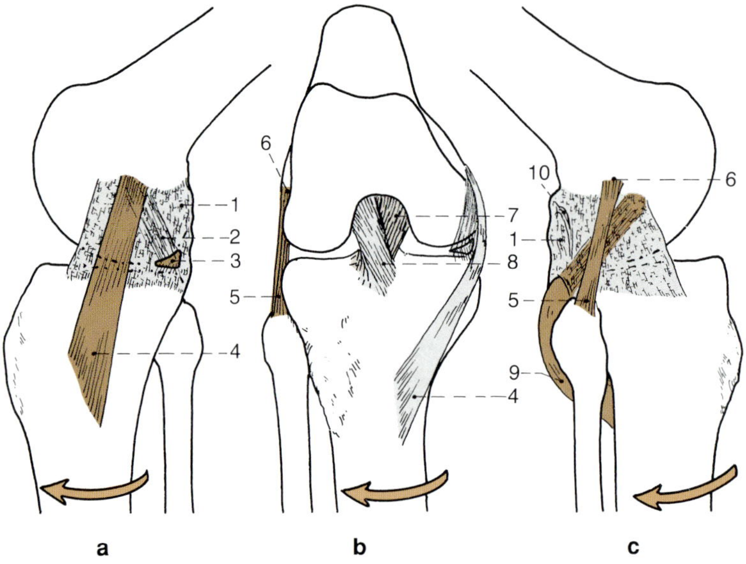

Abb. 2.**19** a–c Die Stabilisierung des Kniegelenks bei 30 Grad Beugung und Außenrotation (nach Müller), Anatomische Erläuterungen in Abb. 2.**17**; Einzelheiten s. Text.

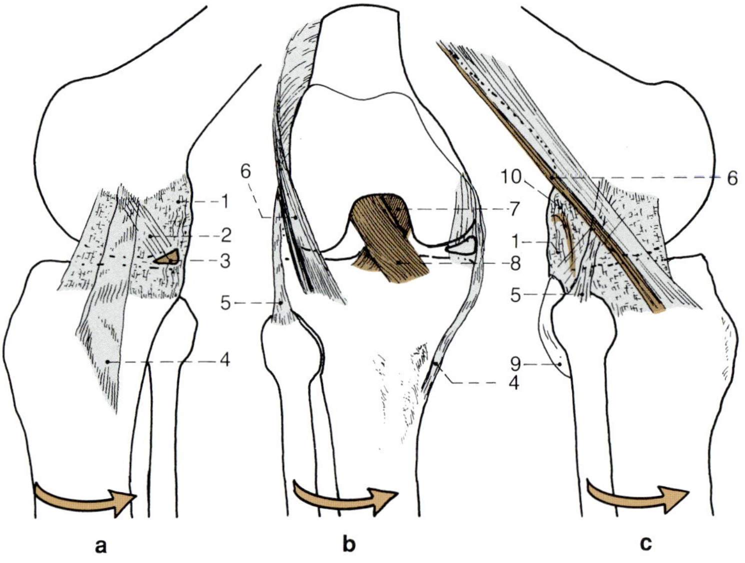

Abb. 2.**20** a–c Die Stabilisierung des Kniegelenks bei 30 Grad Beugung und Innenrotation (nach Müller), Anatomische Erläuterungen in Abb. 2.**17**; Einzelheiten s. Text.

Die einzelnen Untersuchungen

Beweglichkeitsprüfungen des gesunden Gelenks

Innervations- und Durchblutungstest S. 46.

Passive Streckung und Überstreckung
(Abb. 2.**21**)

Zur passiven Streckung wird das Bein oberhalb der Ferse angehoben, bei passiver Überstreckung drückt die zweite Hand den Oberschenkel oberhalb des Kniegelenks nach dorsal. Stärkere Überstreckbarkeit als auf der gesunden Seite zeigt Läsionen dorsaler Kapselabschnitte oder Kreuzbandverletzungen. Streckausfälle sind Folgen von früheren Verletzungen, von Einklemmungen freier Körper oder Meniskusteilen oder von Gelenkerkrankungen.

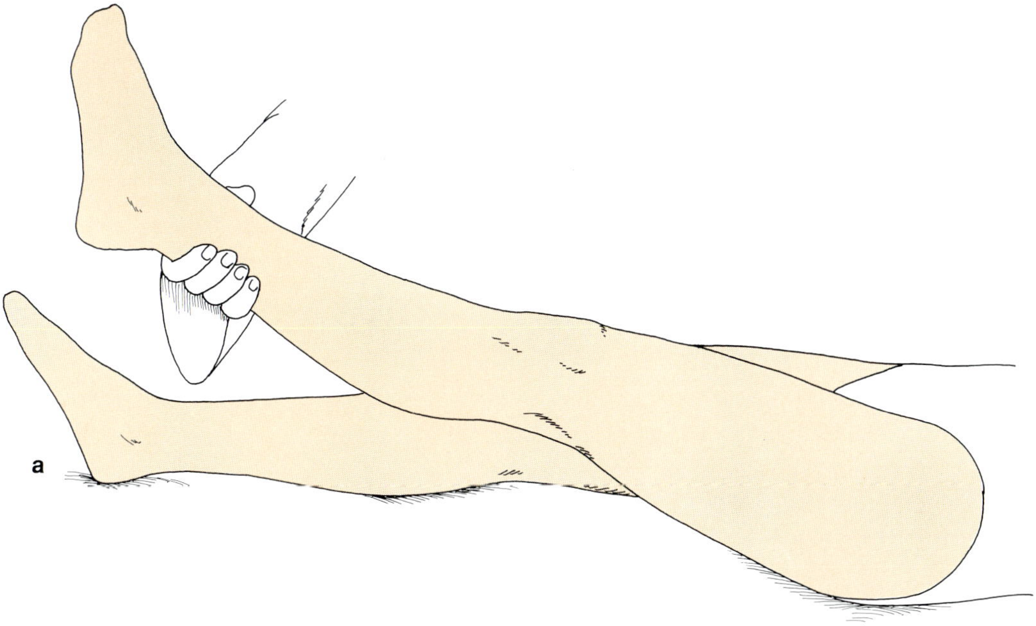

a

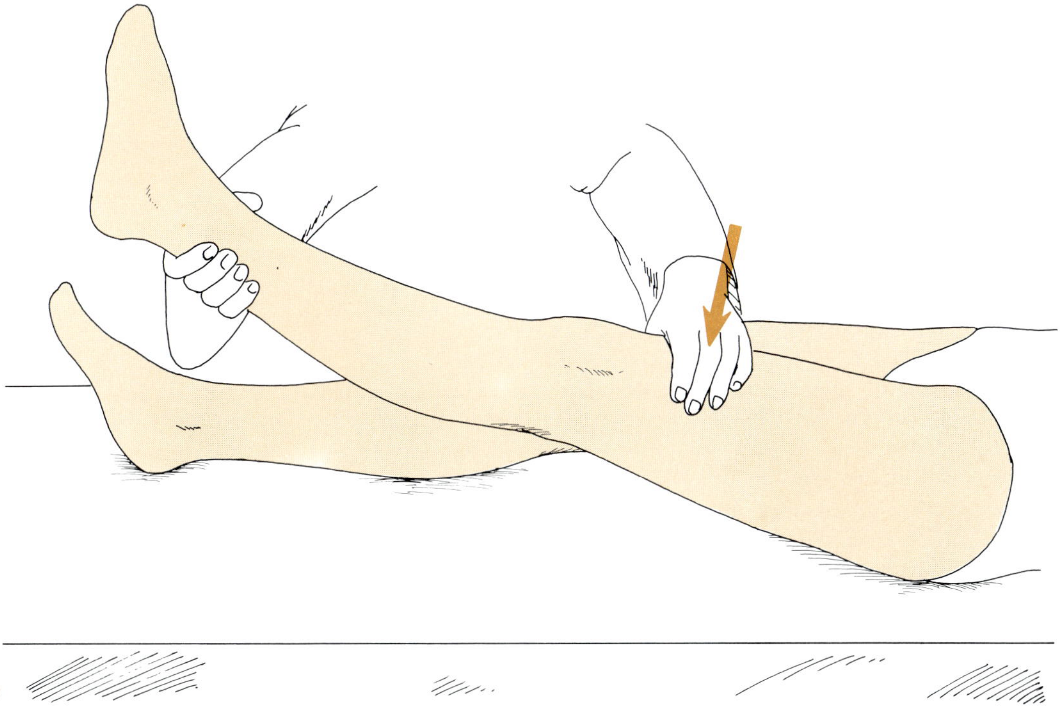

b

Abb. 2.**21** Prüfung der Streckung. **a** Passive Streckung, **b** passive Überstreckung.

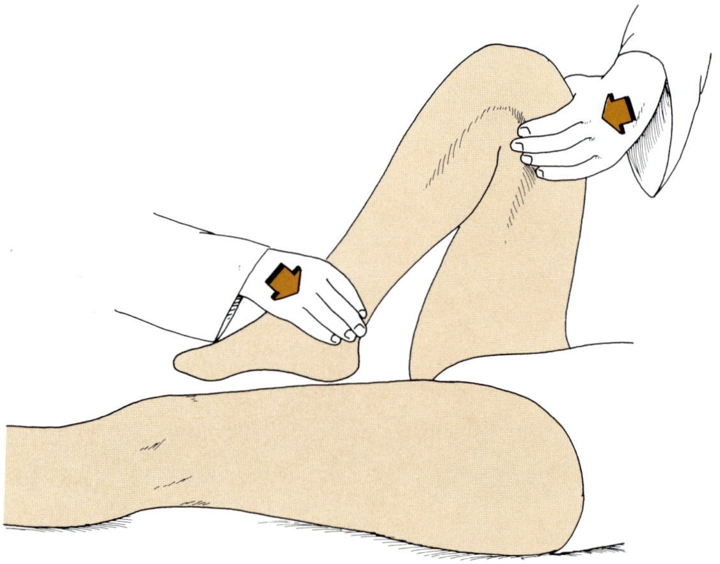

Abb. 2.**22** Passive Beugung.

Passive Beugung (Abb. 2.**22**)

Beugeausfälle ohne Streckhemmung sind verdächtig auf Einklemmung von Meniskusteilen oder freier Gelenkkörper. Beuge- und Streckhemmung sprechen für Bewegungseinschränkung bei Arthrosen durch kapsuläre und arthrogene Kontrakturen (Kapselmuster).

Anschlagsart bei Bewegungseinschränkung

- Harter Anschlag: Gelenkdeformitäten oder intraartikuläre Verwachsungen;
- elastisch-federnder Anschlag: Einklemmungen (Meniskusteile, freie Gelenkkörper);
- elastisch-weich: schmerzbedingte Verspannungen.

Passive Außen-/Innenrotation (Abb. 2.**23**)

- Schmerzen bei Außenrotation sprechen für Läsionen im medialen meniskotibialen Ligament und medialen Meniskus, Hypermotilität für Schäden am posteromedialen Kapselbandapparat.
- Schmerzen bei Innenrotation zeigen Läsionen im lateralen meniskotibialen Ligament und lateralen Meniskus, Hypermotilität Schäden im posterolateralen Kapselbandapparat.

Prüfungen von Seiten- und Kreuzbändern (Tab. 2.**3**)

Passive mediale Aufklappbarkeit (Valgustest) (Abb. 2.**24**)

Valgustest bei gestrecktem Gelenk

- Valgustest negativ (Abb. 2.**25a**):
  - keine Schädigung im dorsomedialen Kapselbandapparat;
  - intaktes hinteres Schrägband (posterior oblique ligament – 126);
  - Riß im medialen Seitenband möglich (läßt sich mit dem Valgustest bei 20 Grad Beugung nachweisen, weil die entspannte dorsale Kapsel nicht mehr seitenstabilisiert).
- Valgustest + – ++ (Abb. 2.**25b**):
  Verletzt sind:
  - mediales Kapsel- und Seitenband,
  - hinteres Schrägband,
  - Semimembranosuseck und dorsaler medialer Kapselbandapparat.
  - Mitbeteiligung der Kreuzbänder?
- Valgustest +++ (Abb. 2.**25c**):
  Verletzt sind:
  - mediales Kapsel- und Seitenband,
  - hinteres Schrägband,
  - große Bereiche des dorsalen Kapselbandapparates,
  - beide Kreuzbänder,
  - Popliteuseck, femorofibularer Bandabschnitt?

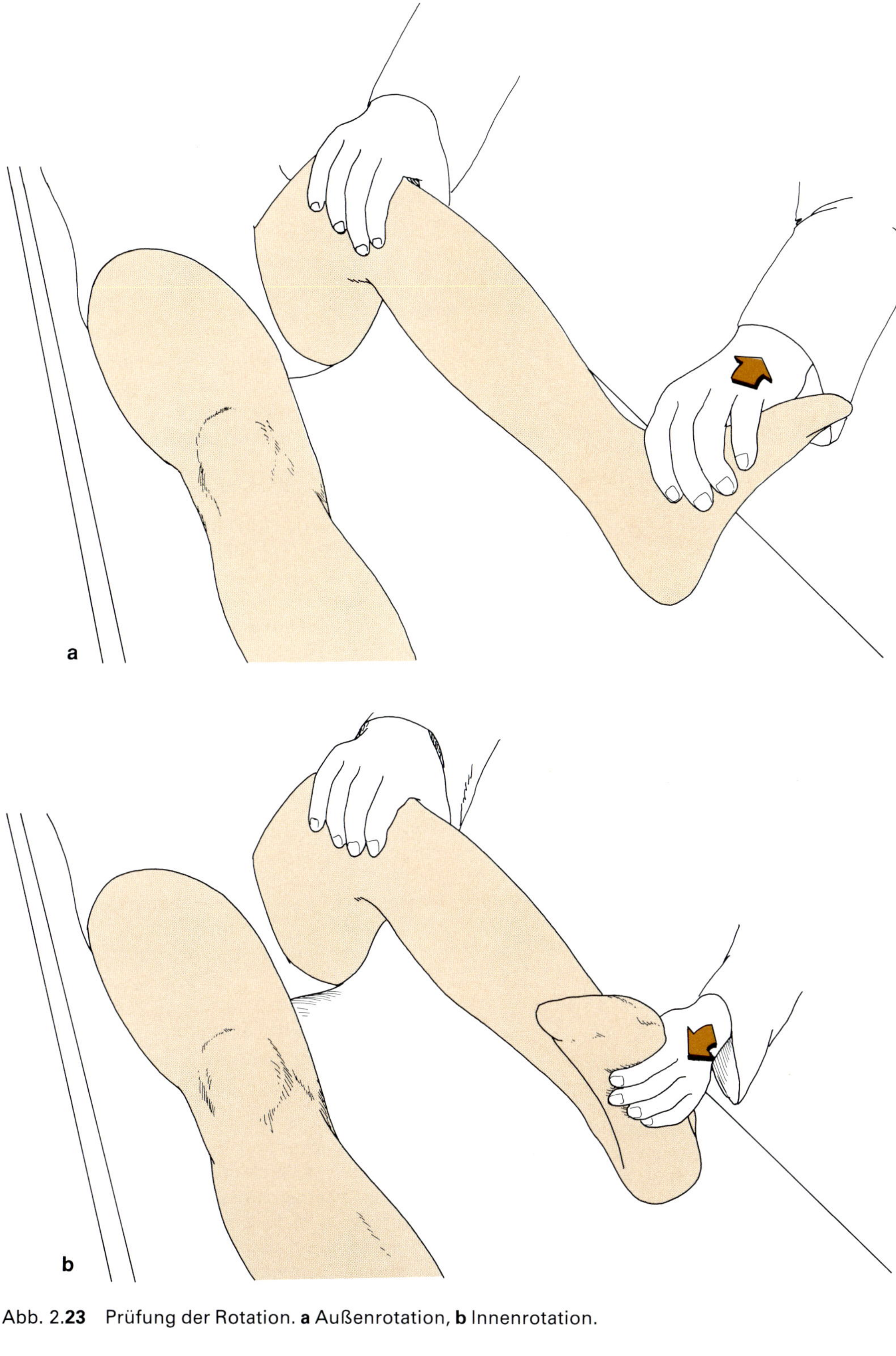

a b

Abb. 2.**23** Prüfung der Rotation. **a** Außenrotation, **b** Innenrotation.

Tabelle 2.**3** Übersicht über die Prüfungen von Seiten- und Kreuzbändern (Empfehlenswert für die Praxis: Lachman-Test als erster Test, denn er ist nicht schmerzhaft)

Prüfung der Seitenbänder
- inneres Seitenband – Valgustest
- äußeres Seitenband – Varustest

Prüfung des vorderen Kreuzbandes
- mit passiven Schubladenbewegungen
  - 90 Grad Beugung
    bei Außenrotation
    bei Rotationsneutralstellung
    bei Innenrotation
  - 30 Grad Beugung
    Lachman-Test
- dynamische Tests
  - Lemaire-Test
  - Pivot-shift-Test
  - „Jerk"-Test
  - Slocum-Test
  - Loose-Test
- funktionelle Tests
  - Cross-over-Test
  - Giving-way-Test
- Prüfung durch Muskelkontraktionen
  - aktives Schubladenzeichen bei 30 Grad (Wirth u. Artmann)
  - aktiver vorderer und hinterer Schubladentest (auch für das hintere Kreuzband; Strobel u. Stedtfeld)

Prüfung des hinteren Kreuzbandes
- Prüfung ohne aktive und passive Bewegungen
  - „gravity sign"
- mit passiven Schubladenbewegungen bei 90 Grad Beugung
- Subluxationstests
  - Außenrotations-Recurvatum-Test (Hughston)
  - „umgekehrter Pivot-shift-Test" (Jakob)
- Prüfung durch Muskelkontraktionen
  - aktiver vorderer und hinterer Schubladentest (Strobel u. Stedtfeld)

Valgustest bei 20 Grad Beugung

Die dorsalen Kapselabschnitte sind entspannt. Zur Prüfung des medialen Seitenbandes muß dieses durch Außenrotation gespannt werden (Abb. 2.**24b**). Der Valgustest bei 20 Grad Beugung ist deshalb in Außenrotation des Unterschenkels zu prüfen.

- Valgustest negativ:
  - mediales Seitenband intakt, wenn der Verletzte nicht spannt. Reflektorische Muskelspannungen verdecken die Innenbandläsion und rechtfertigen eine Untersuchung in Narkose.
- Valgustest +:
  Verletzt sind:
  - mediales Seiten- und Kapselband,
  - dorsomedialer Kapselbandapparat und Semimembranosuseck können gedehnt sein.
- Valgustest ++:
  Verletzt sind:
  - mediales Seiten- und Kapselband,
  - dorsomedialer Kapselbandapparat und Semimembranosuseck.
- Valgustest +++:
  Verletzt sind:
  - mediales Seiten- und Kapselband,
  - dorsomedialer Kapselbandapparat und Semimembranosuseck,
  - vorderes, evtl. auch hinteres Kreuzband.

Passive laterale Aufklappbarkeit (Varustest) (Abb. 2.**26**)

Varustest bei gestrecktem Gelenk

- Varustest negativ:
  - laterales Seitenband und dorsolateraler Kapselbandapparat sind intakt.
- Varustest + – ++ (Abb. 2.**27a, b**):
  Verletzt sind:
  - laterales Seitenband,
  - Lig. femorotibiale laterale anterius?
  - dorsolateraler Kapselbandapparat (Arkuatumkomplex, Popliteuseck).
- Varustest +++:
  Verletzt sind:
  - laterales Seitenband,
  - Lig. femorotibiale laterale anterius,
  - dorsolateraler Kapselbandapparat (Arkuatumkomplex, Popliteuseck),
  - hinteres, evtl. auch vorderes Kreuzband,
  - Bizepssehne?

Varustest bei 20 Grad Beugung

Auch dieser Test muß bei Außenrotation des Unterschenkels geprüft werden, um das laterale Seitenband zu spannen.

- Varustest negativ:
  - laterales Seitenband und dorsolateraler Kapselbandapparat sind intakt.
- Varustest +:
  Verletzt sind:
  - laterales Seitenband?
  - Lig. femorotibiale laterale anterius?
  - Popliteuseck?

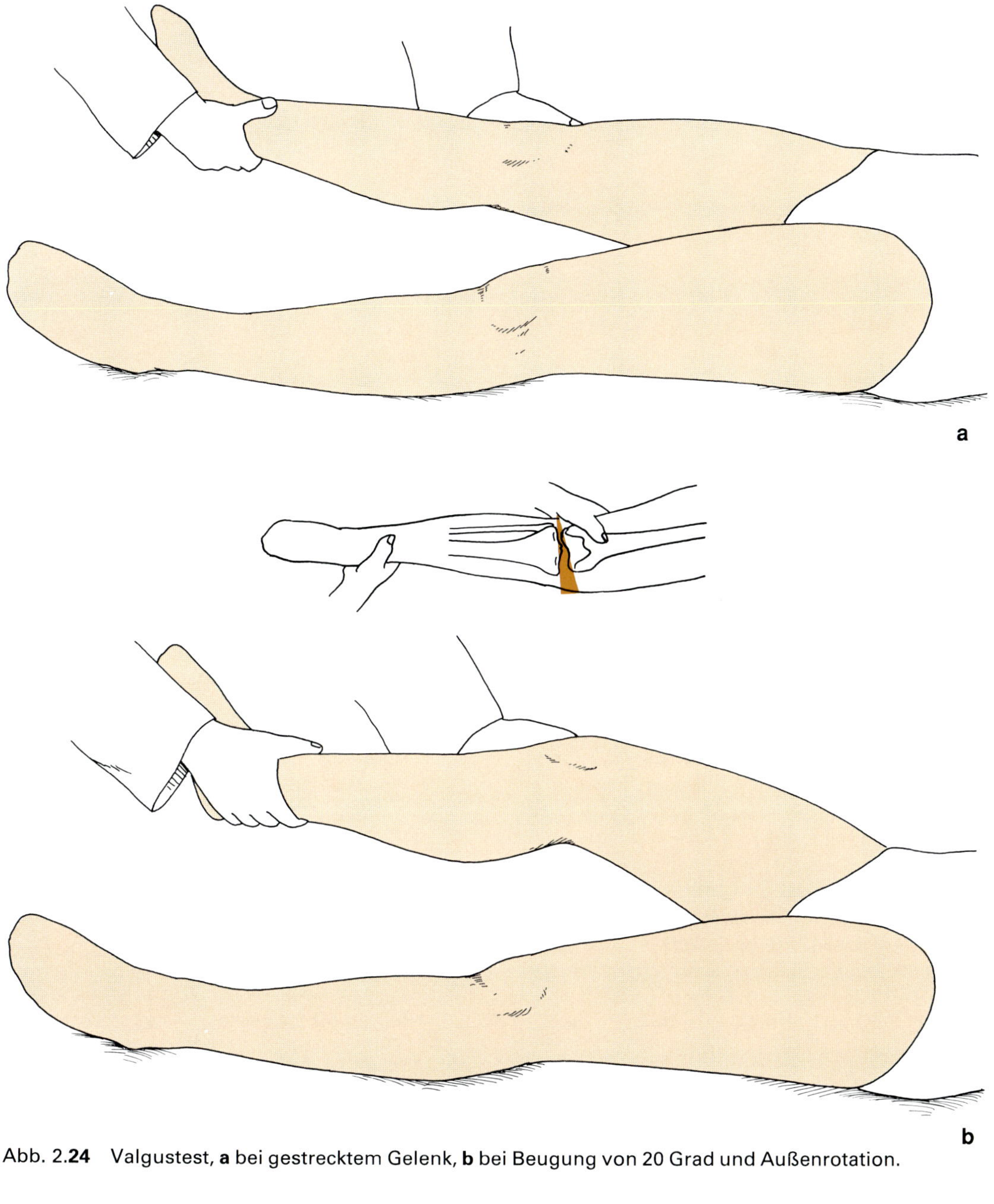

Abb. 2.**24** Valgustest, **a** bei gestrecktem Gelenk, **b** bei Beugung von 20 Grad und Außenrotation.

- Varustest ++ – +++:
  Verletzt sind:
  - laterales Seitenband,
  - Lig. femorotibiale laterale anterius,
  - Popliteuseck,
  - vorderes, evtl. auch hinteres Kreuzband.

Prüfung der vorderen Kreuzbänder

Trotz Ruptur des vorderen Kreuzbandes sind bei der Untersuchung am 90 Grad gebeugten Kniegelenk keine oder nur geringe vordere Schubladenbewegungen nachweisbar. Deshalb ist dieser

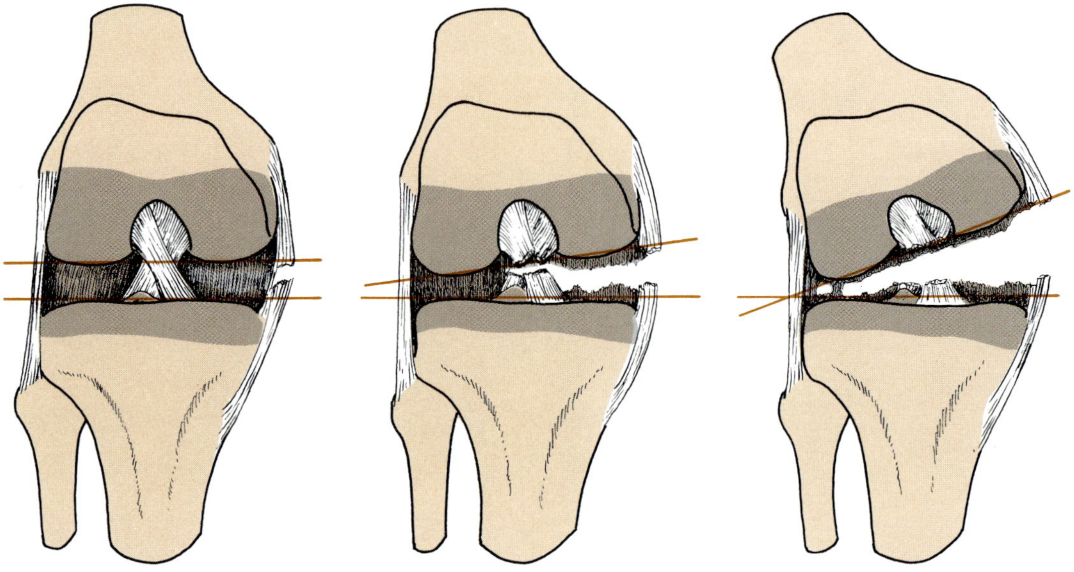

Abb. 2.**25a–c** Valgustest bei gestrecktem Gelenk und mögliche Verletzungen. Einzelheiten s. Text.

Test zur Diagnose einer Ruptur des vorderen Kreuzbandes ungeeignet (43, 94, 141, 142, 157, 261, 305, 306). Sie ist mit der extensionsnahen Schubladenbewegung nach ventral (Lachman-Test) und mit der extensionsnahen Subluxation des lateralen Tibiakopfanteils nach ventral (Pivot-shift-Test und seine Modifikationen) sicher zu stellen.

Vordere Schubladenbewegungen im rechtwinkelig gebeugten Kniegelenk

(Zunächst ist ein „gravity sign" durchzuführen [S. 75].)

Sie sind in drei Drehstellungen des Unterschenkels (Außenrotation, Neutralrotationsstellung, Innenrotation) zu prüfen. Das Gesäß des Untersuchers fixiert den Fuß des Verletzten in den Rotationsstellungen (Abb. 2.**28a**). Es kann auch bei hängendem Unterschenkel untersucht werden (Abb. 2.**28b**), dann stabilisieren die Unterschenkel die Rotationsstellungen.

Es ist zu prüfen, ob reine Schubladenbewegung (Instabilität in einer Ebene) oder komplexe Rotationsinstabilität (S. 76) vorliegt.

Vordere Schubladenbewegung bei 90 Grad Flexion und ihre Bewertung

- Bei Außenrotation:
  - Negativ: Mediale und dorsomediale Kapselbandstrukturen sind intakt.
  - Positiv + – ++: Verletzt sind mediale und dorsomediale Kapselbandstrukturen.
  - Positiv +++: Zerrissen sind vorderes Kreuzband, mediale und dorsomediale Kapselbandstrukturen.
    Läsionen von vorderem Kreuzband und dorsomedialen Kapselbandstrukturen vergrößern die Außenrotationsmöglichkeit.
- Bei Neutralrotationsstellung:
  - Negativ: Mediale und dorsomediale Kapselbandstrukturen sind intakt, vorderes Kreuzband kann zerrissen sein.
  - Positiv + – ++: Verletzt sind mediale und/oder laterale Kapselbandstrukturen; vorderes Kreuzband kann zerrissen sein.
  - Positiv +++: Zerrissen sind vorderes Kreuzband, mediale und dorsomediale und/oder laterale und dorsolaterale Kapselbandstrukturen.

Knacken am Ende der Ventralbewegung des Schienbeinkopfes wurde von Finochietto (85) als Signo del Salto beschrieben.

Der mediale Femurkondylus gleitet bei Prüfung der vorderen Schubladenbewegung auf dem Schienbeinkopf nach dorsal, läuft auf das Innenmeniskushinterhorn auf, wird von diesem emporgehoben und rutscht schließlich mit einem Knakken in die gelockerte Aufhängung des Meniskus

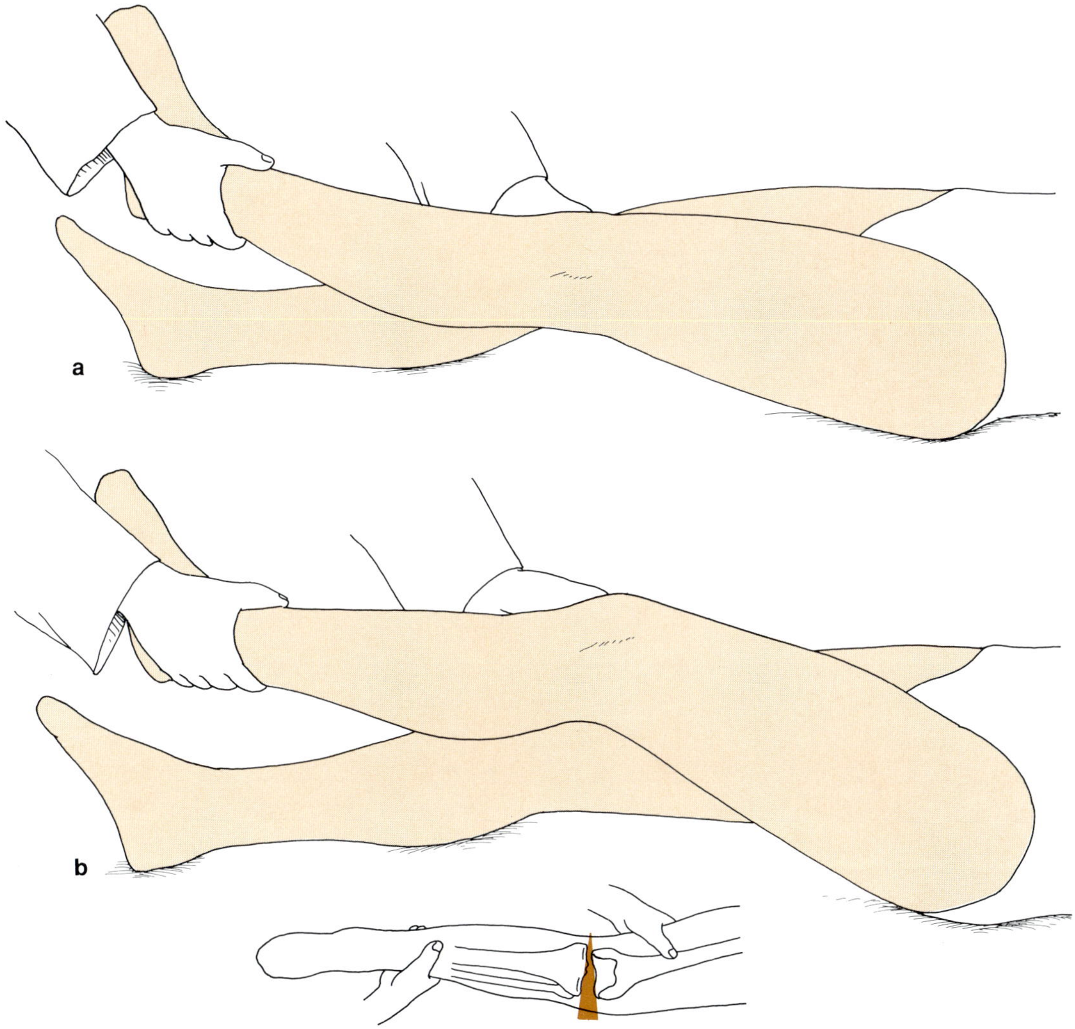

Abb. 2.**26a–b** Varustest bei gestrecktem und um 20 Grad gebeugtem Gelenk und Außenrotation.

hinein. Bei Reposition des Schienbeinkopfes gleitet die Oberschenkelrolle über das Meniskushinterhorn wieder nach ventral. Korbhenkelriß im Hinterhorn kann die Oberschenkelrolle dabei einklemmen, ein Meniskusrepositionsmanöver befreit sie wieder. (Bei frischen derartigen Verletzungen ist das Innenmeniskushinterhorn in ca. 25% der Fälle zerrissen, bei veralteten durch abnorme Beweglichkeit nach dem Unfall in 90%.)

- Bei Innenrotation:
  - Negativ: hinteres Kreuzband und Tractus iliotibialis sind intakt. Auch bei Zerreißung von vorderem Kreuzband, medialen und dorsomedialen Kapselbandstrukturen gibt es keine vordere Schublade. Die bei Innenrotation gespannten dorsolateralen Kapselbandstrukturen verhindern sie.
  - Positiv +: Verletzt sind vorderes Kreuzband, Arkuatumkomplex, Tractus iliotibialis, evtl. auch medialer und dorsomedialer Kapselbandapparat.

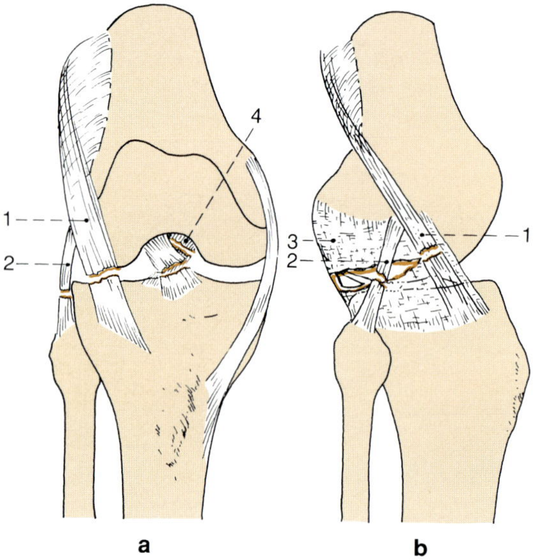

Abb. 2.**27 a–b** Positiver Varustest bei gestrecktem Gelenk und mögliche Verletzungen. Einzelheiten s. Text.

1 Lig. femorotibiale laterale anterius
2 Laterales Seitenband
3 dorsolateraler Kapselbandapparat
4 hinteres Kreuzband

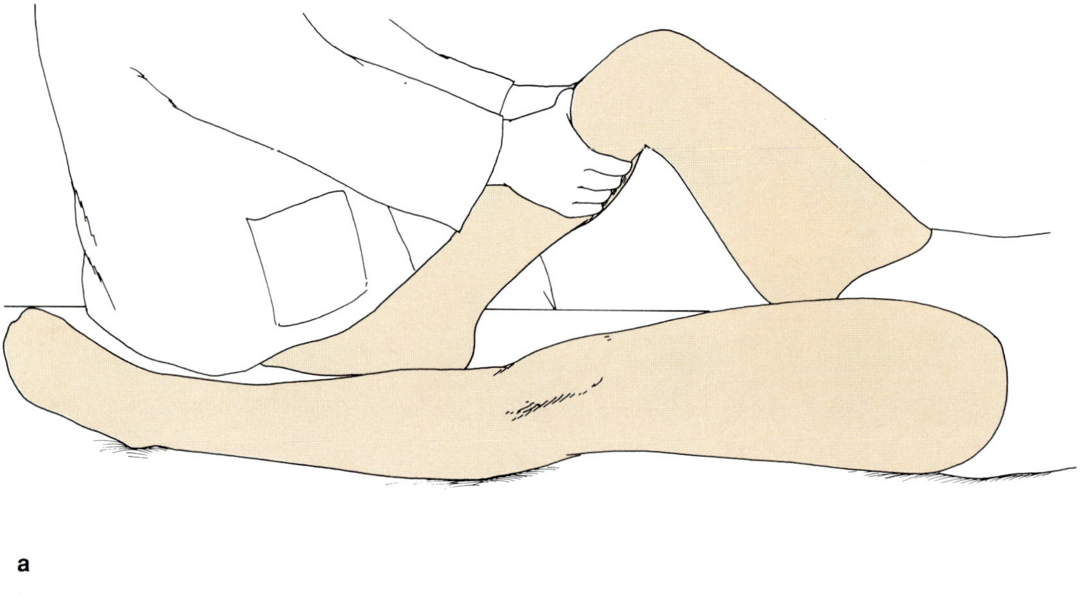

Abb. 2.**28** **a** Bei der Untersuchung der Schubladenbewegungen fixiert das Gesäß des Untersuchers den Fuß des Verletzten in der jeweiligen Rotationsstellung. **b** Untersuchung bei hängendem Unterschenkel; die Unterschenkel des Untersuchers fixieren die Rotationsstellungen.

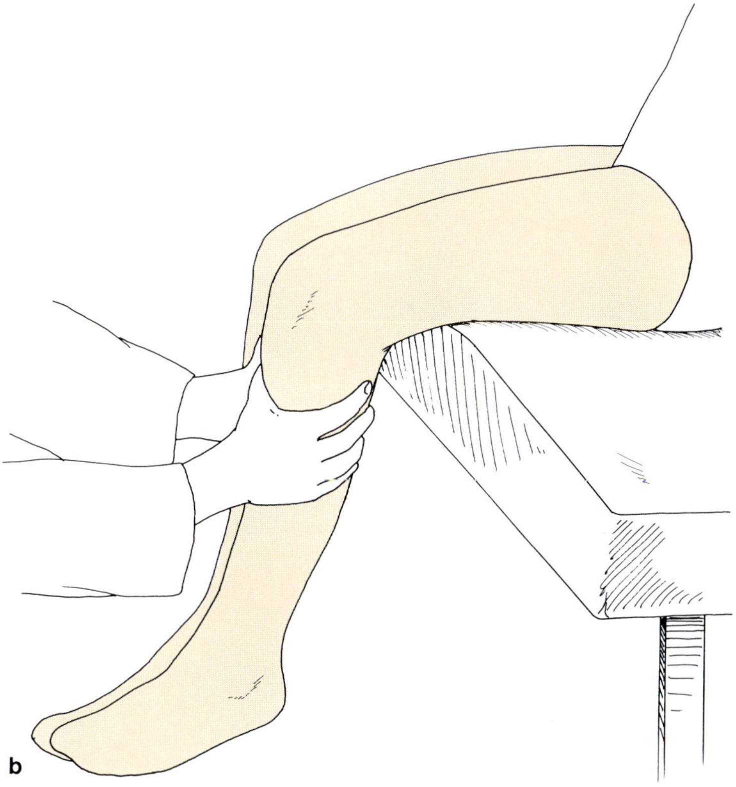

Abb. 2.**28** b

– Positiv ++ – +++: Verletzt sind beide Kreuzbänder, laterale und dorsolaterale Kapselbandabschnitte und Tractus iliotibialis.

Ruptur des vorderen Kreuzbandes mit vorderem Schubladenphänomen bei 30 Grad Beugung.

Lachman-Test (234, 280). Ober- und Unterschenkel des liegenden Verletzten werden bei extensionsnaher Gelenkstellung umfaßt (Abb. 2.**29a**). Der Schienbeinkopf wird im Sinne einer ventralen Schubladenbewegung nach vorne gezogen. Bremst ein harter Anschlag die Bewegung, so ist das vordere Kreuzband evtl. gedehnt (Vergleich mit der gesunden Seite), aber nicht zerrissen. Ein weicher Anschlag beweist die Ruptur des vorderen Kreuzbandes.
Dieser Test ist bei Normalgewichtigen einfach und, vorsichtig durchgeführt, schmerzarm. Kann der Untersucher bei korpulenten Verletzten den Oberschenkel nicht mehr umfassen, wird dieser distal mit einem Keil unterlegt. Eine Hand drückt den Oberschenkel auf den Keil, die zweite prüft die Schubladenbewegung (Abb. 2.**29b**).
Synovialis überzieht die Kreuzbänder und trennt sie von der Gelenkhöhle. Kreuzbandrupturen verletzen den durchbluteten Synovialisüberzug, ein Hämarthros folgt.

Dynamische Tests zur Prüfung des vorderen Kreuzbandes

Bei beginnender Beugung rollen die Femurkondylen auf dem Schienbeinkopf. Die Roll-Gleit-Bewegung der medialen Rolle beginnt bei etwa 15 Grad, die der lateralen Rolle bei etwa 25 Grad. Eine Ruptur des vorderen Kreuzbandes verlängert die Rollphase, die Roll-Gleit-Bewegung beginnt erst bei 30–40 Grad (299, 300). Eine verlängerte Rollphase läßt den lateralen Schienbeinkopfanteil beim Gehen nach ventral subluxieren und erzeugt Gangunsicherheit. „Sometimes this forward slipping of the tibia occurs abruptly with a jerk; often it is under the patient's control" (124, 183).

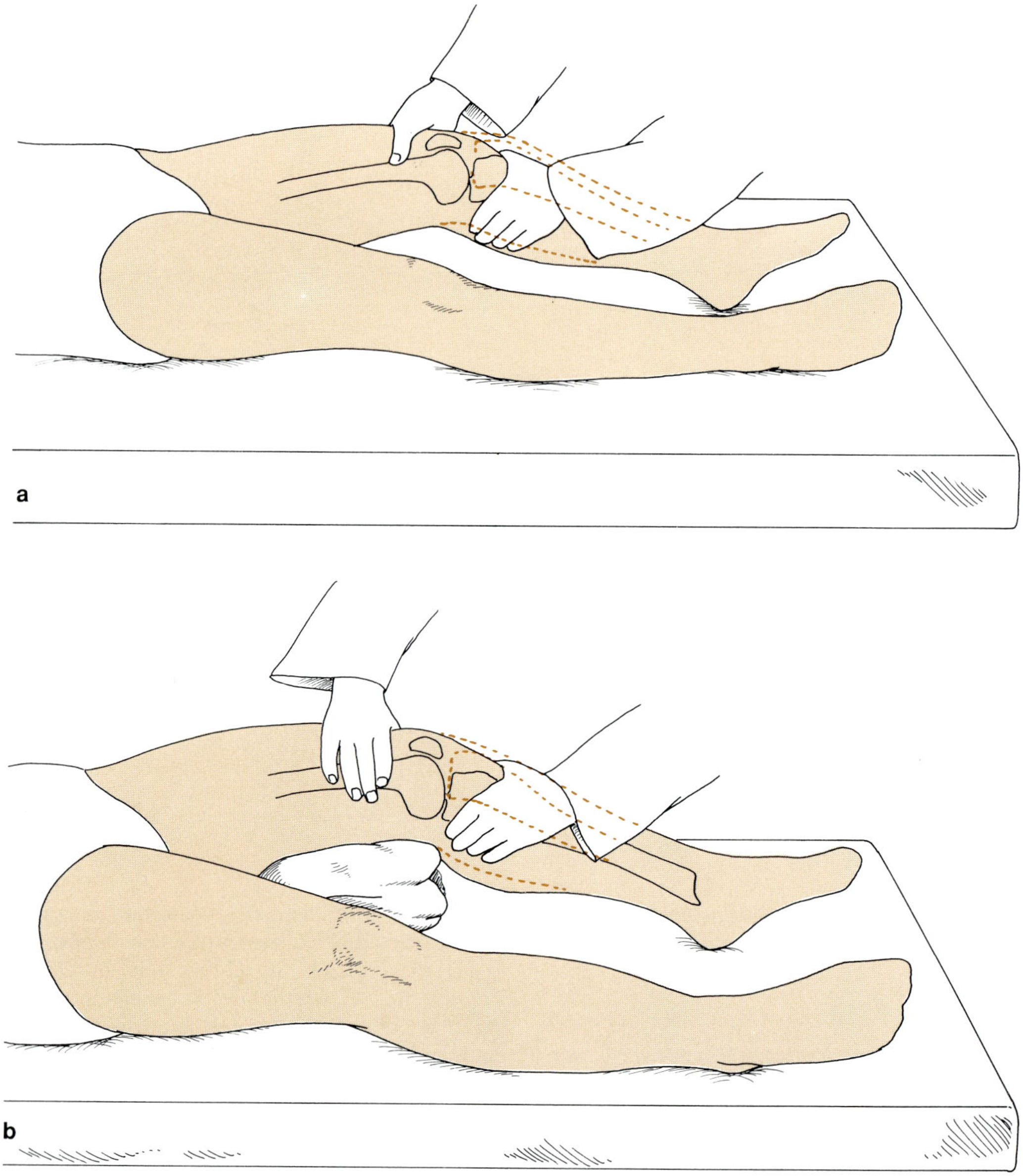

Abb. 2.**29** Lachman-Test. **a** In extensionnaher Stellung umfassen die Hände des Untersuchers kniegelenknah Ober- und Unterschenkel des Verletzten und bewegen den Schienbeinkopf im Sinne einer vorderen Schublade. **b** Bei korpulenten Verletzten drückt eine Hand den Oberschenkel auf eine Unterlage, die andere prüft die Schubladenbewegung.

Mehrere Tests zum Nachweis rupturierter vorderer Kreuzbänder beruhen auf extensionsnaher ventraler Subluxation des lateralen Schienbeinkopfanteils und Spontanreposition bei Beugung (95, 127, 189, 194, 198, 264). Vorsichtige Bewegungen vermeiden Verspannungen. Treten Verspannungen trotz Ablenkungsmanöver auf, rechtfertigen sie eine Untersuchung in Narkose.

Welche Verletzungen neben der Ruptur des vorderen Kreuzbandes durch die dynamischen ven-

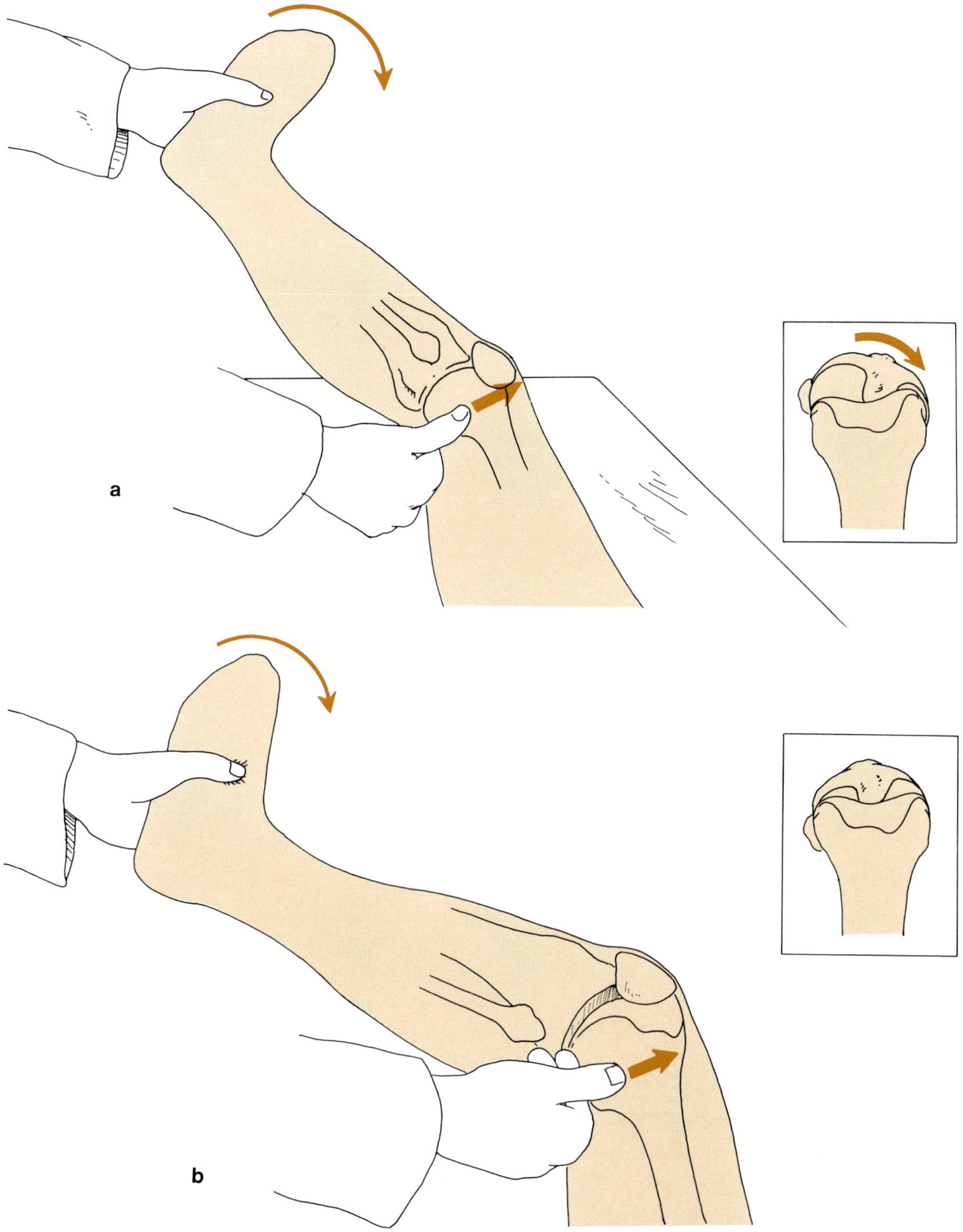

Abb. 2.**30a–b** Lemaire-Test. Eine Hand rotiert den Fuß nach innen, die andere drückt von außen gegen den distalen Oberschenkelabschnitt. Bei zerrissenem vorderen Kreuzband subluxiert der laterale Schienbeinkopfanteil extensionsnah nach ventral, zunehmende Beugung reponiert den Schienbeinkopf.

tralen Subluxationstests aufgezeigt werden, ist noch nicht vollständig geklärt.

Die folgenden Tests können angewandt werden:

Lémaire-Test (183; Abb. 2.**30**). Der Verletzte liegt auf dem Rücken. Eine Hand rotiert den Fuß nach innen, die andere drückt proximal des lateralen Femurkondylus von außen gegen den Oberschenkel. Vorsichtige Extensions-Flexions-Bewegungen zeigen die ventrale Subluxation des lateralen Schienbeinkopfanteils in extensionsnaher Stellung und Spontanreposition bei 30–50 Grad Beugung.

Pivot-shift-Test (95; Abb. 2.**31**). Eine Hand rotiert den Fuß des gestreckten Beines nach innen.

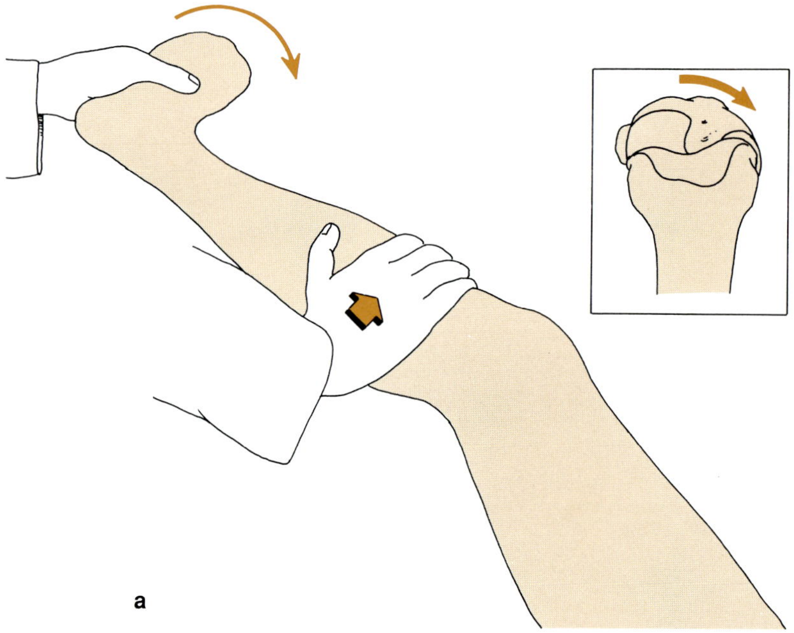

a

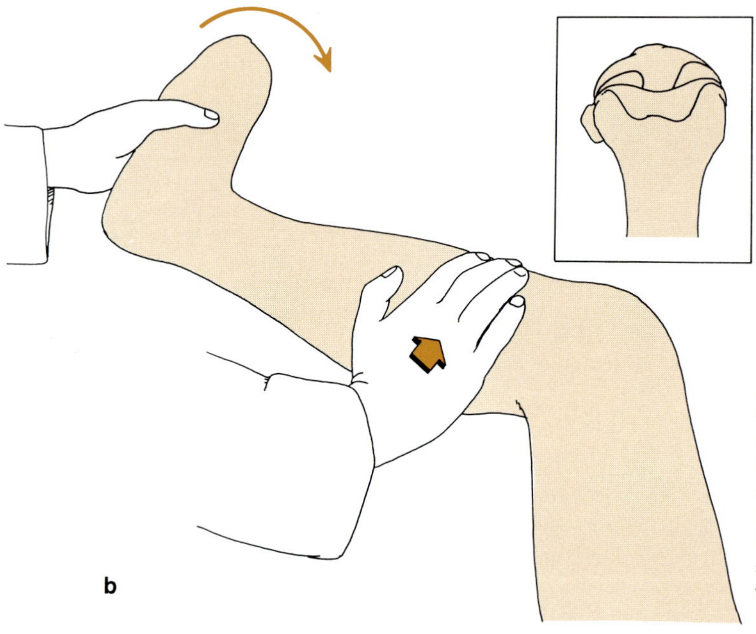

b

Abb. 2.**31** Pivot-shift-Test. Eine Hand rotiert den Fuß nach innen, die andere valgisiert das Kniegelenk. Bei zerrissenem vorderen Kreuzband subluxiert der laterale Schienbeinkopfabschnitt extensionsnah nach ventral. Spontanreposition bei ca. 30 Grad Beugung.

Die andere Hand valgisiert das Kniegelenk. Bei zerrissenem vorderen Kreuzband subluxiert der laterale Tibiakondylus in extensionsnaher Position nach ventral, bei 30 Grad Beugung erfolgt Spontanreposition.

Der Pivot-shift-Test ist trotz Insuffizienz des vorderen Kreuzbandes negativ (Abb. 2.**32**) bei

- vollständiger Ruptur des medialen Seitenbandes,
- Zerreißung des Tractus iliotibialis,
- Korbhenkelriß des lateralen Meniskus, der die Tibiakopfreposition verhindert,
- erheblicher Arthrose des lateralen Gelenkabschnitts.

„Jerk"-Test (127; Abb. 2.**33**). Das Kniegelenk ist um 60–70 Grad gebeugt. Die eine Hand rotiert den Unterschenkel nach innen, die andere valgisiert das Kniegelenk. Bei zerrissenem vorderen Kreuzband subluxiert der laterale Schienbeinkopfanteil während einer langsamen Streckung bei ca. 30 Grad Beugung nach ventral.

Slocum-Test (264; Abb. 2.**34**). Der Verletzte liegt auf der Seite, das gesunde Bein unten. Der Fuß des verletzten Beines liegt der Unterlage auf. Der Untersuchende steht hinter dem Verletzten. Eine Hand umfaßt den Oberschenkel, die andere den Schienbeinkopf, ihr Daumen palpiert das Fibulaköpfchen. Beide Hände valgisieren das Kniegelenk. Bei zerrissenem vorderen Kreuzband subluxiert der laterale Schienbeinkopfanteil in extensionsnaher Stellung nach ventral; langsam zunehmende Beugung reponiert ihn bei ca. 30 Grad. Subluxation und Reposition sind mit dem Daumen gut zu fühlen.

Loose-Test (189; Abb. 2.**35**). Der Verletzte liegt auf dem Rücken, das Kniegelenk ist um 50 Grad gebeugt. Eine Hand hebt den Fuß des verletzten Beines und rotiert ihn nach außen. Die andere Hand liegt auf der Vorderseite des Kniegelenks, ihr Daumen dorsal des Fibulaköpfchens. Bei zerrissenem vorderen Kreuzband subluxiert der laterale Schienbeinkopfanteil während einer langsamen Kniegelenkstreckung extensionsnah nach ventral. Der Daumen fühlt die Subluxation. Die bei dem Test auftretende Innenrotation des Unterschenkels darf nicht behindert werden.

Funktionelle Tests zur Prüfung des vorderen Kreuzbandes

Die ventrale Subluxation des lateralen Schienbeinkopfabschnitts „pivoting" wurde zunächst als Zeichen eines zerrissenen vorderen Kreuzbandes gewertet, später erst als Ursache für Gangunsicherheit. Die funktionellen Tests verwenden Bewegungsabläufe, die erfahrungsgemäß ein „pivoting" auslösen, zur Diagnose einer Zerreißung des vorderen Kreuzbandes.

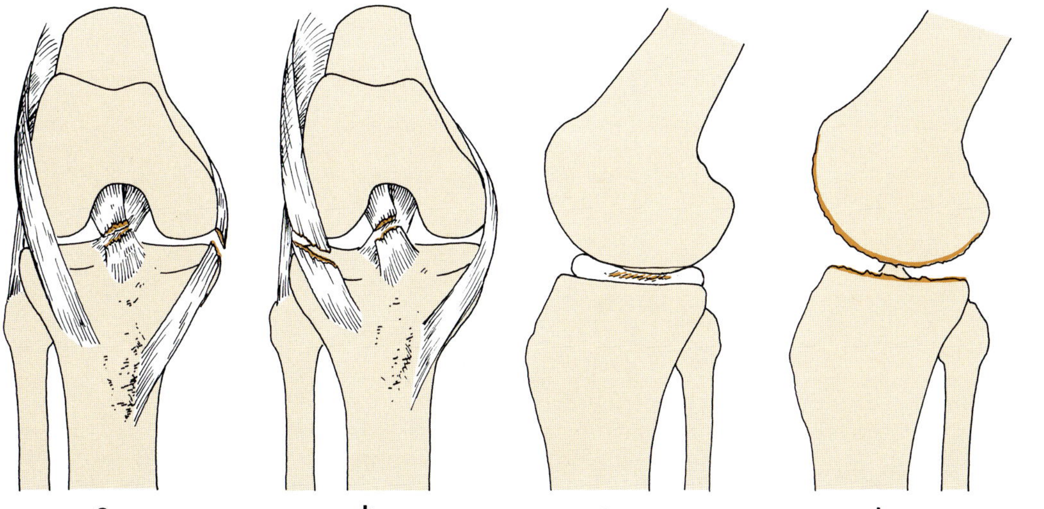

a b c d

Abb. 2.**32** Der Pivot-shift-Test ist trotz Ruptur des vorderen Kreuzbandes hier negativ. **a** Vollständige Ruptur des inneren Seitenbandes. **b** Zerreißung des Tractus iliotibialis. **c** Korbhenkelriß des lateralen Meniskus verhindert Schienbeinkopfreposition. **d** Arthrotische Veränderungen im lateralen Kompartiment behindern die Schienbeinkopfreposition.

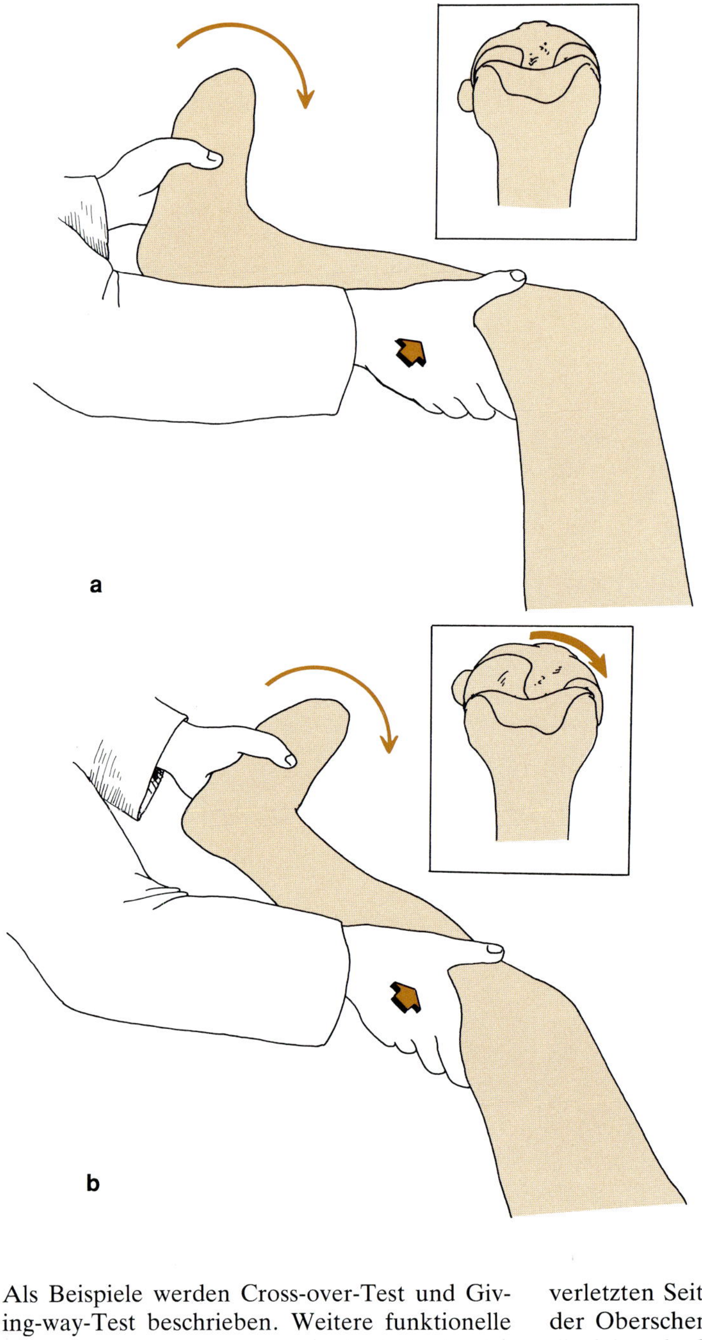

Abb. 2.**33a–b** „Jerk"-Test. Eine Hand rotiert den Fuß nach innen, die andere valgisiert das um 60 Grad gebeugte Kniegelenk und streckt es langsam. Näheres s. Text.

Als Beispiele werden Cross-over-Test und Giving-way-Test beschrieben. Weitere funktionelle Tests stammen von Larson (180; „Hüpf-Test") und von Loose (189; „Disco-Test").

Cross-over-Test (7; Abb. 2.**36**). Der Verletzte steht. Ein Fuß des Untersuchers fixiert den Fuß des verletzten Beines. Der Verletzte führt den Fuß des gesunden Beines vor den Fuß des verletzten Beines. Er rotiert dabei seinen Körper zur verletzten Seite. Die provozierte Außenrotation der Oberschenkelrollen im verletzten Knie und die folgende Quadrizepskontraktion subluxieren den lateralen Schienbeinkopfanteil nach ventral. Verletzte mit alten Zerreißungen des vorderen Kreuzbandes kennen diesen Bewegungsablauf und seine Folgen. Sie lehnen die Untersuchung in der Regel ab.

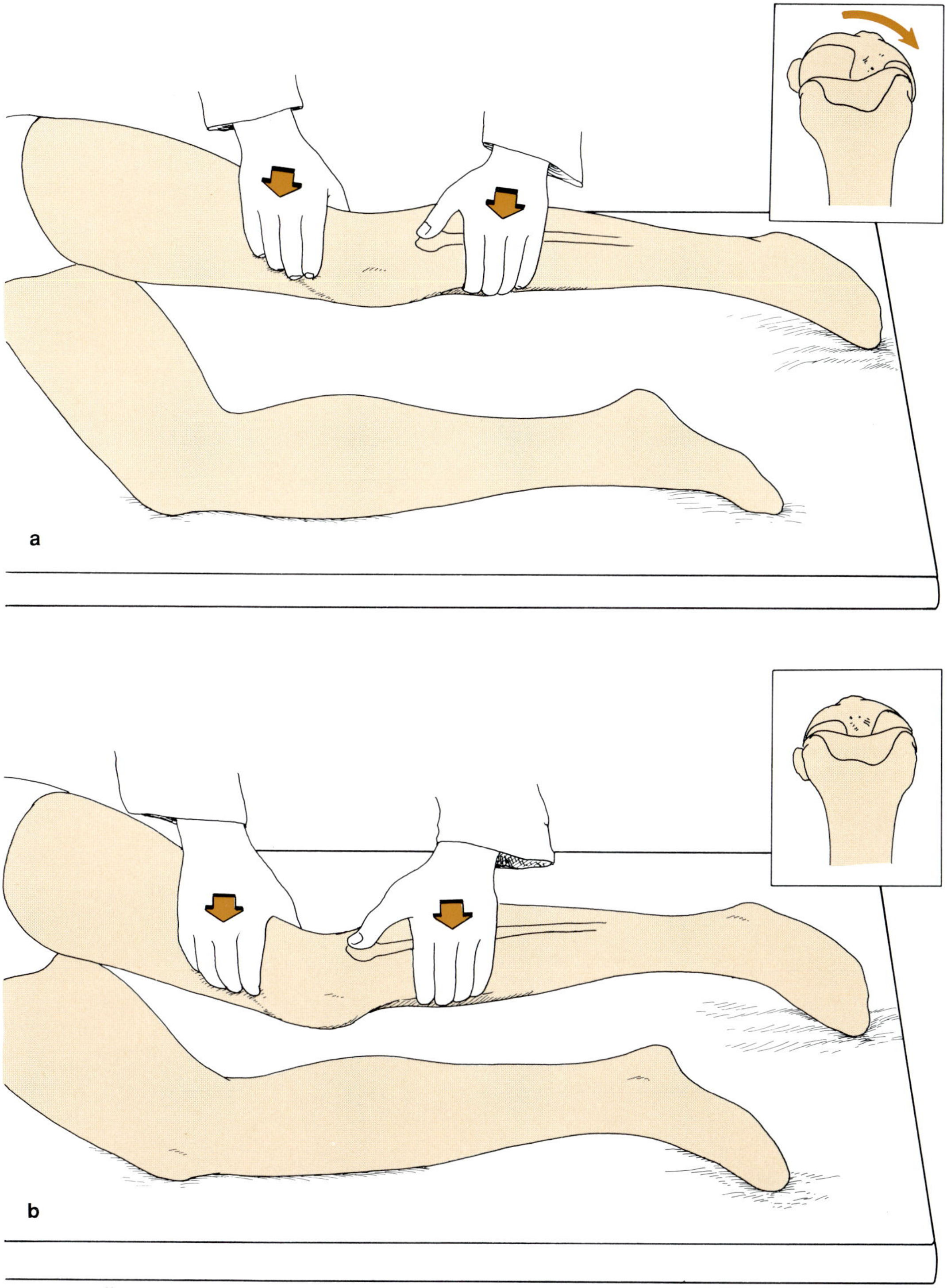

a

b

Abb. 2.**34a–b** Slocum-Test. Der Verletzte liegt auf der Seite, das gesunde Bein, im Knie gebeugt, unten. Die Ferse des verletzten Beines ruht auf der Unterlage. Oberschenkel und Schienbeinkopf sind umfaßt, ein Daumen palpiert das Fibulaköpfchen. Näheres s. Text.

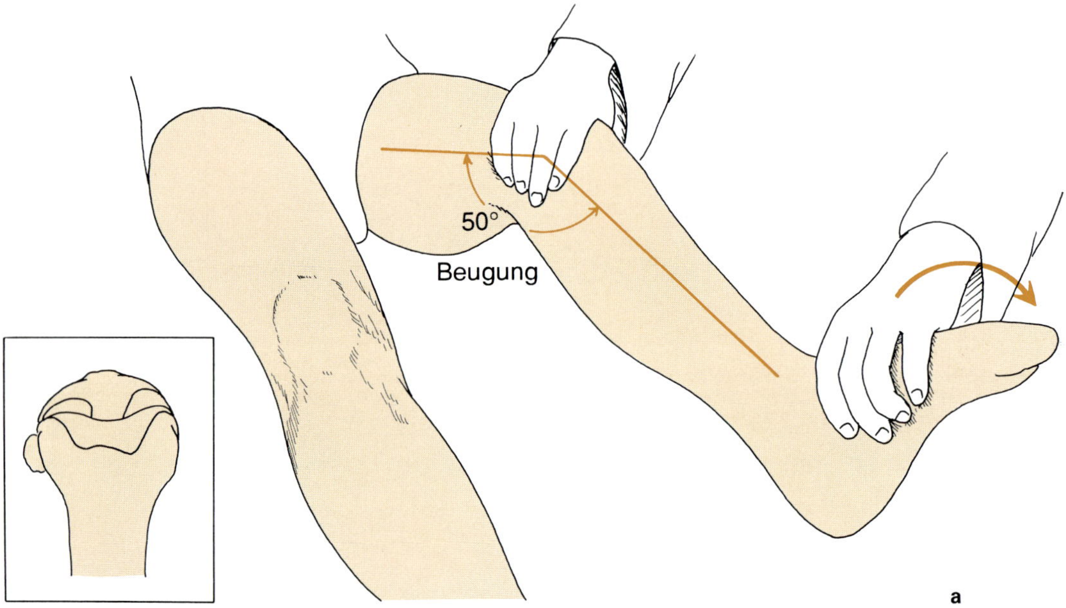

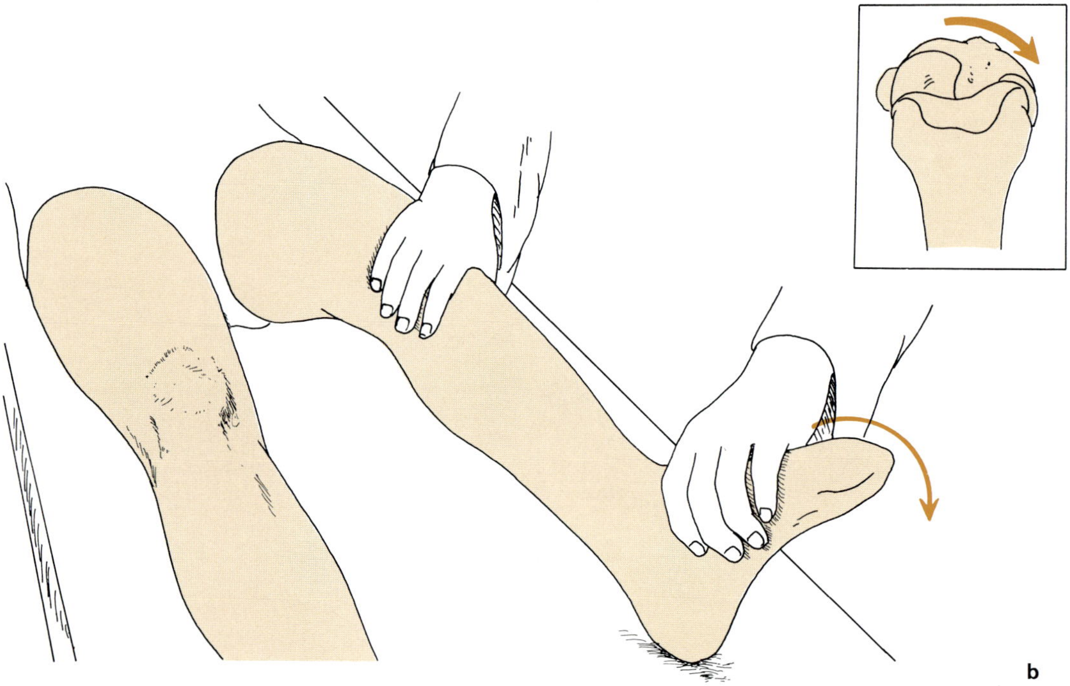

Abb. 2.**35 a–b** Loose-Test. Der Untersucher hebt mit einer Hand den Fuß und rotiert ihn nach außen, die andere Hand liegt auf der Vorderseite des um 50 Grad gebeugten Kniegelenks, ihr Daumen palpiert das Fibulaköpfchen. Näheres s. Text.

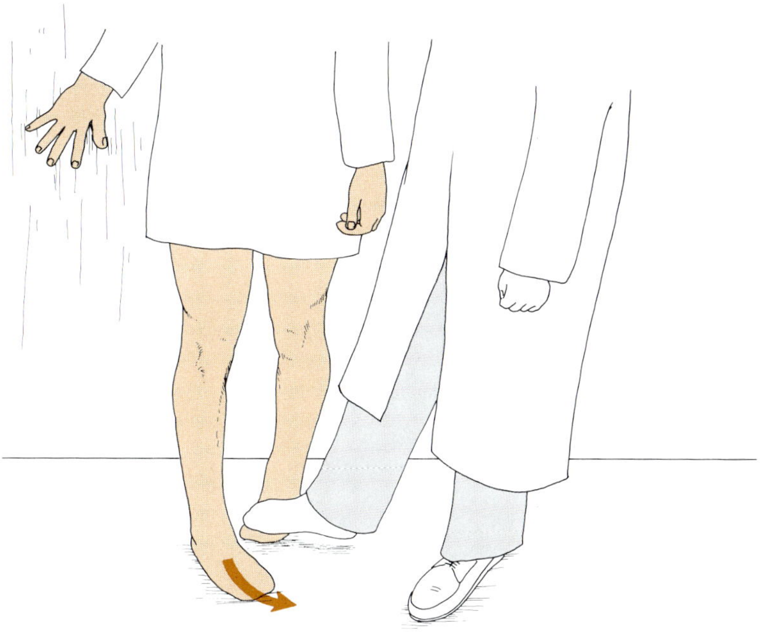

Abb. 2.**36** Cross-over-Test nach Arnold.

Giving-way-Test (144; Abb. 2.**37**). Der Verletzte stützt sich mit der Hand der gesunden Seite an einer Wand ab und belastet die gestreckten Beine gleich stark. Der Arzt umfaßt kniegelenknah Ober- und Unterschenkel des verletzten Beines und valgisiert das gestreckte Kniegelenk. Ist das vordere Kreuzband zerrissen, subluxiert die beginnende Beugung den äußeren Schienbeinkopfabschnitt nach ventral; die Spontanreposition folgt bei 30 Grad Beugung.

Prüfung der Schubladenbewegung durch Muskelkontraktion

Aktives Schubladenzeichen bei 30 Grad Beugung zur radiologischen Dokumentation ventraler Schubladenbewegungen (300; Abb. 2.**38**). Eine Zerreißung des hinteren Kreuzbandes muß ausgeschlossen sein, z. B. mit dem „Gravity sign"-Test (S. 75), sonst resultiert ein falsch positives Ergebnis. Das um 30 Grad gebeugte Kniegelenk liegt auf einem Keil, der Unterschenkel ist in Neutralrotationsstellung (Außenrotation würde das intakte innere Seitenband und die dorsomedialen Kapselbandstrukturen spannen und das aktive Schubladenzeichen verhindern). Nach dem ersten seitlichen Röntgenbild fixiert der Untersuchende die Ferse des Verletzten auf der Unterlage und fordert ihn auf, das Kniegelenk zu strecken. Bei intaktem vorderen Kreuzband ventralisiert die Quadrizepskontraktion den Schienbeinkopf nur geringfügig, bei Ruptur um 3–6 mm mehr als auf der gesunden Seite. Die zweite Röntgenaufnahme dokumentiert die Ventralverschiebung.

Aktiver vorderer und hinterer Schubladentest (272; Abb. 2.**39**). Der Verletzte liegt auf dem Rücken, die Füße ruhen auf dem Untersuchungstisch, die Kniegelenke sind um 90 Grad gebeugt. Spontanes Zurücksinken des Schienbeinkopfes ist Zeichen einer Ruptur des hinteren Kreuzbandes. Abb. 2.**39a** zeigt eine geringe spontane hintere Schublade.

Erste Testphase. Der Verletzte preßt den Fuß des verletzten Beines auf die Unterlage und versucht, ihn zum Gesäß zu bewegen. Die ischiokrurale Muskulatur zieht dann den Schienbeinkopf nach dorsal. Es resultiert eine Schubladenbewegung nach dorsal oder eine schon vorher bestehende, geringe Spontanschublade nach dorsal wird verstärkt (Abb. 2.**39b**).

Zweite Testphase. Der Verletzte soll den vom Untersucher fixierten Fuß des verletzten Beines von der Unterlage abheben. Die folgende Quadrizepskontraktion reponiert den nach dorsal

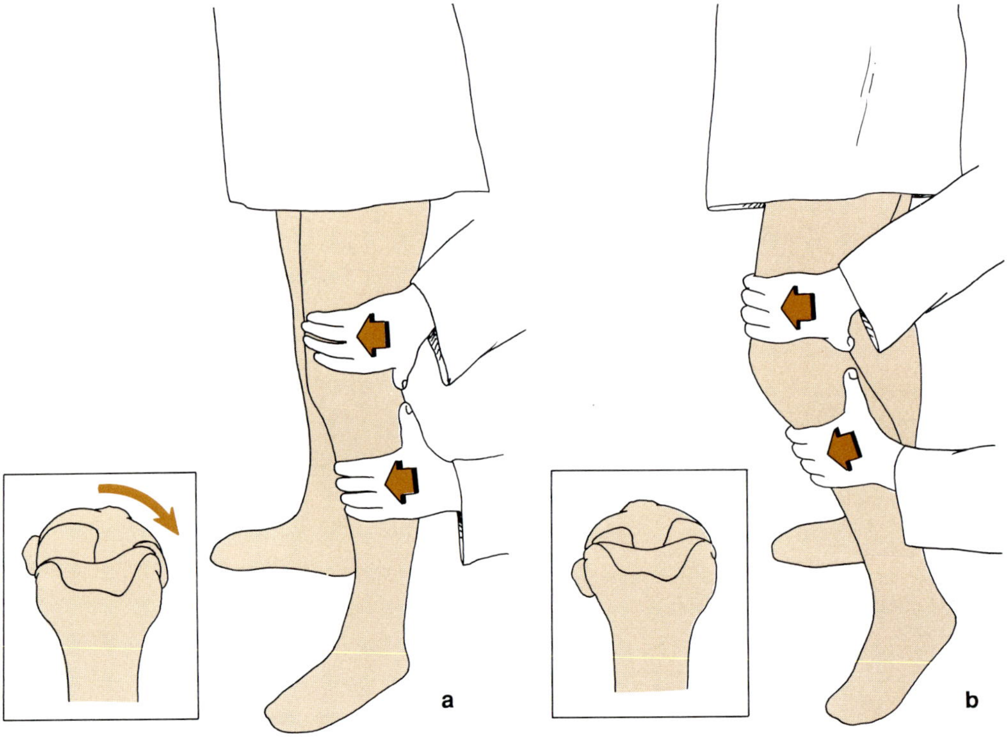

Abb. 2.**37a–b** Giving-way-Test nach Jakob.

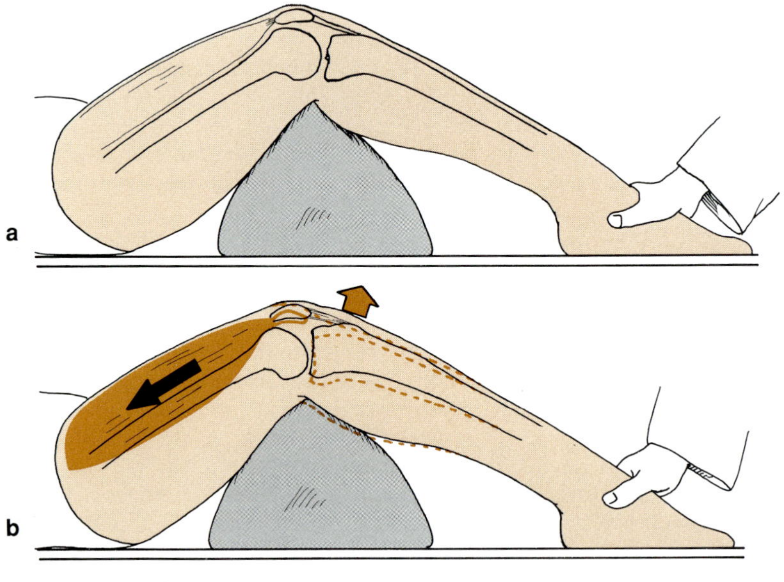

Abb. 2.**38a–b** Aktives Schubladenzeichen nach Wirth u. Artmann.

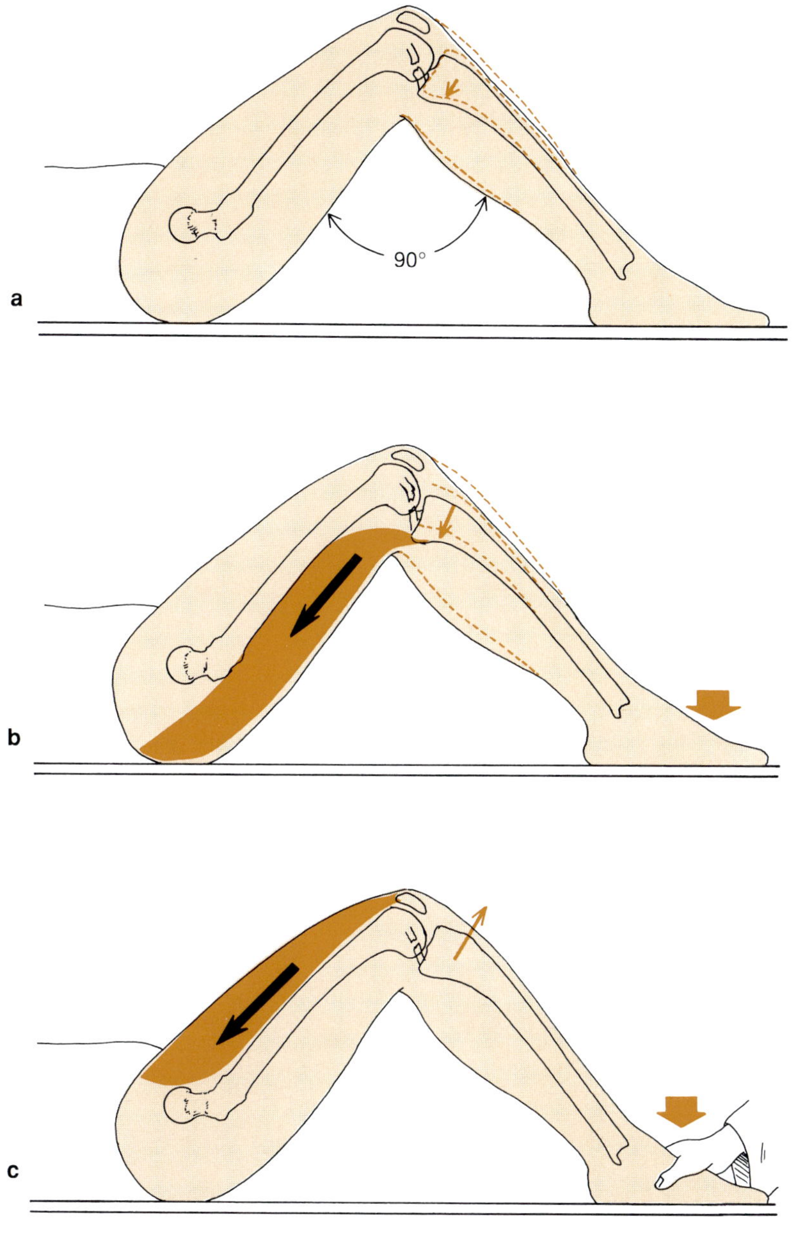

Abb. 2.**39a–c** Aktiver vorderer und hinterer Schubladentest nach Strobel u. Stedtfeld.

subluxierten Schienbeinkopf (Abb. 2.**39c**).
Auswertung:

- Erste und zweite Testphase positiv: das hintere Kreuzband ist zerrissen.
- Erste Testphase negativ, aber vordere Schubladenbewegung in der zweiten Testphase: vorderes Kreuzband ist zerrissen.

Prüfung des hinteren Kreuzbandes

Test ohne aktive und passive Bewegungen

„Gravity sign“ (Abb. 2.**40**). Positiv bei Zerreißung des hinteren Kreuzbandes.
Ausgangsstellung: Hüft- und Kniegelenk sind um 90 Grad gebeugt, der Unterschenkel wird oberhalb der Ferse unterstützt. Der Tibiakopf sublu-

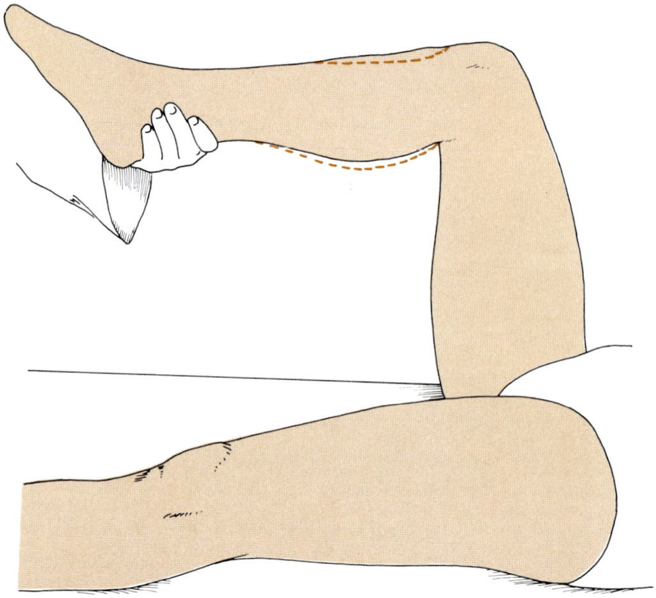

Abb. 2.**40** „Gravity sign". Der Tibiakopf subluxiert bei zerrissenem hinteren Kreuzband der Schwere folgend nach dorsal.

xiert bei Ruptur des hinteren Kreuzbandes der Schwere folgend nach dorsal. Im Vergleich mit der gesunden Seite ist das besonders deutlich.

Dieser Test ist den Prüfungen der Schubladenphänomene vorangestellt, weil eine Ruptur des hinteren Kreuzbandes mit spontaner hinterer Schublade ein vorderes Schubladenphänomen vortäuschen kann, wenn der nach dorsal verlagerte Tibiakopf bei Prüfung des vorderen Schubladenphänomens in seine Normalstellung gezogen wird.

Hintere passive Schubladenbewegung bei 90 Grad Flexion

- Bei Außenrotation positiv:
  Verletzt sind hinteres Kreuzband und posterolateraler Kapselbandapparat.
- Bei Neutralrotationsstellung positiv:
  Verletzt ist das hintere Kreuzband.
- Bei Innenrotation positiv:
  Verletzt sind das hintere Kreuzband und der posteromediale Kapselbandapparat.

Subluxationstests bei Zerreißungen des hinteren Kreuzbandes

Außenrotation-Rekurvatum-Test (126, 127; Abb. 2.**41**). Der Test eignet sich zum Nachweis einer posterolateralen Instabilität. Die Füße des Verletzten werden angehoben. Folgende Fehlstellungen zeigen posterolaterale Insuffizienz im Sinne von Hughston: Überstreckung, Genu varum mit Außenrotation des Schienbeinkopfes.

Bei positivem Test sind verletzt: (vorderes Kreuzband), hinteres Kreuzband, laterales Seiten- und Kapselband, Lig. arcuatum, Lig. popliteum obliquum und M. popliteus.

Umgekehrter „pivot shift" (144). Bei gebeugtem Knie läßt sich der Schienbeinkopf bei Ruptur des hinteren Kreuzbandes nach dorsal drücken. Die Subluxation dauert an, bis sich bei der folgenden Gelenkstreckung lateraler Gastroknemiuskopf und Kapsel anspannen und den Schienbeinkopf reponieren.

Rotationsinstabilitäten

Der gesamte Kapselbandapparat lenkt und begrenzt Rotationen des Unterschenkels im gebeugten Kniegelenk gegen den Oberschenkel. Der laterale Kniegelenkabschnitt ist mobiler als der mediale, deshalb liegt der Rotationsmittelpunkt medial der Eminentia intercondylica (Abb. 2.**42**).

Bei Rotationsinstabilitäten sind die folgenden Möglichkeiten zu unterscheiden:

– Anteromedial: außenrotatorische Komponente, Valgusinstabilität (Abb. 2.**43**).
  Verletzt sind bei steigender Instabilität inneres Seitenband, vorderes Kreuzband, Semimembranosuseck.

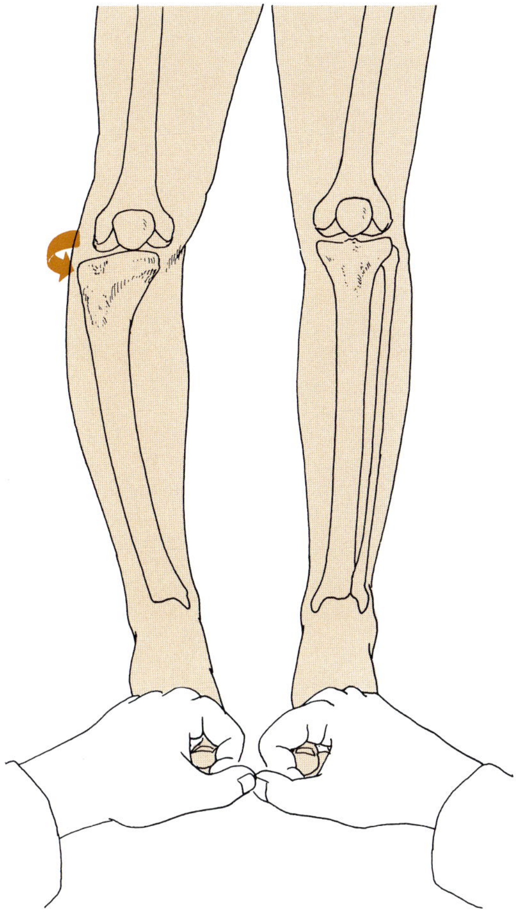

Abb. 2.**41** Außenrotation-Rekurvatum-Test nach Hughston.

- Anterolateral: innenrotatorische Komponente, Varusinstabilität (Abb. 2.**43**).
  Verletzt sind bei steigender Instabilität Lig. femorotibiale laterale anterius, vorderes Kreuzband, Popliteuseck.
- Posteromedial: innenrotatorische Komponente, Valgusinstabilität (Abb. 2.**43**).
  Verletzt sind bei steigender Instabilität Semimembranosuseck, inneres Seitenband (vorderes Kreuzband), hinteres Kreuzband überdehnt. (Die Bezeichnung posteromediale Rotationsinstabilität wird allgemein verwendet. Hughston lehnt diese Form der Rotationsstabilität ab, weil bei zerrissenem hinteren Kreuzband die Rotationsachse in den lateralen Gelenkabschnitt wandert.)
- Posterolateral: außenrotatorische Komponente, Varusinstabilität (Abb. 2.**43**).
  Verletzt sind bei steigender Instabilität Popliteuseck, äußeres Seitenband, hinteres Kreuzband.

Komplexinstabilitäten – Prüfung bei 90 Grad Beugung

Pathologische Beweglichkeit ist in mindestens zwei Ebenen oder Achsen gegeben. Untersucht wird bei 90 Grad Beugung. In Abb. 2.**44** ist schematisch der Schienbeinkopf bei normalen Verhältnissen dargestellt. Mit dem Verletzungsausmaß wächst die Instabilität. Die Zuordnung verletzter Strukturen zu den Befunden folgt der Einteilung von Müller (211):

- Anteromediale Komplexinstabilität (Abb. 2.**45**);
- anterolaterale Komplexinstabilität (Abb. 2.**46**), weitere Möglichkeiten vorderer Instabilitäten (Abb. 2.**47**);
- posteromediale Komplexinstabilität (Abb. 2.**48**);
- posterolaterale Komplexinstabilität (Abb. 2.**49**), weitere Möglichkeiten hinterer Instabilitäten (Abb. 2.**50**);
- kombinierte anteroposteriore Instabilitäten (Abb. 2.**51**).

Prüfung der vorderen passiven Schubladenbewegung bei 30 Grad Beugung

Den Prüfungen der komplexen Rotationsinstabilitäten im 90 Grad gebeugten Kniegelenk (S. 77ff) folgen die schwierigeren Stabilitätsprüfungen bei 30 Grad Beugung (S. 85ff). Sie zeigen Läsionen im vorderen Kreuzband und in den medialen Bändern differenzierter. Untersucht wird bei hängendem oder aufgestütztem Unterschenkel in Neutralrotationsstellung, Außenrotation und in Innenrotation (40, 41, 56, 211).

Normale Verhältnisse (Abb. 2.**52,** S. 85)
- Neutralrotationsstellung: Gespannt sind vorderes Kreuzband, in geringerem Maße Semimembranosuseck und Lig. femorotibiale laterale anterius. Die Schubladenfreiheit nach ventral ist bei Neutralrotationsstellung größer als bei Außen- und Innenrotation.
- Außenrotation: Stark gespannt sind beide Seitenbänder und das Semimembranosuseck, entspannt sind beide Kreuzbänder und das Lig. femorotibiale laterale anterius. Bei Normalrotationsstellung ist die Schubladenfreiheit

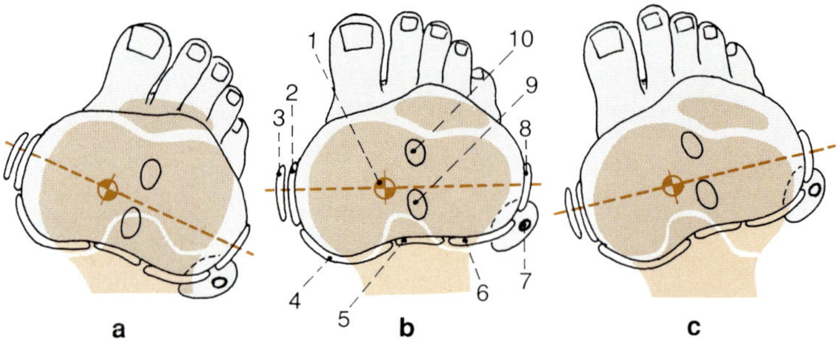

Abb. 2.**42** Rotationsmöglichkeiten im rechtwinkelig gebeugten Kniegelenk. **a** Innenrotation ca. 10–15 Grad, **b** Neutralrotationsstellung, **c** Außenrotation ca. 20–30 Grad.

1 Rotationsdrehpunkt
2 mediales Kapselband (tiefe Schicht des inneren Seitenbandes)
3 inneres Seitenband
4 dorsomediale Kapselschale
5 dorsaler Kapselabschnitt mit Lig. popliteum obliquum und Semimembranosusfasern
6 dorsolaterale Kapselschale
7 äußeres Seitenband
8 laterales Kapselband
9 hinteres Kreuzband
10 vorderes Kreuzband

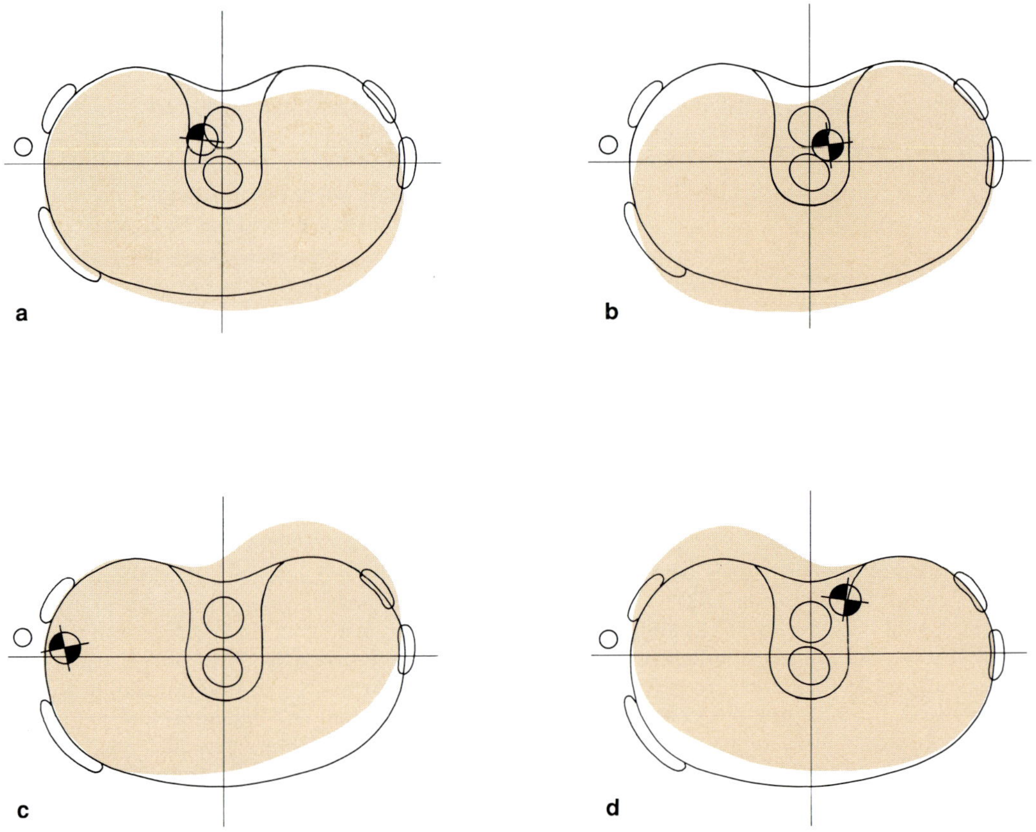

Abb. 2.**43** Rotationsinstabilitäten. **a** Anteromedial, **b** anterolateral, **c** posteromedial, **d** posterolateral.

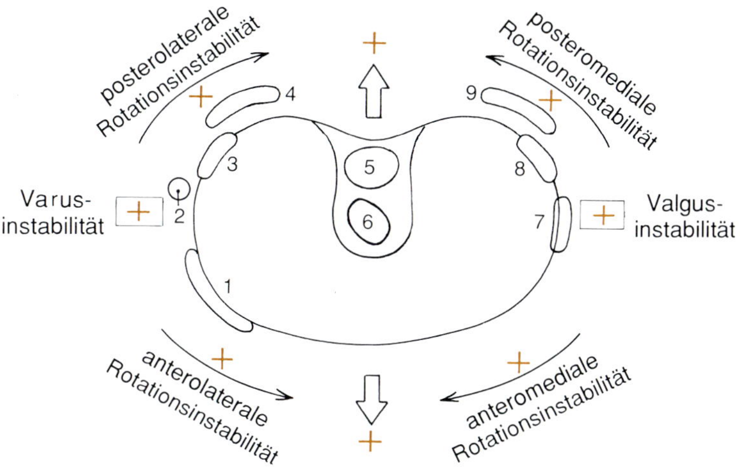

Abb. 2.**44** Schematische Darstellung des Schienbeinkopfes für die folgenden Zeichnungen der Instabilitäten (Abb. 2.**45**–2.**51**; nach W. Müller).
1 Tractus iliotibialis
2 laterales Seitenband
3 Tendo m. poplitei
4 Popliteusecke
5 hinteres Kreuzband
6 vorderes Kreuzband
7 mediales Seitenband
8 hinteres Schrägband
9 Semimembranosuseck

nach ventral wegen Verwringung der seitlichen Bänder gering, bei extremer Außenrotation null.

- Innenrotation: Gespannt sind beide Kreuzbänder und das Lig. femorotibiale laterale anterius, weniger das Semimembranosuseck. Entspannt sind beide Seitenbänder. Die Schubladenfreiheit nach ventral ist bei Neutralrotationsstellung wegen Anspannung beider Kreuzbänder und des Lig. femorotibiale laterale anterius gering, bei extremer Innenrotation null.

Nach Durchtrennung von medialem Seitenband und hinterem Schrägband (Abb. 2.**53**)

- Neutralrotationsstellung: Es stabilisieren das vordere Kreuzband, weniger das Lig. femorotibiale laterale anterius. Die ventrale Schubladenfreiheit ist nicht größer als im unverletzten Kniegelenk.
- Außenrotation: Es entfällt die Stabilisierung durch das mediale Seitenband und das Semimembranosuseck. Deshalb ist die Schubladenfreiheit nach ventral groß und wird erst durch Anspannung des vorderen Kreuzbandes begrenzt.
- Innenrotation: Durch Spannung beider Kreuzbänder und des Lig. femorotibiale laterale anterius ist die Schubladenfreiheit nach ventral nicht größer als in einem unverletzten Kniegelenk.

Nach Durchtrennung des vorderen Kreuzbandes (Abb. 2.**54**)

- Neutralrotationsstellung: Die Schubladenfreiheit nach ventral ist größer als im unverletzten Kniegelenk, sie wird erst durch Anspannung von Semimembranosuseck, medialem Seitenband und Lig. femorotibiale laterale anterius gebremst.
- Außenrotation: Die Schubladenfreiheit nach ventral ist nicht größer als im unverletzten Kniegelenk. Entspannt ist das vordere Kreuzband, gespannt sind mediales, laterales Seitenband und Semimembranosuseck.
- Innenrotation: Die Schubladenfreiheit nach ventral ist nicht größer als im unverletzten Kniegelenk (Stabilisierung durch Semimembranosuseck und Lig. femorotibiale laterale anterius).

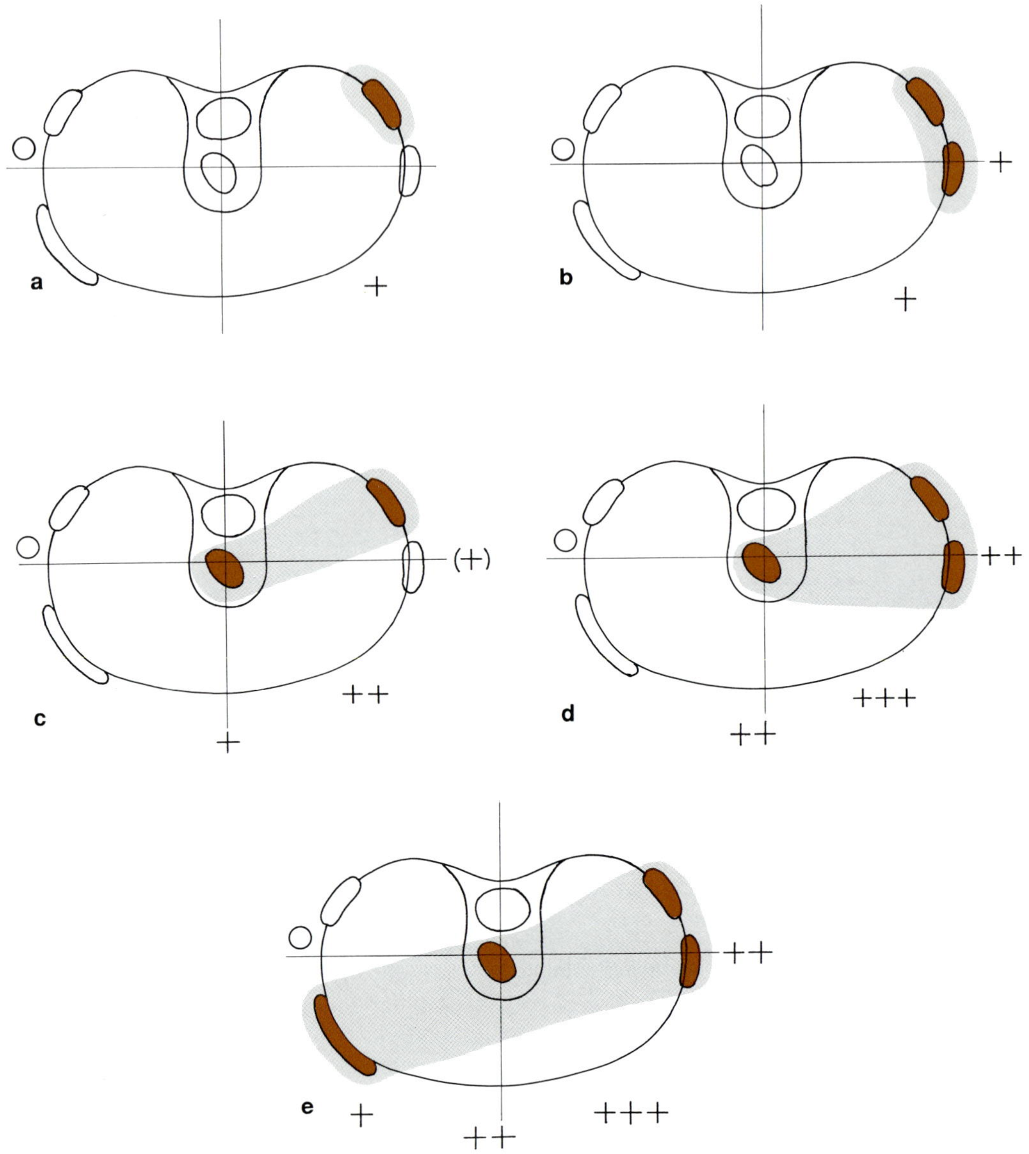

Abb. 2.**45** Anteromediale Instabilität bei zunehmender Komplexität der Bandverletzungen.

a Monade.
Verletzt ist:
– hinteres Schrägband
Folgen:
\+ anteromediale Rotationsinstabilität

b Duade A.
Verletzt sind:
– mediales Seitenband
– hinteres Schrägband
Folgen:
\+ anteromediale Rotationsinstabilität
\+ Valgusinstabilität

c Duade B.
Verletzt sind:
– hinteres Schrägband
– vorderes Kreuzband
Folgen:
++ anteromediale Rotationsinstabilität
\+ vordere Schublade
(+) Valgusinstabilität

d Triade.
Verletzt sind:
– hinteres Schrägband
– vorderes Kreuzband
– mediales Seitenband

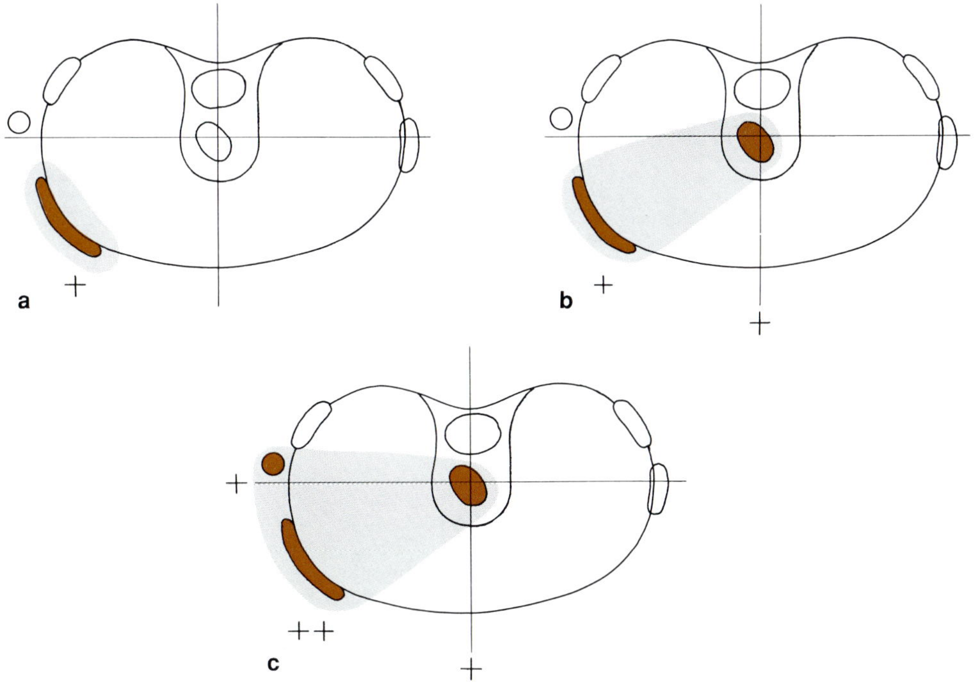

Abb. 2.**46** Anterolaterale Instabilität bei zunehmender Komplexität der Bandverletzungen.

a Monade.
Verletzt ist:
– Lig. femorotibiale laterale anterius

Folgen:
\+ anterolaterale Rotationsinstabilität

b Duade.
Verletzt sind:
– Lig. femorotibiale laterale anterius
– vorderes Kreuzband

Folgen:
\+ anterolaterale Rotationsinstabilität
\+ vordere Schublade in Neutralrotationsstellung
\+ „lateral pivot shift"

c Triade.
Verletzt sind:
– Lig. femorotibiale laterale anterius
– vorderes Kreuzband
– laterales Seitenband

Folgen:
++ anterolaterale Rotationsinstabilität
\+ vordere Schublade in Neutralrotationsstellung
\+ „lateral pivot shift"
\+ Varusinstabilität

---

*(Fortsetzung Abb. 2.**45**)*

Folgen:
+++ anteromediale Rotationsinstabilität
++ vordere Schublade in Neutralrotationsstellung.
++ Valgusinstabilität

e Tetrade.
Verletzt sind:
– hinteres Schrägband
– vorderes Kreuzband
– mediales Seitenband
– Lig. femorotibiale laterale anterius

Folgen:
+++ anteromediale Rotationsinstabilität
++ vordere Schublade in Neutralrotationsstellung
\+ anterolaterale Rotationsinstabilität
++ Valgusinstabilität
\+ „lateral pivot shift"
(+) Genu recurvatum

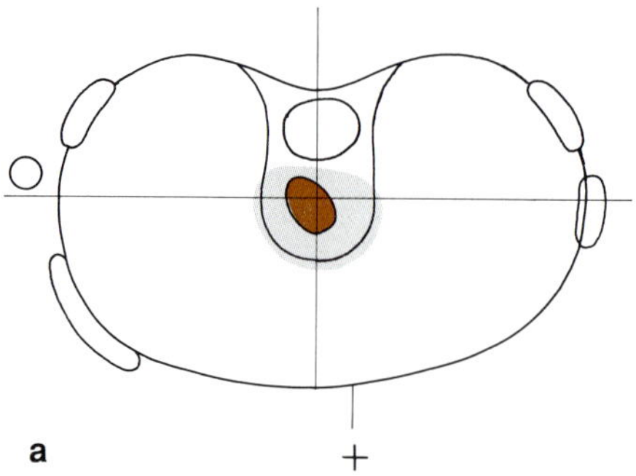

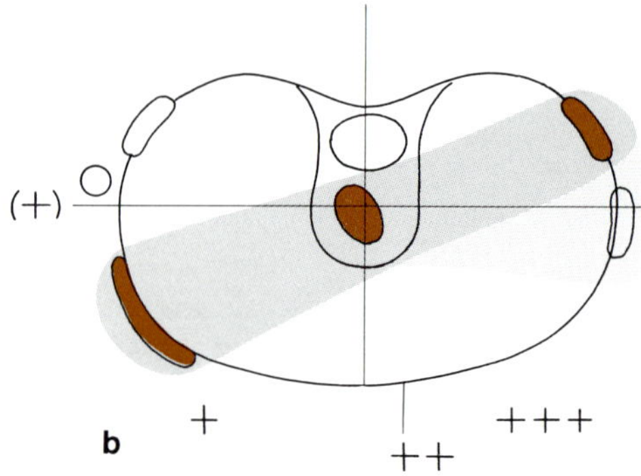

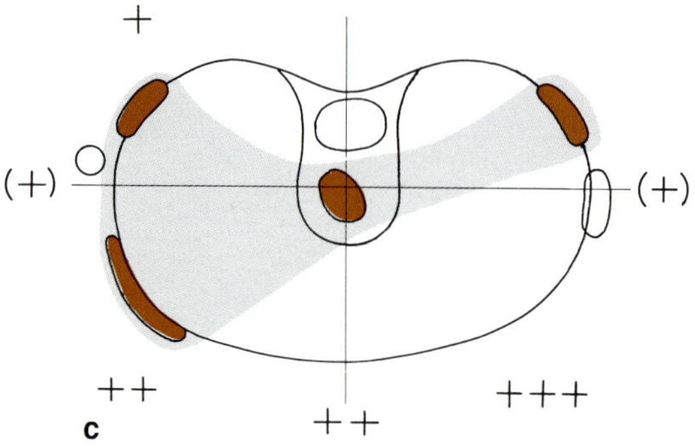

Abb. 2.**47** Weitere Möglichkeiten vorderer Instabilitäten.

a Verletzt ist:
- vorderes Kreuzband

Folgen:

+ vordere Schublade in Neutralrotationsstellung

b Globale vordere Instabilität (meist Folge einer chronischen vorderen Instabilität).
Verletzt sind:
- hinteres Schrägband
- vorderes Kreuzband
- Lig. femorotibiale laterale anterius

Folgen:

+++ anteromediale Rotationsinstabilität
++ vordere Schublade in Neutralrotationsstellung
\+ anterolaterale Rotationsinstabilität
\+ Valgusinstabilität
(+) Varusinstabilität
\+ „lateral pivot shift"
\+ Genu recurvatum

c verletzt sind:
- hinteres Schrägband
- vorderes Kreuzband
- Lig. femorotibiale laterale anterius
- Popliteuseck

Folgen:

+++ anteromediale Rotationsinstabilität
++ vordere Schublade in Neutralrotationsstellung
++ anterolaterale Rotationsinstabilität
(+) Valgusinstabilität
(+) Varusinstabilität
\+ posterolaterale Rotationsinstabilität
\+ „lateral pivot shift"
\+ Genu recurvatum

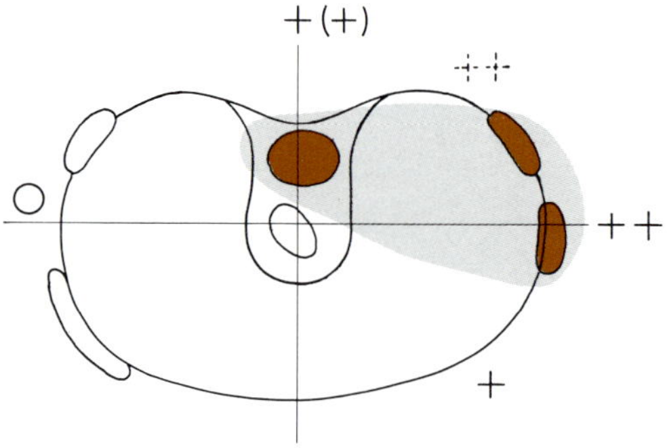

Abb. 2.**48** Posteromediale Instabilität.
Verletzt sind:
- hinteres Schrägband
- (Semimembranosuseck)
- hinteres Kreuzband
- mediales Seitenband

Folgen:

++ posteromediale Instabilität in Innenrotation
+(+) hintere Schublade in Neutralrotationsstellung
++ Valgusinstabilität
\+ anteromediale Instabilität

Abb. 2.**49** Posterolaterale Instabilität bei zunehmender Komplexität der Bandverletzungen. ▶

a Monade.
Verletzt ist:
- Popliteuseck (M. popliteus, Lig.-arcuatum-Komplex, laterales Meniskushinterhorn)

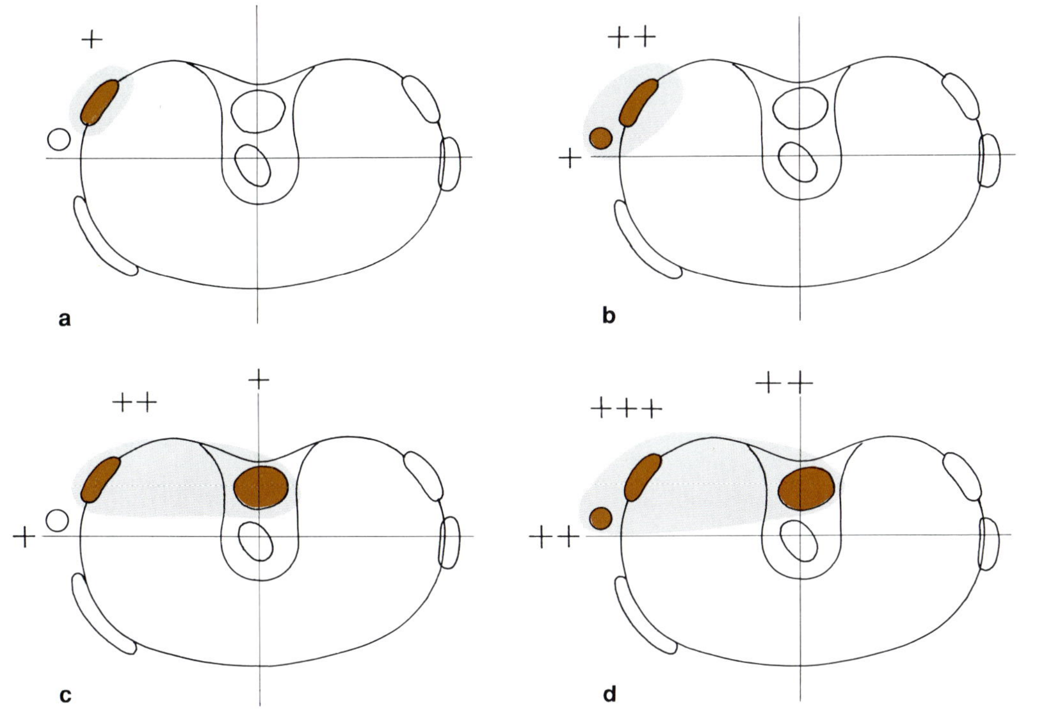

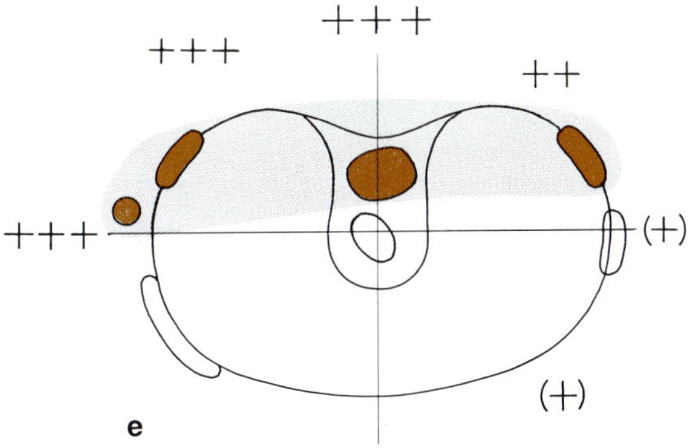

Abb. 2.**49**

Folgen:
+ posterolaterale Rotationsinstabilität

b Duade A.
Verletzt sind:
- Popliteuseck
- laterales Seitenband

Folgen:
++ posterolaterale Rotationsinstabilität
+ Varusinstabilität

c Duade B.
Verletzt sind:
- Popliteuseck
- hinteres Kreuzband

Folgen:
++ posterolaterale Rotationsinstabilität
+ hintere Schublade in Neutralrotationsstellung
+ Varusinstabilität

d Triade.
Verletzt sind:
- Popliteuseck
- hinteres Kreuzband
- laterales Seitenband

Folgen:
+++ posterolaterale Rotationsinstabilität
++ hintere Schublade in Neutralrotationsstellung
++ Varusinstabilität

e Tetrade.
Verletzt sind:
- Popliteuseck
- hinteres Kreuzband
- hinteres Schrägband
- laterales Seitenband

Folgen:
+++ posterolaterale Rotationsinstabilität
+++ hintere Schublade in Neutralrotationsstellung
++ posteromediale Rotationsinstabilität
+++ Varusinstabilität
(+) Valgusinstabilität
(+) anteromediale Rotationsinstabilität
+ Genu recurvatum

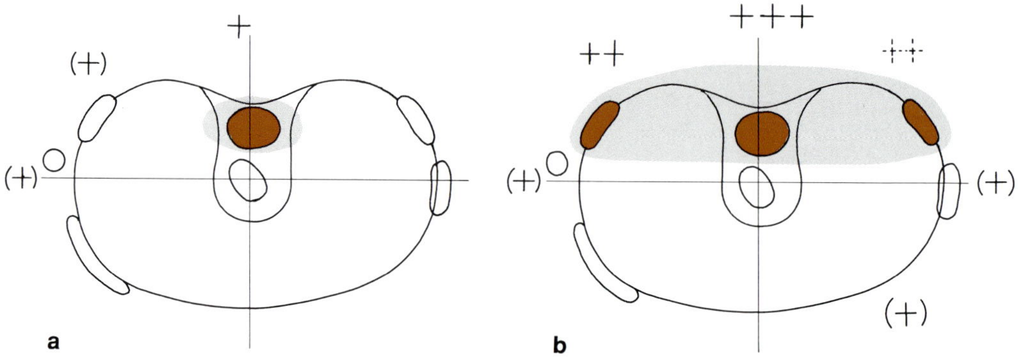

Abb. 2.**50** Weitere Möglichkeiten hinterer Instabilitäten.

a Verletzt ist:
- hinteres Kreuzband

Folgen:
- \+ hintere Schublade in Neutralrotationsstellung
- (+) posterolaterale Rotationsinstabilität
- (+) Varusinstabilität

b Globale hintere Instabilität.
Verletzt sind:
- hinteres Schrägband (Semimembranosuseck)
- hinteres Kreuzband
- Popliteuseck

Folgen:
- ++ posteromediale Instabilität
- +++ hintere Schublade in Neutralrotationsstellung
- ++ posterolaterale Instabilität
- (+) Valgusinstabilität
- (+) Varusinstabilität
- (+) anteromediale Rotationsinstabilität
- \+ Genu recurvatum

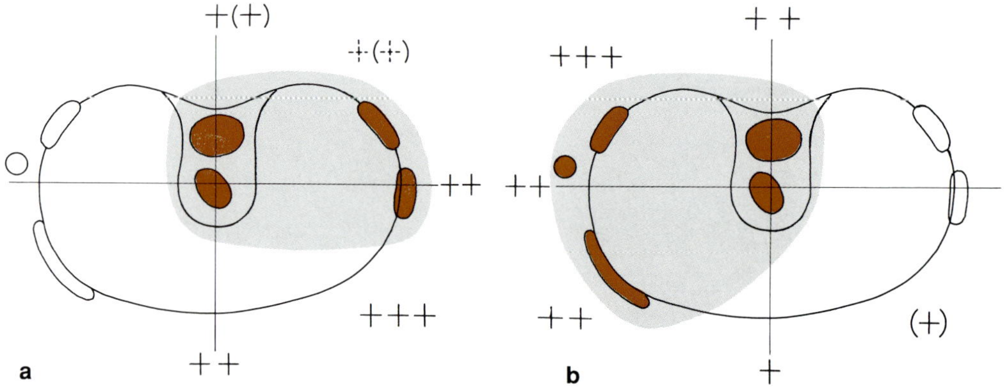

Abb. 2.**51** Möglichkeiten kombinierter anteroposteriorer Instabilitäten.

a Mediale anteroposteriore Instabilität.
Verletzt sind:
- vorderes Kreuzband
- hinteres Kreuzband
- hinteres Schrägband
- mediales Seitenband

Folgen:
- ++ vordere Schublade in Neutralrotationsstellung
- +(+) hintere Schublade in Neutralrotationsstellung
- +++ anteromediale Instabilität
- +(+) posteromediale Instabilität
- ++ Valgusinstabilität

b Laterale anteroposteriore Instabilität.
Verletzt sind:
- vorderes Kreuzband
- hinteres Kreuzband
- Popliteuseck
- laterales Seitenband
- Lig. femorotibiale laterale anterius

Folgen:
- \+ vordere Schublade in Neutralrotationsstellung
- ++ hintere Schublade in Neutralrotationsstellung
- ++ anterolaterale Instabilität
- +++ posterolaterale Instabilität
- ++ Varusinstabilität
- (+) anteromediale Instabilität

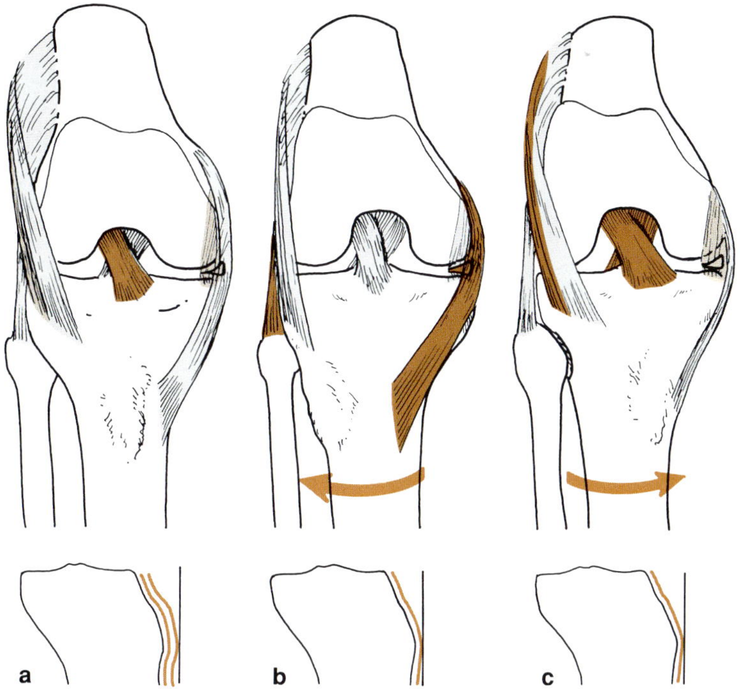

Abb. 2.**52** Stabilisierung des um 30 Grad gebeugten Kniegelenks bei Prüfung der Schubladenbewegung nach ventral. **a** Neutralrotationsstellung, **b** Außenrotation, **c** Innenrotation (nach W. Müller). Einzelheiten S. 77 f.

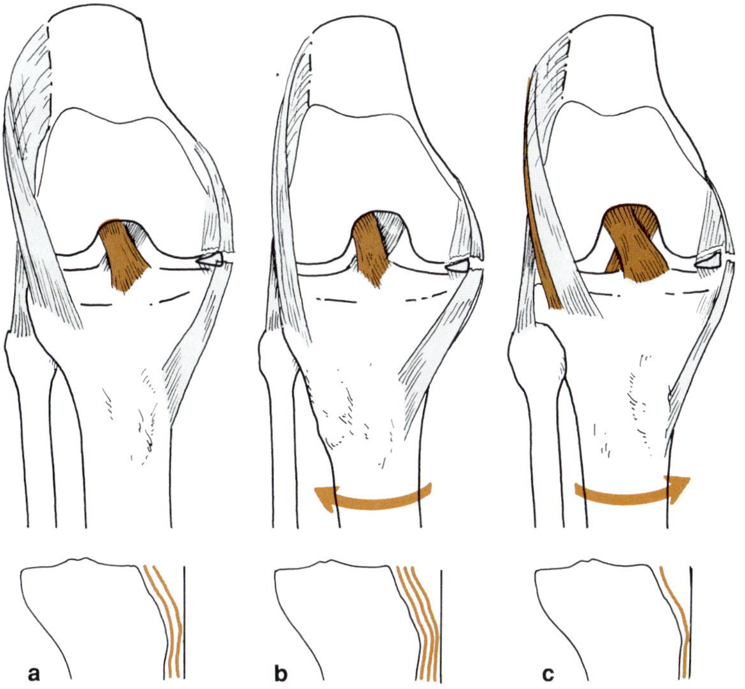

Abb. 2.**53** Stabilisierung des um 30 Grad gebeugten Kniegelenks bei Schubladenbewegung nach ventral nach Durchtrennung von medialem Seitenband und hinterem Schrägband. **a** Neutralrotationsstellung, **b** Außenrotation, **c** Innenrotation (nach W. Müller). Einzelheiten S. 79.

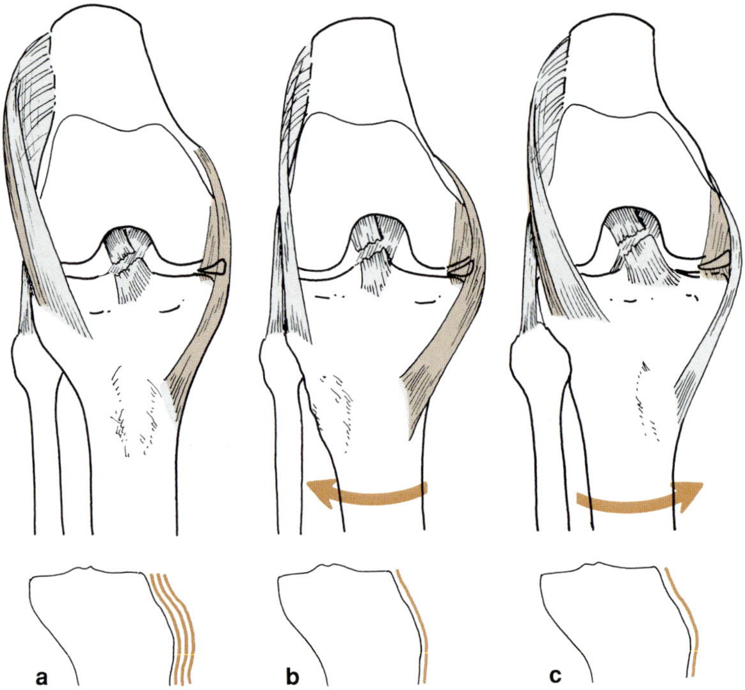

Abb. 2.**54** Stabilisierung des um 30 Grad gebeugten Kniegelenks bei Schubladenbewegung nach ventral nach Durchtrennung des vorderen Kreuzbandes. **a** Neutralrotationsstellung, **b** Außenrotation, **c** Innenrotation (nach W. Müller). Einzelheiten S. 79.

3 Untersuchungen mit bildgebenden Verfahren

Röntgenuntersuchungen

Zu jeder Kniegelenkuntersuchung gehören Übersichtsaufnahmen beider Kniegelenke (a.-p., seitlich, Patella axial). Sie sind bei Seitenvergleich auszuwerten und zeigen räumliche Anordnung und Formabweichungen knöcherner Gelenkkörper, Knochenverletzungen, Verrenkungen, degenerative Veränderungen (subchondrale Sklerosierungen, Randausziehungen, unregelmäßige Gelenkflächenbegrenzungen, Geröllzysten), Knochennekrosen (Osteochondrosis dissecans), knöcherne Ankylosen, Luft und Kontrastmittel in der Gelenkhöhle, Entzündungs- und Verletzungsfolgen, schattengebende freie Gelenkkörper, Zeichen früherer Schäden an Bandansätzen (Stieda-Pellegrini-Schatten), Verkalkungen in Band- und Kapselapparat (im lateralen Seitenband, in Popliteussehne, Bursa infrapatellaris, beiden Kreuzbändern, Lig. patellae, Lig. popliteum obliquum) u. a. m. Spezielle Fragestellungen verlangen spezielle Röntgenaufnahmen (s. unten).

Technik der Übersichtsaufnahmen

Anteroposteriorer Strahlengang (a.-p. Aufnahme)

Die Neigung der Schienbeinkopfgelenkfläche um 4 Grad von ventral kranial nach dorsal kaudal ist zu berücksichtigen; Zentralstrahl oder Schienbeinkopfgelenkfläche sind entsprechend einzustellen (Abb. 3.**1**).

Tibiofibularer Strahlengang (seitliche Aufnahme)

Die Außenseite des Beines liegt der Unterlage auf, Hüftgelenk und Kniegelenk sind um 40 Grad gebeugt. Der Zentralstrahl zielt auf den Kniegelenkspalt (Abb. 3.**2**), Aufnahmen bei dieser Gelenkstellung geben Hinweise für die Höheneinstellung der Patella (Abb. 1.**35**).

Patellaaxialaufnahmen nach Settegast und nach Knutsson

Die Aufnahme nach Settegast (Abb. 3.**3**) bildet die Kniescheibe bei starker Gelenkbeugung axial, zwischen die Oberschenkelrollen eingesunken, ab. Aussagen über die Architektonik des ventralen kranialen Abschnitts der tibialen Oberschenkelrolle, einen wichtigen Teil des Femoropatellargelenks, sind mit dieser Technik nicht möglich, deshalb ist die Aufnahmetechnik nach Knutsson besser.

Mit der Aufnahmetechnik nach Knutsson bei Kniegelenkbeugung von 40 Grad (Abb. 3.**3b**) bildet die axiale Kniescheibenaufnahme auch die oberen ventralen Abschnitte der Oberschenkelrollen ab; sie sind für die Beurteilung des Femoropatellargelenks sehr wichtig. Nachteil der Einstellung nach Knutsson: Die tiefstehende Röntgenröhre bedrängt den Kopf des Patienten. Abb. 3.**3c** zeigt eine modifizierte, einfachere Einstellung zur Aufnahme nach Knutsson. Bei dieser Einstellung müssen die Gonaden sorgfältig abgedeckt werden.

Beispiele für Aufnahmen nach Settegast oder Knutsson: Ursachen der nachfolgenden Chondromalacia patellae waren auf der Aufnahme nach Settegast nicht erkennbar (Abb. 3.**4a**). Beide Facetten der gut geformten Kniescheibe (Typ II) artikulierten breitflächig mit den Oberschenkelrollen. Kein Gelenkflächenabschnitt schien überlastet. Die Aufnahme nach Knutsson (Abb. 3.**4b**) zeigte die Ursache, nämlich eine Hypoplasie der tibialen Oberschenkelrolle in ihrem ventralen kranialen Abschnitt (S. 90).

Défiléeaufnahmen der Kniescheibe

Für die Routine genügen axiale Aufnahmen nach Knutsson. Bei besonderen Fragestellungen helfen Défilée-Aufnahmen bei 30, 60 und 90 Grad Beugung weiter (Abb. 3.**5**). Zur Erleichterung der Einstellung entwickelte Hepp (122) ein „Défiléegerät".

Röntgenaufnahmen bei speziellen Fragestellungen

Posteroanteriorer Strahlengang (Abb. 3.**6**)

Die Aufnahme zeigt die Kniescheibenstruktur exakt und eignet sich für die Differentialdiagnose bei Patella partita und Kniescheibenbruch.

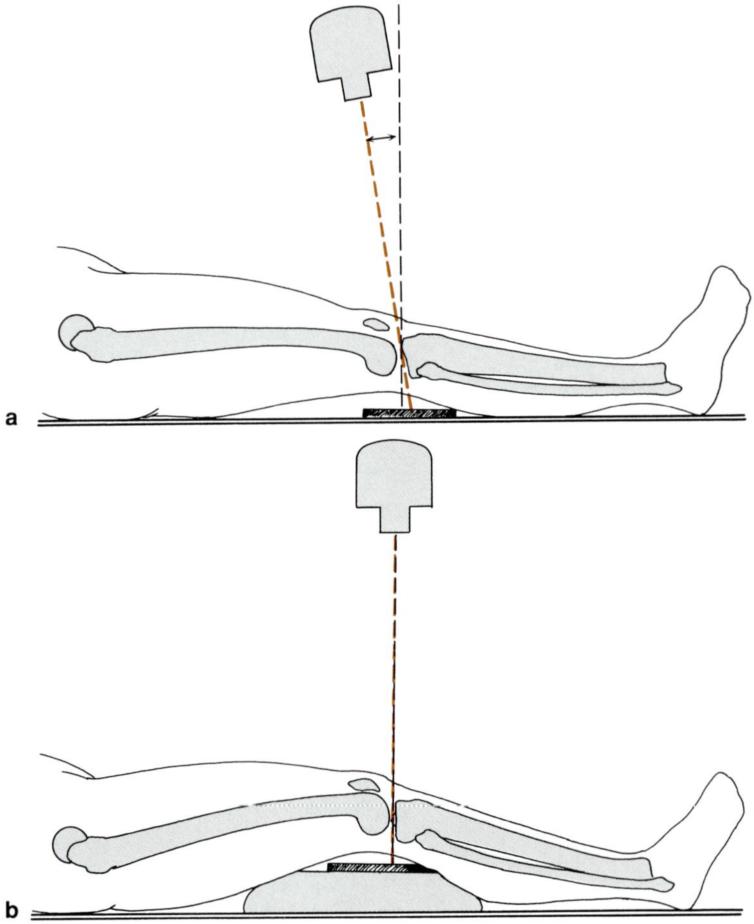

Abb. 3.1 Aufnahme im anteroposterioren Strahlengang. **a** Das Bein liegt der Unterlage auf. Der Zentralstrahl ist der Neigung des Schienbeinkopfes entsprechend von vorne oben nach hinten unten einzustellen. **b** Ein untergelegtes Kissen positioniert die Schienbeinkopfgelenkfläche so, daß der Zentralstrahl senkrecht einzustellen ist.

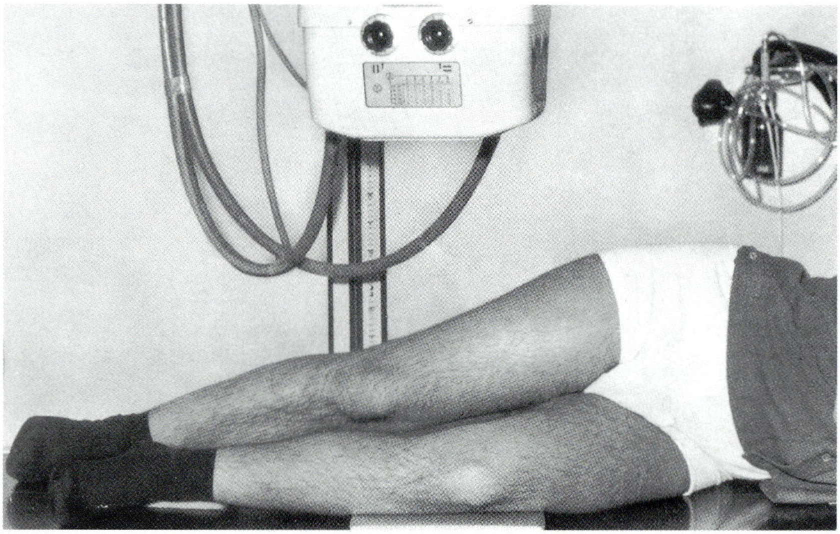

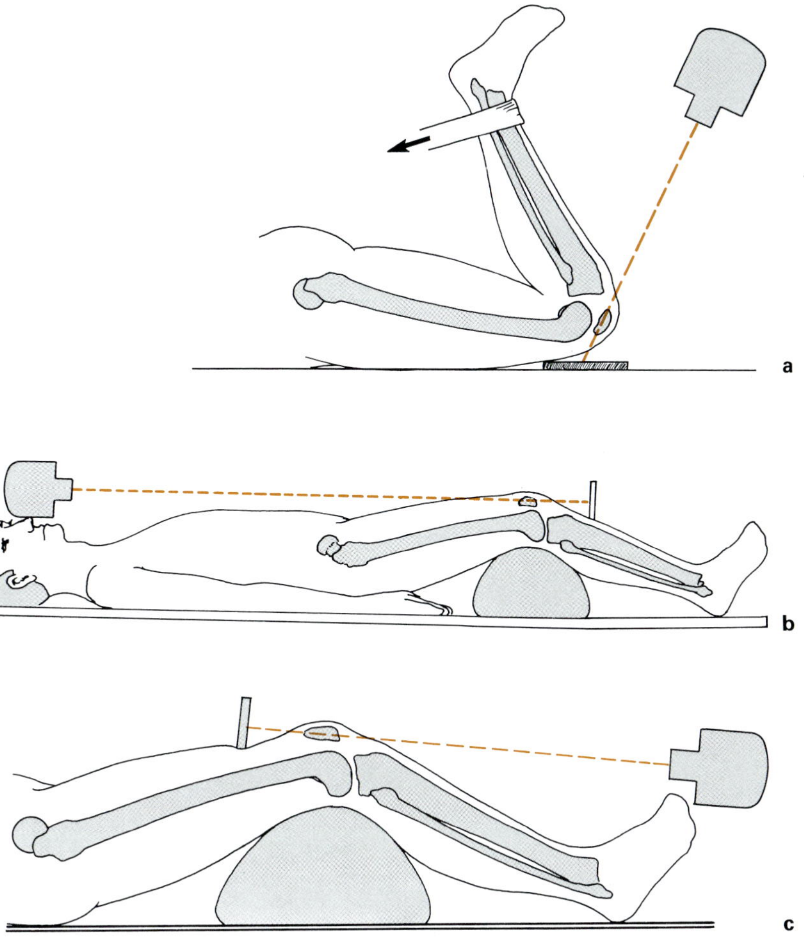

Abb. 3.**3** Anordnungen zu axialen Kniescheibenaufnahmen. **a** Die Aufnahme nach Settegast bildet die Kniescheibe axial, zwischen die Oberschenkelrollen eingesunken, ab. Die zur Beurteilung des Femoropatellargelenks wichtigen vorderen oberen Rollenabschnitte sind nicht sichtbar. **b** Bei der Aufnahmetechnik nach Knutsson sind die axiale Kniescheibe und die zur Beurteilung des Femoropatellargelenks wichtigen vorderen oberen Rollenabschnitte sichtbar. Zur Vereinfachung der Aufnahmetechnik entwickelte R. Hepp mit der Fa. Württemberger, Kiel, eine Kassettenhalterung. **c** Modifizierte, einfachere Einstellung zur Aufnahme nach Knutsson (Gonaden müssen abgedeckt werden).

◀ Abb. 3.**2** Seitliche Aufnahme. Das Bein liegt mit seiner Außenseite der Unterlage auf, Hüft- und Kniegelenk sind um je 40 Grad gebeugt. Der Zentralstrahl ist senkrecht einzustellen (Bestimmung der Patella-Höheneinstellung S. 27 ff).

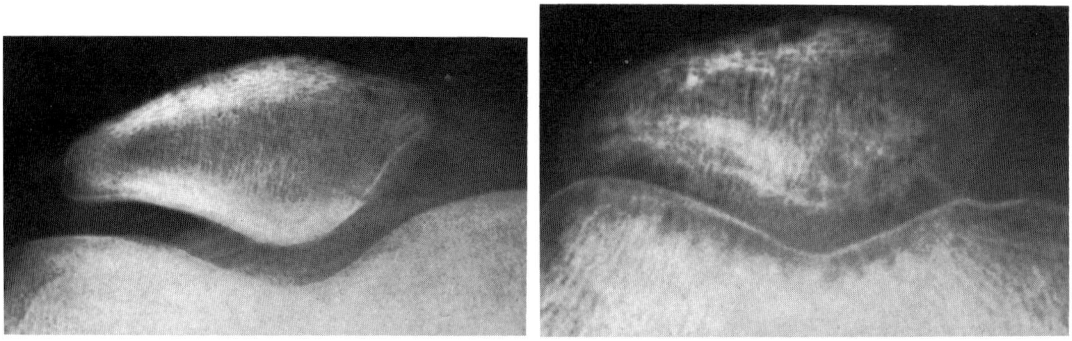

Abb. 3.**4** Chondromalacia patellae. **a** Ursachen der nachfolgenden Chondromalacia patellae waren auf der am Beobachtungsbeginn gefertigten Aufnahme nach Settegast nicht erkennbar. Die Gelenkflächen der Kniescheibe vom Typ II artikulierten bei stark gebeugtem Gelenk breitflächig mit den Oberschenkelrollen. **b** Die Aufnahme nach Knutsson zeigt die Ursache der Chondromalazie: Hypoplasie der tibialen Oberschenkelrolle in ihrem ventralen kranialen Abschnitt. Überlastungen der medialen Kniescheibenfacette führten zur Chondromalazie.

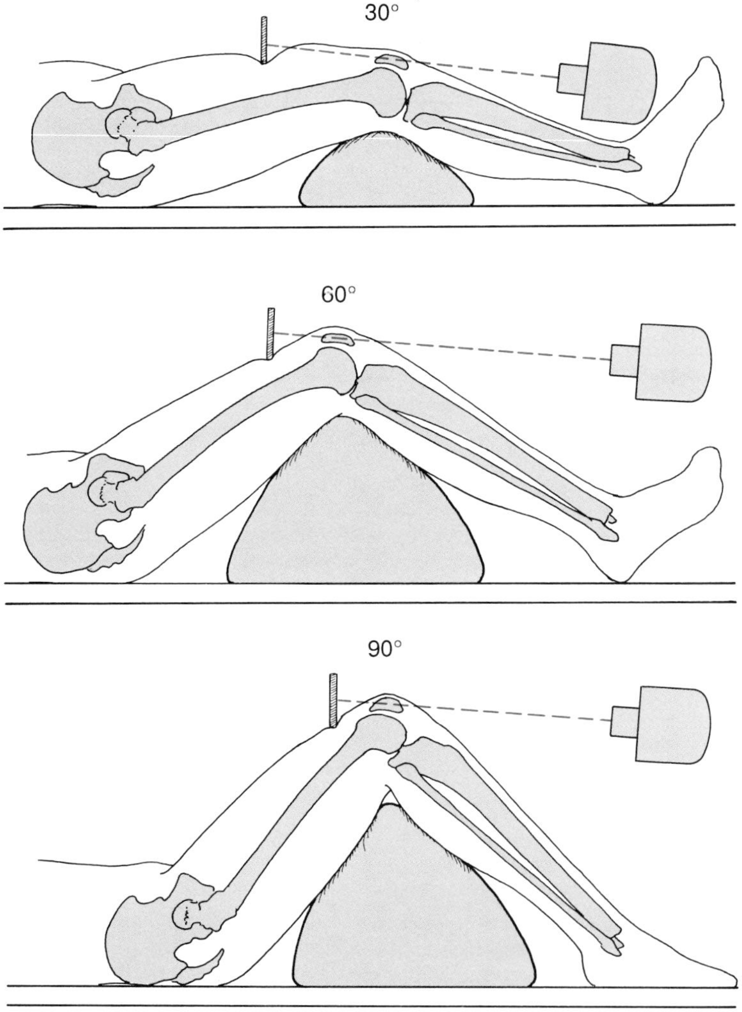

Abb. 3.**5** Défilée-Aufnahmetechnik bei 30, 60 und 90 Grad Beugung (nach Rüter).

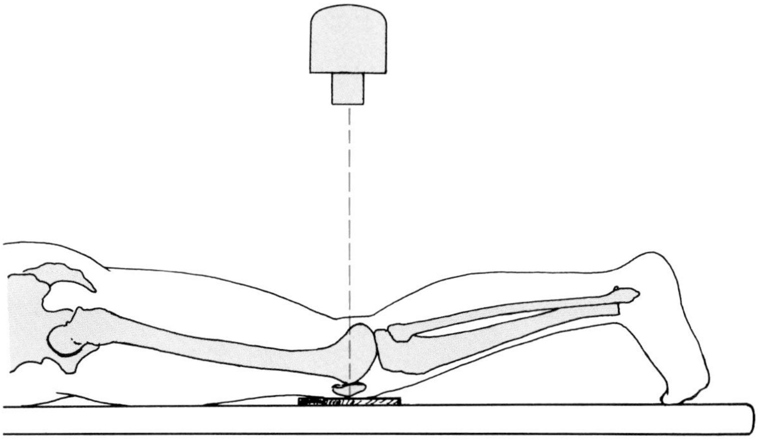

a

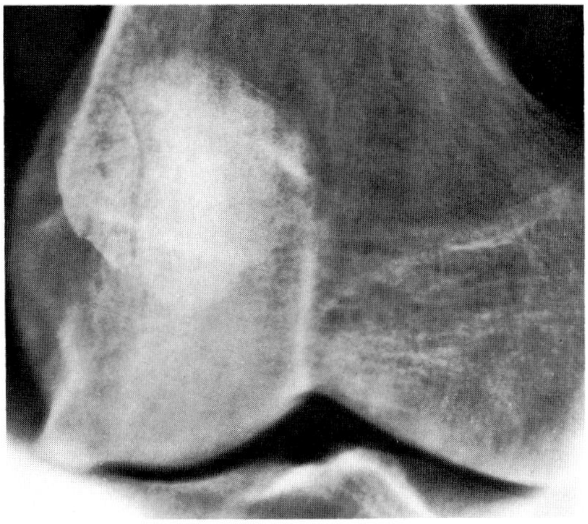

b

Abb. 3.**6** **a** Einstellung zur Aufnahme im posteroanterioren Strahlengang. **b** Diese Aufnahmetechnik bildet die Kniescheibenstrukturen exakt ab, der Kniescheibenlängsbruch und ein drittes Fragment lateral des Längsbruches sind gut erkennbar.

Aufnahme nach Frik (Tunnelaufnahme) (88a; Abb. 3.**7**)

Die Aufnahme zeigt die Fossa intercondylica und ihre Veränderungen (Osteochondrosis dissecans, freie Gelenkkörper, Ausriß des vorderen Kreuzbandes). Das Kniegelenk ist mit Beugung von 50 Grad gelagert. Der Zentralstrahl zielt, um 40 Grad gegen die Senkrechte geneigt, von kaudal auf den Gelenkspalt.

Stereoskopische Aufnahmen

Sie helfen schattengebende freie Gelenkkörper zu lokalisieren und Gelenkkörperverformungen räumlich zu erfassen.

Schichtaufnahmen

Sie erleichtern Differentialdiagnosen: entzündliche oder tumoröse Veränderungen, Patella partita, Kniescheibenbruch (Abb. 3.**8**), Knochensklerosierung (Abb. 3.**9**), Knochensequester. Bei frischen Frakturen sind unklare Bruchformen und Fragmente besser zu sehen als auf Übersichtsaufnahmen.

Gehaltene Aufnahmen

Simultane, gehaltene Aufnahmen beider Kniegelenke lassen nur bei entspannten aktiven Stabilisatoren einen verletzungsbedingten Stabilitätsverlust erkennen. Aussagen ohne Narkose sind deshalb nicht sicher.
Simultane Röntgenuntersuchungen beider um ca. 20 Grad gebeugter Kniegelenke bei Abduk-

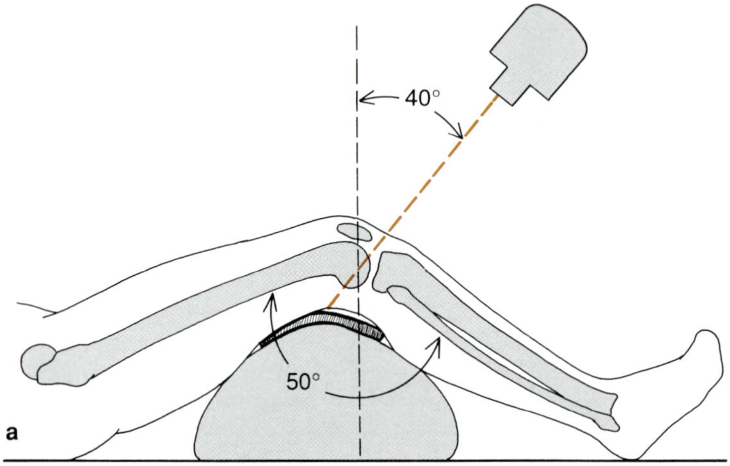

a

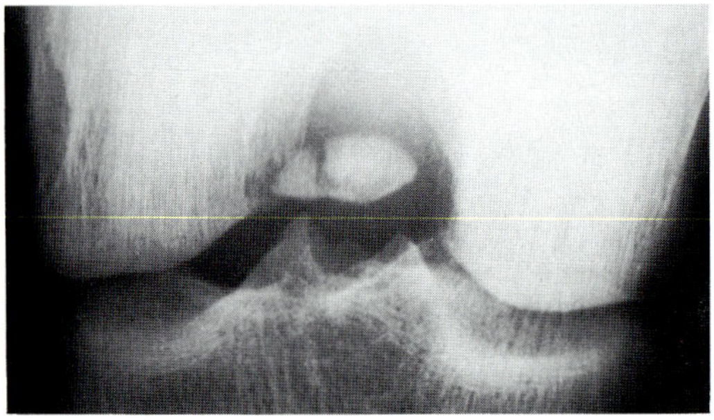

b

Abb. 3.**7** Aufnahme nach Frik. **a** Einstellung. Das Kniegelenk ist mit einer Beugung von 50 Grad gelagert, der Zentralstrahl um 40 Grad gegen die Senkrechte geneigt. **b** Die Aufnahme bildet in der Fossa intercondylica einen in zwei Teile zerbrochenen freien Gelenkkörper ab.

tion und Adduktion (Abb. 3.**10**) zeigen seitliche Aufklappbarkeit. Schwachpunkte dieser Untersuchungstechnik sind unterschiedliche Kraftanwendung während der Untersuchung, unterschiedlicher Abstand der Röntgenkugel, ungenaue Zentrierung des Zentralstrahls und Strahlenbelastung des Untersuchenden. Diese Technik wurde zugunsten apparativer Hilfen verlassen.

Haltegeräte für standardisiert gehaltene Röntgenaufnahmen fertigen Telos (Unter den Linden 26, 6303 Hungen 11; Abb. 3.**11**) nach Angaben von Scheuba und Ruf-Technik (Pfützenstraße 56–58, 6103 Griesheim; Abb. 3.**12**) nach Angaben von Strobel und Stedtfeld.

Palmer's Empfehlung zur Bestimmung der seitlichen Aufklappbarkeit zeigt Abb. 3.**13**, Jacobson's Meßverfahren von Schubladenbewegungen die Abb. 3.**14**.

Arthrographie

Sie stellt nichtschattengebende Körper dar: knorpelige Gelenkflächen, Zwischenscheiben, mit dem Gelenk kommunizierende Schleimbeutel.

Die Indikationen zur Arthrographie, wie sie Ricklin u. Mitarb. (232) beschrieben, wurden durch Arthroskopie, Computertomographie und Kernspintomographie wesentlich eingeschränkt. Die Arthrographie kann bei besonderen Fragestellungen (z. B. Nachweis einer mit der Gelenkhöhle kommunizierenden Baker-Zyste o. ä.) noch angewandt werden (Abb. 16.**4c**).

Gefahren der Arthrographie

Nur lückenlose Asepsis schützt vor der gefährlichsten Komplikation, der Gelenkinfektion. Wegen möglicher allergischer Reaktionen auf Kontrastmittel sind Antihistaminika, Kortikosteroide und Sauerstoffbeatmung bereitzuhalten.

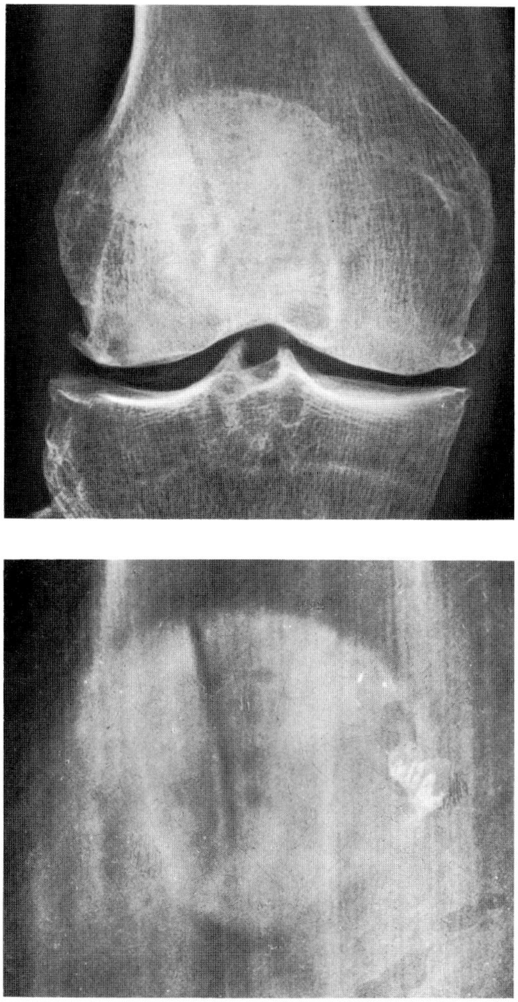

a

b

Abb. 3.**8** Patella partita. **a** In der Übersichtsaufnahme ist ein Längsspalt in der Kniescheibe zu erkennen. Ob er einem Bruch oder einer Patella partita zuzuordnen ist, läßt sich nicht sicher entscheiden. **b** Die Schichtaufnahme zeigt Knochenabdeckelungen zu beiden Seiten des Spaltes. Es handelt sich um eine Patella partita.

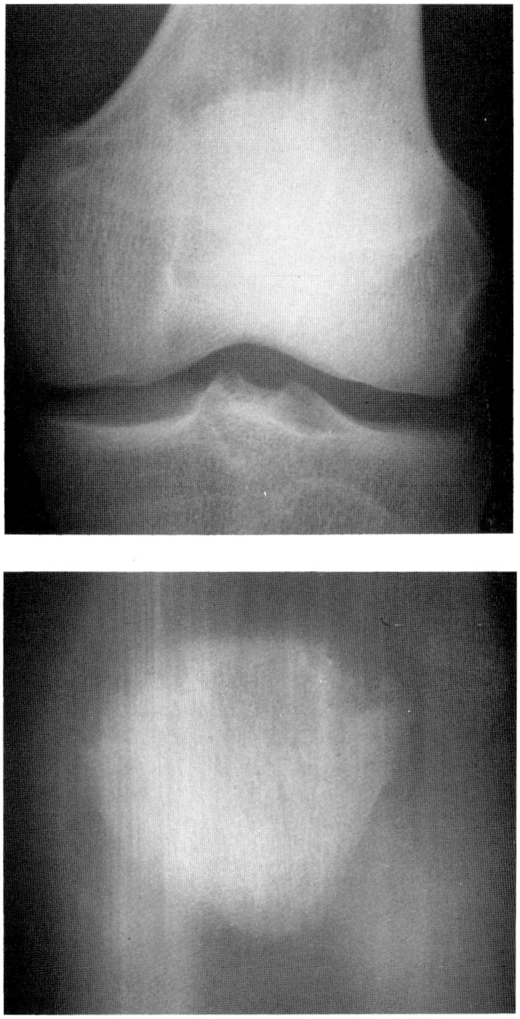

a

b

Abb. 3.**9** Defekt am Kniescheibenrand. **a** Die Übersichtsaufnahme im anteroposterioren Strahlengang zeigt undeutliche Veränderungen am oberen äußeren Rand der Kniescheibe. **b** Die Schichtaufnahme bildet Defekt und Sklerosierung als Folgen einer Sinding-Larsen-Johansson-Erkrankung ab.

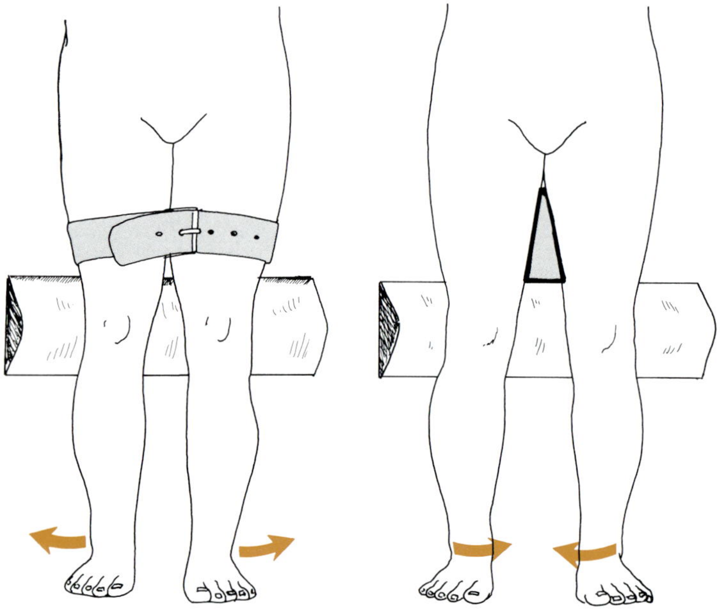

Abb. 3.**10** Simultane Röntgenaufnahmen beider Kniegelenke mit Ab- und Adduktion sind besser als getrennte Untersuchungen. Sie sind aber mit Unsicherheitsfaktoren behaftet (unterschiedliche Kräfte während der Untersuchung, Aktivierung von aktiven Stabilisatoren, wechselnder Abstand der Röntgenkugel, ungenaue Einstellung des Zentralstrahls, Strahlenbelastung des Untersuchers). Deshalb wurde diese Technik zugunsten der apparativen standardisiert gehaltenen Röntgenuntersuchung verlassen.

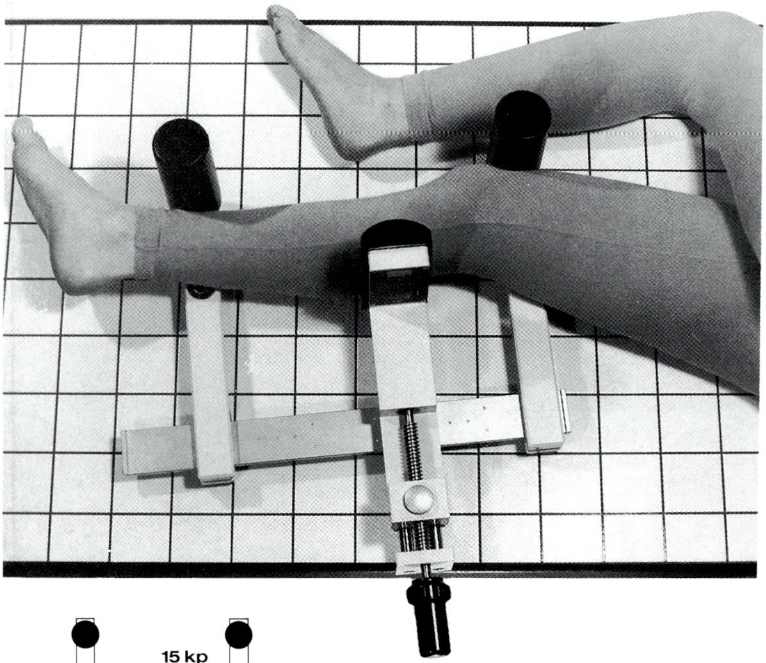

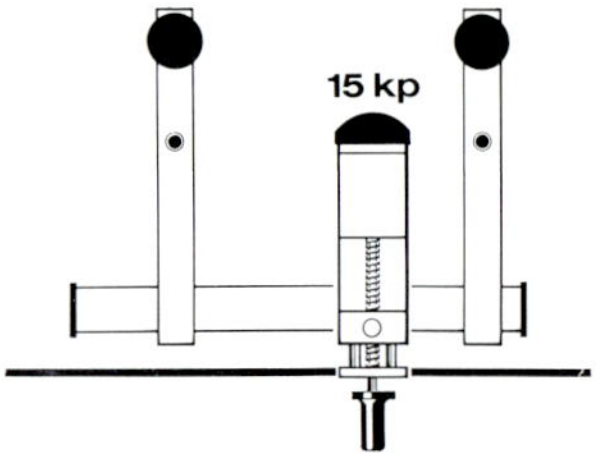

Abb. 3.**11** Lachman-Test mit dem Telos-Gerät nach Scheuba. Ausmessung entsprechend Abb. 3.**14**.

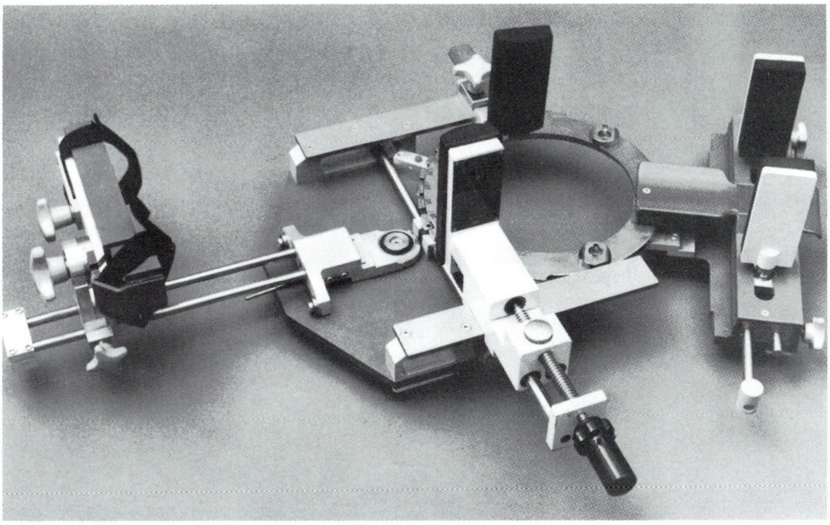

Abb. 3.**12** Gerät zu standardisiert gehaltenen Röntgenaufnahmen der Fa. RUF-Technik nach Strobel und Stedtfeld.

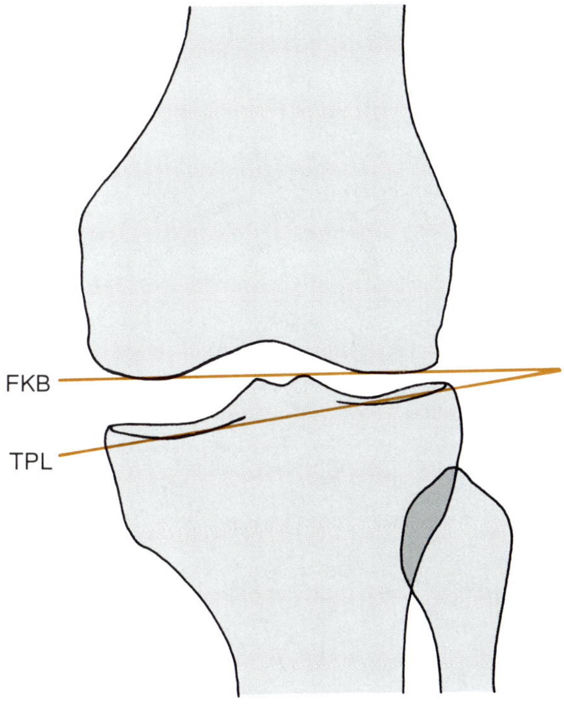

Abb. 3.**13** Auswertung von Aufklappbarkeiten nach Palmer. Messen des Winkels zwischen Tangente der kaudalen distalen Femurkondylenbegrenzungen (FKB) und Tangente der kaudalen Begrenzung beider Tibiaplateaus (TPL).

Technik des Doppelkontrastverfahrens

Nach Lagerung des Patienten auf dem Röntgentisch folgen großflächige Rasur der Einstichstelle, mehrmalige Hautdesinfektionen und sterile Abdeckung. Die Lokalanästhesie von Haut, Subkutis und Gelenkkapsel mit dünner Kanüle, 1 cm dorsal des lateralen kranialen Patellarandes ist fast schmerzfrei. Punktiert wird mit einer ca. 1–2 mm dicken, kurzgeschliffenen Kanüle. Sie wird, von der Patellarückwand geleitet, in das

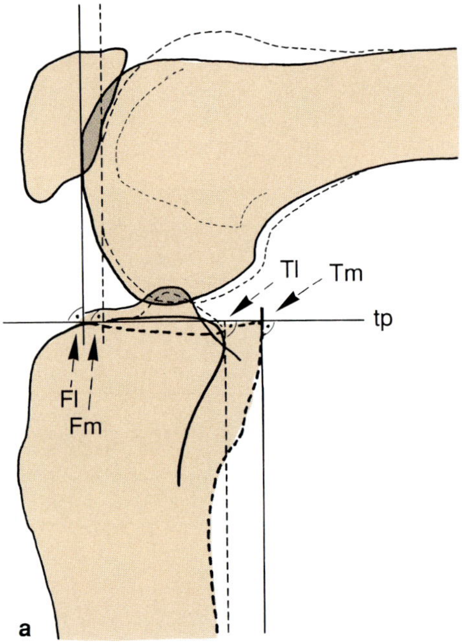
Tl
Tm
tp
Fl
Fm

a

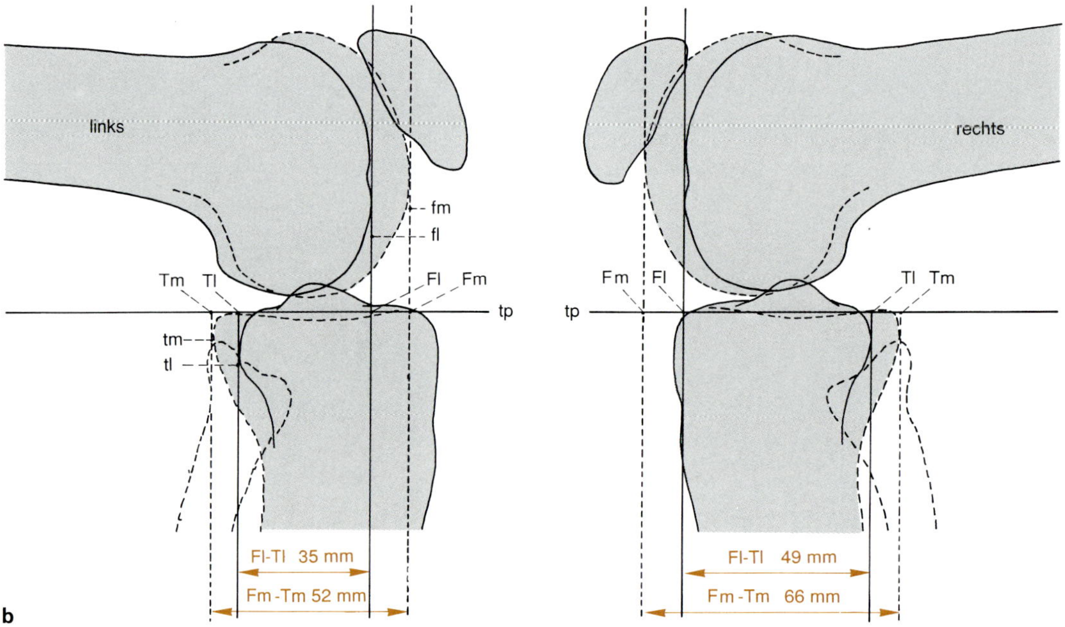
links
fm
fl
Tm
Tl
Fl
Fm
tp
tm
tl
Fl-Tl 35 mm
Fm-Tm 52 mm
rechts
Fm
Fl
Tl
Tm
tp
Fl-Tl 49 mm
Fm-Tm 66 mm

b

◀ Abb. 3.**14a** Messung von vorderen und hinteren Schubladenbewegungen nach Jacobson am rechtwinkelig gebeugten Knie mit jeweils 15 kg Druck 12 cm distal des Kniegelenkspalts (sowohl im Sinne der vorderen als auch im Sinne der hinteren Schublade). Die standardisiert gehaltenen Röntgenuntersuchungen sind bei 30 Grad Außenrotation, Neutralrotationsstellung und 40 Grad Innenrotation anzufertigen und auszumessen.
Auf Röntgenaufnahmen ist die laterale, plattennahe Femurrolle kleiner und schattendichter als die mediale Femurrolle abgebildet. Deshalb ist die laterale Rolle in den Zeichnungen durch eine ausgezogene Linie, die mediale Rolle durch eine gestrichelte Linie begrenzt. Das gleiche gilt für die dorsalen Begrenzungen des Schienbeinkopfes.

tp Tibiaplateaulinie
fm ventrale Begrenzung der medialen Femurrolle im Röntgenbild
fl ventrale Begrenzung der lateralen Femurrolle im Röntgenbild
tm dorsale Begrenzung des medialen Schienbeinkopfabschnitts (winkelig)
tl dorsale Begrenzung des lateralen Schienbeinkopfabschnitts (bogenförmig)
Fl Die Tangente der ventralen Begrenzung der lateralen Femurrolle kreuzt die Tibiaplateaulinie in rechtem Winkel (ausgezogene Linie).
Fm Die Tangente der ventralen Begrenzung der medialen Femurrolle kreuzt die Tibiaplateaulinie in rechtem Winkel (gestrichelte Linie).
Tl Die Tangente der dorsalen Begrenzung des lateralen Tibiakopfkondylus kreuzt die Tibiaplateaulinie in rechtem Winkel (ausgezogene Linie)
Tm Die Tangente der dorsalen Begrenzung des medialen Tibiakopfkondylus kreuzt die Tibiaplateaulinie in rechtem Winkel (gestrichelte Linie)

b Beispiel für die Notierung der Meßgrößen aus den Röntgenaufnahmen und Bestimmung der Schubladendifferenz zwischen gesundem und verletztem Kniegelenk. 90 Grad Flexion, 15 kg Druck im Sinne einer dorsalen Schublade 12 cm distal des Kniegelenkspalts bei Neutralrotationsstellung.
Links gesundes Kniegelenk
Fm – Tm = 52,0 mm
Fl – Tl = 35,0 mm
Rechts verletztes Kniegelenk
Fm – Tm = 66,0 mm
Fl – Tl = 49,0 mm
Im Vergleich mit der gesunden Seite ist im verletzten rechten Kniegelenk die dorsale Schubladenbewegung medial und lateral um 14,0 mm vergrößert (Normalwerte: vordere Schublade bei 90 Grad Beugung 0–5 mm, hintere Schublade bei 90 Grad Beugung 0–5 mm).
Diagnose: Zerreißung des hinteren Kreuzbandes rechts.

Femoropatellargelenk vorgeschoben. Aspiration von Gelenkflüssigkeit oder widerstandslose Injektionsmöglichkeit beweisen die korrekte Nadellage. Ergüsse sind vollständig zu entleeren, sie verdünnen das Kontrastmittel. Die erste Spritze wird jetzt abgenommen, die Kanüle bleibt liegen.
3–4 ml Kontrastmittel werden in einer 20-ml-Spritze aufgezogen, dann wird durch Zurückziehen des Spritzenkolbens Luft aspiriert. Es folgt nochmalige Kontrolle der Nadellage (3–4 ml Luft müssen sich ohne Widerstand ins Gelenk insufflieren lassen). Dann wird das Gelenk mit Luft gefüllt, bis ein leichtes Spannungsgefühl entsteht. Nach Kontrastmittelinjektion wird die Nadel herausgezogen und die Einstichstelle versorgt. Passive Flexions-, Extensions- und Rotationsbewegungen am herabhängenden Unterschenkel verteilen das Kontrastmittel.

Aufnahmetechnik

Lagerung auf einem Kipptisch. Ein Holzgestell von 15 cm Höhe unter dem Knie vergrößert die Abbildungen, Feinstfokusröhren (0,3 mm) bringen die nötige Bildschärfe. Für die Aufnahmen ist ein Zielgerät für acht Aufnahmen auf 24/30-Format zu empfehlen. Beide Menisken sind bei Durchleuchtung zu inspizieren und nach Abb. 3.**15** abzubilden. Geringe Beugestellung erleichtert die Darstellung der Meniskusvorderhörner, volle Streckung die der Hinterhörner und Auf-

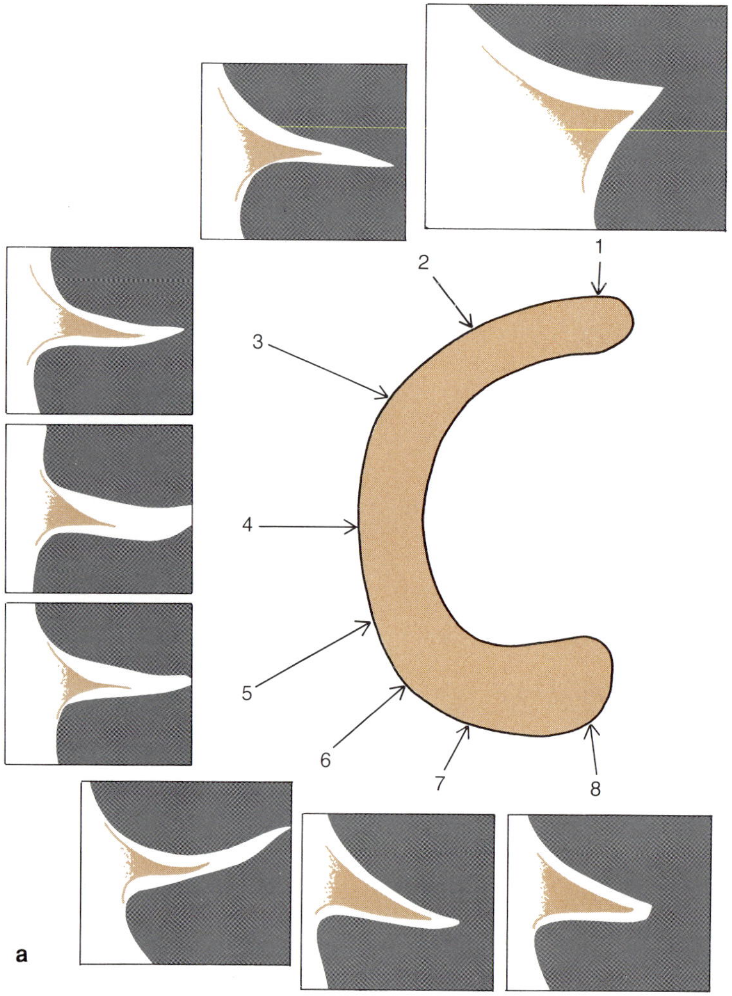

Abb. 3.**15** Röntgenaufnahmen der Menisken bei der Arthrographie (nach Ricklin u. Mitarb.) **a** Acht Einstellungen bilden den Innenmeniskus in den gezeigten Formen ab. **b** Beim Außenmeniskus sind sechs Aufnahmen die Regel.

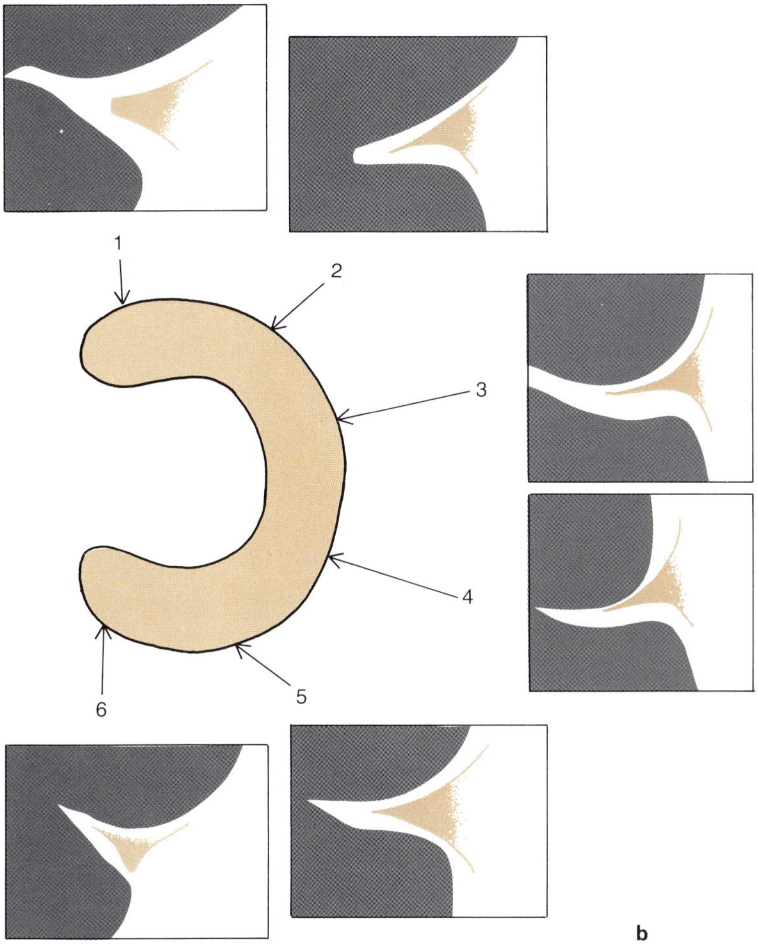

klappen des Gelenkspalts die der mittleren Abschnitte.
Kontrastmittel und Luft sind am Ende der Untersuchung zu entleeren. 24 Stunden Bettruhe und elastische Binden um das Kniegelenk sollen Ergußbildungen verhindern. Waren solche schon vor der Arthrographie vorhanden, können sie nach der Arthrographie trotz vorbeugender Maßnahmen wieder auftreten. Punktionen sind nur bei Dehnung der Gelenkkapsel indiziert, im übrigen ist Ruhe die beste Therapie.

Computertomographie

Die Computertomographie dokumentiert Kreuzbandläsionen sowie Ergebnisse von Bandnähten (Abb. 3.**16**) und hilft Mehrfragmentbrüche in Schienbeinkopf und Oberschenkelrollen räumlich zu erfassen. Zur Diagnose frischer Kreuzbandverletzungen ist die Computertomographie ungeeignet, da zur Untersuchung das Kniegelenk um 90 Grad gebeugt werden müßte (88, 221, 225).

Kernspintomographie

Mit der Kernspintomographie (Magnetresonanztomographie), einer nichtinvasiven Untersuchungsmethode ohne Strahlenbelastung, können auch Weichteilstrukturen gut abgebildet werden (Abb. 3.**17**), Schichtebenen sind frei wählbar. Verletzte Kniegelenke brauchen nicht bewegt zu werden, Kontrastmittel sind nicht notwendig. Darstellbar sind:

- Verletzungen von Knorpel, Kreuzbändern, Menisken (besonders der Hinterhörner);

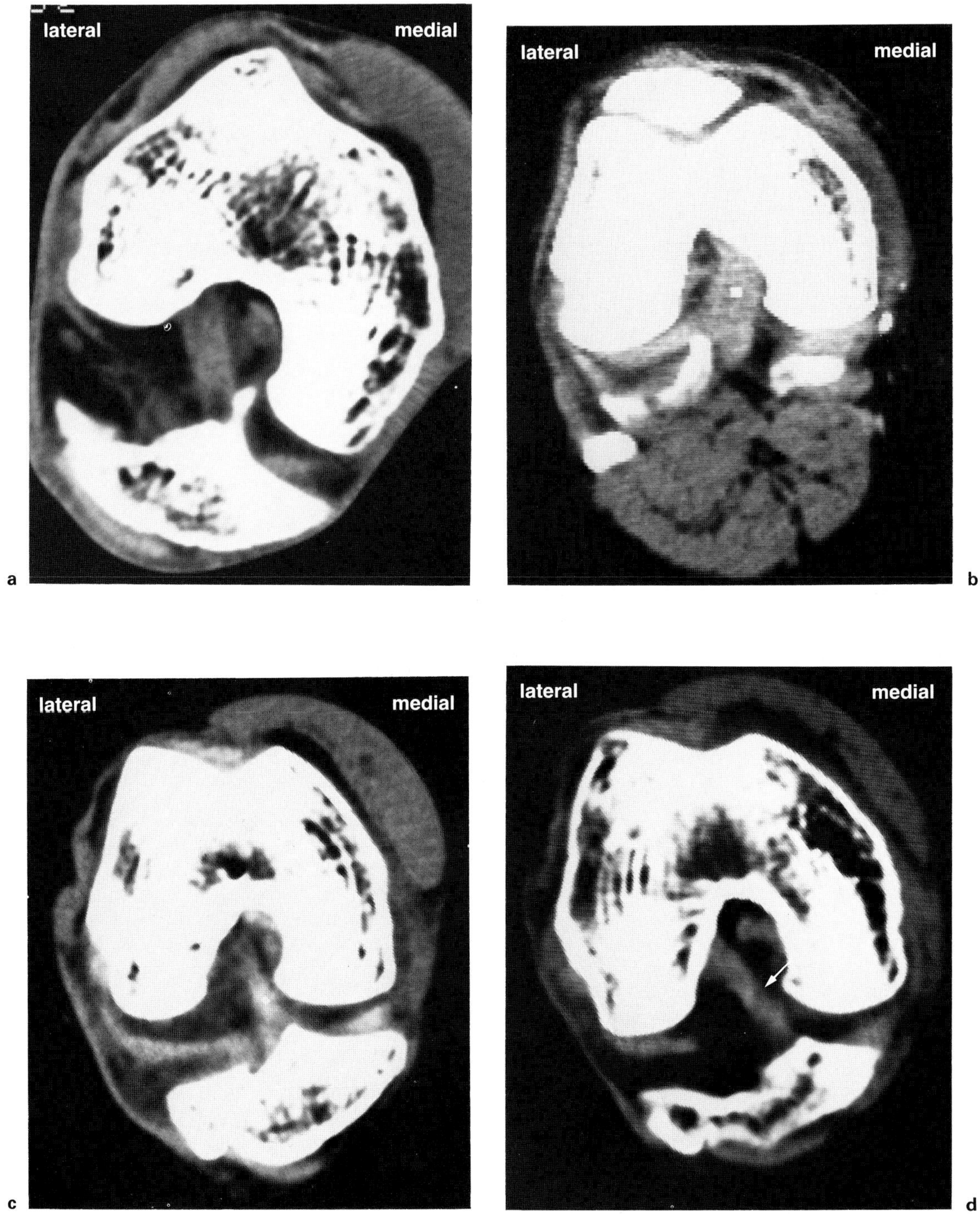

Abb. 3.**16** Computertomographie des Kniegelenks (Sammlung der Röntgenabteilung Zentralklinikum Augsburg, Chefarzt Dr. E. Klotz). **a** Darstellung eines unverletzten vorderen Kreuzbandes (rechtes Knie). **b** Darstellung eines unverletzten hinteren Kreuzbandes (rechtes Knie). **c** Darstellung einer Verletzung des vorderen Kreuzbandes nahe der Insertion an der lateralen Rolle (rechtes Knie). **d** Darstellung eines vorderen Kreuzbandes, das vor 8 Wochen in der Mitte genäht worden war (rechtes Knie).

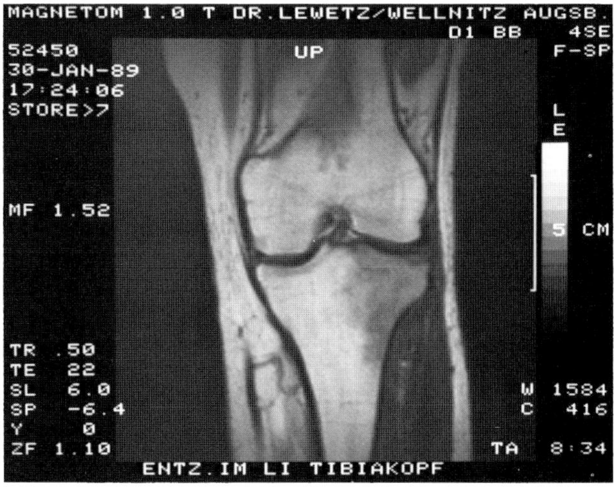

a

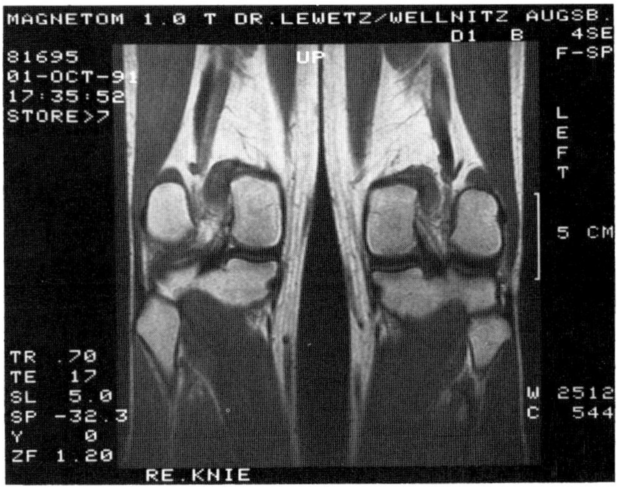

b

Abb. 3.**17** Kernspintomographie des Kniegelenks (Sammlung Dr. Lewetz, Dr. Wellnitz, Augsburg). **a** Entzündliche Veränderung im lateralen Tibiakopfteil. **b** Darstellung des hinteren Kreuzbandes.

- Meniskusdegenerationen;
- Knochentumoren, -entzündungen (Abb. 3.**17a**) und -sequester;
- bei Arthrose und Osteochondrosis dissecans; Veränderungen in Knorpel und subchondralem Knochen;
- bei Chondromalacia patellae: Oberflächenveränderungen des Knorpels, Knorpelödem, Knorpeldestruktion, Knorpelaufbruch;
- bei rheumatoider Arthritis: Arrosionen in Knorpel und subchondralem Knochen, Gelenkergüsse.

Die meisten der genannten Veränderungen lassen sich aber auch mit einfacheren Methoden darstellen. Nicht geeignet ist die Kernspintomo-

Tabelle 3.**1** Treffsicherheit der Knieuntersuchungen mit Kernspintomographie (aus Jerosch, J., u. a.: Z. Orthop. 127 [1989] 66)

Meniskusschäden	
– Innenmeniskusläsionen	91%
– Außenmeniskusläsionen	93%
Bandverletzungen	
– vorderes Kreuzband	
Teilruptur	86%
Totalruptur	93%
– hinteres Kreuzband	94%
– mediales Seitenband	98%

graphie zur Diagnose von freien Gelenkkörpern, kleinen Knorpeldefekten, kleinen Herden bei Chondromalazie, Synovialfalten, kleinflächigen Veränderungen der Gelenkinnenhaut.
Untersuchungen über die Zuverlässigkeit der Kernspintomographie stammen von Jerosch u. Mitarb. (1989) (Tab. 3.**1**).

Sonographie

Die Sonographie des Kniegelenks, nichtinvasiv und kostengünstig, bringt wichtige Zusatzinformationen für die Diagnostik. Sie ist indiziert bei

- Gelenkergüssen (bei Seitenvergleich sind schon kleine Ergüsse nachweisbar, auch im vorderen oberen Rezessus);
- Meniskusläsionen (Meniskuszysten und Schäden im mittleren Meniskusabschnitt sind erkennbar. Milz u. Hawe erhöhten nach Insufflation von 20 ml steriler Luft und nach Kniebewegungen auf dem Standfahrrad die Reflexion und verbesserten damit die Meniskusdiagnostik);
- Sinding-Larsen-Johansson Syndrom, Osgood-Schlatter Syndrom;
- Kniekehlenhygromen (im tibialen Abschnitt: Bursa gastrocnemiosemimembranosa und Bursa capitis tibialis m. gastrocnemii; im fibularen Abschnitt Bursa m. poplitei = Baker-Zyste);
- Differentialdiagnose zwischen Baker-Zyste und Aneurysma der A. poplitea;
- Bursitiden;
- Läsionen des hinteren Kreuzbandes (bei frischen Kreuzbandverletzungen ist das Kreuzbandecho verbreitert, exakte Rupturlokalisaton ist jedoch nicht möglich; die Aussagekraft im femurnahen Bereich ist eingeschränkt);
- freien Gelenkkörpern;
- Knochenveränderungen (die Aussagekraft ist gering).

4 Arthroskopie

Die Technik der Arthroskopie ist in zahlreichen Publikationen beschrieben. In diesem Rahmen sind deshalb für den Praktiker nur Indikationen, Kontraindikationen und Komplikationen zusammengestellt.

Die Arthroskopie soll am Ende aller klinischen Untersuchungsmöglichkeiten stehen. Sie soll Begleitschäden erfassen und die Operationsplanung erleichtern. Bei Wahlmöglichkeit zwischen Arthrographie und Arthroskopie sollte zugunsten der Arthroskopie entschieden werden. Probearthrotomien sind meist durch Arthroskopie mit geringerer Morbidität, besserem Überblick über das Gelenk und mit kürzerer Ruhigstellungsphase ersetzbar.

Hempfling (118) sichtete 3850 Arthroskopien:

- Bei unklaren klinisch-radiologischen Befunden hatten 50% der Fälle degenerative Veränderungen;
- bei Hämarthros unklarer Genese hatten 28% der Fälle isolierte Rupturen des vorderen Kreuzbandes.

Aus dieser Zusammenstellung wird deutlich, daß zunehmende klinische Erfahrung die Indikation zur Arthroskopie wesentlich einengen könnte.

Voraussetzungen zur Arthroskopie

Der Patient soll in gutem Zustand sein, anderenfalls sind internistische und anästhesiologische Vorbereitungen nötig.

Indikationen

- Schmerzzustände und Ergußbildungen unklarer Genese.
- Hämarthros unklarer Genese (isolierte Ruptur des vorderen Kreuzbandes in 17–72%).
- Rezidivierende Blockierungen.
- Präoperative Abklärung bei Instabilitäten und Arthrosen:
  - Nach Arthroskopien mußten die Therapieplanungen bei 30–38% klinisch diagnostizierter Bandläsionen korrigiert werden.
  - Vor Korrekturosteotomien muß der Knorpelzustand abgeklärt werden.
- Meniskusdiagnostik (Innenmeniskushinterhorn nicht sicher zu beurteilen):
  - Arthroskopisch gab es falsch positive Diagnosen bei klinischer und radiologischer Voruntersuchung in 23%, falsch negative in bis 70% (163).
  - Vertikalrisse ohne Luxation werden arthroskopisch selten übersehen (am Hinterhorn sind sie arthroskopisch nicht erkennbar).
  - Das Innenmeniskushinterhorn ist nicht voll einsehbar.
  - Der eingeschlagene Korbhenkelriß ist nicht sicher zu diagnostizieren.
  - Arthroskopisch haben 14% der Arthrographien falsch negative Ergebnisse.
- Baker-Zysten erzeugen bei älteren Patienten starke Synovialisveränderungen. Sie sollten arthroskopisch abgeklärt werden.
- Persistierende Schmerzen nach Kniegelenkoperationen (vor Reoperationen).

Eingeschränkte Indikationen. Verlaufskontrollen nach Operationen am Knorpel, nach Kreuzbandnähten und -plastiken.

Kontraindikationen

- Nicht abgeheilte Hautwunden im Kniebereich.
- Frische ausgedehnte Kapsel- und Bandschäden.

Arthroskopie bei Differentialdiagnosen

Bei *Chondromalacia patellae:* Knorpelschäden sind vom Geübten klinisch mit großer Wahrscheinlichkeit nachzuweisen und zu lokalisieren. Die Indikation zur Arthroskopie sollte nur mit großer Zurückhaltung gestellt werden.

Bei *Synovialitiden* sind differenzierbar:

- Synovialitis villonodulosa pigmentosa,
- Kristallsynovialitiden (Uratgicht, Chondrokalzinose),
- mechanische und entzündliche Synovialitiden.
- Histologische Untersuchungen entzündlicher Synovialitiden einschließlich mancher rheumatischer Polyarthritiden ergeben meist nur unspezifische Befunde.

Komplikationen

- Instrumentelle Schäden:
  - Instrumentenbruch,
  - Verletzungen der A. poplitea (1 : 12500 bis 44000), in der Hälfte der Fälle von Unterschenkelamputationen gefolgt,
  - Nervenschädigungen (N. fibularis und N. saphenus),
  - Bandschädigungen,
  - Knorpelschädigungen (allseits von Knorpel umgebene Schäden heilen nicht aus).
- Schäden durch optische Medien:
  - Bei frischen ausgedehnten Kapselbandschäden tritt Spülflüssigkeit in umgebende Weichteile aus (Gefahr des Kompartmentsyndroms). Austritt von CO_2 in umgebende Weichteile ist fünfmal weniger gefährlich.
  - Bei intraartikulären Frakturen kann Gas in den venösen Kreislauf gepreßt werden.
- Thromboembolische Komplikation (sie ist die häufigste und gefährlichste: 0–1%).
- Septische Arthritis 0,01–0,23%. Sie beginnt sofort oder bis 4 Wochen nach Arthroskopie. Erreger sind meist Staphylokokken, seltener Streptokokken, Pseudomonas, Clostridium perfringens (Glutaraldehyd tötet Sporen nicht ab!) und Meningokokken. Mortalität 1 : 25000 bis 1 : 125000.

5 Laboruntersuchungen

Spezifische Blutuntersuchungen (152, 153)

Beschrieben sind für das Kniegelenk wichtige Untersuchungen: Erregernachweis bei septischer Arthritis, Antikörpernachweis (Tab. 5.**1**), Harnsäurespiegel bei Gicht, immunologische Untersuchungen.

Immunologische Untersuchungen

- Rheumafaktoren (Autoantikörper allein rechtfertigen keine Diagnose; Rheumadiagnostik S. 124).
- Antinukleäre Antikörper (ANA) gelten als Screening für immunologisch bedingte Erkrankungen. Die Häufigkeit bei verschiedenen rheumatischen Krankheiten ist in Tab. 5.**2** aufgelistet.

Tabelle 5.**1** Antikörpernachweis

AST	rheumatisches Fieber
Chlamydien	Morbus Reiter
Gonokokken	Gonokokkenarthritis
Borrelien	Lyme-Arthritis
Yersinien Campylobacter Salmonellen Shigellen	postenteritische Arthritiden
HIV	AIDS-Arthritis

Tabelle 5.**2** Häufigkeit von ANA bei verschiedenen rheumatischen Krankheiten (aus Kaiser, H.: Chronische Polyarthritis, 2. Aufl. Enke, Stuttgart 1988)

Systemischer Lupus erythematodes	95–100%
Medikamentös induzierter LE*	70%
Mischkollagenosen	100%
Felty-Syndrom	50–100%
Sjögren-Syndrom	70%
Progressive Systemsklerose	75–85%
Polymyositis	30%
Chronische Polyarthritis	15–30%
Polychondritis	20%
Panarteriitis nodosa	15%

* Lupus erythematodes

Tabelle 5.**3** ANA-Fluoreszenzmuster (aus Kaiser, H.: Chronische Polyarthritis, 2. Aufl. Enke, Stuttgart 1988)

Muster	Antikörper gegen	Vorkommen
Homogen	Desoxyribonucleoprotein und Histone	SLE*, chronische Polyarthritis, chronische aktive Hepatitis, hohes Alter, Medikamente (relativ unspezifisch)
Ringförmig	Desoxyribonucleoprotein und Histone sowie Kreuzreaktion mit dsDNA und ssDNA-AK	SLE
Fleckig	Nicht-Histon-Nucleoprotein, wie Sm, nukleäre RNP, SS-B	Sharp-Syndrom, SLE, Sjögren-Syndrom
Nukleolär	ssRNA	progressive Systemsklerose

* Systemischer Lupus erythematodes

Die ANA-Fluoreszenzmuster geben Hinweise auf ursächliche Erkrankungen (Tab. 5.**3**).
Ein positiver ANA-Befund erfordert weitere immunologische Untersuchungen.
Die ANA-Untersuchung gehört zur Primäruntersuchung bei Verdacht auf chronische Polyarthritis; sie kann eine Kollagenose mehr oder weniger sicher ausschließen.

Bei begründetem Verdacht sind spezielle immunologische Tests angezeigt (Tab. 5.**4**).

Synoviaanalyse (Tab. 5.**5**)

Sie setzt Gelenkpunktion voraus. Indikationen und Kontraindikationen S. 43.

Tabelle 5.4 Spezielle immunologische Untersuchungen (nur bei begründetem Verdacht) (152)

Anti-Sm-AK	systemischer Lupus erythematodes, spezifisch	30%
Antihiston-AK	medikamentös induzierter Lupus erythematodes	30–50%
Anti-SS-A (Ro)	Sjögren-Syndrom	60–70%
	systemischer Lupus erythematodes	35–50%
Anti-SS-B (La)	Sjögren-Syndrom	40–60%
	systemischer Lupus erythematodes	30%
Genetische Prädisposition		
– HLA-B 27	Morbus Reiter	80–90%
	– sexuell übertragen	71%
	– intestinal übertragen	100%
	postenteritische Arthritis	70%
	Psoriasisarthropathie	24–90%
	Normalbevölkerung	6–8%
– HLA-B 5	Morbus Behçet	
	– bei Mittelmeeranwohnern	ca. 70%
	– bei Mitteleuropäern und Amerikanern	ca. 35%
– HLA-DR 4	chronische Polyarthritis	60–80%

Tabelle 5.5 Differentialdiagnose der Gelenkerkrankungen aus der Synoviaanalyse (152)

	Farbe	Trübung	Viskosität	Zellzahl ca. mm^3	Leukozytenanteil ca.	Sonstiges
Normal	strohgelb	klar	hoch	100	10%	–
Arthrose	strohgelb	klar	hoch	bis 1000	10–20%	–
Traumafolge	rosa bis blutig	klar bis trüb	hoch	2000	20%	Erythrozyten
Chronische Polyarthritis	gelb/grün	trüb, flockig	niedrig	5000–50000 (je nach Aktivität)	50–75%	Rhagozyten +++
Lupus erythematodes	gelb	trüb	gering erniedrigt	bis 10000	50%	Rhagozyten ++
Spondylarthritis ankylosans	gelb	klar bis leicht trüb	gering erniedrigt	mehr als 2000	50%	Rhagozyten +
Gicht	milchig	trüb	niedrig	10000	90%	Harnsäurenadeln intrazellulär
Pseudogicht	gelb bis milchig	trüb	niedrig	20000	90%	Kalzium-pyrophosphat-Kristalle
Tuberkulose	graugelb	trüb, flockig	niedrig	20000–50000	50%	Tuberkelbazillen
eitrige Arthritis	purulent	rahmig, flockig	stark erniedrigt	50000 und mehr	95%	Eitererreger

Technik der Kniegelenkpunktion

Die Punktion verlangt lückenlose Asepsis. Das zu punktierende Kniegelenk ist leicht unterpolstert, Einstichstelle und Umgebung sind rasiert. Nach zwei- bis dreimaliger Desinfektion wird mit sterilen Tüchern abgedeckt, nur die Punktionsstelle bleibt frei (Abb. 5.**1**). Der Punktierende ist steril bekleidet.

Punktiert wird tibial oder fibular, 1 cm unterhalb des oberen Kniescheibenpols. Von Punktionen in Höhe der Kniescheibenspitze ist wegen der dikken Weichteile abzuraten. Nach Lokalanästhesie

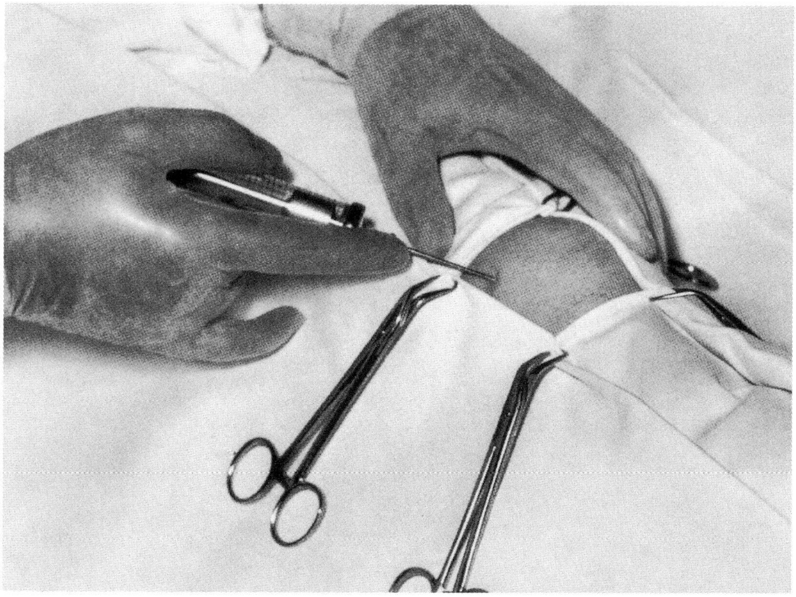

Abb. 5.1 Zur Punktion ist das mehrmals desinfizierte Kniegelenk so abgedeckt, daß nur die Punktionsstelle freibleibt.

der Einstichstelle folgt die Punktion. Zur Aspiration einer Flüssigkeitsprobe sind dünne Kanülen, zur Entleerung von Blut oder Eiter dicke Kanülen zu verwenden. Kleine Inzisionswunden, von manchen empfohlen, schützen vor Verschleppung von Hautzylindern ins Gelenk. Nach der Punktion beugen Kompressionsverbände über Schaumstofflagen weiteren Ergüssen vor.

Allgemeine Regeln für die Untersuchung von Punktaten

Das Punktat soll im Sofortausstrich, chemisch, bakteriologisch mit Antibiogramm und zytologisch untersucht werden. Vor zytologischer Untersuchung ist dem Pathologen die Problematik des Falles darzulegen. Er kann dann gezielter arbeiten.

Postalischer Versand an ein Labor ist zu unterlassen (manche Erreger, Zellen und Kristalle sind in Stunden zerstört).

Transsudate (fast immer serös, selten bluthaltig und kaum jemals chylös) sind klar (chylös-trüb), von hellgelblich-grüner Farbe. Exsudate, Produkte von Entzündungen, können serös, serös-eitrig, fibrinös, hämorrhagisch oder jauchig sein. Rivalta- und Moritz-Proben unterscheiden Transsudate und Exsudate.

Beim *Sofortausstrich* deuten Leukozyten auf eitrige Entzündung, Lymphozyten auf Tuberkulose und Rhagozyten auf den rheumatischen Formenkreis hin.

Die bakteriologische Untersuchung bestimmt den oder die Erreger der Infektion, ein Antibiogramm gibt Hinweise für eine wirksame Behandlung.

Besondere Untersuchungen

Lues S. 140, Rheuma S. 124.

Bei *Tuberkulose.* Sofern Tuberkelbakterien im Punktat sind, ist die mikroskopische Untersuchung nach Antiforminanreicherung und Färbung nach Ziehl-Neelsen die schnellste Methode. Die *Nährbodenkultur* ist eine spezifische Untersuchungsmethode; sie hat den Vorteil einer gleichzeitigen Testmöglichkeit auf Empfindlichkeit von Tuberkulostatika. Dauer 8 Wochen.

Der *Tierversuch,* die sicherste Methode, dauert ebenfalls 8 Wochen.

Zytologische Untersuchungen können Granulome, mitunter auch säurefeste Stäbchen nachweisen; Nährbodenkultur oder Tierversuche sind trotzdem nötig.

Spezieller Teil

6 Angeborene Veränderungen

Septum genus

Bei Embryonen mit einer Scheitel-Steiß-Länge von 50 mm unterteilt ein mittelständiges Septum, gespannt zwischen Kniescheibenspitze, Fossa intercondylaris, Kreuzbändern und Schienbeinkopfmittelfeld, die Kniegelenkhöhle in einen tibialen und in einen fibularen Abschnitt. Nach unvollständigen Rückbildungen bleiben breitere oder schmälere, die Kommunikation der Kniegelenkhälften nur wenig behindernde Plicae synoviales patellares zwischen Kreuzbändern und Kniescheibe. Ohne Rückbildung verbinden nur schmale Spalten die Gelenkhälften. Ein Septum genus, vor der Arthroskopieära kaum diagnostizierbar, begünstigt Veränderungen des Hoffa-Fettkörpers und Einklemmungen seiner Zotten (176).

Fabella

Die Fabella, kniegelenknah in der fibularen Gastroknemiussehne eingebettet, kommt bei ca. 25% der Individuen vor. Sie kann mit dem dorsalen Abschnitt der fibularen Oberschenkelrolle artikulieren, Arthrosen in diesem Gelenk sind möglich.
Besonderheiten sind Brüche durch gewaltsame Hyperextension und Fabellae partitae (216). Differentialdiagnostisch sind Fabellae gegen freie Gelenkkörper abzugrenzen (Abb. 6.**1**).

Aplasien von Menisken und Kreuzbändern

Sie wurden von Tolon (279) beschrieben.

Fehlbildungen der Menisken

Meniskusanlagen erscheinen bei Embryonen mit einer Scheitel-Steiß-Länge von 29–35 mm als Platten mesenchymaler Gewebezonen zwischen Tibia und Femur. Bei Scheitel-Steiß-Längen von 38–45 mm lösen sie sich durch Spaltbildungen zuerst vom Femur, dann von der Tibia. Nach

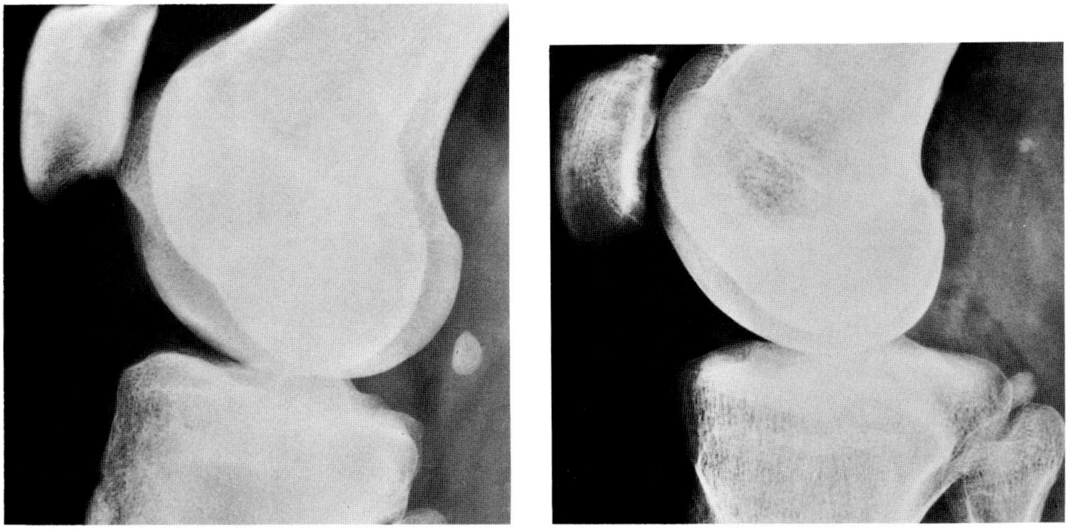

a b

Abb. 6.**1** Fabella. **a** Die Fabella ist ein Sesambein im Caput fibulare m. gastrocnemii, es liegt hinter der fibularen Oberschenkelrolle. Nebenbefund: Patelle alta. **b** Keine Fabella, sondern freier Gelenkkörper in dorsaler Kapseltasche.

Reifungsstörungen entstehen die folgenden drei Fehlformen (71, 267, 287).

„Primitive disk". Das frühembryonale Scheibenoval (Scheibenmeniskus) bleibt bestehen. Als Ursachen werden diskutiert (53, 78, 154):

- Während der Entwicklung ist der Scheibenmeniskus obligat. Aus ihm entsteht später die normale Form.
- Während der Entwicklung gibt es keinen Scheibenmeniskus, die normale Form ist von Anfang an vorhanden.
- Der Scheibenmeniskus ist ein Atavismus.

„Intermediate disk". Zwischen Vorder- und Hinterhorn verblieb nur ein dünnes Zwischenstück.

„Infantile disk". Der Meniskusmittelteil ist vergrößert, wölbt sich ins Gelenk vor und begünstigt Einklemmung, Zerreißung und Degeneration.

Scheibenmeniskus

95% der Fälle finden sich im lateralen Gelenkabschnitt, bilaterale sahen Rienau u. Mitarb. (233). Scheibenmenisken stören die Gelenkmechanik schon im Schulalter, in stärkerem Maße im Erwachsenenalter (Unsicherheit beim Gehen – „giving-way" – Schnappen, Einklemmungen, Schmerzen und rezidivierende Kniegelenkergüsse nach Mehrbelastungen).

Diagnose. In ⅓ der Fälle verbreitert ein Scheibenmeniskus den Gelenkspalt. Beim „schnappenden Knie" ist das Tuberculum fibulare eminentiae intercondylaris abgeflacht. Fibulaköpfchenhochstand ist selten (53). Eine *Arthroskopie* klärt die Situation.

Differentialdiagnostisch sind beim Kniegelenkschnappen zu erwägen: Meniskuseinklemmungen, Meniskusganglien, freie Gelenkkörper, über Knochenvorsprünge schnellende Sehne des M. semitendinosus und „Kapselschnappen" bei hageren Personen.

Meniskusganglion (Meniskuszyste)

Männer sind häufiger betroffen als Frauen. Das Verhältnis Außenmeniskus zu Innenmeniskus beträgt 7 : 1 (247). Die Ganglien liegen intra- oder parameniskal oder am Innenrand; multiple intrameniskale verformen den Meniskus perlschnurartig.

Histologisch sind die Zysten nicht mit Endothel, sondern mit modifiziertem Bindegewebe ausgekleidet (164). Jaffrès (143) meint, sie entstünden im Meniskus und bahnten sich nach und nach einen Weg nach außen. Andere Autoren sind der Ansicht, daß die mit Gallert gefüllten Hohlräume aus Zellkomplexen für die Synovialisentwicklung stammen, die bei einer Entwicklungsstörung in den Meniskus verlagert wurden.

Beschwerden lösen die Zysten bei nachlassender Gewebeelastizität im 3. oder 4. Lebensjahrzehnt durch Störung der Gelenkmechanik aus (Schnappen und Schwellung im betroffenen Gelenkspalt nach stärkeren Belastungen, Bewegungseinschränkung, Einklemmungen oder frühzeitiges Ermüden des Gelenks).

Einfach ist die *Diagnose,* wenn im Gelenkspalt ein prallelastisches Gebilde zu tasten ist. Es kann den Kapselbandapparat gestielt durchdringen und ist dann oberhalb oder unterhalb des Gelenkspalts zu fühlen (283). Am besten zu tasten sind Zysten bei mittlerer Beugung; bei starker Beugung sind sie wegen der Weichteilüberlagerung schlechter zu fühlen.

Differentialdiagnostisch sind vergrößerte Schleimbeutel, Exostosen, Meniskusläsionen und als Rarität ein Meniskuslipom zu berücksichtigen (297).

Fehlbildungen an Femurkondylen und Schienbeinkopf

Zahlreiche Gestaltänderungen dieser Gelenkkörper während der Entwicklung begünstigen Fehlbildungen. Fehlrotationen kommen am distalen Oberschenkel- und am proximalen Tibiaende vor.

Fehlbildungen der Femurkondylen S. 112.

Am Schienbeinkopf gibt es schräge Abflachungen vom anterioren oder posterioren Abschnitt und Fehlentwicklungen der Kondylen (eines Kondylus, eines Kondylusteils oder beider Kondylen; Abb. 6.**2**). Die in hohem Maße gestörte Gelenkmechanik zieht degenerative Veränderungen nach sich. Resultierende Subluxationen und Luxationen sind bei Kindern nicht einfach zu erkennen, da die Gelenkkörper zum größten Teil aus Knorpel bestehen und Röntgenaufnahmen die Verhältnisse nicht abbilden können. Früher brachte die Arthrographie die Formabweichungen zur Darstellung, heute wird die Kernspintomographie eingesetzt.

Angeborene Fehlbildungen der Bänder

Beschrieben wurden Aplasien des vorderen Kreuzbandes (70, 276), beider Kreuzbänder (151) und von Kreuzbändern und Menisken

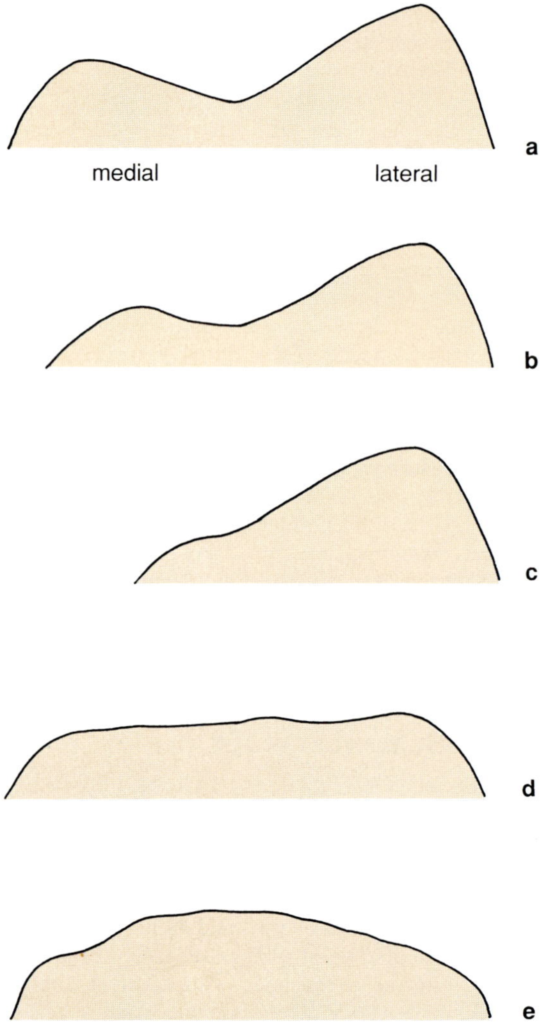

Abb. 6.2 Dysplasien der Oberschenkelrollen nach Ficat. **a** Normale Form. **b** Hypoplasie der tibialen Oberschenkelrolle. **c** Aplasie der tibialen Oberschenkelrolle. **d** Hypoplasie beider Rollen. **e** Aplasie beider Rollen. (Die Aussagen beziehen sich auf die vorderen oberen Rollenabschnitte, wie sie bei der Aufnahme in Knutsson-Technik abgebildet werden.)

(279). Bei Kleinkindern fällt erhöhte Laxizität auf, später Instabilität ohne adäquates Trauma.

Angeborene Kontrakturen

Angeborene Streck- und Beugesteifen sind selten. Strecksteifen sind drei- bis viermal häufiger als Beugesteifen. Ursachen sind frühzeitige Entwicklungsstörungen in Weichteilen und Gelenkkörpern unterschiedlicher Ausdehnung und Kombination.

Angeborene Streckkontraktur (auch bei Arthrogryposis). Nach Kopits (171) läßt ein geschrumpfter Weichteilmantel nur geringe Beugung zu. Kombinationen mit anderen Mißbildungen sind bekannt (Veränderungen in Hüftgelenk und Wirbelsäule, in Epiphysen von Ober- und Unterschenkel; Klumpfüße und Ellenbogenkontrakturen).

Angeborene Beugekontraktur. Die Beugemuskulatur wird während der Embryonalzeit kontrakt und hemmt die Streckmuskulaturentwicklung. Aus Beugung von 80–110 Grad kann das Gelenk nur wenig gestreckt werden. Kombinationen mit Gelenkkörperdefekten und Flughautbildungen beschrieben Hackenbroch (109) sowie Marquardt (193).

Angeborene Verrenkung der Tibia im Kniegelenk

Genu recurvatum congenitum, Subluxatio genus congenita, Luxatio genus congenita sind gleichartige, unterschiedlich stark ausgeprägte Entwicklungsstörungen (74). Die Tibia ist meist nach vorne, selten nach lateral luxiert oder subluxiert (Abb. 6.**3**). Es gibt auch Rotationsluxationen. 60% der Fälle sind mit Fehlbildungen in Hüftgelenk, Fuß, Ellenbogengelenk, in Fingern oder mit Spaltbildungen im Gesicht kombiniert.

Als Ursachen werden diskutiert: Zwangshaltung bei Fruchtwassermangel, allgemeine Bindegewebsschwäche, „Vitium primae formationis", Verrenkungen bei der Geburt und Gefäßveränderungen im M. quadriceps. Meist sind beide Kniegelenke betroffen, Erblichkeit konnte nicht nachgewiesen werden.

Angeborenes und konstitutionelles Genu recurvatum

Das angeborene Genu recurvatum als Vorstufe angeborener Luxation oder Subluxation ist seltener als das konstitutionelle Genu recurvatum. Die Beugung solcher Gelenke ist stark eingeschränkt bis unmöglich.

Bindegewebsschwäche ist Ursache der Überstreckbarkeit beim *konstitutionellen Genu recurvatum*. Gehen im Kleinkindalter überlastet bei überstrecktem Gelenk die ventralen Abschnitte des Schienbeinkopfes, die sich im weiteren Verlauf nach vorne abflachen. Solche Gelenke können, im Gegensatz zu Gelenken mit angeborener Luxation oder Subluxation, voll gebeugt werden.

Angeborenes Genu valgum

X-Knie und Überstreckbarkeit nach der Geburt sind verdächtig auf eine angeborene Kniegelenkluxation.

Die physiologischen O-Beine bei der Geburt entwickeln sich in den ersten 3 Lebensjahren zu physiologischen X-Knien und bis zum 12. Lebensjahr, ungestörte Entwicklung vorausgesetzt, zu normalen Beinformen.

Angeborene Genua vara durch allgemeine Bindegewebsschwäche werden erst auffällig, wenn das Kleinkind gehen lernt. Gegen angeborene Genua valga durch Fehlentwicklung knöcherner Gelenkkörper sind sie röntgenologisch abgrenzbar.

Angeborenes Genu varum

Wenn sich das bei der Geburt physiologische Genu varum bis zum Ende des 3. Lebensjahres nicht verändert, ist der Verdacht auf ein angeborenes Genu varum naheliegend. Es entsteht durch Entwicklungsstörungen der tibialen kniegelenknahen Metaphysen und Epiphysenfugen.

Fehlbildungen der Kniescheibe

Varianten der Kniescheibenform

Siehe S. 24, 26, 116f.

Fehlen und Verdoppelung der Kniescheibe

Einseitige (Abb. 6.**4**) oder beidseitige Aplasien und familiäre Häufung solcher Fehlbildungen sind bekannt (84, 108). „Doppelte Kniescheiben" sahen Ficat u. Hungerford (84) sowie Swatson u. Huber (274) (Abb. 6.**6j**).

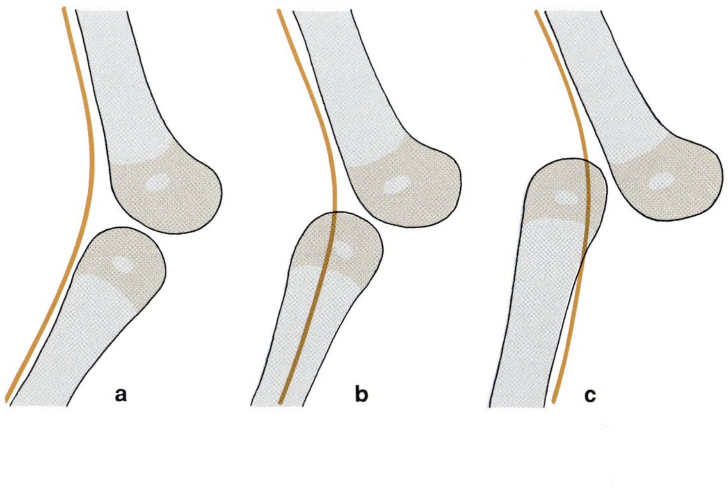

Abb. 6.**3** Genu recurvatum.
a Genu recurvatum congenitum.
b Subluxatio genus congenita.
c Luxatio genus congenita. Gezeichnet ist jeweils das überstreckte Gelenk. Die Linie an der Vorderseite stellt das ventrale Profil des Oberschenkelknochens dar und liegt je nach Stärke der Fehlbildung vor, in oder hinter der Tibia.

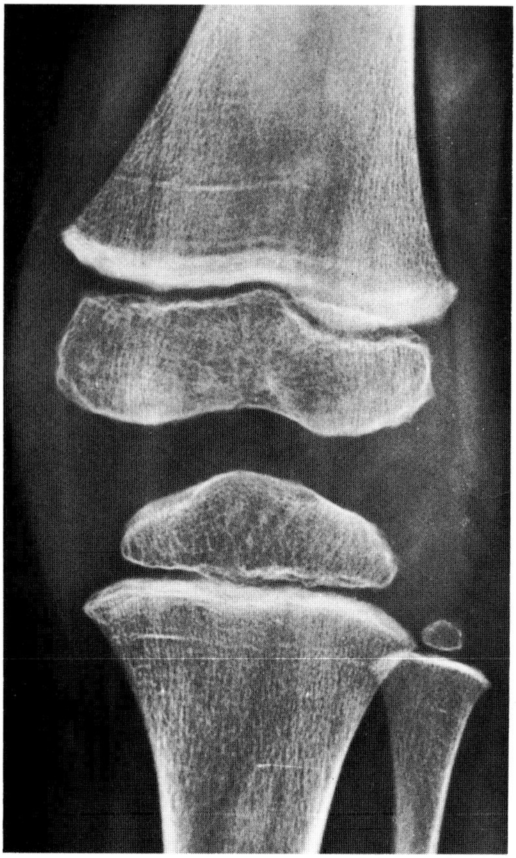

a

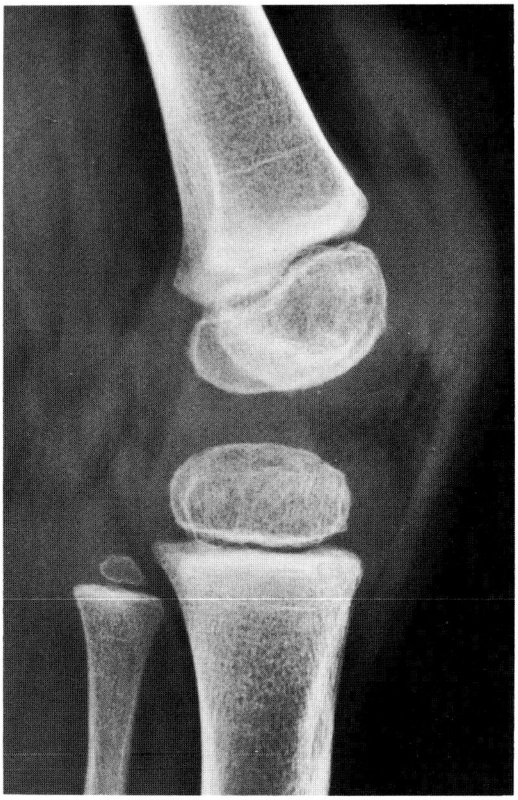

b

Abb. 6.4a–b Kniescheibenaplasie. Bei diesem 5jährigen ist die Kniescheibe nicht zu sehen, obwohl Knochenkerne bereits im Alter von 3 Jahren sichtbar sein sollten.

Angeborene Patellaluxation

Entwicklungsfehler im M. vastus fibularis, seiner Faszie und im Tractus iliotibialis ziehen die Kniescheibe nach fibular und luxieren sie schließlich aus dem wegen Rollendysplasie abgeflachten Gleitlager. Genua valga sind dabei häufig, aber nicht obligat.

Nach der Geburt ist die Kniescheibe lateral der fibularen Rolle des gebeugten Kniegelenks tastbar und kann zu diesem Zeitpunkt nur durch klinische Untersuchung oder Kernspintomographie diagnostiziert werden (röntgenologisch ist erst nach dem 3. Lebensjahr die Patella sichtbar). Kinder mit unerkannten angeborenen Kniescheibenluxationen beginnen mit gebeugten Kniegelenken zu gehen, sie fürchten schmerzhafte Spontanreposition bei Gelenkstreckung.

Patella magna

Zu große Kniescheiben passen nicht zu den Oberschenkelrollen, sie begünstigen degenerative Veränderungen.

Hypoplasie der Kniescheibe

Rudimentäre und geteilte Kniescheiben, Patellaaplasie und -hypoplasie finden sich bei folgenden Syndromen:

- Turner-Kieser-Syndrom (Hauptsymptome: Fingernägeldefekte und -deformitäten, Patellahypoplasie, Beckenhörner, multilokuläre Dysplasien mesodermaler Gewebe);
- Bonnevie-Ullrich-Syndrom (Flügelfellbildungen im Halsbereich und an Gelenken, daneben viele andere Mißbildungen);

- Rossi-Syndrom (Kombination von Bonnevie-Ullrich-Syndrom mit Arthrogryposis multiplex).

Patellahypoplasien (Abb. 6.5) überlasten die Femoropatellargelenke; Schmerzen und degenerative Veränderungen folgen (Small patella syndrome – 256).

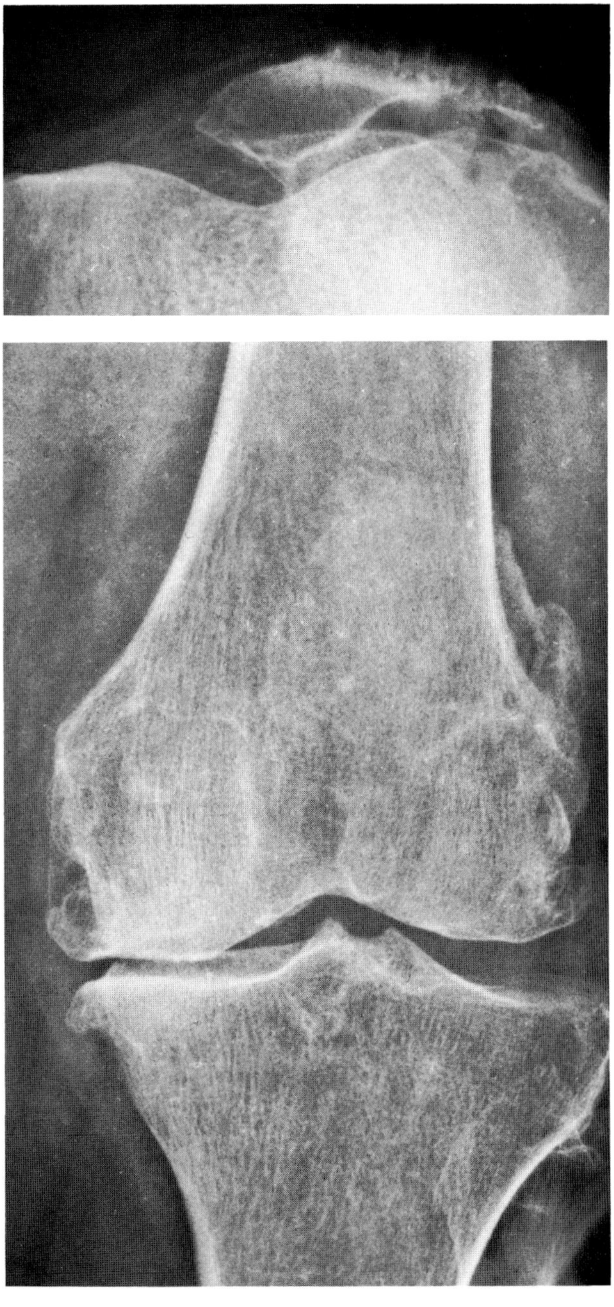

Abb. 6.5 a–b Kniescheibenhypoplasie. Femoropatellargelenke mit solchen Kniescheiben sind wenig widerstandsfähig, Arthrosen folgen.

Patella partita

Die Erstbeschreibung durch Gruber (1883) wurde wenig beachtet. Die Bedeutung wuchs mit dem Aufschwung gesetzlicher und privater Unfallversicherungen wegen Abgrenzbarkeit von Fehlbildungen gegen Unfallfolgen.
Als Ursachen werden genannt:

- multizentrische Ossifikation der Kniescheibe mit ungenügender Verschmelzung,
- frühzeitige Ablösung von knochenbildendem Material durch Muskelzug.

Pathologisch-anatomische und *histologische Untersuchungen* zeigen, daß ein stellenweise unterbrochener Kortikalissaum die Knochenkerne aus regelrecht gebauter Spongiosa umgibt. Dazwischen liegen Fugen mit unregelmäßig angeordnetem, von Spalten durchsetztem hyalinen Knorpel und degenerative Veränderungen. Diese verkalken manchmal und stellen sich röntgenologisch als kleine, kalkdichte Flecken im Spalt dar. Gelenkwärts verschließen dicke hyaline Knorpelplatten die Knorpelbrücken, an der Kniescheibenvorderseite sind sie von hyalinem, zellarmem Bindegewebe überzogen.
Die *Einteilung* von Saupe reichte nicht aus, alle Beobachtungen einzureihen, sie wurde deshalb von Schaer erweitert:

- Form I (Saupe): Ein horizontaler Spalt trennt die Kniescheibenspitze ab (Abb. 6.**6a**).
- Form II (Saupe): Ein senkrechter Spalt trennt den lateralen Kniescheibenteil vom medialen (Abb. 6.**6b**, 6.**7**).
- Form II/III (Saupe): Der abgetrennte Teil kann aus mehreren Stücken bestehen (Abb. 6.**6c**, 6.**7**).
- Form III (Saupe): Ein Spalt trennt ein kleines Knochenstück im oberen äußeren Quadranten ab (Abb. 6.**6d**). Es kann in zwei, drei oder mehrere Stücke geteilt sein – Patella bipartita, tripartita (Abb. 6.**6e**, 6.**7**) und multipartita. Bei Emargination fehlt der kleine Knochenabschnitt oben außen (Abb. 6.**6f**, Abb. 6.**8**). Ist er mit dem Hauptteil partiell verbunden, handelt es sich um partielle Verschmelzung (Abb. 6.**6g**).
- Form IV (Schaer): Ein isoliertes Stück liegt der tibialen Oberkante an (Abb. 6.**6h**). Ein kleines Knochenstück kann auch der tibialen Oberkante, ein zweites der tibialen Unterkante anliegen (Abb. 6.**6i**).
- Form V (Schaer): Ein Spalt trennt die Kniescheibe in der Frontalebene (Abb. 6.**6j**) – „doppelte Kniescheibe" nach Ficat.

Beschwerden sind selten. Sie können aber auftreten nach längeren Märschen, nach Traumen (Patella partita dolorosa; 48) und bei, durch Patella partita verursachten degenerativen Veränderungen.
Nach Gewalteinwirkungen sind zu unterscheiden:

- Distorsio patellae partitae ohne Ruptur im Spaltbereich,
- Ruptur im Spaltbereich mit oder ohne Dislokation des gelösten Anteils. Der Ausdruck Spontanruptur ist zu vermeiden. Dagegen muß geklärt werden, ob die Ruptur durch Minderwertigkeit des Spaltgewebes oder durch Gewalteinwirkung entstand.

Diagnose

Die üblichen *Röntgenaufnahmen* in sagittalem Strahlengang zeigen die Verhältnisse nur undeutlich, besser sind Schichtaufnahmen oder Aufnahmen mit anliegender Kniescheibe (Abb. 6.**7**).
Druckempfindlichkeit über der Spaltbildung ist nicht selten. Der abgetrennte Teil ist in der Regel nicht zu tasten. Bei Patellafraktur ist der Bruchspalt stark druckschmerzhaft, und der abgetrennte Knochenteil ist nicht wie bei Patella partita von Kortikalis umgeben (Abb. 6.**9**). Die Knochenzeichnung einer Patella partita bleibt nach einem Trauma unverändert, nach einem Kniescheibenbruch ändern sich der Kalkgehalt der Fragmente, die Bruchspaltbreite und die Fragmentbegrenzung. Bei operativer Versorgung einer Kniescheibenverletzung mit Verdacht auf Patella partita ist zur Klärung der Situation aus dem Spalt ein kleines Gewebestück zur histologischen Untersuchung zu entnehmen.

Haglund-Delle

Das von Haglund (113), Bircher (32) und auch von Storen (270) propagierte Frühzeichen einer Chondromalacia patellae, eine Eindellung in der Mitte der Patellarückseite (Abb. 6.**10**), hat mit Chondromalazie nichts zu tun. Scheuver (249) sah sie bei 70% aller seitlichen Kniegelenkaufnahmen, die nicht wegen Chondromalazie angefertigt wurden.

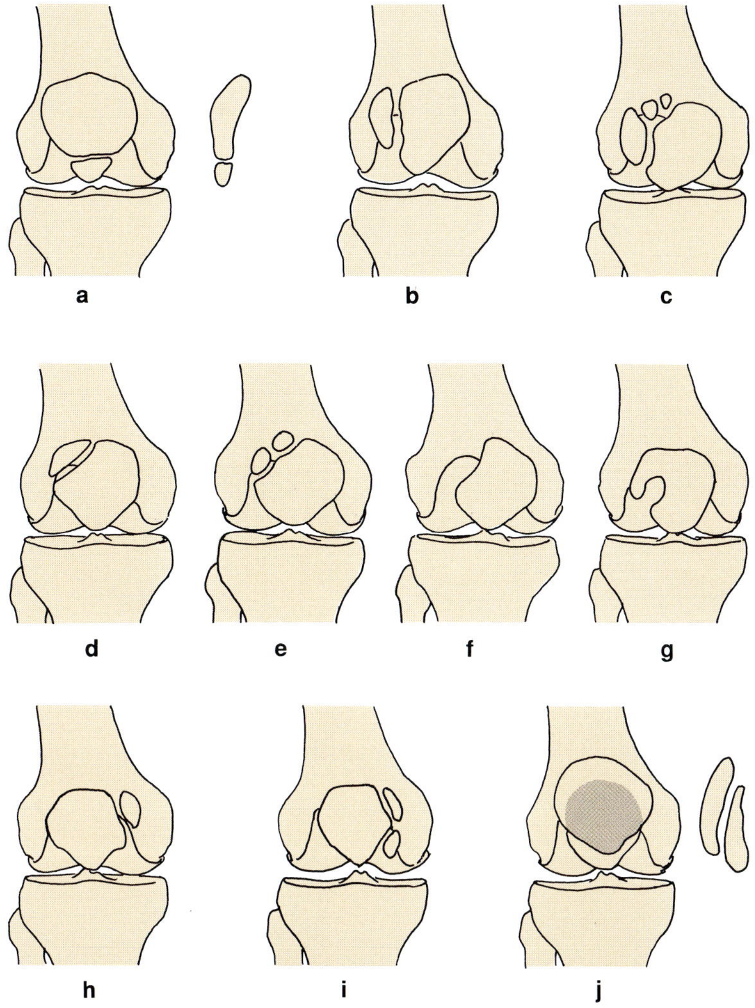

Abb. 6.**6** Formen der Patella partita.
a Form I: horizontaler Spalt trennt die Spitze ab.
b Form II: senkrechter Spalt trennt laterale Kante vom Hauptteil.
c Form II/III: Kombination der Formen II und III.
d Form III: Spaltbildung am oberen äußeren Rand isoliert ein kleines Knochenstück.
e Form III: Patella tripartita.
f Form III: Emargination.
g Form III: partielle Verschmelzung.
h Form IV: Das isolierte Stück liegt an der tibialen Oberkante.
i Form IV: Patella tripartita.
j Form V: Die Patella ist durch einen Spalt in Frontalebene zweigeteilt (entspricht der „doppelten Kniescheibe" von Ficat).

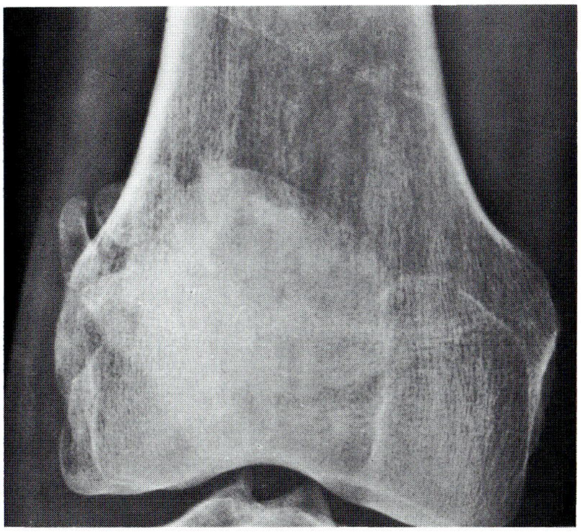

Abb. 6.**7** Patella tripartita. Am oberen äußeren Rand sind zwei Knochenteile gelöst.

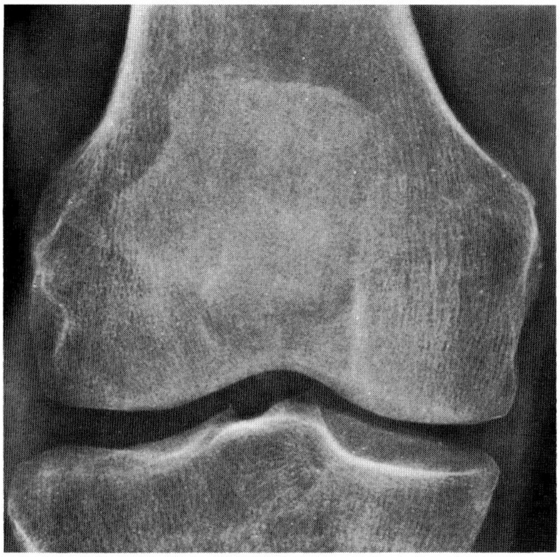

Abb. 6.**8** Emargination. Aussparung ohne Knochenkern am oberen äußeren Rand.

a 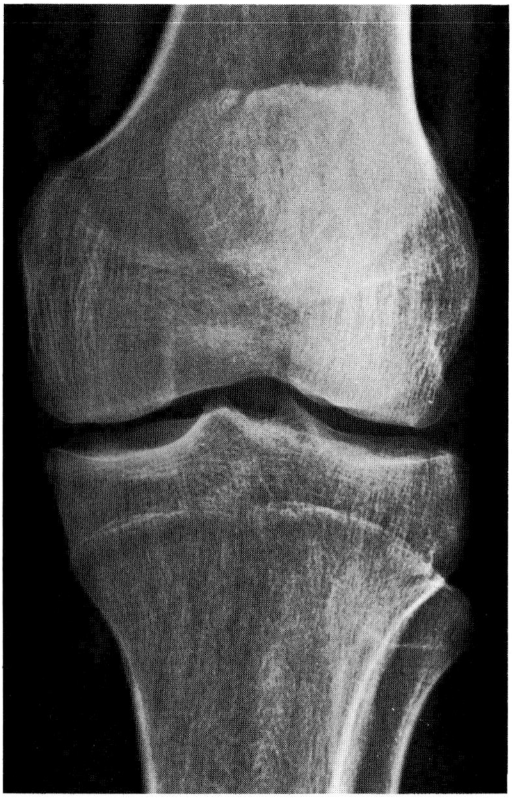

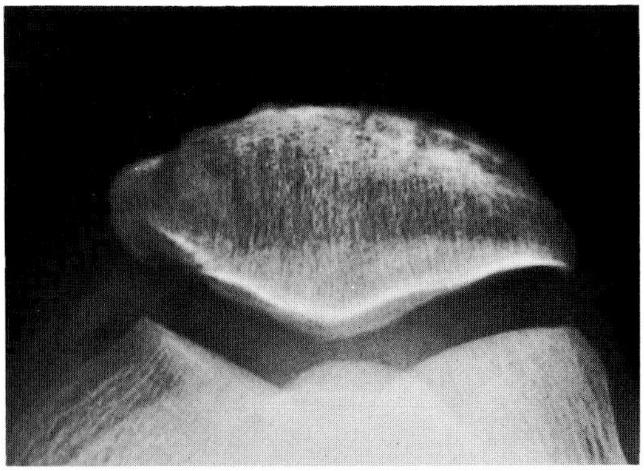 b

Abb. 6.**9** Differentialdiagnose Patella partita – Kniescheibenbruch. **a** Nach der sagittalen Aufnahme könnte es sich um eine Patella partita Form IV handeln. **b** Die axiale Aufnahme in Knutsson-Technik zeigt einen Kniescheibenbruch. Die Spongiosa des abgesprengten Anteils ist nicht wie bei Patella partita allseitig von Kortikalis umgeben.

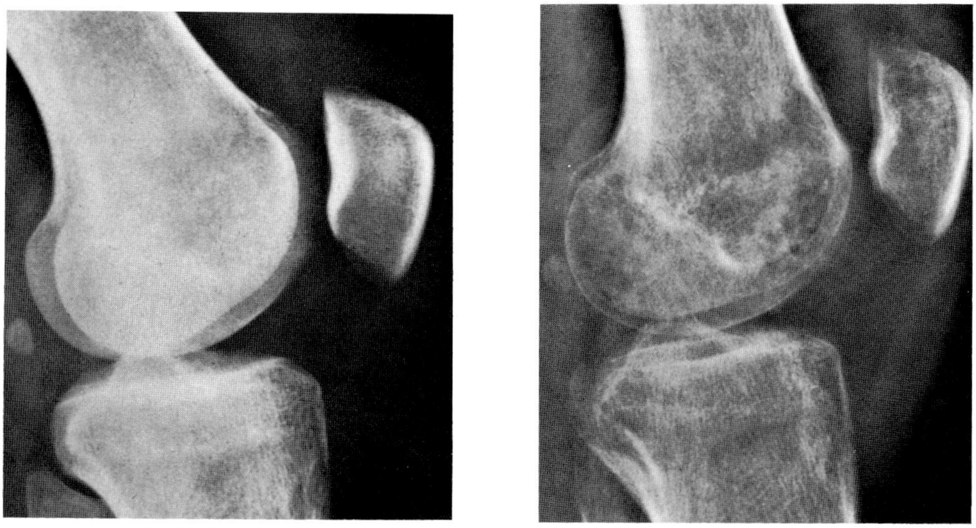

a b

Abb. 6.**10** Haglund-Delle. **a** Sie ist bei 70% aller seitlichen Kniegelenkaufnahmen, die nicht wegen Chondromalacia patellae angefertigt wurden, zu sehen (Scheuer) und scheidet als Frühzeichen einer Chondropathia patellae aus. **b** Diese Chondromalacia patellae ist nicht Folge der Haglund-Delle, sondern Folge des Kniescheibenhochstandes.

7 Erworbene Veränderungen

Erworbenes Genu valgum

Idiopathisches Genu valgum. Aus den O-Beinen der Neugeborenen entwickeln sich bis zum Ende des 3. Lebensjahres bei ⅔ der Kinder X-Beine. Bis zum 12. Lebensjahr werden aus den O-Beinen der Neugeborenen über die X-Beine der 3jährigen bei der überwiegenden Zahl der Kinder normale Beinformen. Stören zu hohe Belastungen, ungünstige statische Einflüsse oder Besonderheiten der Wachstumszonen die X-Knie-Umformung, so resultiert ein idiopathisches X-Knie. Auch bei Arthrose kann sich ein X-Knie entwickeln, gehäuft während oder kurz nach dem Klimakterium.

Symptomatisches Genu valgum. Wenn gelenknahe entzündliche Prozesse (Osteomyelitis, Tuberkulose) die fibularen Wachstumszonen hemmen oder das Wachstum der tibialen Wachstumszonen beschleunigen, entwickeln sich symptomatische X-Knie. Weitere Ursachen sind Wachstumszonenverletzungen, Marfan-Syndrom, Knochentumoren, enchondrale Dysostosen, spastische oder schlaffe Lähmungen.

Kompensatorisches Genu valgum. Es ist Folge von Veränderungen in benachbarten Gelenken (Adduktionskontraktur der Hüfte, Valgusstellung des Fußes).

Posttraumatisches X-Knie. Es kann entstehen, wenn sich gelenknahe Knochenbrüche in Fehlstellungen festigen.

Erworbenes Genu varum

Idiopathisches Genu varum. Kleinkinder belasten beim Gehen die tibialen Gelenkabschnitte ihrer O-Beine stärker als die fibularen. Normalerweise wird das schadlos ertragen. Bei Ossifikationsstörungen löst Mehrbelastung Wachstumsstörungen in den tibialen Metaphysen und Epiphysenfugen aus. Die tibialen Gelenkabschnitte bleiben unterentwickelt, im proximalen Tibiaende mehr als im distalen Femurende. Aus den physiologischen O-Beinen Neugeborener entstehen erworbene Genua vara.

Symptomatisches Genu varum. Ursachen sind Rachitis, Vitamin-B-Mangel, Nephrokalzinose bei Zwergwuchs (Morbus Albright), Osteodystrophia deformans (Paget), Ostitis fibrosa cystica, renale Osteomalazie, Entzündungen (Osteomyelitis, Brodie-Abszeß), Epiphysenverletzungen, Nervenleiden (Tabes dorsalis, Poliomyelitis, Syringomyelie) und in der Pubertät die sog. Spätrachitis.

Kompensatorisches Genu varum. Ursachen sind Fehlbelastungen nach Versteifung des Hüftgelenks in Abduktionsstellung, bei Klumpfußbildung und nach Schenkelhals-Varisierungsosteotomien ohne ausreichende Medialisierung.

Posttraumatisches Genu varum. Ursachen sind in Fehlstellung verheilte Frakturen.

Erworbenes Genu recurvatum

Idiopathisches Genu recurvatum. Das bekannteste Beispiel ist das überstreckbare Kniegelenk nach Rachitis durch Wachstumsstörung des vorderen Anteils vom Schienbeinkopf. Weitere Ursachen sind Entzündungen in der Umgebung der Wachstumsfuge (Osteomyelitis, Tuberkulose, Lues).

Posttraumatisches Genu recurvatum. Gelenknahe Frakturen festigten sich in Fehlstellung, oder Bandverletzungen heilten mit Festigkeitsverlust.

Kompensatorisches Genu recurvatum. Es ist als Ausgleichsbestrebung bei Veränderungen benachbarter Gelenke aufzufassen (Spitzfuß, Verkürzung des anderen Beines durch Kontrakturen in Knie- oder Hüftgelenk.

Neurogenes Genu recurvatum. Bei Tabes, Poliomyelitis und anderen Nervenerkrankungen atrophiert die Beinmuskulatur. Der Versuch, die Kraftlosigkeit mit amuskulärem Stehen zu kompensieren, überdehnt die Bänder, das Knie wird überstreckbar.

Erworbenes Genu laxum (Schlotterknie)

Idiopatisches Genu laxum. Allgemeine Bindegewebsschwäche ist die Ursache. Auch andere Gelenke sind betroffen (Überstreckbarkeit der Fingergrundgelenke und der Ellenbogengelenke).
Frische Bandverletzungen. Festigung der Bänder ohne Stabilitätsverlust durch zweckmäßige konservative oder operative Behandlung läßt diese Form des erworbenen Genu laxum nicht entstehen.
Alte Bandzerreißungen. Das Schlotterknie nach unzweckmäßiger Behandlung ist wesentlich schwieriger zu beseitigen als das bei frischer Bandverletzung.
Veränderungen der Gelenkkörper. In ungünstiger Stellung verheilte Brüche in Schienbeinkopf oder Femurkondylen können zum Schlotterknie führen.
Lähmungen und Muskelveränderungen. Dauerüberlastungen der Bänder bei Lähmung sind besonders schädlich, weil zum Muskelausfall noch trophische Störungen hinzukommen. Die stärksten Schlotterknie entstehen bei Tabes. Der Tabiker zertrümmert mit stampfendem ataktischen Gang seine trophisch gestörten, widerstandslosen und schmerzunempfindlichen Gelenke.
Kniegelenkresektionen. Früher waren Schlottergelenke nach Resektionen im Rahmen der Tuberkulosebehandlung gefürchtete Komplikationen, heute sind sie kaum noch zu sehen.

Lähmungen der das Kniegelenk bewegenden Muskulatur

Es gibt schlaffe und spastische Lähmungen unterschiedlichen Ausmaßes. Beuger sind seltener betroffen als Strecker oder alle Muskeln, die das Kniegelenk bewegen. Lähmungen sind schwere funktionelle Einbußen, sie führen unbehandelt oder ungenügend behandelt zu Kontrakturen. Ursachen sind zentrale Veränderungen (Apoplex, Verletzungsfolgen, Poliomyelitis, Tumoren, multiple Sklerose) oder Veränderungen in der Peripherie (toxische Neuritiden, Verletzungen, Dystrophia musculorum progressiva, Myasthenia gravis).
Der **Ausfall der Beugemuskulatur** ist kompensierbar, weil die Stützfunktion des Beines während der Standbeinphase durch den Streckapparat voll erhalten ist. In der Spielbeinphase ist der Bewegungsablauf wegen der fehlenden Beuger unharmonisch. Der Unterschenkel baumelt, der Schwerkraft folgend, nach unten.
Der **Ausfall der Streckmuskulatur** ist schwerwiegend. Kompensiert wird er durch amuskuläres Stehen. Das betroffene Bein wird in der Spielbeinphase nach vorne geschleudert und außenrotiert aufgesetzt. Vorwärtsneigung des Körpers bringt die Schwerelinie vor das Kniegelenk und erhöht so die Sicherheit der amuskuskulären Kniestreckung. Manche Patienten sichern die Streckstellung durch Druck mit einer Hand gegen die Oberschenkelvorderseite, andere üben diesen Druck mit einem gleichseitig geführten Stock aus. Die Kompensation versagt bei Beugekontraktur, sie schaltet den Mechanismus des amuskulären Stehens aus.
Bei **Ausfall aller Muskeln** ist Gehen fast unmöglich. Nur manche Patienten erreichen durch stete Übung minimale Gehfähigkeit, die mit der Zeit ein Genu recurvatum nach sich zieht. Bettlägerigen drohen bei ungenügender Pflege Beugekontrakturen.

Erworbene Kontrakturen des Kniegelenks

Strecksteifen (Extensionskontrakturen) sind seltener als Beugesteifen. Ursachen sind langdauernde Ruhigstellungen bei konservativer Knochenbruchbehandlung, Verklebungen des M. vastus intermedius bei Oberschenkelbrüchen oder Weichteilverletzungen, Verwachsungen der Kniescheibe mit der Unterlage oder Entzündungsfolgen.
Den Verklebungen folgt eine Streckmuskelatrophie mit Verkürzung und fibröser Umwandlung. Der Recessus suprapatellaris verödet, Kapsel und Bänder schrumpfen, die Gelenkinnenhaut verliert ihre glatte Oberfläche. Der Knorpel bleibt noch einige Zeit normal, schließlich degeneriert auch er. Der skizzierte Ablauf dauert bei degenerativen Prozessen Jahre, bei Entzündungen nur wenige Wochen.
Strecksteifen belästigen die Betroffenen sehr. Das gestreckte Bein stört die Spielbeinphase, es ist ohne Beugemöglichkeit des Kniegelenks zu lang, und beim Sitzen steht es störend nach vorne ab.
Beugesteifen (Flexionskontrakturen). Ursachen dieser häufigsten Kontraktur sind intraartikuläre Veränderungen (Entzündungen, Geschwülste, degenerative Vorgänge) und extraartikuläre Leiden (Poliomyelitis, Syringomyelie, multiple Sklerose, Apoplex, spastische Lähmungen, Narben-

bildungen). Wegen Schmerzen oder wegen Muskelschwäche wird das Kniegelenk in Beugestellung gehalten. Schnell verkürzen sich die Beuger, die atrophierte Streckmuskulatur kann die Beugetendenz nicht aufhalten. Teilfibrosierung der Beugemuskulatur, Schrumpfung von hinterer Kapselschale und Seitenbändern, Schwielenbildung und Infiltration der Gelenkweichteile, Schrumpfung der ischiokruralen Beuger und des vorderen Kreuzbandes vollenden mit dorsaler Tibiasubluxation die Beugekontraktur.
Beugesteifen sind hinderlicher als Strecksteifen. Spitzfuß und Hüftgelenkbeugung kompensieren die Beinverkürzung bei geringen Beugesteifen, bei stärkeren muß zusätzlich die gleichseitige Beckenhälfte abgesenkt werden. Beim Erwachsenen folgen schmerzhafte Wirbelsäulenverbiegungen, beim Kind Skelettverformungen.

Ankylosen

Die Ursachen fibröser und ossärer Ankylosen (vollkommene Gelenkversteifungen) sind ähnlich wie bei Kontrakturen. Die primäre Knorpelschädigung durch Entzündung oder Verletzung ist so stark, daß Granulationsgewebe von der Synovialis in die Gelenkhöhle vorwächst und sie ausfüllt. Fibröse Verödungen können verknöchern.
Fragmente von Ober- und Unterschenkelsplitterbrüchen können sich im Gelenk berühren und knöchern verwachsen.
In Streckstellung versteifte Kniegelenke sind zwar voll belastbar, aber sie stören wie Streckkontrakturen beim Gehen und beim Sitzen. Noch ungünstiger sind Ankylosen mit starken Beugestellungen, seitlichen Abweichungen, Rekurvationen oder mit Rotationsverschiebungen.

Schnappendes Knie

Beim schnappenden Knie (genou a ressort, snapping knee joint) wird der Bewegungsablauf bei einer bestimmten Gelenkstellung gebremst und kann nur durch stärkere Muskelkraft weitergeführt werden. Ursachen sind intra- und extraartikuläre Veränderungen. Das Schnappen ist ein lästiger Zustand. Es stört die Gangsicherheit, kann Ursache eines Sturzes sein und wird mit der Zeit immer häufiger.
Intraartikuläre Veränderungen. Häufigste Ursache sind Einklemmungen von zerrissenen Zwischenscheiben. Angeborene Meniskusveränderungen (Meniskusganglien, Scheibenmenisken) spielen eine geringere Rolle. Das Schnappen beginnt erst am Ende der Wachstumsperiode, wenn bei verringerter Gewebeelastizität die Unregelmäßigkeiten nicht mehr kompensiert werden können.
Ganz seltene Ursachen sind Kreuzbandverdikkung nach Verletzung und gestörtes Gleiten eines Seitenbandes über eine Wulstbildung am Kondylenrand.
Extraartikuläre Veränderungen. Den Gleitvorgang stören fibrinöse Auflagerungen oder Verdickungen der zum Gelenk ziehenden Sehnen.

8 Arthritiden

Entzündlich-rheumatische Erkrankungen im engeren Sinn

Chronische Polyarthritis

An chronischer Polyarthritis (rheumatischer Arthritis, „rheumatoid arthritis"), der entzündlichen, nichtinfektiösen systemischen Erkrankung der mesodermalen Gewebe mit vorwiegender Manifestation am Bewegungsapparat sind 1,5–2% der europäischen Bevölkerung (75% Frauen, 25% Männer) erkrankt (195). Das Leiden, wahrscheinlich mit genetischer Disposition (HLA-DR4 - Normalbevölkerung 12%, chronische Polyarthritis 60–80%), beginnt im jugendlichen Alter (5%), im mittleren Lebensalter (75%) oder erst nach dem 60. Lebensjahr (ca. 15–30%) (152). Es ist eine sehr komplexe, noch nicht vollkommen geklärte immunpathologische Reaktion gegen ein noch nicht gesichertes Antigen (Viren, Bakterienbestandteile oder Autoimmunreaktion gegenüber Bindegewebsbestandteilen, besonders gegen Kollagen).

Immunologische Vorstellungen (184) wie auch histopathologische (76) erleichtern das Verständnis der Pathogenese. Die amerikanischen ARA-Kriterien (S. 126) für die Diagnose der „rheumatoid arthritis" hält Schilling (250) für revisionsbedürftig:

„Wir fassen den c. P.-Begriff enger, als es nach den ARA-Kriterien möglich ist, und definieren dieses vielgestaltige Krankheitsbild als ein entzündliches und prinzipiell fortschreitendes Systemleiden (Allgemeinkrankheit) zunächst und vorwiegend des Gelenksystems mit primär artikulärer und extraartikulärer un-

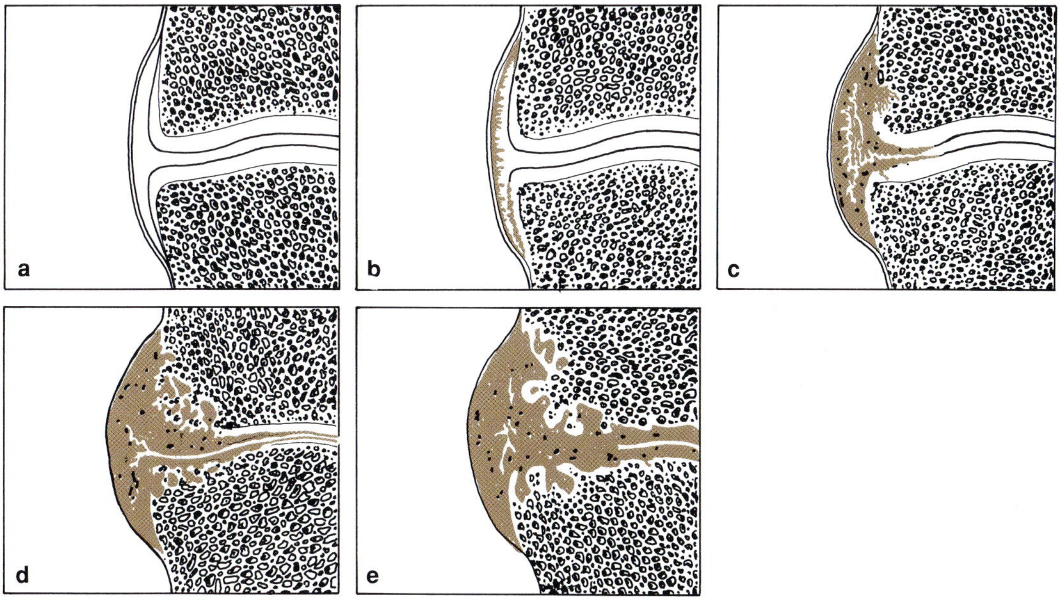

Abb. 8.1 Schematische Darstellung des Ablaufs einer chronischen Polyarthritis. **a** Normales Gelenk. **b** Am Erkrankungsbeginn proliferiert die Synovialis. **c** Knospenbildendes Gewebe greift die „nackte Zone" zwischen Kapselansatz und Gelenkknorpel an („Marginalusur"), wächst in die Gelenkhöhle vor, breitet sich auf dem Knorpel aus und dringt in ihn ein. **d** Auch das Bindegewebe im Knochen proliferiert herdförmig und greift den Knorpel von der Knochenseite her an. **e** Nach der Knorpelzerstörung wächst fibröses Gewebe ein, es entsteht eine fibröse Ankylose. Sie kann später zu einer knöchernen Ankylose werden.

spezifischer und steriler Synovialitis (Polysynovitis) noch unbekannter Ursache, das in jedem Lebensalter beginnen kann, auf immunpathologischer Grundlage sich selbst unterhält und prinzipiell unheilbar fortschreitet, auch Gefäß- und Nervensystem sowie fakultativ innere Organe befällt und schmerzhaft, destruierend, deformierend und behindernd verläuft, funktionale und personale Gestalt gefährdet und verändert, damit Persönlichkeit und Biographie wesentlich prägt und durch psychische und soziale Auswirkungen bzw. Bezugsprobleme den Leidenden belastet und formt."

Bei chronischer Polyarthritis sind die Kniegelenke in ca. 30% der Fälle initial befallen (231), nach 1- bis 3jähriger Krankheitsdauer in 70%, nach 10–12jähriger Krankheitsdauer in 80% (160).

Klinischer Verlauf (Abb. 8.**1**)

- Phase 1: Das Leiden beginnt mit proliferativer Synovialitis (Abb. 8.**1b**).
- Phase 2: Knospenbildendes Gewebe wächst in die Gelenkhöhle ein, greift zuerst das „nackte Areal" zwischen Kapselansatz und Gelenkknorpel an (Marginalusur), breitet sich auf dem Knorpel aus und destruiert ihn (Abb. 8.**1c**).
- Phase 3: Bindegewebsareale des Knochens proliferieren ebenfalls und greifen den Knorpel von der Unterseite an (Abb. 8.**1d**).
- Phase 4: Nach Zerstörung des Knorpels füllt fibröses Gewebe den Raum zwischen den knöchernen Gelenkkörpern aus (Abb. 8.**1e**). Es können folgen: Arthrose mit schwerster Funktionsstörung, zunehmende Beugekontraktur, Genu varum, Genu valgum, Stabilitätsverlust, fibröse Ankylose (Abb. 8.**2**) und knöcherne Ankylose (Abb. 8.**3**).

Gelenkergüsse sind in allen Stadien möglich. Die Entzündung kann auf eine mit dem Kniegelenk kommunizierende Baker-Zyste übergreifen, die manchmal rupturiert; ihr Inhalt sackt in die Muskellogen des Unterschenkels ab.

Diagnose

Bei Verdacht auf eine chronische Polyarthritis ist ein Rheumatologe zuzuziehen!

Anamnese. Wochen oder Monate vor den Gelenkveränderungen beginnen schlechtes Allgemeinbefinden, kalte feuchte Hände, Nachtschweiß und morgendliches Steifigkeitsgefühl in den Händen.

a

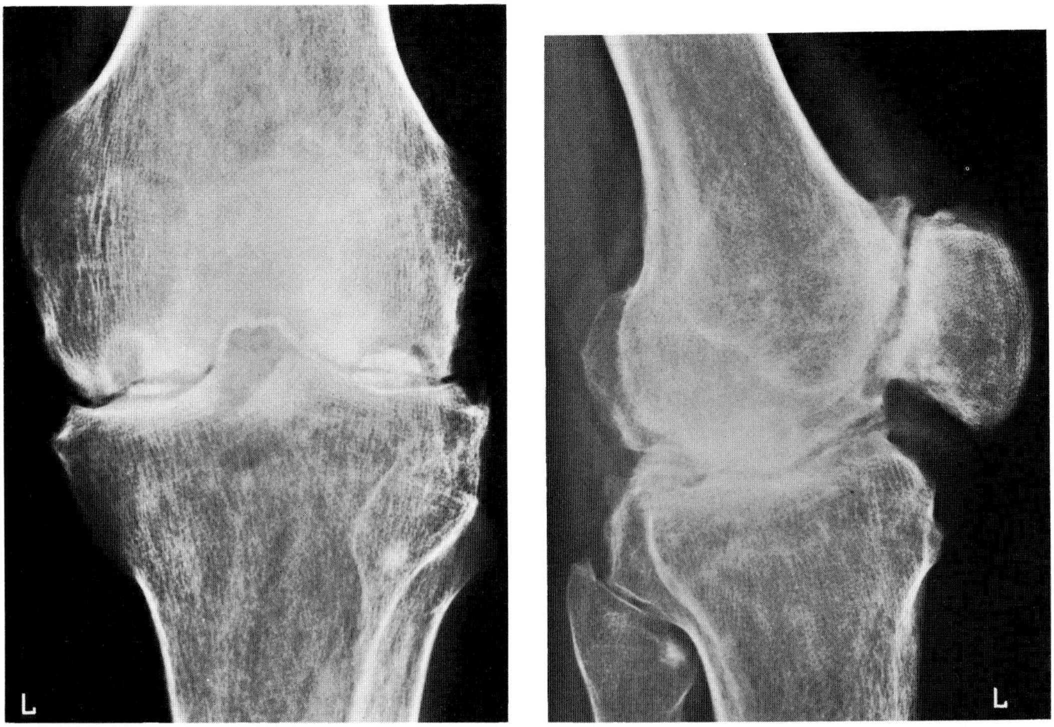

b

Abb. 8.**2** Fibröse Ankylose bei chronischer Polyarthritis.

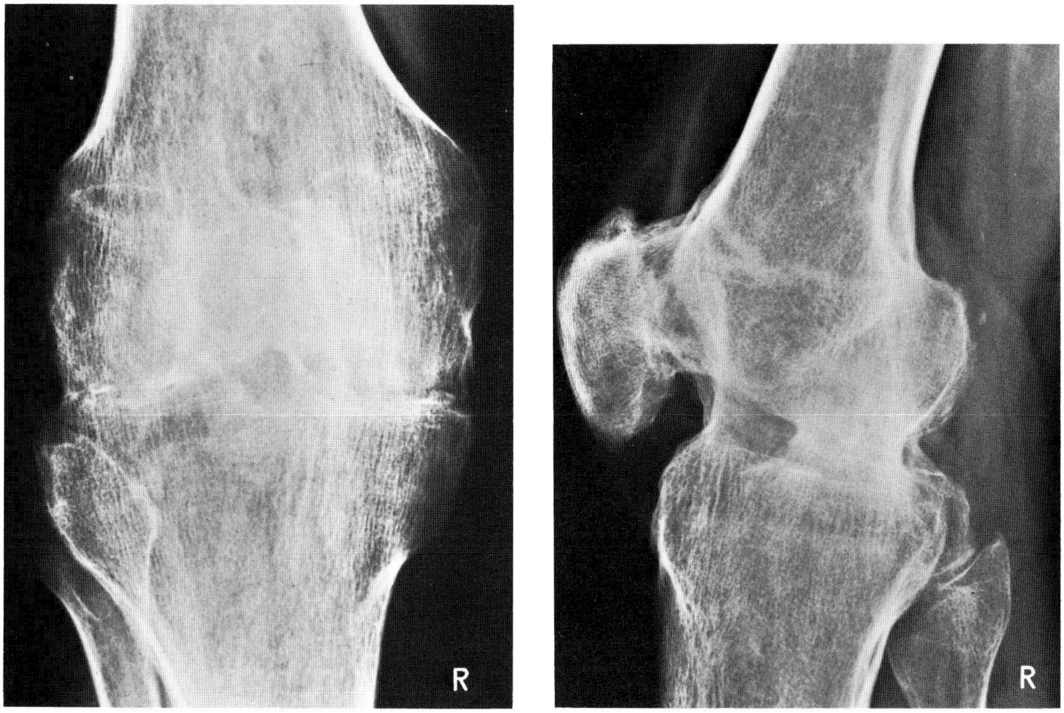

a b

Abb. 8.**3** Knöcherne Ankylose bei chronischer Polyarthritis.

Klinische Befunde:

- Typischer Befall: Grund- und Mittelgelenke der Finger (Abb. 8.**4**), Handgelenke und Zehen schwellen langsam an, sie schmerzen und sind druckschmerzhaft. Schon normaler Händedruck erzeugt stärksten Schmerz in den geschwollenen Gelenken (Gaenslen-Zeichen).
- Atypischer Befall: asymmetrischer Befall großer Gelenke, akute Mon- und Oligarthritiden, Still-Syndrom, viszerale Manifestationen vor den Gelenkerkrankungen.

Beachte: Wenn Patienten mit über 10jähriger Polyarthritis über „immer schlechter werdenden Zustand" klagen, ist an die Entwicklung einer septischen Arthritis als Folge der Immunsuppression zu denken.

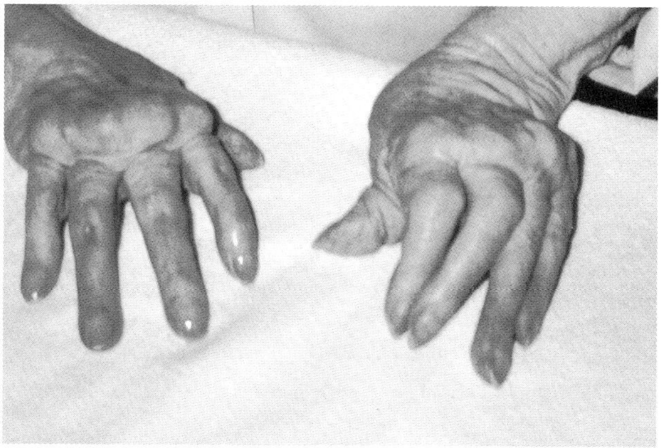

Abb. 8.**4** Chronische Polyarthritis der Hand. Grund- und Mittelgelenke der Finger sind geschwollen, verformt und druckschmerzhaft

Laboruntersuchungen:

- BSG: beschleunigt.
- CRP: positiv (unspezifisches Aktivitätszeichen, nicht rheumaspezifisch).
- Blutbild: Anämie nach längerer Erkrankung.
- Rheumafaktor: im Frühstadium bei 40–70% negativ, später noch bei 10–20%.
  Cave: positiver Rheumafaktor bei anderen Grunderkrankungen: falsch positiv bei gesunden alten Personen, Kollagenosen, interstitieller Lungenfibrose und bei Krankheiten mit Hypergammaglobulinämie (subakute bakterielle Endokarditis, Tuberkulose, chronisch aggressive Hepatitis, maligne Lymphome, Leukämie u. a.; 152).
- Synovia: Zellzahl zwischen 5000 und 50 000, davon 50–70% Polynukleäre, niedrige Viskosität, reichlich Rhagozyten.

Die *Arthroskopie* mit Biopsie aus der Synovialis gibt keine nützlichen Hinweise.

ARA-Kriterien 1987 (nach Kaiser):

1. Morgendliche Steifigkeit, Besserung frühestens nach 1 Stunde.
2. Arthritische Weichteilschwellungen an mindestens 3 Gelenken (ärztlich festgestellt).
3. Arthritische Schwellungen der proximalen Interphalangeal-, Metakarpophalangeal- oder Handgelenke.
4. Symmetrie der Gelenkschwellungen.
5. Rheumaknoten.
6. Rheumafaktor positiv.
7. Röntgenbefund: periartikuläre Osteoporose und/oder Arrosionen an Finger- und Handgelenken.

Die Kriterien müssen mindestens 6 Wochen vorhanden sein. Eine rheumatoide Arthritis ist gesichert, wenn vier oder mehr Kriterien erfüllt sind (Sensivität der Kriterien 91–94%, Spezivität 89%).

Röntgenuntersuchungen. Frühdiagnosen sind damit nicht möglich.
Stadieneinteilung nach Larsen u. a.:

I Diskrete Abweichungen vom Normalbefund:
- gelenknahe Weichteilschwellung,
- gelenknahe Osteoporose,
- leichte Gelenkspaltverschmälerung.

II Eindeutige Frühveränderungen:
- Arrosionen und Gelenkspaltverschmälerung.

III Mittelgradige destruierende Veränderungen:
- Arrosionen und Gelenkspaltverschmälerung.

IV Schwere destruierende Veränderungen:
- Arrosionen und Gelenkspaltverschmälerung,
- Deformierung an tragenden Gelenken.

V Mutilationen:
- Schwund der ursprünglichen Gelenkflächen,
- massive Deformierungen an tragenden Gelenken.

Sonderformen der chronischen Polyarthritis

Juvenile chronische Arthritis

Die Untergruppen sind in Tab. 8.**1** zusammengestellt.

Systemische juvenile chronische Arthritis (Still-Syndrom). Beginn im Kleinkindesalter mit hohem Fieber (betrifft Jungen und Mädchen gleich häufig). Die systemische Beteiligung steht im Vordergrund (typischer Hautausschlag, Hepatosplenomegalie, Lymphadenopathie, Polyserositis, Perikarditis, Myokarditis). Arthritiden folgen erst nach Wochen, Monaten oder nach Jahren, bei 40% zunächst oligartikulär (1–4 Gelenke), bei 60% polyartikulär (Handgelenke, Hüftgelenke). Sie führen zu Destruktionen von Finger- und Hüftgelenken.

Nichtsystemische seronegative juvenile chronische Polyarthritis (IgM-Rheumafaktor seronegativ). Symmetrische, typisch kindliche Polyarthritis großer und kleiner Gelenke (meist zuerst der Kniegelenke), bei Mädchen häufiger als bei Jungen; kann während des gesamten Kindesalters auftreten. Destruktive Veränderungen verlaufen meist langsam progredient, Funktionseinschränkungen und Gelenkfehlstellungen treten dagegen schon früh auf.

Seropositive juvenile chronische Polyarthritis. An der kindlichen Form der seropositiven chronischen Polyarthritis des Erwachsenen erkranken vorwiegend Mädchen während der Pubertät. Der IgM-Rheumafaktor muß bei drei getrennten Untersuchungen positiv sein. Bei ca. 60% finden sich auch antinukleäre Antikörper. Diese Arthritis mit symmetrischer Anordnung in großen und kleinen Gelenken (vorwiegend Finger- und Handgelenke) verläuft rasch progredient, Gelenkdestruktionen können in wenigen Monaten entstehen.

Nichtsystemische frühkindliche chronische Oligarthritis (Typ I). Sie beginnt als Monarthritis

Tabelle 8.1 Untergruppen der juvenilen chronischen Arthritis mit Häufigkeit (aus Häfner, R., H. Truckenbrodt: Dt. Ärztebl. 88 [1991] 1650)

Systemische juvenile chronische Arthritis (Still-Syndrom)	10–15%
Nichtsystemische seronegative chronische Polyarthritis	20–30%
Seropositive chronische Polyarthritis	5–10%
Nichtsystemische frühkindliche chronische Oligarthritis (Typ I)	25–30%
Nichtsystemische HLA-B27-assoziierte chronische Oligarthritis (Typ II)	25–30%

(Knie-, Sprunggelenk; bei Mädchen dreimal häufiger) vor dem 6. Lebensjahr, meist bei 1- bis 3jährigen. Kontrakturen und Fehlstellungen entwickeln sich rasch. Später wird die Arthritis oligartikulär mit asymmetrischem Muster (bis vier Gelenke: Hand-, Ellenbogen-, Finger-, Zehen-, Kiefergelenke, Halswirbelsäule, selten Schulter- und Hüftgelenke). Bei 75% sind antinukleäre Antikörper nachweisbar. Bei wenigen Kindern entwickelt sich eine therapieresistente symmetrische Polyarthritis.

Beachte: Ungefähr jedes zweite dieser Kinder erkrankt an chronisch rezidivierender Iridozyklitis ohne Rötung und ohne Schmerzen. Sie kann bis zur Erblindung führen. Regelmäßige augenärztliche Untersuchungen sind nötig.

Nichtsystemische HLA-B27-assoziierte chronische Oligarthritis (Typ II). Als Oligarthritis mit genetischer Disposition beginnt sie nach dem 10. Lebensjahr, zu 90% bei Jungen, in Knie- und Sprunggelenken, oft nach unklaren Arthralgien. Im weiteren Verlauf können Zehen- und Hüftgelenke, kleine und große Gelenke der oberen Extremitäten erkranken. Destruiert werden Hüft- und Zehengelenke. Die Hälfte der Kinder hat Enthesopathien, meist an der Ferse. Akute Iridozyklitis mit Rötung und Schmerzen ist nicht selten, sie heilt bei Lokaltherapie in wenigen Wochen.

Alterspolyarthritis (nach Kaiser [153])

15–30% aller chronischen Polyarthritiden beginnen nach dem 60. Lebensjahr als Alterspolyarthritiden. Drei Verlaufsformen sind möglich:

- Klassische Verlaufsform ohne viszerale Beteiligung (65% der Patienten). Die Erkrankung beginnt oft akut, ist bei Männern etwas häufiger als bei Frauen. Bei positivem Rheumafaktor und starken humoralen Entzündungszeichen sind große und kleine Gelenke (bevorzugt Schultergelenke) befallen. Der Allgemeinzustand verschlechtert sich, die Muskulatur atrophiert rasch, und starke Gelenkdestruktion folgt.
- Chronische Polyarthritis mit myalgischem Syndrom (25% der Patienten). Polymyalgia-rheumatica-ähnlich beginnt die Erkrankung akut bei ca. 70jährigen Männern und Frauen (3:4). Der Rheumafaktor ist negativ. Trotz starker Schmerzen, morgendlicher Steifigkeit, leichten Fiebers, abnehmenden Allgemeinzustandes, starker humoraler Entzündungszeichen, nachhinkenden Gelenkbefalls gibt es keine Gelenkdestruktion.
- Chronische Polyarthritis mit Sjögren-Syndrom (10% der Patienten). Bei positivem Rheumafaktor sind Hand- und Mittelhandgelenke ohne wesentliche Behinderung der Betroffenen mit Sicca-Symptomatik durch persistierende Synovitis verändert; Gelenkzerstörungen gibt es nicht.

Überlagerungen sind möglich mit Arthrose, Osteoporose sowie mit anderswo lokalisierten chronisch entzündlichen Erkrankungen.

Differentialdiagnostische Erwägungen sind nötig gegen:

- nichtartikuläre Krankheiten (diabetische Osteoarthropathie, Morbus Pierre Marie, Algodystrophie),
- artikuläre nichtentzündliche Erkrankungen (Polyarthrose),
- entzündliche Gelenkerkrankungen (akute ödematöse Alterspolyarthritis, Psoriasisarthritis, pseudopolyarthritische Form der Kalziumpyrophosphat-Dihydrat-Ablagerungskrankheit, Harnsäuregicht, bakterielle Arthritis, paraneoplastische Arthropathie).

Felty-Syndrom

Nur zum Teil bekannte immunologische Mechanismen erzeugen vor allem bei Männern eine seropositive chronische Polyarthritis mit Splenomegalie, Hepatomegalie, Leukopenie (insbesondere Granulozytopenie), Thrombozytopenie, Lymphknotenschwellungen, Hautpigmentationen, Ulcera cruris und starke Infektionsgefährdung. Es entstehen schwere Destruktionen.

Diagnose. ANA fast immer positiv, DNA-Antikörper negativ, Komplementbindungsreaktion normal.

Sjögren-Sydnrom

Bei ca. 10% der Patienten mit chronischer Polyarthritis und meist bei Frauen (in Klimakterium oder Menopause, bei Ovarialinsuffizienz) vorkommende Kombination von chronischer Polyarthritis mit Sicca-Syndrom. HLA-B8, -DR3 70–80% (Normalbevölkerung 24%).

Diagnose aufgrund von

- Augensymptomen (Trockenheitsgefühl, Tränenmangel, Hornhautläsionen u. a.);
- Xerostomie: Trockenheit in Nase, Larynx, Haut und Vagina;
- viszerale Komplikationen (Raynaud-Syndrom, Hepatomegalie, Splenomegalie, Lungenfibrose, Thyreoititis, Nierenschäden u. a.);
- humorale Zeichen.

Die Lippenschleimhautbiopsie sichert die Diagnose.

Seronegative Spondarthritiden

Spondylarthritis ankylopoetica

Eine Gonarthritis kommt vor bei Spondylarthritis ankylopoetica (Bechterew-Marie-Strümpell-Erkrankung), einer stark androtropen Krankheit. „Bei jeder monartikulären Kniegelenkentzündung mit Ergußbildung bei 15- bis 30jährigen Männern ist an Spondylarthritis ankylopoetica zu denken, bis das Gegenteil bewiesen ist" (152, 153).

Die Ursachen der Spondylarthritis ankylopoetica sind wahrscheinlich multifaktoriell und noch nicht ganz geklärt (HLA-B27 95% der Betroffenen, Normalbevölkerung 6–8%). Sie tritt zwischen dem 15. und 30. Lebensjahr auf. Vorboten sind Monarthritiden in Knie- und Hüftgelenk (35%). Diese anfangs stürmisch verlaufenden Gelenkveränderungen können den Wirbelsäulenveränderungen vorausgehen und schnell wieder abklingen. Weitere Vorboten sind Insertionstendopathien an Fersenbein, Becken, seltener an Patella und Tuberositas tibiae (34%) sowie rezidivierende Iritis (20%). Entzündung der Wirbelsäulengelenke führt über chondroide Metaplasie zu Ossifikation und Ankylose. Entzündlich osteolytische Veränderungen finden sich auch an Wirbelkörpern.

Die Gonarthritis (bei 15% der Fälle), meist einseitig, hat nur geringe Tendenz zu Gelenkdestruktion und Ankylose. Ergußbildungen sind häufig, die Synovialitis ist proliferativ.

Diagnose

Anamnese: Anhaltspunkte für die Erkrankung bringen Familienanamnese, tiefsitzender Kreuzschmerz, „doppelseitiger Ischias"; Schmerzen am Morgen, in den Oberschenkel ausstrahlend und durch Bewegung zu bessern; Steifigkeit und Beweglichkeitseinschränkung der Wirbelsäule nach Nachtruhe; Schmerzen im Brustkorb bei Husten oder Niesen; vorhergehende Arthritiden, rezidivierende Iritis, schmerzhafter Sehnenansatz an der Ferse.

Klinische Untersuchung:

- Inspektion und Bewegungsprüfung von Wirbelsäule, Gelenken und Sehnen. Bewegungs- und Erschütterungsempfindlichkeit der Wirbelsäule, Ischialgie und Kreuzschmerzen.
- Menell-Zeichen: Schmerzen im Iliosakralgelenk, bei Rückenlage ausgelöst durch senkrechten Druck auf beide Darmbeine oder bei Seitenlage durch Hyperextension des oben gelegenen Hüftgelenks.
- Thoraxkompressionsschmerz?

Blutuntersuchungen:

- HLA-B27 positiv.
- BSG, Elektrophorese und CRP am Beginn des Leidens und bei alleinigem Befall der Wirbelsäule nicht oder gering erhöht, bei peripherer Gelenkbeteiligung deutlich erhöht.
- Rheumafaktoren negativ.

Szintigraphie: (zur Untersuchung einseitiger Iliosakralarthritiden geeignet): In den Iliosakralgelenken ist eine Mehranreicherung vor den ersten Röntgenzeichen zu sehen.

Röntgenuntersuchungen von Iliosakralgelenken und Wirbelsäule:

- Iliosakralgelenke: „buntes Bild" = Destruktion, Spongiosasklerosierung und Ankylose.
- Lendenwirbelsäule in zwei Ebenen: Defekte an Wirbelkörpervorderteilen (Spondylitis anterior), Destruktionen an Wirbeln und Bandscheiben (Spondylodiszitis).
- Thorakolumbaler Übergang: Hier sind die systemischen Bandverknöcherungen (Syndesmophyten) am frühesten zu sehen.

Reiter-Syndrom

Die Trias besteht aus unspezifischer Urethritis, Konjunktivitis, Polyarthritis (meist sind die gro-

ßen Gelenke der unteren Extremitäten befallen), daneben gibt es nichtschmerzhafte Mundulzera, Balanitis und Keratoderma palmoplantare.
Das Reiter-Syndrom ist im Mittelmeerraum epidemisch nach Darminfektionen mit Shigella, in Mitteleuropa sporadisch nach venerischen Infektionen mit Chlamydia trachomatis und Mykoplasmen. Bei AIDS-Infizierten ist die Erkrankung schwerwiegend. Eine genetische Disposition ist anzunehmen. Das Merkmal HLA-B27 ist in 80% positiv. Bei HLA-B27-negativen Patienten lassen sich HLA-B7, -BW22 und -BW42 nachweisen.
Die Krankheit heilt bei ca. 50% der Betroffenen in 6 Monaten, bei 20% gibt es Rezidive mit bis zu jahrelangen Intervallen, und bei 30% wird das Leiden chronisch (primär ist ein Iliosakralgelenk betroffen, später beide. Bei 30% der Fälle folgen nach vielen Jahren Parasyndesmophyten und Spondarthritiden). Die Gelenkveränderungen sind stärker als bei anderen reaktiven Arthritiden.

Diagnose
Das typische klinische Bild mit Gelenkschwellung, Konjunktivitis und Urethritis gibt die sichersten Hinweise, denn

- Shigellen sind nach der Inkubationszeit (1–3 Wochen) meist nicht mehr nachweisbar.
- Chlamydien in Abstrichen von Urethra und Zervix sind nur bei ungefähr der Hälfte der Fälle zu sehen. IgA-Antikörper gegen Chlamydien sichern die vorausgegangene Infektion.

Auf Mundhöhlengeschwüre, Balanitiden, psoriatiforme Hautveränderungen und Nageldystrophien ist zu achten.

Psoriasisarthritis

Die Psoriasis verändert die Haut, die inneren Organe, die Muskulatur und in ca. 10% auch die Gelenke (208). Arthritiden bei Psoriasis sind seronegative Polyarthritiden ohne Rheumaknoten (70% periphere Gelenke, davon 60% oligartikulär, 30% zunächst monartikulär, 10% primär polyartikulär). Männer und Frauen sind gleich häufig betroffen. In der Regel folgt die Gelenkerkrankung der Hauterkrankung. Bei Psoriatikern mit Arthritiden ist das HLA-B27 zwischen 24% und 90% positiv (normal nur 2–7%). Die Disposition scheint genetisch verankert zu sein. Distale Zehen- und Fingergelenke sind früher befallen als Kniegelenke. Auch Weichteile von Fingern und Zehen können verändert sein. Im Kniegelenk gibt es exsudative und ankylosierende Prozesse. Der gutartige Verlauf ist am häufigsten.
Fassbender (76) faßt die Veränderungen so zusammen:

- Die osteoartikulären Manifestationen im Rahmen der Osteoarthropathia psoriatica werden von zwei völlig verschiedenen Prozessen geprägt.
- Die intrakapsuläre Synovialitis unterscheidet sich hinsichtlich zwölf morphologischer Merkmale nicht qualitativ von derjenigen bei der rheumatoiden Arthritis, lediglich Nekrosen treten nicht auf.
- Der extrakapsuläre Prozeß am kompakten und am spongiösen Knochen der Phalangen ist ohne Merkmale einer vorherigen oder aktuellen Entzündung oder einer Osteoklastentätigkeit. Er ist gekennzeichnet durch herdförmigen Verlust der Proteoglykanzwischensubstanz und Freilegung der Kollagenfasermatrix.
- Der herdförmige Proteoglykanverlust löst einen in folgenden Phasen ablaufenden Prozeß aus:
  - Verlust der Proteoglykanzwischensubstanz und Freilegung der erhaltenen Kollagenfasermatrix des Knochens.
  - Anlagerung von Osteoblastenketten an die Zone des freigelegten Knochens und Neubildung von Osteoid zwischen dem alten Kollagenfasergerüst.
  - Remodellierung der Knochendefekte durch Auffüllung der erhaltenen Kollagenfasermatrix mit neugebildetem Bindegewebsknochen.

Diese Auffassung ist nicht allgemein anerkannt. Mohr (206) sah Pannusbildungen mit Knorpel- und Knochenarrosionen. Das Pannusgewebe geht vom Kapselrezessus aus und wächst in die Grenze zwischen verkalktem und unverkalktem Knorpel (257). Rosenberg (241): „Eine histologische Unterscheidung zwischen chronischer Polyarthritis und Arthritis psoriatica ist nicht möglich."

Diagnose
Es ist nach Psoriasishautveränderungen auch an folgenden Stellen zu suchen: behaarte Kopfhaut, hinter den Ohren, Stirnhaargrenze, Nabel, Analfalte, Finger- und Zehennägel.
Röntgenbilder (ohne typische Veränderungen) zeigen Nebeneinander ossärer Ab- und Anbau-

vorgänge, Knochenproliferationen an Fingern und Zehen, ossifizierende Fibroostitiden, paraspinale Ossifikationen und grazile Parasyndesmophyten.

HLA-B27-assoziierte Arthritiden

(Die Einordnung dieser Erkrankung bei den seronegativen Arthritiden ist noch nicht definitiv.) Bei HLA-B27-Positiven gibt es über Jahre dauernde benigne seronegative Arthritiden ohne Symptome klassischer seronegativer Spondylarthritiden.

Enteropathische Arthritiden

Colitis ulcerosa. Die begleitenden, flüchtigen Arthritiden, meist in Knie- und Sprunggelenken, entstehen durch geringe Synovialisaffektionen und mäßige Ergußbildungen. Pannusgewebe und Usuren wie bei der chronischen Polyarthritis sind selten (75).

Morbus Whipple. Die fieberhafte, wahrscheinlich durch Corynebakterien hervorgerufene Jejunitis ist oft begleitet von Polyserositis, Endo- und Perikarditis, Polyadenopathie und von flüchtigen, nichtdestruierenden Olig-/Polyarthritiden, meist in Knie- und Sprunggelenken (116).

Beachte: Gelenkveränderungen können der Darmerkrankung um Monate oder Jahre vorausgehen.

Diagnose durch Dünndarmbiopsie.

Morbus Crohn. Die schubweise chronisch verlaufende, transmurale Entzündung der unteren Ileumsegmente mit segmentärer Vernarbung, Geschwürs- und Fistelbildung kann von asymmetrischen Oligarthritiden mit Bevorzugung der unteren Extremitäten (Knie- und Sprunggelenke) begleitet sein (116). Die Veränderungen sind flüchtig, Destruktionen sind Ausnahmen.

Infektarthritiden

Unspezifische Entzündungen des Kniegelenks

Septische Arthritis

Gelenkinfektionen mit Eitererregern sind schwerwiegende Erkrankungen. Pro Jahr treten in Deutschland über tausend Empyeme auf. Bei den Ursachen stehen intraartikuläre Injektionen an erster Stelle (!), es folgen Verletzungen und Operationen, Arthroskopien (121a), Implantationen von Endoprothesen, aus der Nachbarschaft übergreifende Entzündungen und hämatogene Metastasierung bei Angina, Pneumonie, Scharlach, Typhus, Ruhr, Erysipel u. a. m. Mohr (207) stellte Gelenkinfektionsmorphologien und ihre Erreger zusammen (Tab. 8.**2**).

Beachte: Septische Arthritis kann auch bei Patienten mit über 10jähriger chronischer Polyarthritis spontan entstehen (S. 125).

Die Unterteilung durch Payr (222) berücksichtigt pathologisch-anatomische Gesichtspunkte und gibt klinische, therapeutische und prognostische Hinweise:

- Empyem: Die purulente Arthritis befindet sich noch innerhalb der Synovialishöhle.
- Kapselphlegmone: Die Entzündung hat die Synovialis durchbrochen und auf die fibröse Kapsel übergegriffen.
- Panarthritis purulenta: Alle paraartikulären Weichteile sind betroffen. In den Muskellogen von Ober- und Unterschenkel sind Eiteransammlungen, Fisteln können folgen.

Klinisches Bild

Die septische Arthritis beginnt mit heftigen Schmerzen, Schüttelfrost und Fieber, der Allgemeinzustand verschlechtert sich rasch. Das geschwollene, gerötete Kniegelenk mit verstrichenen Konturen und erhöhter Hauttemperatur ist höchst bewegungs- und druckschmerzhaft. Virulenz der Bakterien und Abwehrlage des Organismus prägen den Verlauf. Polymorphkernige Leukozyten durchsetzen die verdickte, vermehrt durchblutete Synovialis. Exsudat, Bakterien, Fibrin, Leukozyten und Erythrozyten erfüllen die Gelenkhöhle. Die vermehrte Gelenkflüssigkeit ist anfangs trüb-serös, später eitrig-hämorrhagisch. Alle Gelenkweichteile schwellen an. Lysosomale Enzyme lösen Proteoglykane aus der Knorpelmatrix, der Knorpel erweicht, das Fasergerüst zerfällt. Auch subchondrale Knochenabschnitte können zerstört werden. Pannusgewebe wächst von der Synovialis in die Gelenkhöhle und überzieht den zerstörten Knorpel. Es entsteht eine fibröse Kniegelenksteife, eine ossäre Steife kann folgen. Nur frühester Therapiebeginn verhindert die Gelenkdestruktion.

Diagnose

Blutuntersuchungen. Hohe Leukozytose, extrem beschleunigte BSG. Eine Blutkultur ist zu veranlassen.

Gelenkpunktion (unter aseptischen Bedingungen S. 43, 105). Das Punktat ist im Sofortausstrich und bakteriologisch zu untersuchen.

Tabelle 8.**2** Bakterielle Arthritiden durch direkten Gelenkbefall (aus Mohr, W.: Infektiöse Arthritiden. In Doerr, W., G. Seifert: Spezielle Pathologie der Gelenke. Springer, Berlin 1984)

Bakteriengattung	Spezies	Morphologie
Staphylococcus	St. aureus	eitrige Arthritis
		eitrige Arthritis
Streptococcus	Str. pyogenes	eitrige Arthritis
	Str. Gruppe G	eitrige Arthritis
	Str. pneumoniae	eitrige Arthritis
	Str. viridans (Endokarditis)	„proliferative" Synovitis
Neisseria	N. gonorrhoea	„akute" Arthritis
	N. meningitides	eitrige Arthritis
Moraxella	M. osloensis	eitrige Arthritis
	(„Spezies")	eitrige Arthritis
Pseudomonas	P. aeruginosa	eitrige Arthritis
	P. pseudomallei	eitrige Arthritis
Brucella		granulomatöse Arthritis
		eitrige Arthritis
Escherichia	E. coli	eitrige Arthritis
Salmonella		eitrige Arthritis
Klebsiella	K. pneumoniae	eitrige Arthritis
Enterobacter	E. cloacae und E. hafniae	„akute und chronische" Arthritis
Serratia	S. liquefaciens	eitrige Arthritis
	S. marcescens	eitrige Arthritis
Proteus	P. mirabilis	„zellreicher Erguß"
Yersinia		eitrige Arthritis
Pasteurella	P. multocida	eitrige Arthritis
	P. septica	eitrige Arthritis
Haemophilus	H. influenzae	eitrige Arthritis
Listeria	L. monocytogenes	eitrige Arthritis
Mycobacterium	M. tuberculosis	granulomatöse Arthritis
	M. kansii	granulomatöse Arthritis
	M. triviale	granulomatöse Arthritis
	M. scrofulacaeum	granulomatöse Arthritis
	M. intracellulare	granulomatöse Arthritis
	M. fortuitum	granulomatöse Arthritis
	M. chelonei	granulomatöse Arthritis
	M. leprae	granulomatöse Arthritis
Nocardia	N. asteroides	„granulozytenreicher Erguß"
Treponema	T. pallidum	unspezifische Arthritis
		gummöse Arthritis
Mycoplasma	M. pneumoniae	„rötlichbrauner Gelenkerguß"
	M. hominis	
Campylobacter	C. fetus	akute eitrige Arthritis
	C. jejuni	eitrige Arthritis
Bacteroides	B. fragilis	eitrige Arthritis

- Sofortausstrich: Leukozyten deuten auf eine eitrige Entzündung hin, Lymphozyten auf Tuberkulose und Rhagozyten auf den rheumatischen Formenkreis.
- Bakteriologische Untersuchung: Sie bestimmt die Erreger, ein Antibiogramm gibt Hinweise für das wirksamste Antibiotikum (am Beginn der Behandlung wird ein Breitbandantibiotikum gegeben).
- Identifizierung von Bakterienantigenen: Sie kann weiterhelfen, wenn die Kultur nach vorausgegangener Antibiotikagabe negativ geblieben ist.

Röntgenaufnahmen hinken den Gelenkveränderungen hinterher. Erst 8–14 Tage nach Erkrankungsbeginn entkalken subchondrale Knochenschichten („Trauerrand"), später vergrößern sich die Entkalkungszonen. Unregelmäßige Defekte in den Gelenkflächen zeigen die Zerstörungen in Knorpel und Knochen. Der Gelenkspalt wird schmäler (Abb. 8.**5**, 8.**6**), Subluxationen können folgen.

Nuklearmedizinische Untersuchungen zeigen die Veränderungen schon nach wenigen Tagen.

Septische Arthritis bei Knochenentzündungen

Die Entzündung beginnt im Gefäßbindegewebe des Knochens, greift sekundär auf den Knochen über und kann in benachbarte Gelenke einbrechen.

Akute hämatogene Osteomyelitis

Vorwiegend bakterielle Infektionskrankheit mit Organmanifestation, altersabhängig im epimetaphysären oder diametaphysären Bereich. Verminderte Abwehrkraft, infektiös-toxische Schädigung des RES, verminderte Gammaglobulinsynthese, Zahl und Virulenz der Keime begünstigen die Entstehung; Traumen sind in der Regel

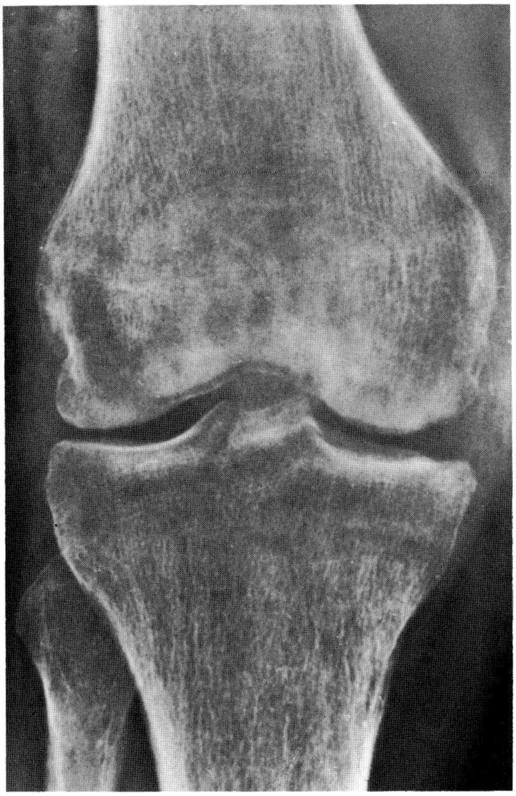

a

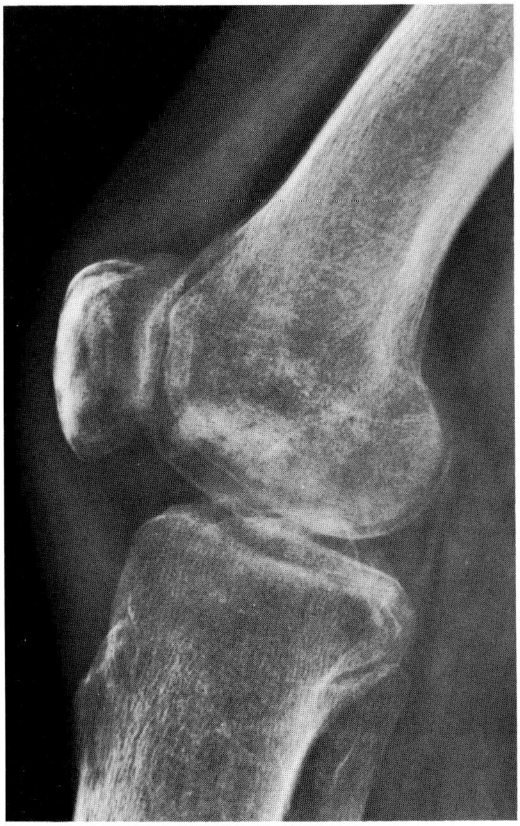

b

Abb. 8.**5a–b** Akute eitrige Kniegelenkentzündung bei einem 25jährigen Patienten. Die subchondralen Knochenbezirke sind entkalkt (Trauerrand), und in den Gelenkflächen erscheinen Defekte als Ausdruck des geschwürigen Zerfalls von Knorpel und Knochen. Verschmälerung des Gelenkspalts, besonders fibular.

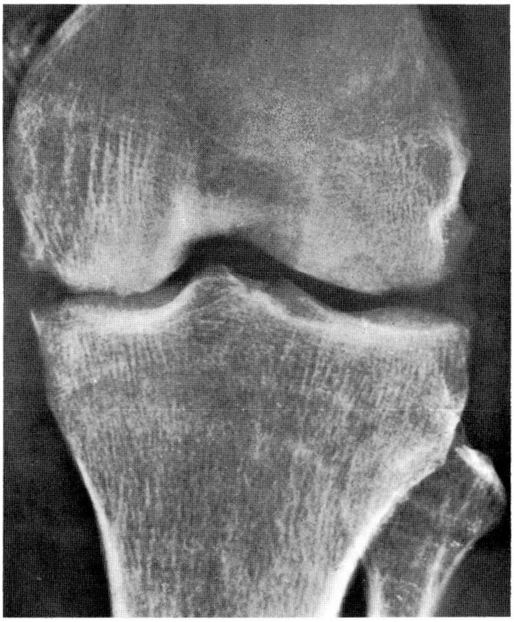

Abb. 8.**6** Akute eitrige Kniegelenkentzündung bei einem 39jährigen Patienten. Defektbildungen in den Gelenkflächen und Verschmälerung des tibialen Gelenkspaltes. Die milde Verlaufsform dieses Falles führte nicht zu größeren subchondralen Entkalkungen, der Knorpel ist trotzdem weitgehend zerstört.

nur Gelegenheitsursachen. Von besonderer Bedeutung ist eine hyperallergische Komponente: „Jeder Reiz, der zu einer funktionellen Störung des kapillaren Kreislaufs im Sinne einer Endstromverlangsamung und Hyperämie führt, bewirkt, daß Erreger in verlängertem Zeitraum und in verstärkter Weise an das Gewebe herangebracht werden, womit die Möglichkeit zur Reaktion mit dem Kapillarendothelien und zur Haftung gegeben ist" (106).

Eintrittspforten der bakteriellen Infektionskrankheit, nur bei ⅓ der Fälle nachweisbar, können sein: Nabelgefäße bei Neugeborenen, sonst Furunkel, Wunden, Ekzeme und der Urogenitaltrakt; Anginen, selten Windpocken, Influenza, Rückfallfieber oder Fleckfieber.

Erreger der akuten hämatogenen Osteomyelitis sind Staphylococcus aureus haemolyticus (80%), Streptokokken (15%) und seltene Erreger (5%).

Ätiologie, Verlauf und Prognose ändern sich mit dem Lebensalter.

Im Säuglingsalter (bis zum 18. Lebensmonat) beginnt die Erkrankung wegen der besonderen Gefäßversorgung (Abb. 8.**7**) mit Hyperämie und verlangsamtem Blutstrom (186) bei hyperallergischer Komponente (106) in der Meta- und Epiphyse (Abb. 8.**7a**) des distalen Oberschenkelabschnitts. Die Entzündung kann sich ins benachbarte Gelenk, subperiostal oder sehr selten in die Diaphyse ausbreiten. Epiphysäre Knochenkerne und Epiphysenknorpel können total oder partiell zerstört werden.

Bei der *juvenilen Form* (vom 18. Lebensmonat bis zum Wachstumsabschluß) wurde die Epiphysenfuge zu einer Barriere. Epiphyse und Dia-/Metaphyse haben getrennte Blutversorgungen (Abb. 8.**7b**). Erkrankungsbeginn im Meta-/Diaphysenabschnitt, Ausbreitung zum Markkanal mit Markphlegmone und subperiostal mit Abszeßbildung.

Gelenkbeteiligungen sind Seltenheiten (Abb. 8.**7b**; 8.**8** und 8.**9**).

Nach Wachstumsfugenschluß versorgt ein Diaphysengefäß die Metaphyse und die frühere Epiphyse (Abb. 8.**7c**). Die Durchblutung ist gegenüber dem Wachstumsalter vermindert. Eine akute hämatogene Osteomyelitis tritt seltener auf. Entzündungsherde im dia-/metaphysären Bereich sind besser abgegrenzt als im Wachstumsalter.

Die Entzündung breitet sich aus zum Markraum mit Markphlegmone, subperiostal mit Abszessen und Fisteln, selten ins Gelenk (Abb. 8.**7c**).

Die *Diagnose* ist nicht einfach. Richtungsweisend sind im Säuglingsalter Nabelgefäßinfektionen, später vorausgegangene infizierte Wunden, Furunkel, Anginen, Ekzeme. Dem plötzlichen Beginn folgen Beweglichkeitseinschränkung durch Schmerzen, Schwellung, hohes Fieber, schneller Verfall des Allgemeinzustandes und Blutbildveränderungen (Leukozytose, Linksverschiebung).

Veränderungen sind im *Röntgenbild* am Krankheitsbeginn nicht zu sehen. Knochenatrophie und periostale Auflagerungen erscheinen frühestens nach 10–14 Tagen, Markraumdestruktionen und Sequester erst viel später. *Nuklearmedizinische Untersuchungen* geben schon nach wenigen Tagen erste Hinweise auf die Entzündung.

Die *akute hämatogene Osteomyelitis der Kniescheibe* ist eine Rarität (35). Die stärksten Beschwerden treten an der Gelenkvorderseite auf, geschwollen ist das ganze Gelenk. Meist folgt ein präpatellarer Abszeß. Ein Einbruch ins Gelenk ist selten.

Akute posttraumatische und iatrogene Knocheninfektion (Osteitis)

Manche Autoren fassen Markraum, Kortikalis, Periost und umgebende Weichteile als ein Gan-

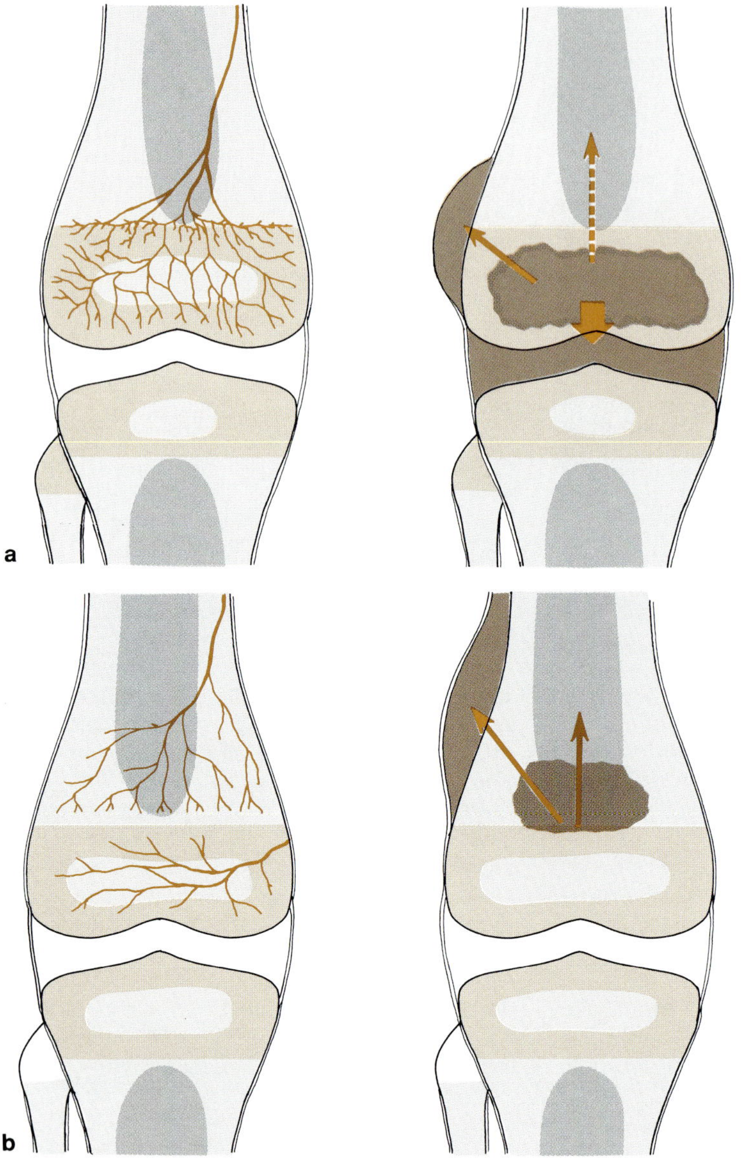

Abb. 8.7 Akute hämatogene Osteomyelitis.
a Säuglingsalter (bis zum 18. Lebensmonat). Links: Die A. nutritia, beim Säugling von der Diaphyse kommend, versorgt Meta- und Epiphyse. Rechts: Der primäre Herd der akuten hämatogenen Osteomyelitis beim Säugling beginnt, der Gefäßversorgung entsprechend, im Meta- und Epiphysenbereich, Ausbreitung: häufig Einbruch ins Gelenk, seltener subperiostal mit Abszeßbildung, selten zur Diaphyse.
b Juvenile Form (vom 18. Lebensmonat bis zum Wachstumsschluß). Links: Epiphyse und Metaphyse haben getrennte Blutversorgung. Rechts: Die Erkrankung beginnt in diesem Alter in Meta- und Diaphyse. Ausbreitung: Markkanal mit Markphlegmone, subperiostal mit Abszeßbildung, Gelenkeinbrüche sind Raritäten.
c Erwachsenenform (nach Wachstumsschluß). Links: Meta- und Epiphyse werden von einem aus der Diaphyse kommenden Gefäß versorgt. Rechts: Die Entzündung beginnt im diametaphysären Abschnitt. Ausbreitung: zum Markraum mit Markphlegmone und subperiostal mit Abszeßbildung, Gelenkbeteiligung sehr selten.

zes auf und bezeichnen diese Infektionen als Osteomyelitiden. Wir folgen den Empfehlungen von Burri (54) und bezeichnen solche Infektionen als posttraumatische Osteitiden.
Eindringende Keime bei offenen Frakturen, bei operativer Versorgung geschlossener Frakturen oder bei Prothesenimplantation erzeugen solche Entzündungen. Bei geschlossenen Frakturen sind Gelenkinfektionen extrem selten. Sie entstehen dann hämatogen, iatrogen bei Bruchspaltanästhesie oder lymphogen bei Beckenbrüchen.

Reaktive (postinfektiöse) Arthritiden

Rheumatismus acutus verus (rheumatisches Fieber)

Die Erkrankung mit hohem Fieber und starker BSG-Beschleunigung ist heute selten. Sie tritt bei Kindern, Jugendlichen und Erwachsenen nach Infektionen mit β-hämolysierenden Streptokokken der Gruppe A, z. B. nach Streptokokkenangina, auf. Karditis und Antikörpererhöhung ge-

Abb. 8.7 c

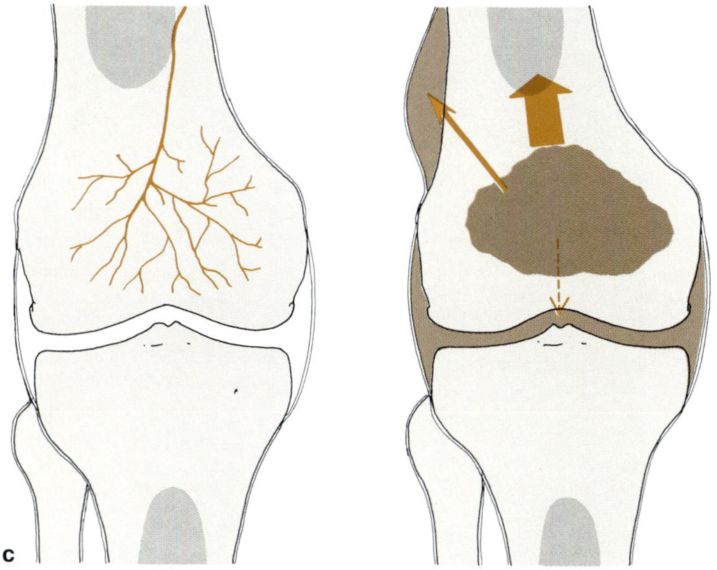

gen Streptokokkenantigene fehlen in der Regel. Veränderungen in großen und mittleren Gelenken folgen nach einem Intervall von 14 Tagen. Gelenkschwellung, -rötung, -erguß und sehr starke Schmerzen entwickeln sich in wenigen Stunden und klingen nach kurzer Zeit wieder ab.

Darminfektionen

Nach Darminfektionen mit Yersinia enterocolica, Yersinia pseudotuberculosis, Campylobacter jejuni, Shigellen, Salmonellen kommen Arthritiden vor.

Die Yersiniose ist die häufigste enterale Infektionskrankheit (genetische Disposition bei HLA-B27), bei der neben Gastroenterokolitis, Adenitis mesenterica, Erythema nodosum auch Polyarthritiden auftreten, meist in Knie- und Sprunggelenken. Die Gelenkaffektionen schwinden in der Regel nach einigen Wochen; chronische Verläufe und Übergänge in ein Reiter-Syndrom sind möglich.

Diagnose. Der Nachweis von Erregern und IgM-Antikörpern gelingt bei Auftreten der Gelenkveränderungen meist nicht mehr. IgA-AK sind maximal 1 Jahr, IgG-Ak lebenslang nachweisbar.

Gonorrhoe

Die Arthritis gonorrhoica (0,5% aller Arthritiden [195]) beginnt 3–4 Wochen nach der Infektion, am häufigsten in Knie- und Sprunggelenken (207). Für die Betroffenen sind der stürmische Beginn und Verlauf erschreckend. Das Gelenk schwillt in wenigen Stunden außergewöhnlich stark an. Es ist heiß, rot, glänzend und bei Bewegung oder Berührung außerordentlich schmerzhaft; die Schmerzen werden als unerträglich und zermürbend geschildert. Temperaturerhöhung, Blutbildveränderungen und Verschlechterung des Allgemeinzustandes sind nicht so stark wie bei septischer Arthritis.

Die akute gonorrhoische Gelenkentzündung geht unbehandelt oder ungenügend behandelt nach Tagen oder nach wenigen Wochen in das chronische Stadium mit Granulationsgewebebildung, Pannusentwicklung und raschem Knorpelzerfall über. Kapselschrumpfung disloziert die Gelenkkörper; bei der folgenden fibrösen Gelenksteife resultieren Subluxationen.

Eine gonorrhoische Oligarthritis ist selten. Die mild verlaufende Entzündung wechselt von Gelenk zu Gelenk; in einem Gelenk kann sie plötzlich das Vollbild der Arthritis gonorrhoica erzeugen.

Diagnose. Die Vorgeschichte mit Angaben über die gonorrhoische Infektion ist der wichtigste Hinweis. Im eitrigen, leukozytenhaltigen Punktat finden sich nur selten Gonokokken, die Kultur ist

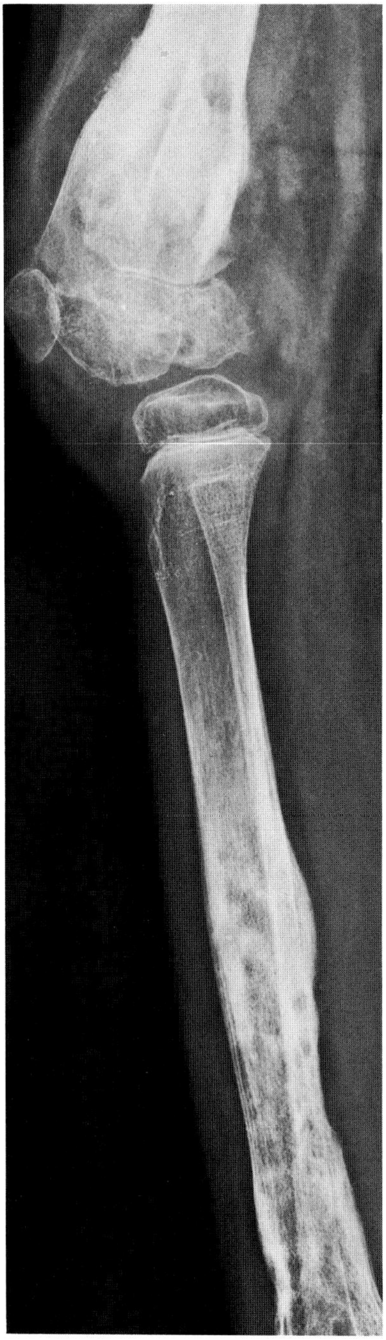

Abb. 8.**8** Ältere eitrige Kniegelenkentzündung bei einem 6jährigen Mädchen, von einer Osteomyelitis der distalen Oberschenkelmetaphyse ausgehend. Die Gelenkflächen sind unregelmäßig begrenzt. Vorzeitiger Schluß des tibialen Abschnitts der distalen Oberschenkelwachstumsfuge, Subluxation der Tibia im Kniegelenk. Ein weiterer osteomyelitischer Herd liegt in der Tibia.

oft negativ. Die Komplementbindungsreaktion, am Beginn der Erkrankung meist negativ, wird bei den Folgeerkrankungen (Arthritis, Orchitis, Epididymitis, Adnextumor) in der Regel positiv. Sie ist hochspezifisch.

Röntgenologisch ist eine, in der 3. Krankheitswoche auftretende, durch den Verkalkungsstreifen der ehemaligen Wachstumsfuge scharf begrenzte „glasige Knochenatrophie" der Epiphyse typisch. Die Gelenkflächen sind unregelmäßig, haben umschriebene Defekte; die Gelenkspalten sind verschmälert (Abb. 8.**10**).

Später, im Stadium der beginnenden Ankylose, zeichnen sich im atrophischen Epiphysenknochen einige Spongiosabälkchen deutlicher ab. Weil sie an Regen erinnern, bürgerte sich die Bezeichnung „Regengußankylose" ein. Unbehandelte Fälle enden mit knöcherner Ankylose.

AIDS

60% der AIDS-Patienten sollen rheumaähnliche Gelenkveränderungen haben. Deshalb ist bei unklarer Rheumaätiologie eine HIV-Untersuchung nötig.

Die klassische reaktive oligartikuläre Arthritis (Disseminierung des AIDS-Virus in Gelenkweichteile ist weniger wahrscheinlich) beginnt akut und bevorzugt die Gelenke der unteren Gliedmaßen. Sie ist binnen weniger Wochen voll ausgeprägt und sehr schmerzhaft. Typisch sind die geringen Entzündungszeichen im Gelenkpunktat.

Lyme-Krankheit

Im Ort Lyme, USA, wurde die Krankheit erstmals erkannt. Erreger ist eine durch Zecken übertragene Spirochäte (Borellia Burgdorferi). Die Krankheit läuft in Phasen ab (153):

Stadium I (Tage bis Wochen nach dem Stich):

- Erythema chronicum migrans.
- Allgemeinsymptome: subfebrile Temperaturen, Krankheitsgefühl, Kopf- und Nackenschmerzen, Myalgien, Arthralgien, intestinale Beschwerden.

Stadium II (Wochen bis Monate nach dem Stich):

- Meningopolyneuritis (Bannwarth-Syndrom).
- Perimyokarditis mit Reizleitungsstörungen.

Stadium III (Monate bis Jahre nach dem Stich):

- Monarthritis, Oligarthritis migrans; akut auftretend, rezidivierend und bei 10% chronisch.

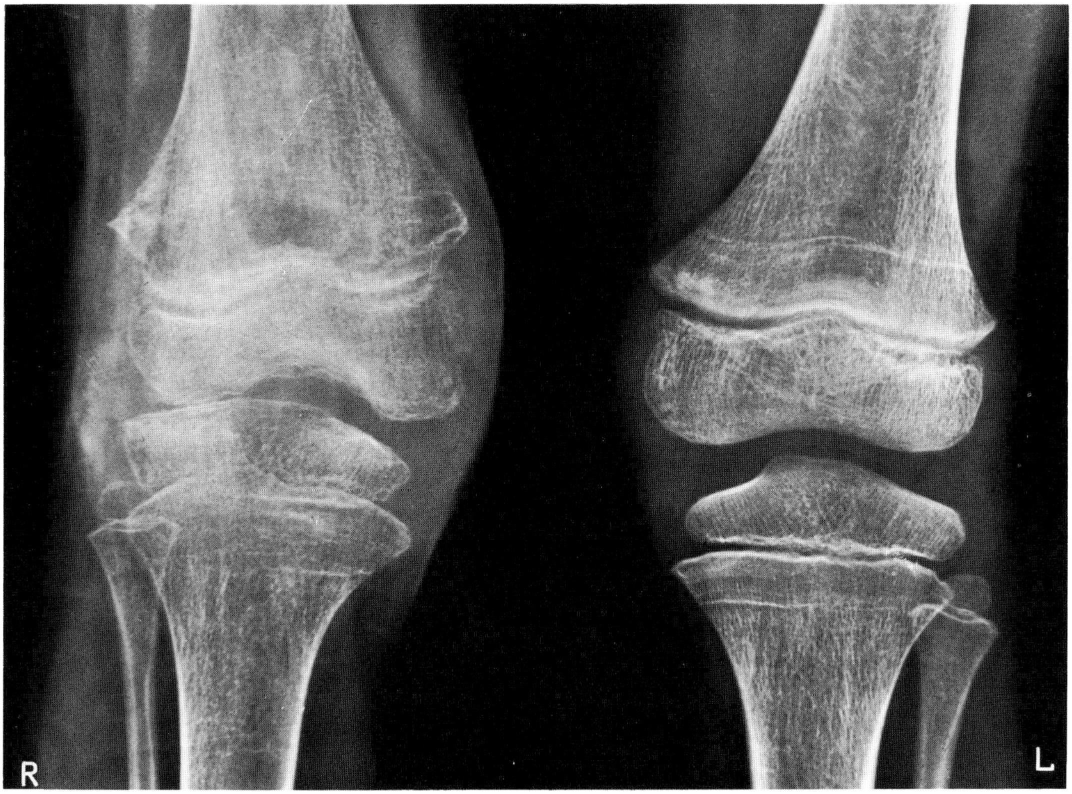

Abb. 8.9a–b Eitrige Kniegelenkentzündung bei einem 7jährigen Jungen. Einzeitige Vergleichsaufnahme beider Kniegelenke. Empyem des rechten Kniegelenks, von einer Osteomyelitis des distalen, fibularen Metaphysenabschnitts des Oberschenkels ausgehend. Leichter Trauerrand, unregelmäßig begrenzte Gelenkflächen, Verschmälerung des Gelenkspaltes und Subluxation der Tibia im Kniegelenk.

Diagnose. Antikörpernachweis: Stadium I IgM-AK 50%, Stadium III IgG AK 100%.

Virusinfektionen

Diagnose. Bei Röteln, Rötelnimpfung, Hepatitis B, Mumps, Masern, Infektion mit Parvovirus, Coxsackie-, Echo- und Herpesviren treten am Krankheitsbeginn oder einige Tage später Arthralgien oder Arthritiden auf, die bei symptomatischer Therapie in Tagen oder Wochen abheilen.

Spezifische Arthritiden

Gonarthritis tuberculosa

Während der in Schüben verlaufenden Erkrankung, hervorgerufen durch das Mycobacterium tuberculosis typus humanus, kann auch das Kniegelenk beteiligt sein. Die Gelenkinfektion entsteht

- als hämato- oder lymphogene Infektion der Synovialis (Synovialitis tuberculosa = primäre oder synoviale Form mit typischen spezifischen Gewebeveränderungen), meist ausgehend von einem Primärherd in Lunge, Nasen-Rachen-Raum, Darm, seltener von einer fortgeschrittenen Organtuberkulose;
- als Folge des Einbruchs eines gelenknahen tuberkulösen Knochenherdes (Osteoarthritis tuberculosa = sekundäre oder ossale Form mit schneller Knorpel- und Knochenzerstörung).

Primäre oder synoviale Form

Nach uncharakteristischem Krankheitsbeginn tritt langsam eine zunehmende, torpide, anfangs wenig schmerzhafte spindelförmige Gelenkschwellung (Tumor albus) mit geringer Überwärmung auf (exsudative Synovialitis mit Hydrops, Kapselverdickung durch Granulationen = Fungus). Die Muskulatur schwindet frühzeitig. Das

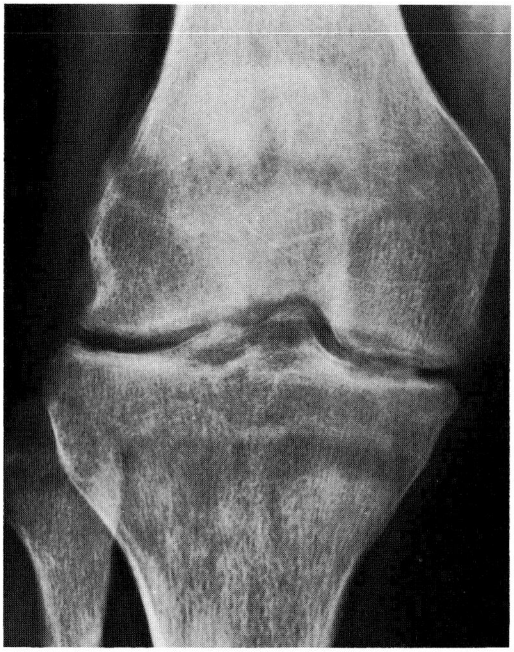

Abb. 8.**10** Gonorrhoische Arthritis des Kniegelenks bei einem 28jährigen Patienten. „Glasige Knochenstruktur" der Epiphysen, unregelmäßige Begrenzung der Gelenkflächen durch umschriebene Defekte und Verschmälerung des Gelenkspaltes.

Allgemeinbefinden ist nicht oder nur wenig gestört; leichte Gewichtsabnahme, mäßiges Fieber sind weitere, aber unsichere Zeichen. Kranke mit synovialer Form humpeln manchmal wochenlang herum, bis die richtige Verdachtsdiagnose gestellt wird. Mit zunehmenden Veränderungen werden die Beschwerden stärker, der Allgemeinzustand verschlechtert sich, Bettlägerigkeit kommt hinzu.

Sekundäre oder ossale Form

Beschwerden und Symptome entwickeln sich rasch. Es gibt folgende Verlaufsformen:

Fungus. Von der Synovialis greift der Prozeß auf Gelenkflächen über und zerstört den Knorpel nach Arrosion und Unterminierung. Knochendefekte entstehen, vorwiegend in Kapseltaschen an Vorderrändern von Oberschenkelrollen und Schienbeinkopf (Abb. 8.**11**). Die Kapsel schrumpft, es folgen Kontraktur und Subluxation. Während dieser Phase ist das Gelenk spindelförmig geschwollen, die Muskulatur atrophisch.

Granulierende oder käsig-eitrige intraartikuläre Form. Sie entwickelt sich aus tuberkulöser Synovialitis (Fungus) oder nach Einbruch gelenknaher tuberkulöser Herde (Pyarthros). Beide Formen sind oft nicht zu trennen, weil sie als Mischformen ineinander übergehen.

Pyarthros nach Einbruch benachbarter ossaler Herde. Die Gelenkkörperzerstörung ist unterschiedlich stark, die Kapsel schrumpft, es entstehen Fehlstellungen, Genu valgum öfter als Genu varum (Abb. 8.**12,** S. 140). Der Eiter im Gelenk dickt ein. Trotz ausgiebiger Knorpel- und Knochenzerstörung kommt es, das Kindesalter ausgenommen, nicht zu knöcherner Ankylose.

Extrakapsuläre Tuberkulose, Epiphysen- oder Metaphysenherde. Die tuberkulöse Entzündung durchbricht die Kniegelenkkapsel, es entstehen periartikuläre Eiterungen, Knochenherde und evtl. Fistelbildungen.

Diagnose

Laboruntersuchungen:

- Blutuntersuchungen: mäßige Entzündungszeichen.
- Gelenkpunktion: meist trübes graugelbes Punktat (ca. 20 000 Zellen pro ml mit 50% Lymphozyten. Tuberkelbazillen nur selten nachweisbar).
- Untersuchung des Punktats:
  - Sofortausstrich: Lymphozyten deuten auf Tuberkulose, Leukozyten auf unspezifische Eiterung, Rhagozyten auf rheumatischen Formenkreis hin.
  - Antiforminanreicherung und Ziehl-Neelsen-Färbung: schnelle, aussagekräftige Methode, wenn Tuberkelbazillen im Punktat sind. Aber das ist nur selten der Fall.
  - Nährbodenkultur: bei der spezifischen Untersuchungsmethode kann gleichzeitig die Wirkung von Tuberkulostatika getestet werden. Dauer 8 Wochen.
  - Tierversuch: eine gebräuchliche Methode, Dauer 8 Wochen.
- Biopsie: eine sichere Methode, weil die Synovialis diffus verändert ist. Schwierig ist manchmal die Abgrenzung gegen Fremdkörpergranulome.

Differentialdiagnostische Abgrenzung gegen:

- Arthritis rheumatica,
- seronegative Spondarthritiden,
- Begleitarthritiden,
- Psoriasisarthritis,

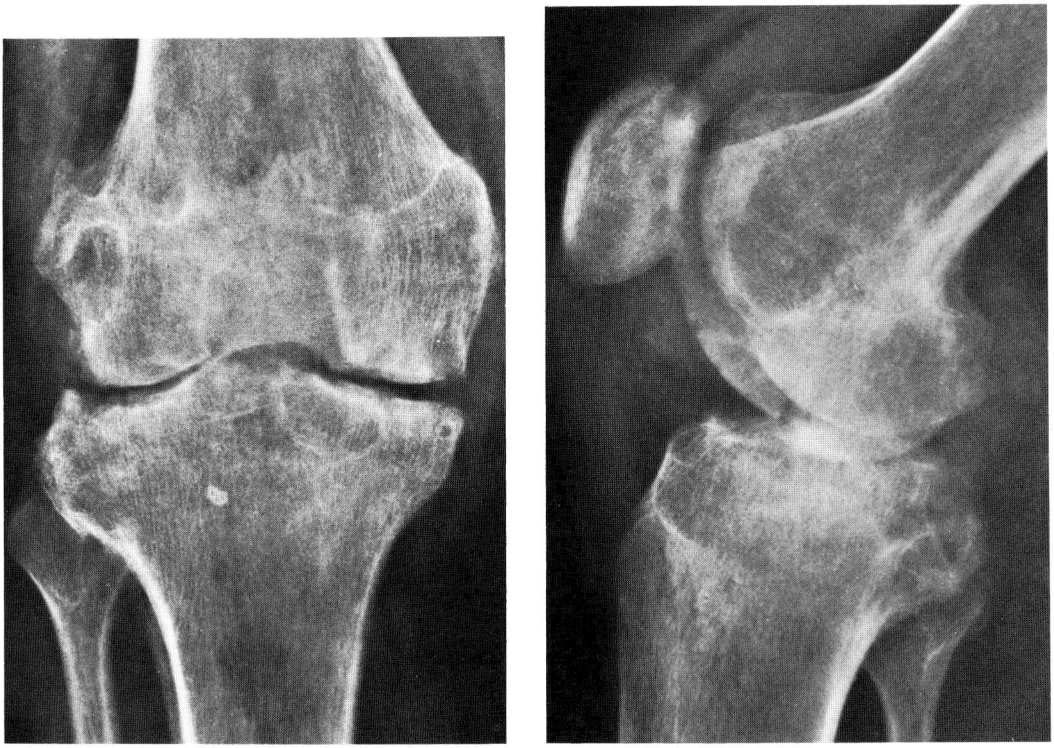

a b

Abb. 8.**11a–b** Vorwiegend fungöse Form der Kniegelenktuberkulose bei einem 33jährigen Patienten. Von der Gelenkinnenhaut greift die Erkrankung auf die Gelenkflächen über und zerstört sie. Die Knochendefekte entstehen bevorzugt in den Kapseltaschen der Oberschenkelrollen und des Schienbeinkopfes.

- Blutergelenk,
- Folgezustände von kleineren, schwer erkennbaren Unfallschäden,
- beginnende degenerative Veränderungen,
- Veränderungen im Femoropatellargelenk,
- Osteochondrosis dissecans.

Röntgenuntersuchungen. Beachte: Nach Streuungen aus Primärherden im Darm können bei Gelenktuberkulosen Lungenveränderungen fehlen. Bei sekundärer oder ossaler Form geben gelenknahe tuberkulöse Knochenveränderungen gute Hinweise.

Bei primärer oder synovialer Form sieht man anfangs neben normalen Befunden manchmal subchondrale Entkalkungen, Gelenkspaltverbreiterung und Patellaabhebung. Diese Befunde sind unspezifisch. Später ist die Kortikalis über den subchondralen Entkalkungen wie mit einem spitzen Bleistift nachgezogen oder gar nicht mehr zu sehen. In Frühstadien können Schichtaufnahmen schon kleine, im Summationsbild fehlende Knochendestruktionen zeigen, Gelenkspaltverschmälerung nach Knorpelzerstörung, im Kindesalter diagnostisch bedeutsam, folgen erst später. Bei Erwachsenen sind Gelenkspaltverschmälerungen nicht typisch, sie können auch andere Ursachen haben.

Spätzeichen sind Gelenkflächendestruktion, Knochenarrosionen in den Kapseltaschen an Oberschenkelrollen und Schienbeinkopf, Subluxationen und Ankylosen.

Gonarthritis syphilitica

Einteilung:

- Lues acquisita.
  Frühsyphilis:
  - Lues I,
  - Lues II,
  - Lues latens seropositiva (Frühlatenz).

  Spätsyphilis:
  - Lues III,

a 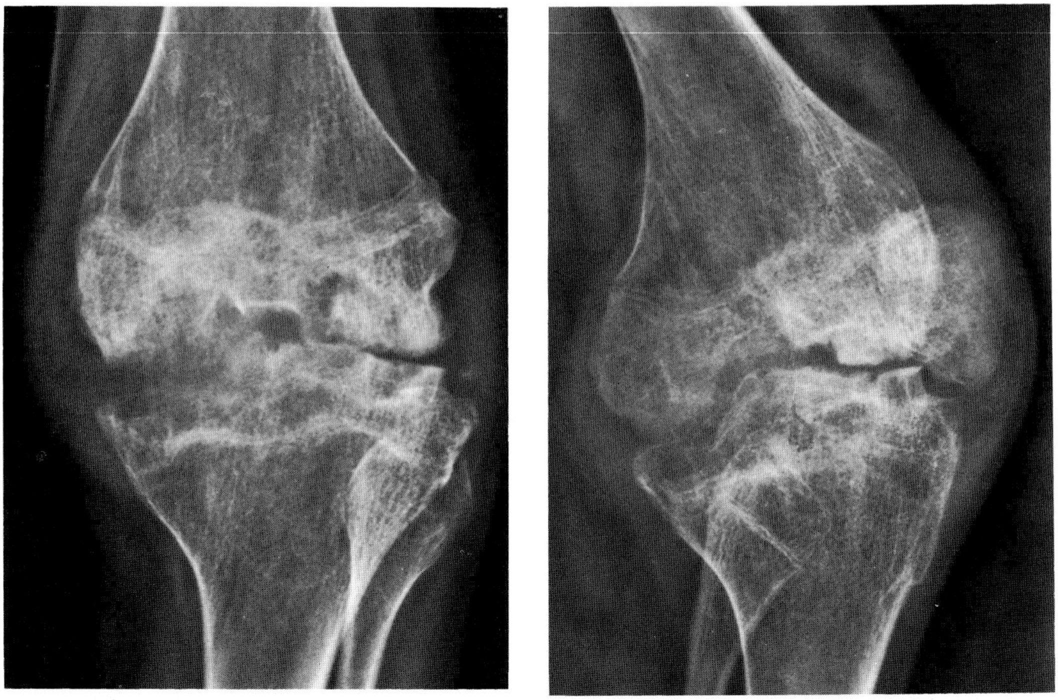 b

Abb. 8.**12 a–b** Pyarthros bei einem 18jährigen Patienten. Primäre, gelenknahe ossale Herde brachen ins Gelenk ein. Die am Kniegelenk beteiligten Knochen werden in unterschiedlicher Ausdehnung zerstört. Es folgen Fehlstellungen und Subluxationen.

- Lues latens seronegativa (Spätlatenz),
- Lues IV.

- Lues connata.

Erworbene Syphilis (Lues acquisita)

Gelenkveränderungen sind selten und nur bei unbehandelten oder ungenügend behandelten Patienten zu sehen. Es gibt synoviale und ossäre Formen.

Synoviale Form. Größere und vermehrte Synovialiszotten erinnern an einen „zottigen Pelz". In der Synovialis und in der fibrösen Kapsel können multiple Knoten aus graurötlichem Granulationsgewebe mit zentraler Verkäsung vorkommen. Histologisch finden sich Gefäßerweiterungen, Rundzellinfiltrate, Verdickung der oberflächlichen Zottenschichten; intensiv färbbare Granulationsgewebeinseln mit Rundzellen, Spindelzellen, Epitheloidzellen und Riesenzellen.

Ossäre Form. Im Sekundärstadium bilden sich schmerzhafte Periostverdickungen (Abb. 8.**13**), im Tertiärstadium Gummen mit Zerfallsneigung und Knochenverdickungen durch periostale oder endostale Wucherungen.

Diagnose

Beachte schmerzarme Schwellungen ohne Rötung und ohne Temperaturerhöhung. Ein anfänglicher Gelenkerguß mit Fibrinfasern, Plasmazellen, Lymphozyten und wenig polymorphkernigen Leukozyten schwindet rasch, die folgende Kapselinfiltration leitet zum „Tumor albus lueticus" über.

Syphilisreaktionen:

- TPHA-Test,
- FTA-ABS-Test (IgM-Reaktivität spricht für frische Lues, IgG-Reaktivität für abgelaufene, spontan geheilte oder für behandelte Lues).

Röntgenuntersuchungen:

- In fortgeschrittenen Stadien Verschattung des Gelenkspaltes, Unregelmäßigkeiten an den äußeren Gelenkflächenrändern durch periostale Wucherungen und Auflagerungen, Gummen;

a 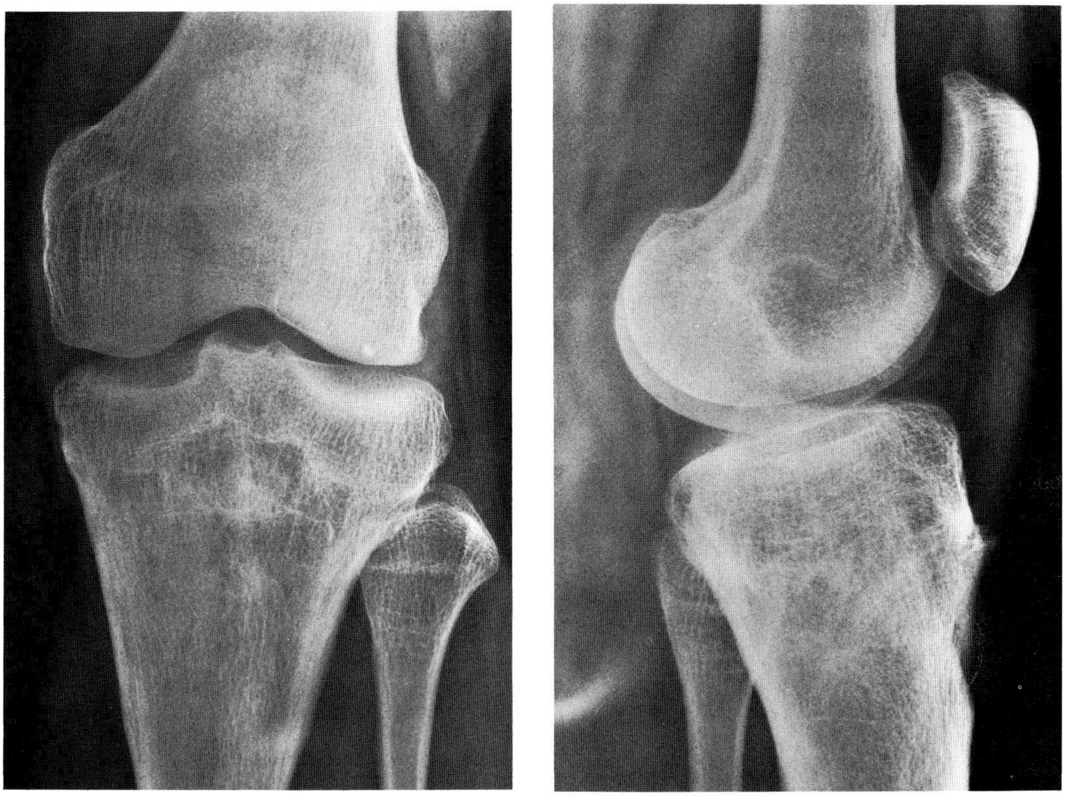 b

Abb. 8.**13** a–b Periostale Knochenauflagerungen am Schienbeinkopf syphilitischer Genese. Gummen im Schienbeinkopf, in der Patella fraglich.

– im Spätstadium verschmälerter Gelenkspalt, an Arthrose erinnernde Bilder.

Tabes

Bei ca. 3% aller Lueserkrankungen tritt 10–20 Jahre nach der Infektion, selten früher, eine Tabes dorsalis auf. Die Lues IV verändert Gehirn und Rückenmark. Symptome der fortgeschrittenen Tabes sind lanzinierende Schmerzen, Gürtelgefühl, Ataxie, Schwinden von Patellar- und Achillessehnenreflexen, „positives Romberg-Syndrom", reflektorische Pupillenstarre. Schlottergelenke entstehen durch Störung von Trophik und Tiefensensibilität. Ohne Schmerzen zu spüren, zertrümmert der Tabiker mit stampfendem, ataktischem Gang seine trophisch gestörten, widerstandslosen und schlotternden Gelenke (Abb. 8.**14**).

Das *histologische Bild* der grandiosen Zerstörung zeigt Knorpelauffaserung und -nekrose; Auflösung noch vorhandener Knorpelabschnitte durch Granulationsgewebe von der Gelenkhöhle her und durch Gefäßsprossen aus dem subchondralen Raum. Zerstörte Knochenbezirke sind von sklerosiertem Knochen umgeben, mächtige Randwulstbildungen entwickeln sich.

Diagnose: Klinisch neurologische Befunde und serologische Untersuchungen von Blut und Liquor (s. oben).

Angeborene Syphilis (Lues connata)

Die Luesübertragung bei der Konzeption erzeugt eine massive Plazentainfektion. Im 4.–5. Schwangerschaftsmonat dringen Erreger diaplazentar in den Fetus ein. Die schlecht ernährte kranke Frucht bleibt klein, im 7.–8. Schwangerschaftsmonat folgt in 80–90% die syphilitische Totgeburt.

Luesinfektionen der Mutter vor der Schwangerschaft und im ersten Trimenon werden nicht auf das Kind übertragen, wenn eine ausreichende a 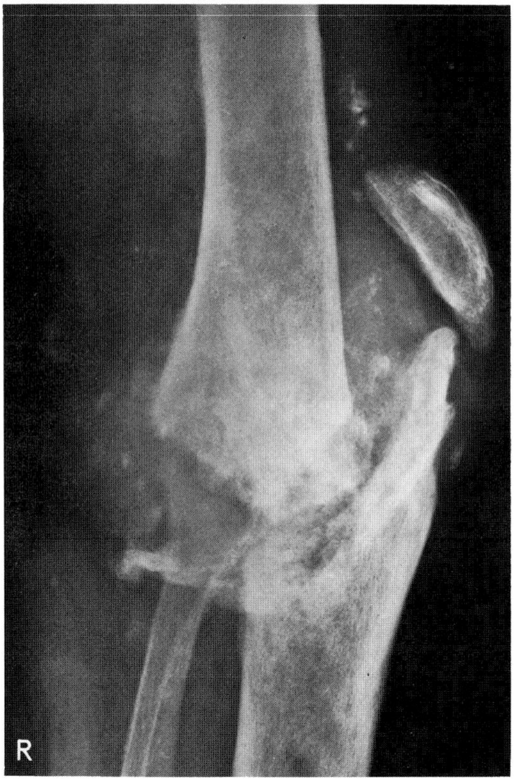

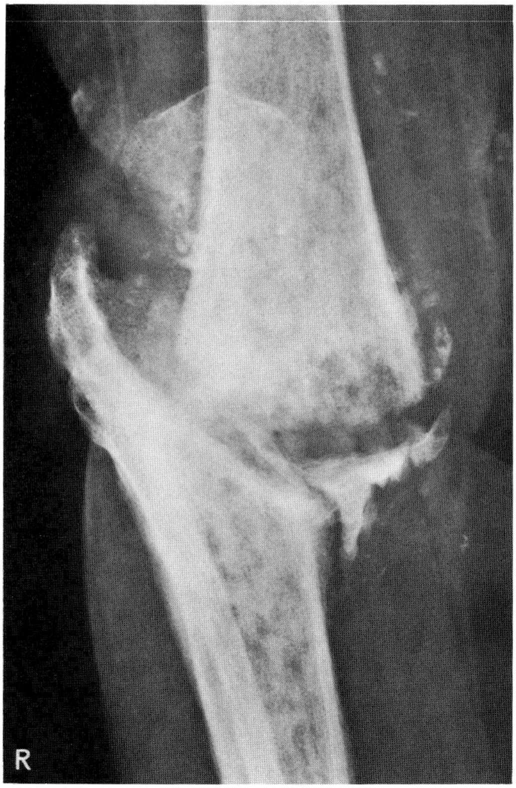 b

Abb. 8.**14 a–b** Tabische Arthropathie bei einer 54jährigen Patientin. Ohne Schmerzen zu verspüren, zertrümmert der Tabiker mit stampfendem, ataktischen Gang seine trophisch gestörten, widerstandslosen und schlotternden Gelenke.

Behandlung im 4. Schwangerschaftsmonat beginnt.

Eine bei der Konzeption schon an Lues erkrankte unbehandelte Mutter überträgt die Lues nach Abschluß der Plazentaentwicklung im 4. oder 5. Schwangerschaftsmonat auf die Frucht. Je frischer die Lues der Mutter, desto schwerer die Folgen für den Fetus.

Bei spätsekundärer erregerärmerer Lues bleibt die Plazentainfektion gering, ein lebensfähiges Kind kann geboren werden.

Bei *Lues connata praecox* (Lues im Neugeborenen- oder Säuglingsalter) werden bei der Geburt vorhandene Symptome in den ersten Lebenswochen stärker (greisenhaftes Aussehen, Rhinitis syphilitica, Pneumonia alba, Feuersteinleber, Anämie, Hydrocephalus communicans hypersecretorius, Osteochondritis syphilitica, Parrot-Pseudoparalyse, nicht obligate Hauterscheinungen wie bei Lues II, radiäre Lippeneinrisse u. a.).

Bei *Lues connata tarda* bilden sich tertiäre Syphilide im Kindesalter erst nach Jahren (sichere Erkennungszeichen: Hutchinson-Trias = luische Sattelnase, Keratitis parenchymatosa, Innenohrschwerhörigkeit).

Knochen- und Knorpelveränderungen entstehen nach Braun-Falco u. Mitarb. (47) durch *Osteochondritis syphilitica* mit degenerativen Veränderungen an der Knorpelgrundsubstanz, abnormen Wucherungen von Knorpelzellen, Nekroseherden innerhalb des Knorpels und pathologischen Verkalkungsvorgängen. Die Diaphysenenden sind konsistenzverändert, die Spongiosaspangen unterentwickelt, die Ossifikation ist gestört. Um die Knochenkerne bilden sich Hyperostosen und Schalen. Caput natiforme (große Stirnhöcker mit tiefer medianer Schädelfurche), Olympierstirn (Vorwölbung der Stirnbeingegend), Säbelscheidentibiae (in Antekurvation verformte Schienbeine) und auffallende Auftreibung gelenknaher Knochenabschnitte sind weitere Kennzeichen.

Nach der Lokalisation der Veränderungen sind zu unterscheiden:

- Gelenkaffektionen ohne Mitbeteiligung von Knochen und Knorpel:
  - einfacher Hydrops,
  - Synovialitis hyperplastica;
- Gelenkaffektionen mit Auftreibung knöcherner Gelenkkörper:
  - Auftreibung knöcherner Gelenkkörper mit Hydarthros,
  - Tumor-albus-ähnliche Zustände.

Die Veränderungen sind meist doppelseitig, können aber einseitig beginnen. Der Allgemeinzustand ist nur wenig verändert (unbedeutende Temperaturerhöhung, geringe Beschwerden).
Diagnose s. oben.

Kniegelenkveränderungen durch Pilze

Die *Aktinomykose* ist eine nicht ansteckende, meist chronische Infektionskrankheit durch Actinomyces israeli. Der Mundhöhlensaprophyt gelangt mit einer pyogenen Infektion ins Gewebe, wo er im Rahmen des Mischinfektes mit aeroben und anaeroben Krankheitskeimen die Krankheit auslöst. Nach Einbruch in die Blutbahn kann, als Rarität, eine Absiedelung in der Kniegelenkhöhle entstehen. Die typischen, außerordentlich derben Gewebeveränderungen infiltrieren die Gelenkkapsel beetartig oder knotig, Fistelbildungen und Kontrakturen können folgen.
Diagnose. Erregernachweis (kulturell, mikroskopisch), Drusennachweis, Komplementbindungsreaktion.

Kniegelenkveränderungen bei Systemkrankheiten

Lupus erythematodes visceralis und disseminatus

Bei dieser lokal oder systemisch ablaufenden Immunkomplexvaskulitis unbekannter Genese (60% Assoziation zu DR3) sind Gelenkveränderungen bei der Hälfte der Fälle die ersten Symptome, später treten sie fast bei allen Fällen auf. Es sind flüchtige Arthralgien rasch wechselnder Lokalisation, die manchmal schon nach Stunden verschwunden sind. Bleibende Veränderungen mit Deformitäten sind Ausnahmen.

Diagnose
(Zuziehung eines Rheumatologen ist zu empfehlen.) *ARA-Kriterien* 1982 – gesichert gilt die Diagnose bei mindestens 4 Kriterien (S. 126): Schmetterlingserythem im Gesicht, Lupus discoides, Photosensibilität, Mund- und Nasopharynx-Schleimhautulzerationen, nichterosive Arthritis, Pleuritis, Perikarditis, Proteinurie oder Zylindrurie, ZNS-Befall (Krämpfe, Psychose), Blutbildveränderungen (hämolytische Anämie, Retikulozytose, Leukopenie, Lymphopenie, Thrombopenie).
Immunologische Befunde: LE-Zell-Nachweis, DNA-Antikörper, sm-Antikörper (spezifisch, aber nur bei 30% positiv), falsch positiver Luestest, hoher ANA-Titer (antinukleärer Antikörpertiter).

Kniegelenkveränderungen bei Allgemeinerkrankungen

Haemophilia vera

König unterteilte die Vorgänge im Gelenk in drei Stadien:

- erste Blutung ins Gelenk,
- reaktive Entzündung und Panarthritis,
- regressive Veränderungen.

Der erste Bluterguß kann noch resorbiert werden. Dabei überzieht Fibrin die Synovialis und erschwert bei jeder weiteren Gelenkblutung die Resorption. Kapselsklerose und der Druck des Blutes im Gelenk schädigen den Knorpel, er degeneriert. Durch Knorpellücken wird der blutige Gelenkerguß in subchondrale Knochenbezirke der Epiphysen gepreßt, es entstehen zystische Defekte. Granulationsgewebe wächst von der Synovialis in den Gelenkspalt, fibröse oder knöcherne Ankylosen können folgen (Abb. 8.**15**).

Löfgren-Syndrom

Massive, gutartige, häufig spontan heilende doppelseitige Hiluslymphome mit Erythema nodosum erzeugen akute Arthritiden, bevorzugt in Gelenken der unteren Extremitäten mit starken humoralen Entzündungszeichen.
Diagnose. Negativer Tuberkulintest, hoher Angiotensin-Converting-enzyme-Wert.
Sicherung der Diagnose durch transbronchiale Hilusdrüsenbiopsie.

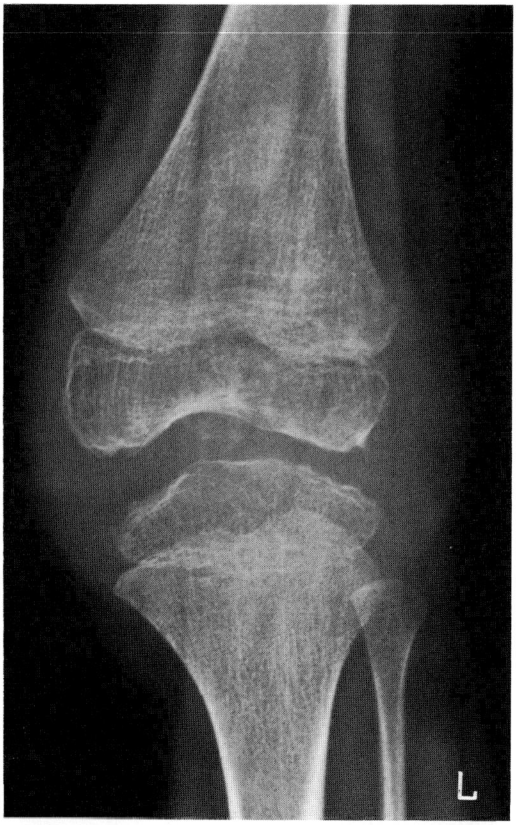

a

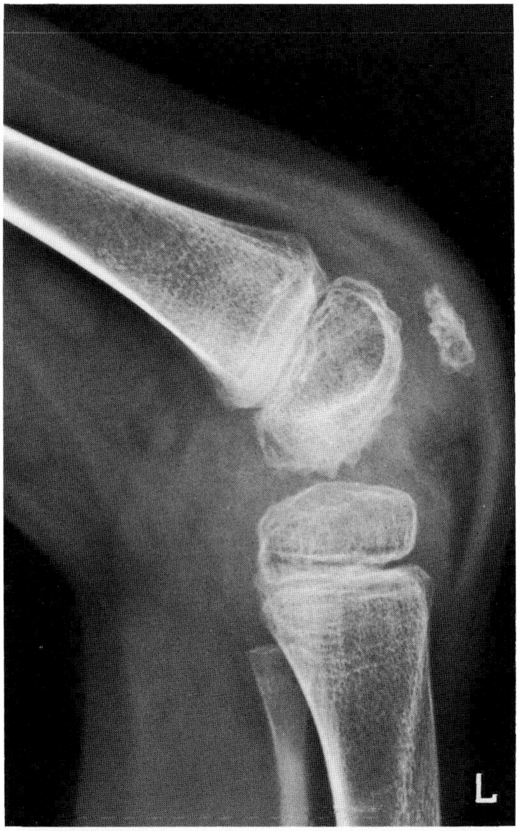

b

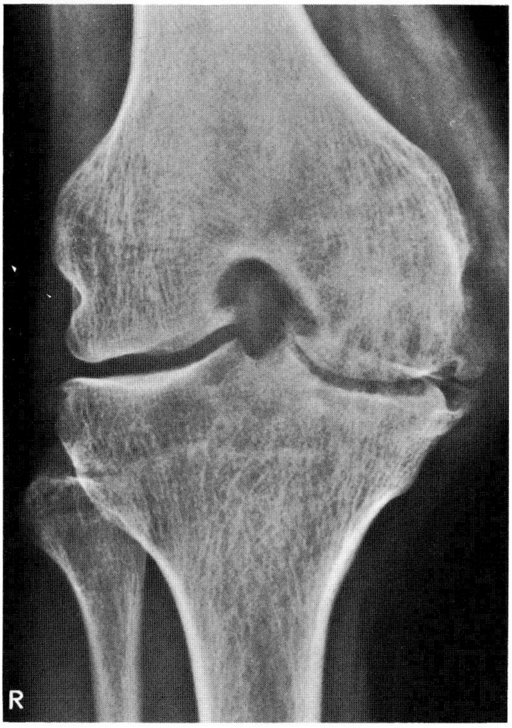

c

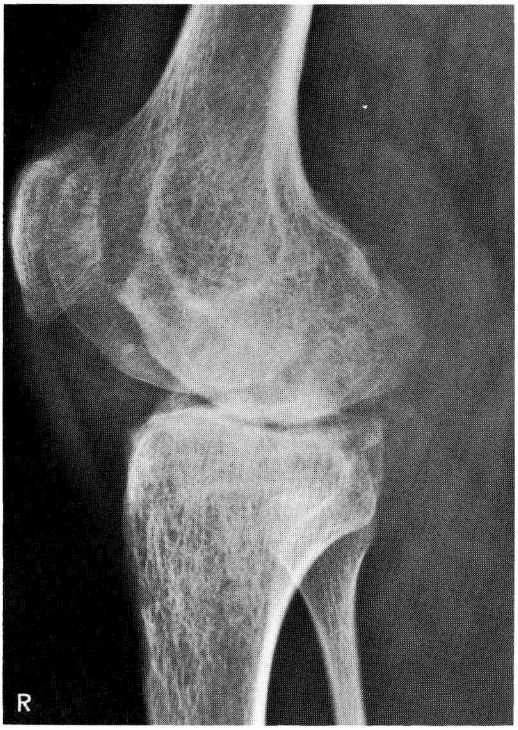

d

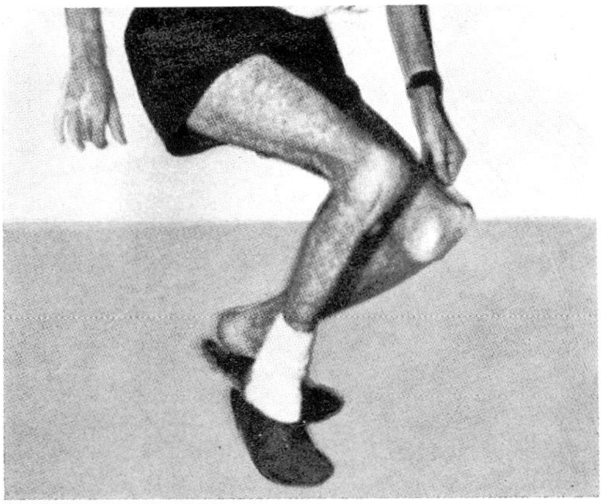
e

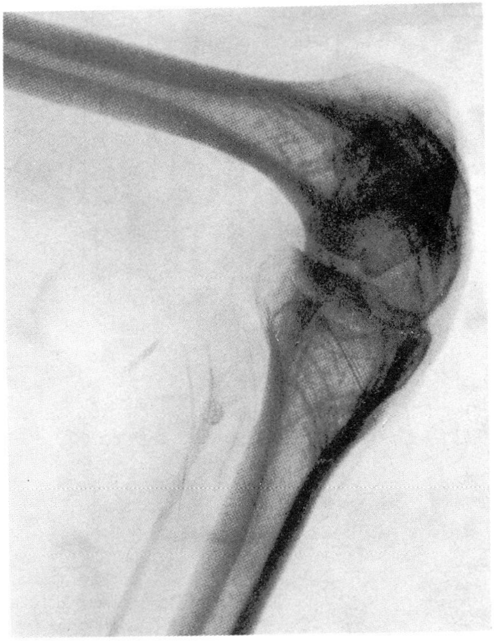
f

Abb. 8.**15** Blutergelenk. **a, b** 7jähriger mit Hämarthros, der den Weichteilschatten verbreitert; die Gelenkkörper sind unregelmäßig begrenzt, Verschmälerung des fibularen Gelenkspaltes durch Knorpelschwund bei verminderter Widerstandsfähigkeit und leichtem X-Knie. **c, d** 28jähriger mit Verbreiterung der Fossa intercondylaris und Zystenbildungen in der medialen Femurrolle, weniger im Schienbeinkopf. **e** Beugekontraktur im linken Knie. **f** Röntgenaufnahme von **e**.

Besnier-Boeck-Schaumann-Syndrom

Die chronische, ätiologisch unklare, systematisierte, meist generalisierte gutartige Granulomatose (Sarkoidose) befällt häufig jüngere Frauen. Fuß- und Kniegelenke können beteiligt sein. Die Gelenkveränderungen haben eine günstige Prognose, sie klingen innerhalb einiger Monate ab.

Diagnose. Lupus pernio (tiefblaues bis schiefergraues, frostbeulenähnliches, evtl. ulzerierendes Sarkoid im Gesicht und an den Akren).

Röntgenaufnahmen der Lunge:

- Stadium I: beidseitige Hiluslymphome (Hilustyp),
- Stadium II: zusätzlich lymphogene, seltener hämatogen-miliare diffuse Ausbreitung (Lungen- bzw. miliarer Typ),
- Stadium III: mit Fibrose, Pleuraverschwartung oder mit tumorartiger, meist hilusnaher Parenchymverdichtung.

Morbus Behçet

Der Morbus Behçet ist eine äußerst seltene, hauptsächlich im Mittelmeerraum und in Japan auftretende, in Schüben verlaufende Allgemeinerkrankung (Systemvaskulitis mit polytoper Organbeteiligung). Genetik: HLA-B5 ca. 70% im Mittelmeerraum, ca. 35% in USA und Mitteleuropa; in Japan HLA-B51.

Kennzeichnend ist die Trias Augenveränderungen (Hypopyoniritis, Uveitis, Chorioretinitis, meist zur Erblindung führend), Aphthen (in Schleimhäuten von Mund und Genitale), Hautveränderungen (Pseudofollikulitis, Erythema nodosum, Exantheme).

Begleiterscheinungen sind Thrombophlebitis, rezidivierende Epididymitiden, ZNS-Syndrome, Aortitis und rheumatoide Veränderungen in Knie-, Sprung-, seltener in anderen Gelenken (nichteitrige, unspezifische entzündliche Synovialitis). Rheumafaktor negativ und Rheumaknötchen fehlen.

Diagnose. Es gibt keinen spezifischen Test, die Diagnose ist aufgrund des klinischen Syndroms zu stellen.

Tumoren

Solide Tumoren, seltener maligne Lymphome, können der chronischen Polyarthritis ähnliche Arthritiden in den Gelenken der unteren Extremitäten auslösen, wahrscheinlich als Folge immunkomplexinduzierter Vaskulitiden. Gelenkbeschwerden sind oft schon vor der Diagnose des Tumors vorhanden.
Bei der *Diagnose* sind zu berücksichtigen: Metastasen, Knochentumoren, Chondrosarkom, Synovialom, multiples Myelom.

Arthropathie bei Langzeitdialyse

Nach 10jährigen Dialysebehandlungen treten fast immer Arthritiden und chronische Arthropathien mit nachfolgenden Destruktionen auf, vorwiegend in Schultergelenken, aber auch in Knie-, Hüft-, Hand- und Fingergelenken.
Ursachen sind Beta-2-Mikroglobulin-Amyloidose, sekundärer Hyperparathyreoidismus, Aluminiumintoxikation durch Behandlung der Hyperphosphorämie während der Dialyse, Kristallablagerungen (Hydroxyapatit, Kalziumpyrophosphat, Kalziumcarbonat, Kalziumoxalat, Harnsäure).

Diagnose

Röntgenaufnahmen zeigen typische große subchondrale Zysten, Kristallablagerungen und Gelenkdestruktionen.
Zur Sicherung der Diagnose immunhistiochemischer oder gelchromatographischer Nachweis von Beta-2-Mikroglobulin-Amyloid im Biopsiematerial.

Kniegelenkveränderungen bei Stoffwechselstörungen

Gonarthritis urica (Harnsäuregicht)

Die angeborene, meist erbliche Störung des Purinstoffwechsels (vorwiegend bei Männern im mittleren Lebensalter, bei Frauen nach der Menopause) mit erhöhten Harnsäurewerten im Blut führt zu Ablagerungen von Uraten, vorwiegend in gefäßlosen oder gefäßarmen Geweben (Knorpel, Sehnen, Faszie, Schleimbeutel), vorerst ohne typische Anfälle. Die Gichtgelenkflächen sind mit kreideweißen Ablagerungen überzogen, die in der Synovialis meist fehlen. Der erste Gichtanfall ist monartikulär und tritt meist in der Nacht auf (nach Operation, Anstrengung, übermäßigem Alkoholgenuß). Das Großzehengrundgelenk ist am häufigsten betroffen (Podagra), es folgen Sprunggelenk, Handgelenk, Kniegelenk u. a. (202). Der Anfall beginnt mit quälenden Schmerzen im stark geröteten, heißen Gelenk. Er klingt auch ohne Behandlung nach einigen Tagen ab.
Diätetisch und medikamentös ist Gicht gut beherrschbar, unbehandelt wird sie chronisch. Dann folgen weitere Anfälle in immer kürzeren Abständen mit abnehmender Schmerzhaftigkeit. Es bilden sich Tophi subkutan und in gering durchbluteten Geweben: in Knorpel, Sehnen, Schleimbeutel und in gelenknahen Knochenbezirken. Chronische Gicht defomiert die betroffenen Gelenke (Arthrose, Beugekontraktur; im Kniegelenk Genu valgum, Genu varum) und schädigt innere Organe (Gichtniere, Nierensteine).

Diagnose

Sie ist leicht, wenn man an Gicht denkt.
Sicherung der Diagnose durch typischen *klinischen Befund* während des Anfalls.
Anamnese: Waren die Harnsäurewerte im Blut schon früher erhöht?
Laboruntersuchungen:

- Hyperurikämie (normale Werte bei Frauen 2,35–5,71, bei Männern 3,36–6,72 mg/dl), erhöhte Harnsäurewerte im Gelenkpunktat.
- Polarisationsoptischer Nachweis von Harnsäurekristallen im Gelenkpunktat (Synovialbiopsie kaum nötig).

Röntgenuntersuchungen zeigen nur in fortgeschrittenen Stadien Veränderungen. In den Epiphysen sieht man paraartikulär scharfbegrenzte zystenartige Aufhellungen ohne Knochenverdichtungen gegen die Umgebung (Tophi). Später treten Gelenkdeformierungen auf (Arthrose, Genu valgum, Genu varum).

Pseudogicht

Die Ursachen der Einlagerungen von normalerweise in der Gelenkflüssigkeit gelöstem Kalziumpyrophosphat-Dihydrat der Pseudo-(Kalk-)Gicht in Menisken und Gelenkknorpel von Knie-, Hüft-, Schulter-, Ellenbogen- und Wirbelsäulengelenken sind noch nicht geklärt. Das Kniegelenk ist am häufigsten betroffen.
Bei der Pseudo-(Kalk-)Gicht (Chondrokalzinose) gibt es Gelenkbeschwerden und -ergüsse wie bei anderen degenerativen Gelenkveränderungen, auch gichtähnliche Anfälle mit Fieber, BSG-

Beschleunigung und Beeinträchtigung des Allgemeinzustandes.
Formen:

- idiopathische Pseudogicht: gleich häufig bei Frauen und Männern, 1–2 Drittel der über 80jährigen haben sie;
- familiäre Form (autosomal dominanter Erbgang): die seltene Erkrankung beginnt schon in der Jugend;
- sekundäre Formen sind möglich bei: Hyperparathyreoidismus, Hämochromatose, Hypophosphatasie.

Diagnose

Typischer *Röntgenbefund* (Abb. 8.**16**): Die Meniskusverkalkungen sind nicht zu übersehen. Bei Lupenbetrachtung sind kleine und kleinste Kalkablagerungen auch in Schulter- und Handgelenken zu finden (128).
Kalziumpyrophosphat-Dihydrat-Nachweis in Gelenkpunktat oder Synovialbiopsie.

Alkaptonurie

Bei der erblichen Enzymopathie (Störung des Phenylalanin-Tyrosin-Stoffwechsels) können gichtähnliche Anfälle auftreten. Ohne Erguß ist das Kniegelenk leicht geschwollen, die Umgebung der Kniescheibe druckschmerzhaft. Der braunverfärbte, bis zum Knochen aufgefaserte, stellenweise abgesprengte Gelenkknorpel erzeugt Gelenkgeräusche.
Diagnose. Alkapton im Urin ist kennzeichnend. Bei besonderen Fragestellungen hilft die Arthroskopie weiter.

Gaucher-Syndrom

Bei der meist autosomal rezessiv erblichen Sphingolipidose werden Zerebroside in den Zellen des retikulohistiozytären Systems (Milz, markhaltiger Knochen, Leber, Lymphknoten, Haut) gespeichert. Die Spongiosaporose im Knochen ist von groblöcherig destruierter, verschmälerter Kompakta umschlossen. Den Markraum erfüllen weißliche, halbtransparente Knötchen. Spontanfrakturen sind möglich.
Röntgenaufnahmen (Abb. 8.**17**) zeigen Auftreibung und Entkalkung der Knochen, besonders in Fingern und Zehen. Die poröse Spongiosa kann auch grobfleckig rarefiziert oder sklerosiert sein, die Kompakta ist destruiert. Distale Abschnitte von Röhrenknochen können flaschenförmig aufgetrieben sein. Später brechen Epiphysenteile ein, arthrotische Veränderungen folgen.

Hydroxylapatitrheumatismus

Bei der seltenen, familiär gehäuft auftretenden Krankheit unklarer Genese wird Hydroxylapatit in periartikulären Geweben oder in Gelenken (meist Schulter-, Hüft-, Ellenbogen-, Hand-, Finger-, Wirbelsäulengelenken) abgelagert. Dadurch entstehen akute, oft rezidivierende, kurzzeitige Schmerzen in wechselnden Gelenken mit erheblicher Behinderung. Sehnenansatzstellen und Bursen sind ohne sichtbare und ohne humorale Entzündungszeichen druckempfindlich.
Die *Diagnose* wird röntgenologisch gestellt. Sie ist sicher, wenn vier homogene tropfenförmige Verkalkungen in Sehnenansätzen und Gelenkkapseln, meist im Beckenbereich zu sehen sind.

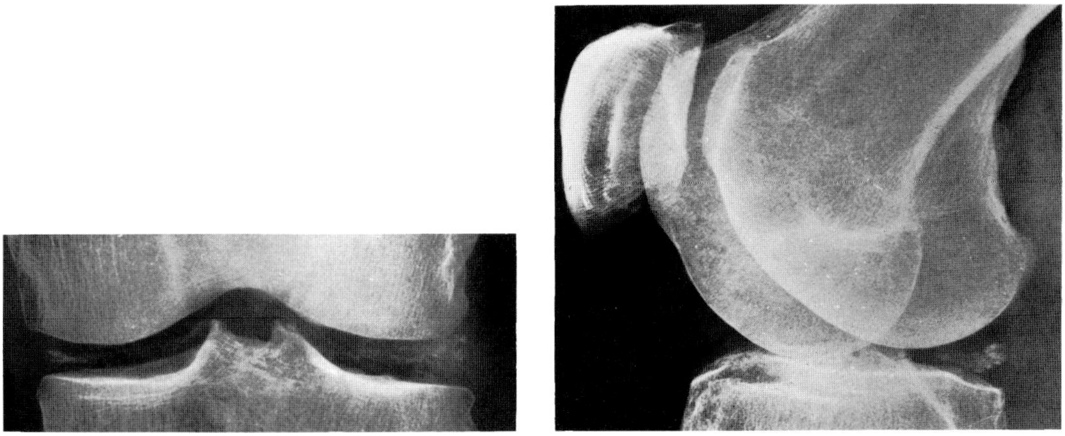

a b

Abb. 8.**16 a–b** Meniskusverkalkung bei einem 62jährigen Patienten.

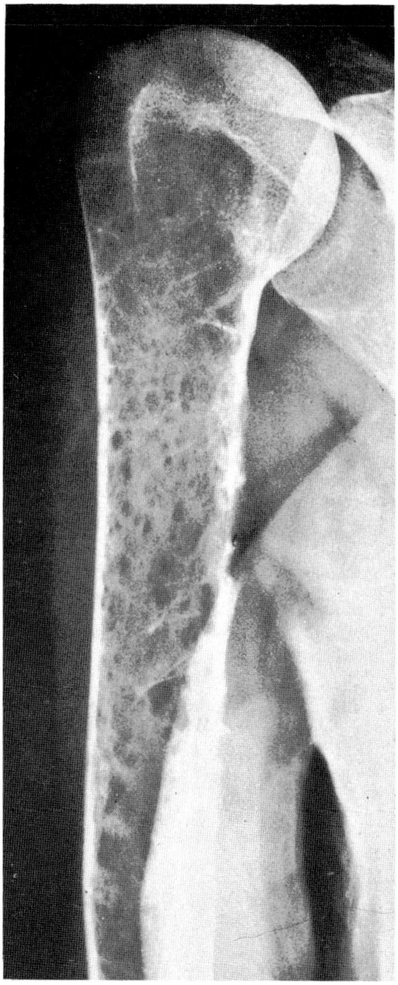

a

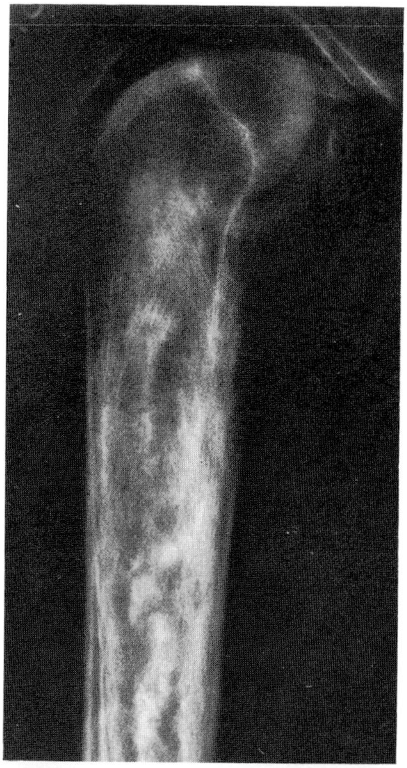

b

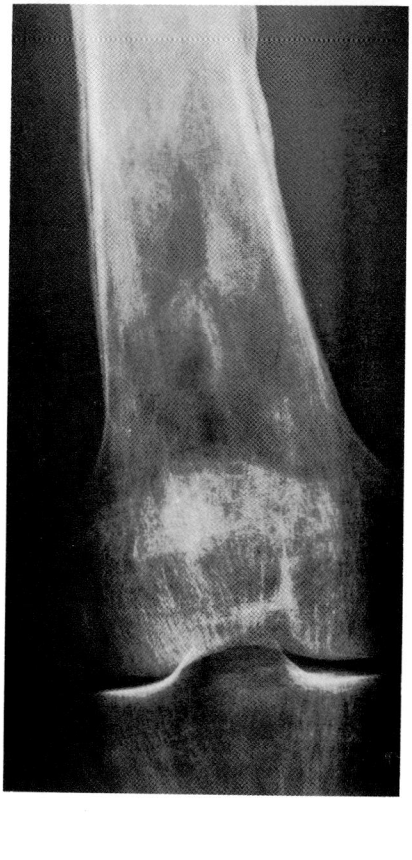

c

Abb. 8.**17 a–c** Gaucher-Syndrom, Röntgenaufnahmen. Einzelheiten s. Text (aus Greenspan, A.: Skelettradiologie. Verlag Chemie, Weinheim 1990).

Palindromischer Rheumatismus

(Nosologische Einheit noch nicht sicher.)
Die akute Arthritis eines Gelenks (Finger-, Hand-, Kniegelenk) mit lokalen und humoralen Entzündungszeichen beginnt, bei Männern und Frauen gleich häufig, zwischen dem 20. und 40. Lebensjahr. Ohne Behandlung schwinden die Symptome nach Stunden oder Tagen. Nach unterschiedlichen Intervallen werden immer andere Gelenke befallen. Bei ca. ⅔ der Betroffenen erlischt die Krankheit nach unterschiedlich langem Verlauf, beim Rest geht sie in chronische Polyarthritis über.
Differentialdiagnostische Abgrenzung gegen Harnsäuregicht und Hydroxylapatitrheumatismus.

Hydrops articulorum intermittens

Die seltene Krankheit unklarer Ätiologie betrifft hauptsächlich das weibliche Geschlecht zwischen dem 10. und 30. Lebensjahr. Bei 90% treten rezidivierende Kniegelenkergüsse ohne lokale und humorale Entzündungszeichen auf. Ohne Beeinträchtigung des Allgemeinbefindens rezidivieren die Ergüsse nach 10–14 Tagen im gleichen Gelenk für ca. 4–5 Tage. Die Erkrankung dauert oft viele Jahre und endet in sekundärer Arthrose.
Diagnose. Im Punktat sind geringe Zell- und Eiweißvermehrungen zu finden. (Röntgenverlaufskontrollen sind nicht bekannt.)
Differentialdiagnose: Überlastungsschäden im Femoropatellargelenk (S. 157ff).

9 Kniegelenkveränderungen bei endokrinen Störungen

Primärer Hyperparathyreoidismus

Beim primären Hyperparathyreoidismus (meist chronische Form) verändert die gesteigerte Parathormonbildung (bei primärer Hyperplasie der wasserhellen Nebenschilddrüsenzellen, bei Nebenschilddrüsenadenomen oder -karzinomen und bei paraneoplastischen Syndromen) das Knochensystem (Osteodystrophia fibrosa cystica generalisata – Recklinghausen-Syndrom). Vermehrte Ausschüttung von Parathormon regt die Osteoklasten zu dissezierender Fibroosteoklasie an, die Osteoblasten durch vermehrten Anbau nicht kompensieren können. Es entstehen Zysten, sog. braune Tumoren und Brüche mit nachfolgenden Deformitäten (Abb. 9.**1**).

Sekundärer Hyperparathyreoidismus

Er ist Folge kompensatorischer Hyperplasie aller Epithelkörperchen bei chronischer Hypokalzämie, vor allem bei Niereninsuffizienz. Parathormonbedingt werden Kalzium und Phosphat aus dem Skelett mobilisiert. Während Kalzium bei der Azidosepufferung weiter absinkt, steigt der Phosphatspiegel an und führt über die gestörte Kalzium-Phosphat-Balance zu relativer Hypokalzämie und weiterer erhöhter Parathormonausschüttung. Knochenschmerzen und -deformierungen können folgen. Bei fortgeschrittener Niereninsuffizienz wird der Kalziumspiegel trotz erhöhter Parathormonausschüttung wieder normal.

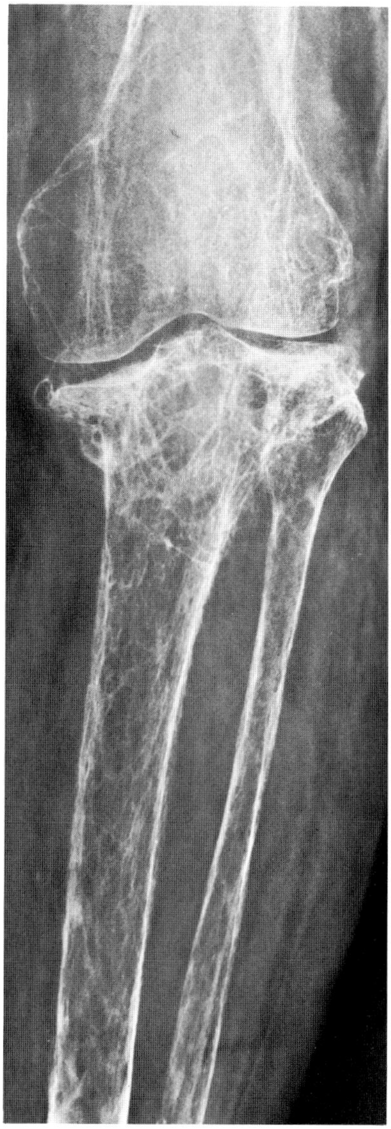

a

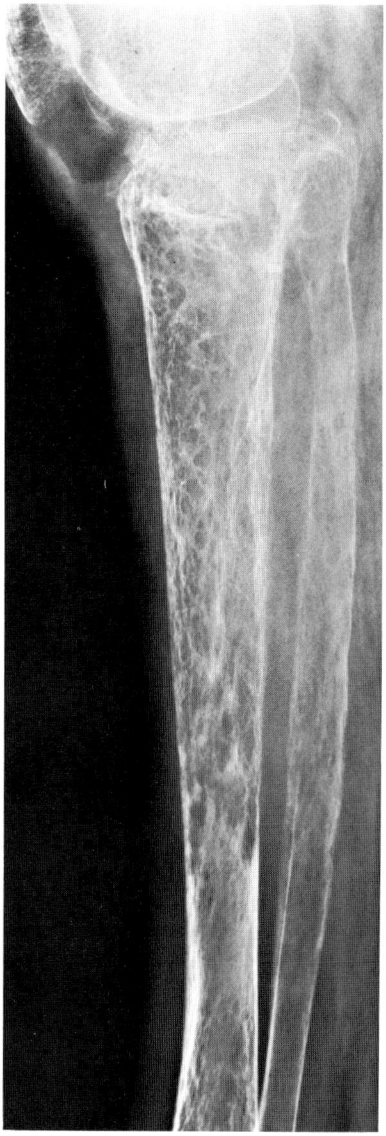

b

Abb. 9.**1a–b** Chronische Form des primären Hyperparathyreoidismus (Recklinghausen-Krankheit) bei einer 56jährigen Frau. Gut zu erkennen sind Arrosionen und Aufsplitterungen der Kortikalis und die multiplen zentralen und kortikalen Zysten. Zustand nach Spontanfraktur in der tibialen Schienbeinkopfhälfte, die in Fehlstellung verheilt ist.

10 Kniegelenkveränderungen bei Störungen des Vitaminhaushaltes

A-Hypervitaminose

Die A-Hypervitaminose durch Überdosierung führt bei Kindern akut zum Marie-Sée-Syndrom (hypersekretorischer Hydrozephalus, Nahrungsverweigerung, Erbrechen, Prostration), bei chronischem Verlauf zu Gewichtsverlust, Reizbarkeit, Hautveränderungen, Fieber und zur Aktivierung der Osteoklasten. Es entstehen Kompaktaosteolysen mit periostalen Auflagerungen (sie dürfen nicht mit luetischen Knochenauflagerungen verwechselt werden).

C-Hypovitaminose

Beim Säugling und Kleinkind (Möller-Barlow-Krankheit). Allgemeinsymptome sind Appetitlosigkeit, Weinerlichkeit, subfebrile Temperaturen, Infektanfälligkeit, Zahnfleischblutungen, Schwellung und Schmerzhaftigkeit der Glieder, besonders des Oberschenkels. Daneben gibt es infantile Wachstumsstörungen in den Epiphysen nach fehlerhafter Umwandlung des Knorpels zu Knochengewebe mit Osteoporose, Mikrofrakturen und mit zur Verkalkung neigenden subperiostalen Blutungen.

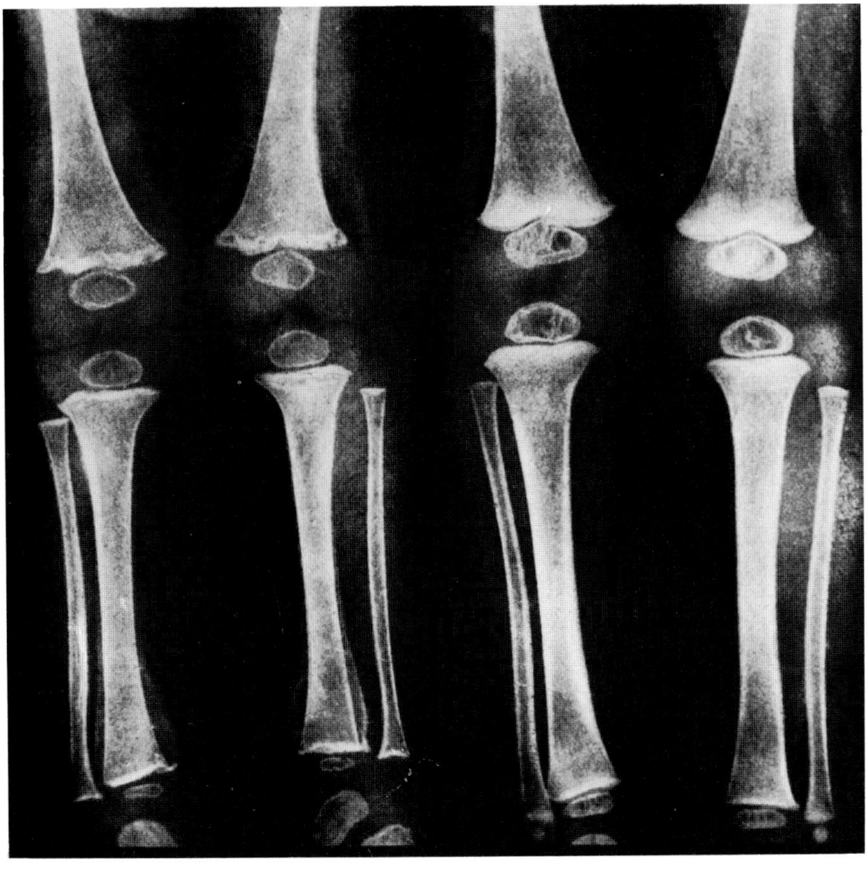

Abb. 10.1 Möller-Barlow-Krankheit bei einem 9 Monate alten Mädchen. Verbreiterte, inhomogen und zackig begrenzte Epiphysenlinien (Trümmerfeldzonen), Schwund von Spongiosa und Kompakta. Periostale Auflagerungen nach subperiostalen Hämatomen. Schattensäume an den Epiphysenkernen.

Röntgenaufnahmen zeigen Osteoporose, diaphysenseitig der Trümmerfeldzone helle juxtaepiphysäre Streifen (Gerüstmarkzone) (Abb. 10.**1**) und „Rosenkranzbildungen" an den Rippen.

Beim Erwachsenen (Skorbut). Allgemeinerscheinungen dominieren, Periost- und Gelenkblutungen sind selten.

D-Hypervitaminose

Vitamin-D-Überdosierung erzeugt Vergiftungssymptome, Hyperkalzämie und Hyperkalzurie, Hypophosphatämie, Nephrokalzinose, Hyperazotämie, Verminderung der alkalischen Phosphatase, Appetitlosigkeit, Erbrechen u. a. m. Veränderungen im wachsenden Knochen: Die primäre Spongiosa ist kalkdichter als normal, die präparatorischen Verkalkungslinien sind verbreitert, die Epiphysen intensiv verkalkt.

D-Hypovitaminose

In zivilisierten Ländern ist sie eine Rarität, in Entwicklungsländern nicht selten. Vitamin-D-

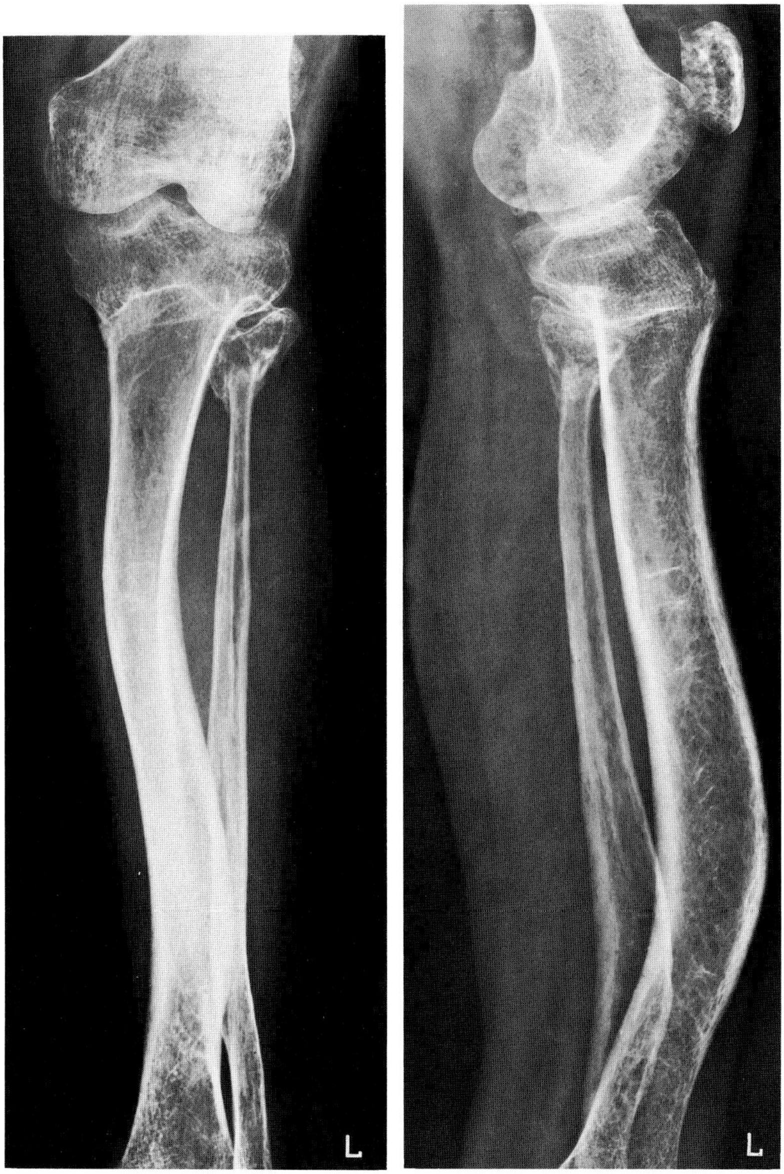

a b

Abb. 10.**2a–b** Starke Verkrümmungen nach Spätrachitis (Säbelscheidentibia) bei einer 68jährigen Patientin. Für das Kniegelenk sind sie wegen der unphysiologischen Belastung schädlich.

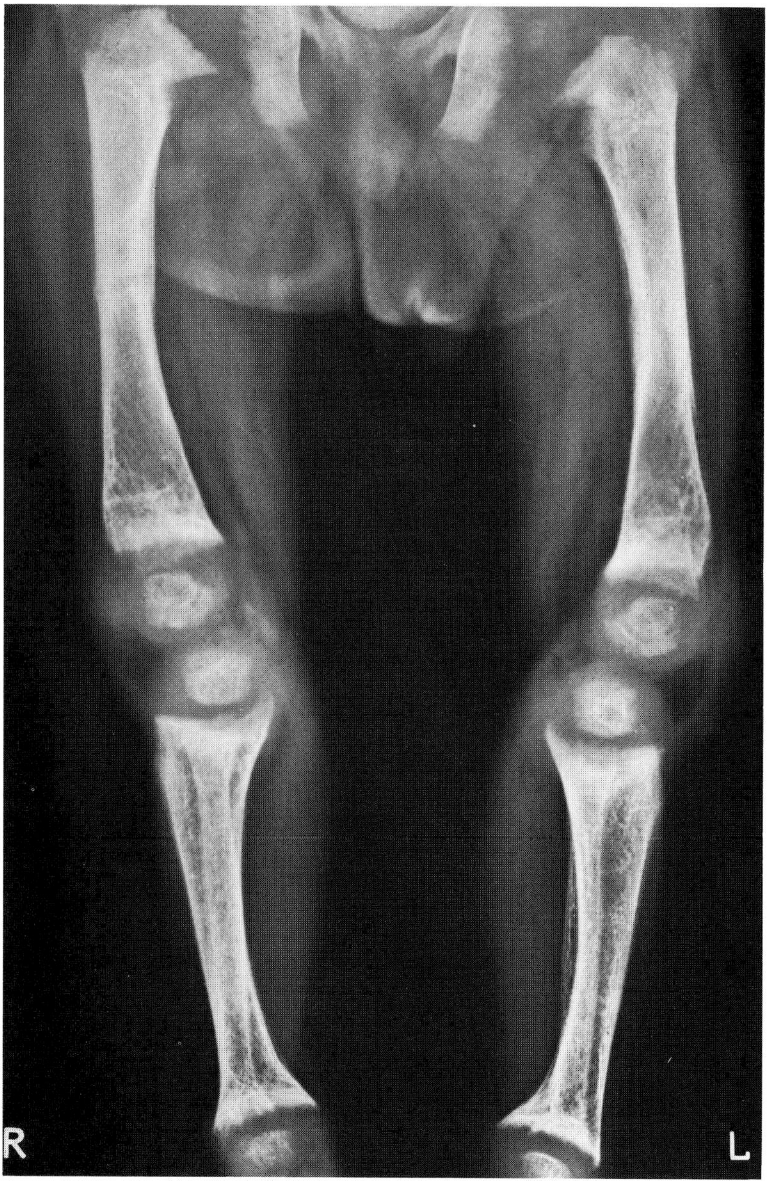

Abb. 10.**3** Schwere floride Rachitis bei einem 3jährigen Jungen. Becherförmige Metaphysen, unscharfe Epiphysenkerne, Rarefizierung von Spongiosa und Kortikalis. Umbauzone im rechten Oberschenkel.

Mangel führt beim Säugling und beim Kleinkind zu Rachitis, beim Erwachsenen zu Osteomalazie.

Rachitis

Angeborene oder fetale Rachitis: Ursache ist Ernährungsmangel der Mutter.

Spätrachitis: Sie entsteht bei 12- bis 18jährigen durch ungenügende Vitamin-D-Zufuhr mit der Nahrung, unzureichende UV-Licht-Exposition, mangelhafte Absorption von Vitamin D infolge Verdauungstrakterkrankungen u. a. m. Es resultieren ungenügendes Längenwachstum, Belastungsdeformitäten (Säbelscheidentibia, Abb. 10.**2**), Genua valga, Kyphoskoliose, Plattfüße), Verdickung der Epiphysen und Druckempfindlichkeit der Knochen.

Jede Rachitis nach dem 1. Lebensjahr kann eine Nicht-D-Mangel-Rachitis (renale oder Vitamin-D-resistente Rachitis) oder Folge einer ungenügend behandelten primären Rachitis sein.

Skelettveränderungen: An Metaphysen, Rippen und am Schädel ist die Verknöcherung der Knorpelgrundsubstanz in den präparatorischen Zonen verzögert. Die Metaphysen sind becherförmig, die Wachstumsfugen unregelmäßig. Epiphysenkerne erscheinen später, die Epiphysen verkalken später. Im Meta-/Epiphysenbereich finden sich Osteoidwucherungen und Looser-Umbauzonen (Abb. 10.**3**).

Osteomalazie

Am Skelett zeigen sich erhöhte Knochentransparenz, Deformierungen, Konturunschärfe, Looser-Umbauzonen, Genu valgum oder varum u. a. m. Im Szintigramm sind die typischen Veränderungen viel früher zu sehen als in Röntgenaufnahmen.

11 Knieschmerzen und Arthritiden im Kindesalter

Knieschmerzen ohne Arthritiden

Gelenkschmerzen im Kindesalter sind, sofern sie als Unfallfolge auftreten, nicht schwieriger zu deuten als beim Erwachsenen. Band- und Meniskusverletzungen sind wegen der Gewebeelastizität selten, Knochenverletzungen bei sorgfältiger Untersuchung kaum zu übersehen.
Von angeborenen Fehlbildungen sind zu beachten:

- Fehlbildungen am Bandapparat mit entsprechenden Instabilitäten (Aplasien des vorderen Kreuzbandes beschrieben Deele [70] sowie Thomas u. Mitarb. [276], Aplasien beider Kreuzbänder Kaelin u. Mitarb. [151]). Kennzeichnend sind Instabilitäten ohne oder nach inadäquaten Traumen.
- Angeborene Kniescheibenluxation ist Folge von Fehlbildungen im M. vastus lateralis, im Tractus iliotibialis und im Gleitlager bei Rollendysplasie. Die überwiegende Seitenzugkomponente des Streckapparates reißt die Kniescheibe schließlich aus dem dysplastischen Gleitlager nach lateral. Bei Kleinkindern ist Kniescheibenluxation durch Palpation zu diagnostizieren. Patellaknochenkerne sind röntgenologisch erst nach dem 3. Lebensjahr sichtbar.
- Angeborene Luxation der Tibia im Kniegelenk (S. 113). Das Kniegelenk kann so weit überstreckt werden, daß die Tibia nach ventral luxiert. In der Kniekehle sind dann die Oberschenkelrollen zu tasten. Eine familiär-konstitutionelle Komponente wird diskutiert (86).

Arthritiden

Arthritiden im Kindesalter bereiten große diagnostische Schwierigkeiten. Angaben zur Anamnese machen in der Regel die Eltern; Kleinkinder bekunden ihre Schmerzempfindungen nur durch Schreien.
Bei Gelenkschmerzen von Kleinkindern ohne Unfall sind zu bedenken:

- Infektarthritiden (Diagnose wie beim Erwachsenen, S. 130f);
- juvenile chronische Arthritis (S. 126f);
- reaktive (postinfektiöse) Arthritiden:
  - rheumatisches Fieber,
  - Enteropathien (durch Yersinien, Salmonellen, Campylobacter jejuni, Shigella flexneri),
  - virale Erkrankungen (Röteln, Hepatitis B, Masern, Varizellen, Mumps, Pfeiffer-Drüsenfieber, Coxsackie-, Echo- und Herpesvirenerkrankungen),
  - (Psoriasisarthritis);
- Arthropathien bei Störungen des Vitaminhaushaltes (S. 152).

12 Degenerative Veränderungen

Chondromalacia (Chondropathia) patellae

Anatomie und Biomechanik des Femoropatellargelenks S. 22.
Die Gelenkflächenkongruenz zwischen Oberschenkelrollen und Kniescheibe ist auch in gut gebauten Femoropatellargelenken nicht ideal. Zunehmende Beugung verkleinert die Berührungsflächen zwischen Kniescheibe und Oberschenkelrollen. Ab Beugung von 90 Grad und durchschnittlicher Belastung überbrückt die Kniescheibe die Fossa intercondylaris und artikuliert nur kleinflächig auf den Rollen (Abb. 12.**1**).
Formvarianten der Kniescheibe (Typ II/III, III und IV), ungünstige Höheneinstellung der Kniescheibe (Patella alta und baja), Hypoplasie der tibialen Oberschenkelrolle im ventralen kranialen Abschnitt und Zugrichtungsänderungen des M. quadriceps, besonders bei Atrophie des M. vastus tibialis, verschlechtern die Situation.
Beim Aufrichten aus der Hocke eines Normalgewichtigen wird die Kniescheibe, beugungsabhängig mit 400–1000 kg gegen die Oberschenkelrollen gepreßt (14, 51, 90, 91, 177). Nur gut gebaute Femoropatellargelenke ertragen bei richtiger Höheneinstellung der Kniescheibe auf die Dauer solche Belastungen (Abb. 12.**2**). In ungünstigen Femoropatellargelenken (Abb. 12.**3**) treten belastungsabhängig, auch ohne Unfall, früher oder später degenerative Veränderungen auf (früher durch übermäßige Belastungen bei Hochleistungssportlern, Tennisprofis, Plattenlegern, langdauernden Arbeiten in Hockstellung, Lastentragen mit Treppensteigen, Übergewicht). Silferskiöld (258) sah Knorpelerweichungen bei 173 Sektionen zwischen dem 15. und 20. Lebensjahr in 25%, bei 30jährigen in 35% der Fälle.
Leichte Gelenk- und Knorpelverletzungen können die Entwicklung degenerativer Vorgänge in ungünstig gebauten, am Rand einer Chondropathie befindlichen Femoropatellargelenken einleiten, in gut gebauten in der Regel nicht. Auch die Lokalisation der Verletzung ist von Bedeutung (Abb. 12.**4**).
Knorpelverschleiß beginnt mit reparablen Überlastungsschäden, führt ohne Belastungsminderung zu Chondromalacia patellae mit Synovialitis und endet mit arthrotischen Veränderungen.

Schweregrade von Knorpelschäden und Verlauf

Die Einteilung von Fründ wurde wiederholt variiert. Hier werden der Beschreibung von Bandi (14) eigene Erfahrungen hinzugefügt.
Grad 1. *Arthroskopisch:* Der geschädigte, etwas dunklere Knorpelbezirk ist leicht erhaben, die Sondenbetastung zeigt eine geringe Erweichung bei Elastizitätsverlust (Abb. 12.**5a**).
Die Veränderungen an der Patella sind stärker als in der Gleitbahn.
Histologisch: gesteigerte Chondrozytenaktivität, Zellvermehrung und Vakuolenbildung (Abb. 12.**5a**).

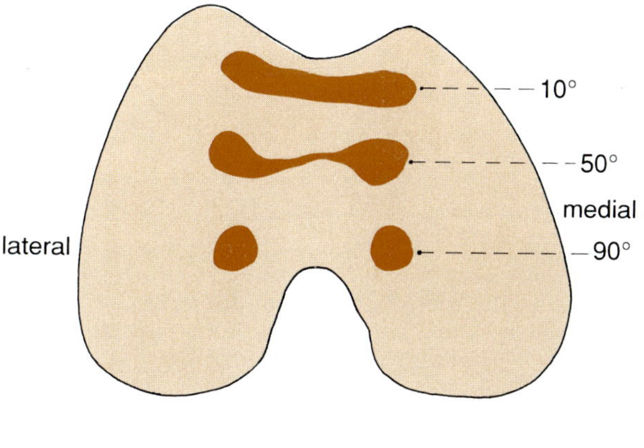

Abb. 12.**1** Artikulierende Flächen zwischen Kniescheibe und Oberschenkelrollen bei 10, 50, 90 Grad Beugung und mittlerer Belastung des Femoropatellargelenks (nach Goodfellow).

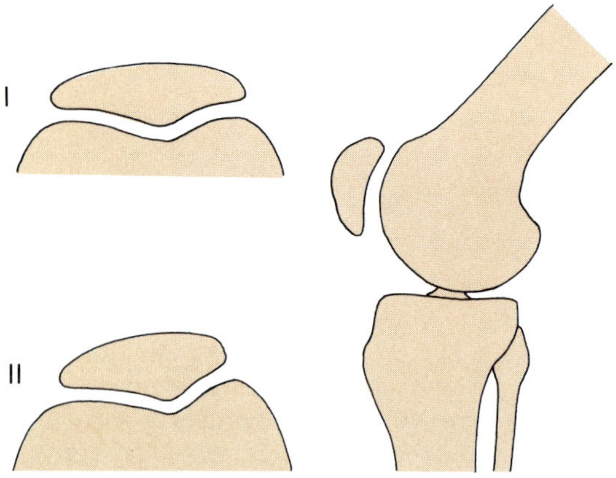

Abb. 12.**2** Günstig gebaute Femoropatellargelenke. Kniescheiben Typ I oder Typ II. Unter der tibialen Kniescheibenfacette muß eine normale tibiale Oberschenkelrolle liegen, d.h., sie muß vorne weit genug nach oben reichen und mit der tibialen Kniescheibenfacette breitflächig artikulieren. Die Höheneinstellung der Kniescheibe muß normal sein.

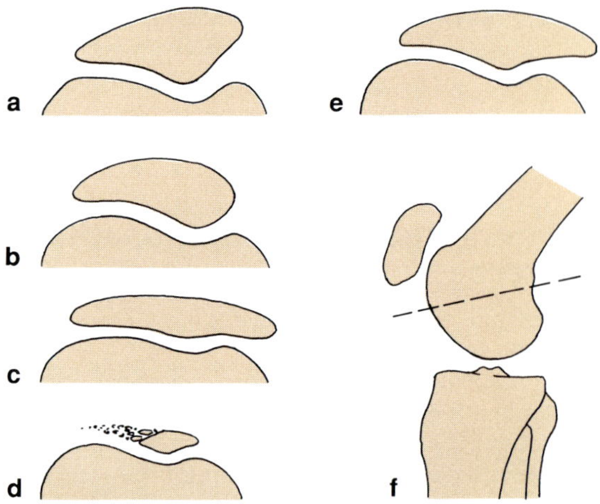

Abb. 12.**3a–d** Ungünstig gebaute Femoropatellargelenke. Sie neigen zu Chondromalacia patellae mit nachfolgender Arthrosis deformans.
Ungünstige Kniescheibenformen. **a** Typ II/III, **b** Typ III, **c** Flachpatella, **d** kleine Patella.
e Hypoplasie der tibialen Oberschenkelrolle in ihrem vorderen kranialen Abschnitt. Trotz günstiger Kniescheibenform ist das Femoropatellargelenk ungünstig, wenn unter der tibialen Facette einer günstigen Kniescheibe (Typ I oder Typ II) die tibiale Oberschenkelrolle in ihrem vorderen Abschnitt nicht weit genug nach oben reicht und der Kniescheibe eine zu kleine Auflagefläche bietet.
f Jede Patella alta ist ungünstig; ihr Typ ist nicht von wesentlicher Bedeutung.

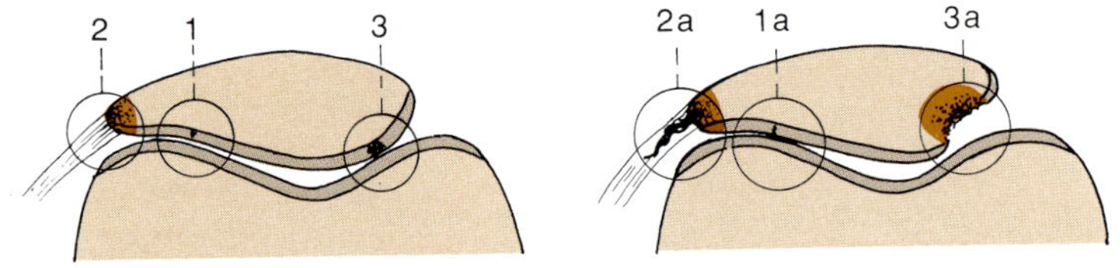

Abb. 12.**4** Die Lokalisation einer Knorpelverletzung im Femoropatellargelenk und dessen Belastbarkeit entscheiden über den weiteren Verlauf. Leichtere Knorpelschäden in der weniger belasteten fibularen Facette bleiben gewöhnlich ohne Folgen (1, 1a). Knorpelverletzungen in der tibialen Facette einer ungünstigen Kniescheibe, hier Typ III, können bei weiterer unverminderter Belastung zu Chondromalazie führen, weil die Verletzung im Gebiet der höchsten Druckbelastung lokalisiert ist (3, 3a). Zusätzliche Randausziehungen der Patella (2, 2a) sind möglich.

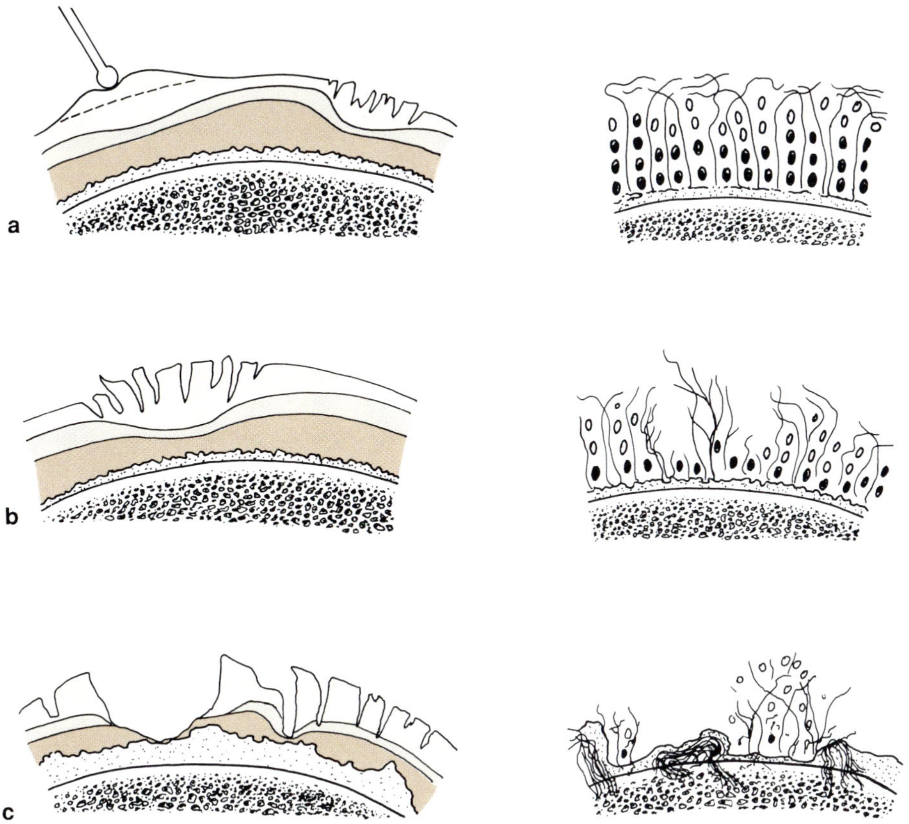

Abb. 12.**5** Chondromalazie Grad 1–3 (nach Bandi). **a** Grad I. Knorpelödem mit -erweichung, gesteigerte Chondrozytenaktivität, Zellvermehrung und Vakuolenbildung.
b Grad 2. Spalt- und lappenförmige Knorpellücken. Bis zur Nekrose reichende Degenerationserscheinungen in den Chondrozyten der mittleren und tieferen Zone. Knorpelhaufen mit peripheren Zellteilungen und zentralen Nekrosen. Der subchondrale Knochen ist noch unverändert.
c Grad 3. Knorpelspalten entblößen und verändern den subchondralen Knochen. Bindegewebe sprießt aus der Markhöhle durch Defekte im subchondralen Knochen zum Knorpel und baut ihn ab. Eine chronische hypertrophische Synovialitis entsteht durch Phagozytose gelöster Partikel aus Knorpelnekrosen. Proteolytische Enzyme aus der Synovialis und gefäßreicher Pannus beschleunigen den Knorpelzerfall.

Klinisch: Knorpelüberlastung führt zu Schmerzen „tief im Gelenk"; Treppensteigen, Arbeiten in Hockstellung, Bergsteigen und Aufrichten aus der Hocke verstärken sie. Rezidivierende Kniegelenkergüsse können vorhanden sein, sind in dieser Phase aber noch nicht die Regel. Druckschmerz des veränderten Knorpels in der tibialen Facette (Technik der Palpation S. 45f), Funktionsminderung und beginnende Atrophie des M. vastus tibialis kommen hinzu.
Röntgenaufnahmen zeigen ein ungünstig gebautes Femoropatellargelenk ohne Veränderungen der Knochenzeichnung (Abb. 12.**6**, 12.**7a**). Nach Entlastung des Gelenks über 1–3 Monate schwinden Schmerzen und Erguß. Die Knochenzeichnung bleibt unverändert. Wir bezeichnen diese Phase, weil ohne Knorpelnekrose, als „reparablen Überlastungsschaden".
Grad 2. *Arthroskopisch:* Spalten, senkrecht oder schräg zur Oberfläche und Lamellenbildungen brechen den Knorpel auf, Zystenbildungen in der Tiefe erreichen den subchondralen Knochen noch nicht (Abb. 12.**5b**). Wiederum sind die Veränderungen an der Patella stärker als in der

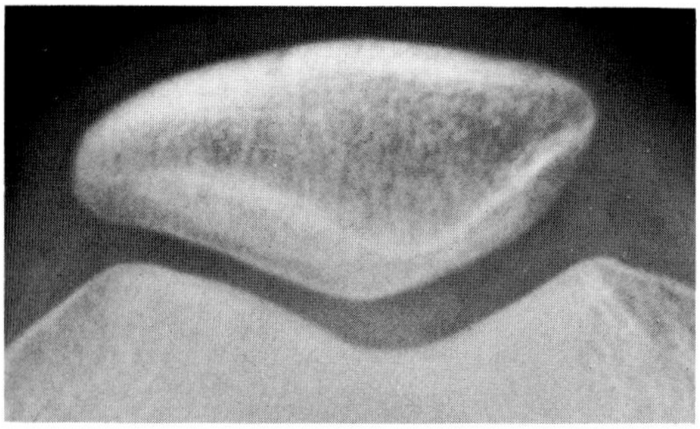

Abb. 12.**6** Reparabler Überlastungsschaden des Gelenkknorpels an der tibialen Kniescheibenfacette. Er entspricht dem Grad 1 der Chondromalazie mit Knorpelödem und -erweichung, aber ohne Knorpeldestruktion. Röntgenaufnahmen zeigen ein ungünstig gebautes Femoropatellargelenk (hier Kniescheibentyp II/III). Bei der Untersuchung (S. 45f) ist die tibiale Kniescheibenfacette druckschmerzhaft; ein Gelenkerguß kann vorhanden sein. Nach Gelenkentlastung schwinden Schmerzen, Schwellung und Erguß. Reparative Vorgänge normalisieren den Knorpelschaden.
Röntgenkontrollen während der folgenden Monate zeigen keine Veränderungen (Entkalkung, Sklerosierung, Randwulstbildung, Gelenkflächendestruktion).

Gleitbahn. Die bandförmigen Knorpelschäden sind hauptsächlich im mittleren Drittel der tibialen Facette zu sehen, da dieses Areal am häufigsten und am stärksten belastet wird (81, 131).
Histologisch: Chondrozytendegeneration bis Knorpelnekrose. Daneben sind Knorpelzellhaufen mit Zellteilungen in den äußeren, Nekrosen in den zentralen Schichten zu finden (Abb. 12.**5b**).
Klinisch: Zerfallsprodukte der Knorpelnekrose, nur über die Gelenkflüssigkeit transportierbar, erzeugen eine Synovialitis chronica hypertrophica mit Änderung der Zusammensetzung der Gelenkflüssigkeit. Dies stört die Knorpelernährung, Chondrozyten sterben vermehrt ab. Aus den zerfallenden Zellen werden lysosomale Enzyme freigesetzt. Sie bauen ihrerseits Knorpelmatrix ab und vermehren über die Synovialflüssigkeit den Reizzustand der Synovialis. Dieser Ciruculus vitiosus beschleunigt die Knorpeldegeneration (61, 64). Schmerzhaftigkeit, Funktionsminderung des überhitzten, stark geschwollenen Gelenks und Druckschmerz an der tibialen Facette nehmen zu, die Atrophie des M. vastus tibialis ist auffallend (S. 37ff, 197).

Röntgenologisch erscheinen 2–3 Wochen nach Beginn des Grades 2 Entkalkungen in Spongiosa und Kortikalis (Abb. 12.**7b**).
Grad 3 *Arthroskopisch:* Nach dem Knorpelzerfall liegen subchondrale Knochenschichten frei. Gefäßreiches Bindegewebe wächst aus dem subchondralen Knochen ins Gelenk und zerstört weiteren Knorpel. Zusätzlich kann gefäßreicher Pannus von der Gelenkinnenhaut gegen die geschädigten Knorpel- und freiliegenden Knochenbezirke vordringen (Abb. 12.**5c**).
Histologisch: Knorpelnekrose und -abbau, hypertrophische Synovialitis und Veränderungen im subchondralen Knochen bestimmen das Bild (Abb. 12.**5c**).
Klinisch: Stärkste Schmerzhaftigkeit, starke Gelenkschwellung, großer Erguß und Atrophie der Streckmuskulatur, besonders des M. vastus tibialis, minimieren die Gelenkfunktion. Jede Bewegung wird zur Qual. Arthrosis deformans folgt, wenn das Gelenk nicht von Beginn an kompromißlos entlastet und geschont wird (Abb. 12.**7**, 12.**12**, 12.**13**, 12.**15**).
Röntgenologisch: Die Verkalkungszone ist verdickt oder verdoppelt. Im subchondralen Knochen erscheinen Sklerosierungen und lakunäre Defekte.
Knorpelnarben ersetzen die nekrotischen Knorpelbezirke erst nach 5–9 Monaten. Abb. 12.**7** zeigt die röntgenologisch sichtbaren Veränderungen während des Ablaufes einer Chondromalacia patellae. Sofern während dieser Zeit das Gelenk strikt entlastet wird, hat die Kniescheibe am Ende des Prozesses die gleiche Form und annähernd die gleiche Knochenzeichnung wie am Erkrankungsbeginn, der Gelenkspalt ist nicht verschmälert.

Befunde nach Ablauf einer Chondromalacia patellae

Chondromalazie mindert die Widerstandskraft des Gelenkknorpels. Fortdauernde Überlastung zerstört ihn und führt zur Arthrose. Chondromalazien hinterlassen röntgenologisch sichtbare Veränderungen. Abläufe wie in Abb. 12.**7** sind selten.

Veränderungen an der Kniescheibe

Es bilden sich kleine Defekte in der Kortikalis (Abb. 12.**8a**). Sklerosierung und Deformierung der tibialen Facette (Abb. 12.**8b**), Randausziehungen an der tibialen Oberschenkelrolle und vom mehrdurchbluteten Periost gebildete Kno-

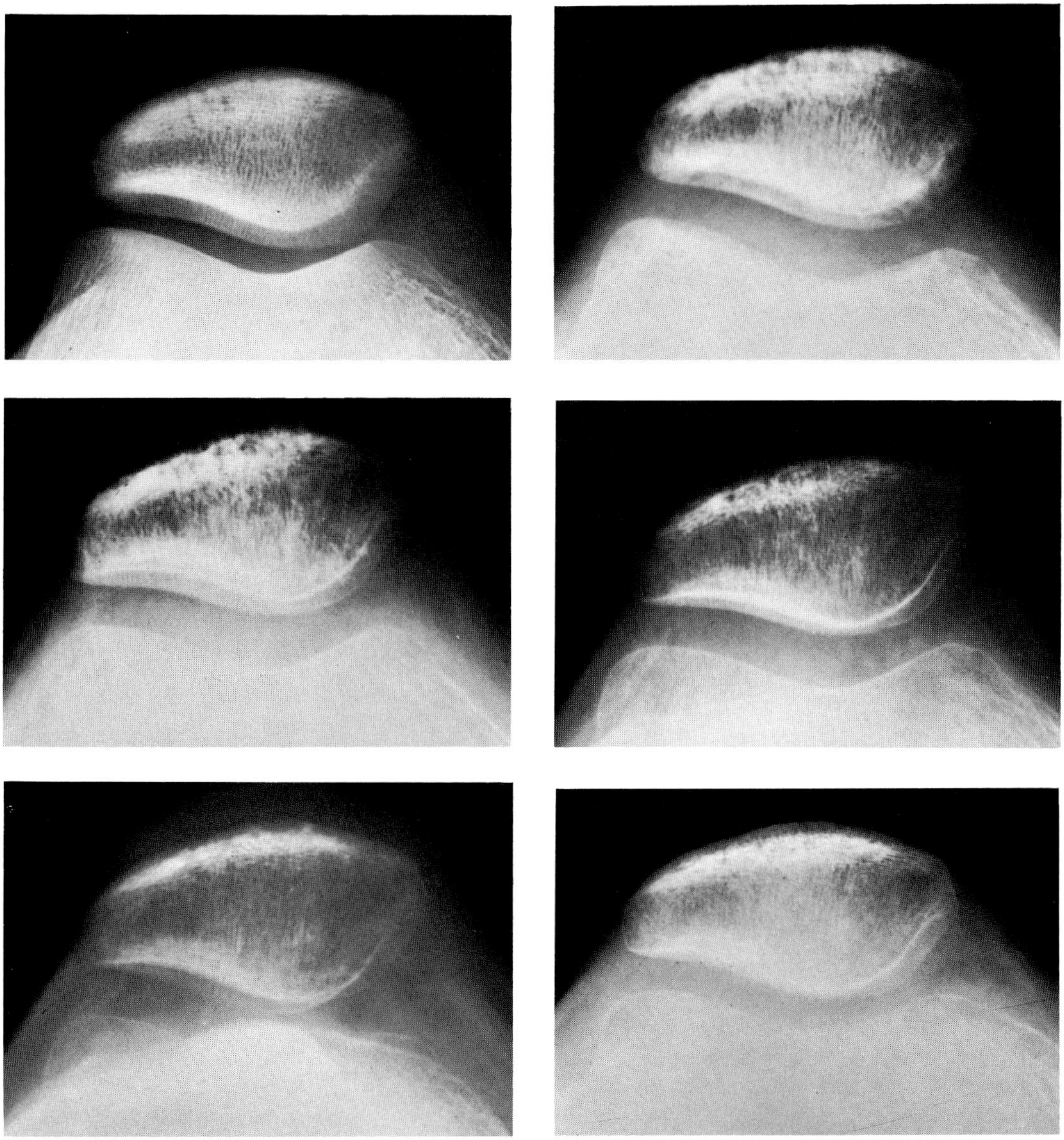

a b c d e f

Abb. 12.**7** Röntgenaufnahmen während des Ablaufes einer Chondromalacia patellae bei konsequenter Entlastung des betroffenen Kniegelenks. **a** Am Beginn der Erkrankung sind röntgenologisch noch keine Veränderungen zu sehen. Die Kniescheibe vom Typ II/III und eine angedeutete Hypoplasie der tibialen Oberschenkelrolle in ihrem vorderen oberen Abschnitt entsprechen einem ungünstig gebauten Femoropatellargelenk mit verminderter Belastungsfähigkeit. **b** 2–3 Wochen später beginnen Entkalkungen, vorwiegend unter der tibialen Kniescheibenfacette, weniger am Rand der tibialen Oberschenkelrolle. **c, d** Nach 2 Monaten ist die Kniescheibe stark entkalkt (**c**), vorwiegend unter der tibialen Facette. Nach 3 Monaten (**d**) erreicht die Entkalkung ihren Höhepunkt. **e, f** In den folgenden 2–3 Monaten normalisiert sich der Kalkgehalt. *Beachte:* bei konsequenter Entlastung folgen keine arthrotischen Veränderungen. Der Kniescheibenknochen hat nach Abklingen der Erkrankung annähernd dieselbe Zeichnung wie am Beginn des Prozesses. Die monatelang dauernde Patellamehrdurchblutung erzeugte an der Kniescheibenvorderseite geringe periostale Knochenappositionen.

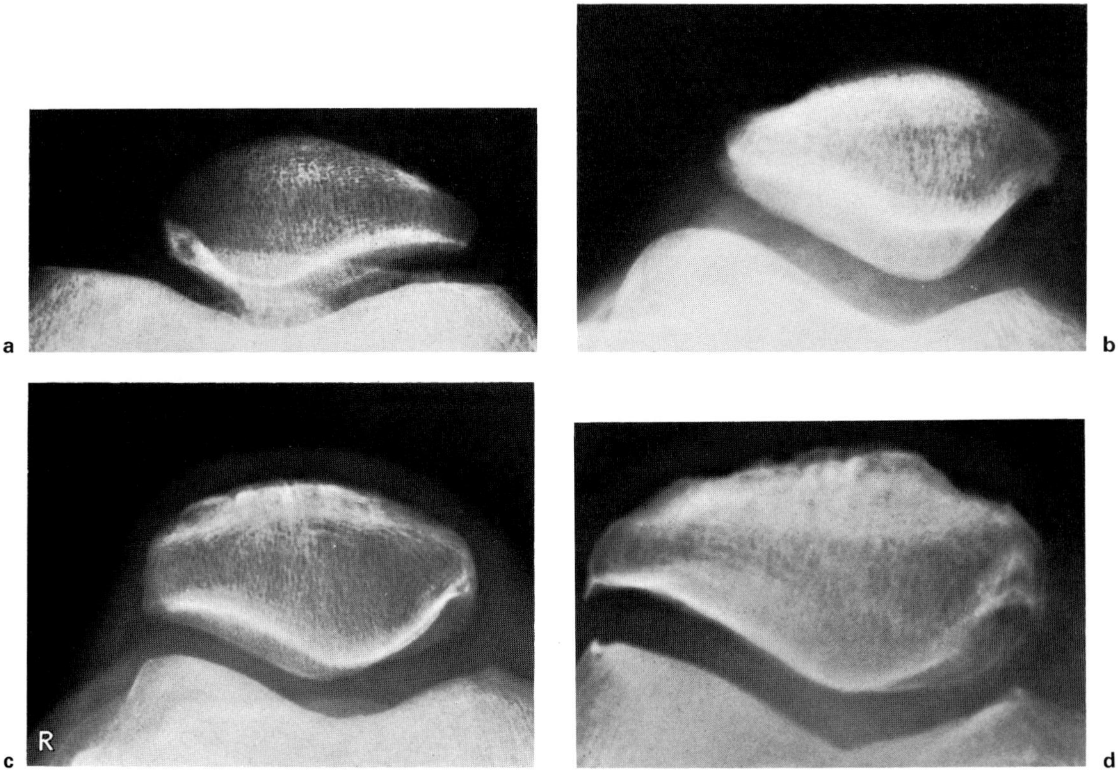

Abb. 12.8 Röntgenbefunde an der Kniescheibe nach Chondromalazie. **a** kleiner Kortikalisdefekt, geringe Sklerosierung an der tibialen Facette, keine Knochenapposition an der Kniescheibenvorderfläche. **b** Geringe Sklerosierung und Deformierung der tibialen Patellafacette. **c** Geringe Sklerosierung und Deformierung der tibialen Facette mit Knochenapposition an der Kniescheibenvorderfläche, Knochenausziehung an der tibialen Oberschenkelrolle. **d** Deformierung und Sklerosierung der tibialen Facette, unregelmäßige Knochenstruktur, Knochenapposition an der Vorderfläche, Knochenausziehungen an lateralem Kniescheibenrand und lateraler Oberschenkelrolle.

chenapposition an der Kniescheibenvorderfläche (Abb. 12.**8c**) sind typische, das Gelenk aber wenig belastende Osteomalaziefolgen. Abb. 12.**8d** zeigt stärkere Veränderungen an der Kniescheibe (erhebliche Deformierung und Sklerosierung der tibialen Facette, Ausziehung am lateralen Rand der fibularen Facette, Knochenapposition auf der Kniescheibenvorderfläche, unruhige Knochenzeichnung) und Veränderungen an den Oberschenkelrollen (mäßig veränderte Knochenstruktur, Randausziehungen); Teile des Erweichungsherdes können sich lösen und freie Körper bilden (Abb. 12.**9**). Daneben sind die in Abb. 12.**8** beschriebenen Veränderungen sichtbar.

Rezidiv einer Chondromalacia patellae
(Abb. 12.**10**)

Fortdauernde Überlastung eines ungünstigen Femoropatellargelenks löst eine weitere Chondromalazie aus. Abb. 12.**10a** zeigt Sklerosierung und Deformierung der medialen Facette als Folgen der abgelaufenen Chondromalazie, Abb. 12.**10b** Entkalkung durch erneute Knorpelnekrose. In Abb. 12.**11** sind andere Kniescheiben mit Chondromalazierezidiven zu sehen. Die ersten Chondromalazien erzeugten Sklerosierungen und Deformierungen der tibialen Facette, Chondromalazierezidive die Entkalkungen.

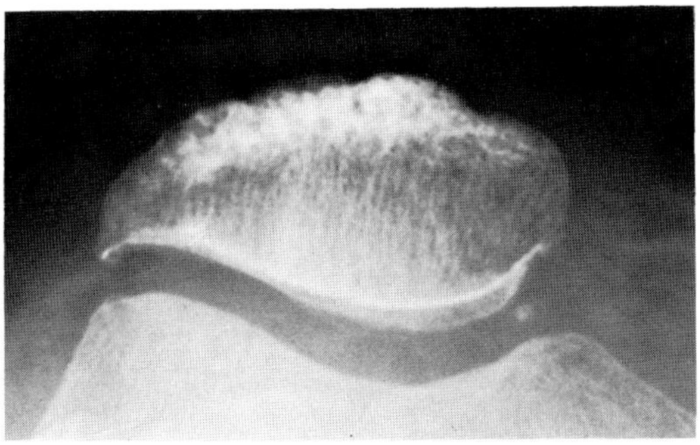
a

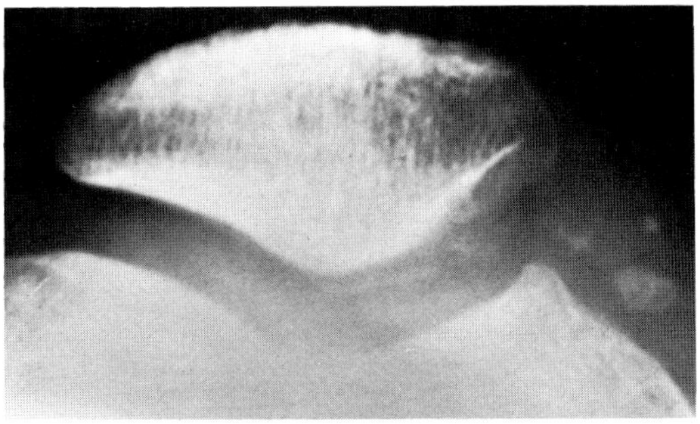
b

Abb. 12.**9a–b** Röntgenbefunde an der Kniescheibe nach Chondromalazie. Partikel unterschiedlicher Größe lösten sich aus den Herden der Chondromalazie und wurden zu freien Gelenkkörpern.

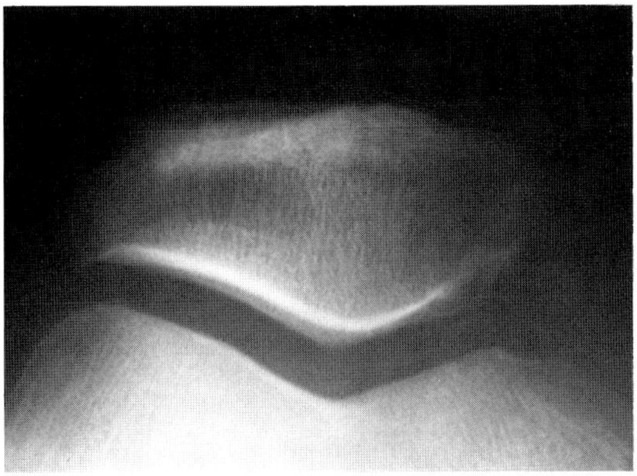
a

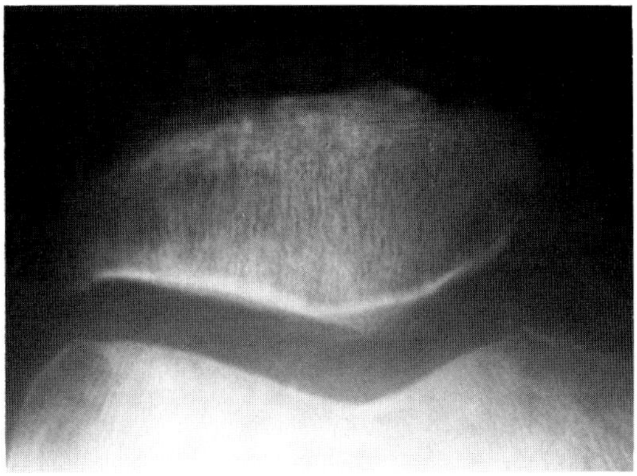
b

Abb. 12.**10a–b** Röntgenbefunde an der Kniescheibe nach Chondromalazie. Rezidiv einer Chondromalacia patellae. **a** Kniescheibe Typ III, Zustand nach Chondromalazie. Sklerosierung und Deformierung der tibialen Facette. **b** Nach Jahren erneut Knieschmerzen, Schwellung, Gelenkerguß, Funktionsminderung. 3–4 Wochen nach Erkrankungsbeginn treten in der Kniescheibe wieder typische, röntgenologische Veränderungen auf (Abb. 12.**7**).

Veränderung des Gesamtgelenks nach Chondromalazie

Abb. 12.**12a** zeigt eine Kniescheibe Typ III nach Chondromalacia patellae mit veränderter Knochenzeichnung, Deformierung der tibialen Facette, isolierten Knochenteilchen, Randausziehungen und Knochenapposition an der Vorderfläche.

In Abb. 12.**12b** u. **c** ist das zugehörige Femorotibialgelenk zu sehen: Gonarthrose III–IV als Chondromalaziefolge mit Verschmälerung des Gelenkspaltes, besonders der tibialen Gelenkhälfte (hier litt der Knorpel stärker als in der lateralen Hälfte), Entrundung der Femurkondylen, Osteophyten an Femurkondylen, Schienbeinkopf und Eminentia intercondylaris, subchondrale Sklerosierungen, Gelenkdestruktion und beginnende Zystenbildung im Tibiakopf. Abb. 12.**13** zeigt ein anderes Kniegelenk mit ähnlichen Veränderungen.

Lateralisation der Kniescheibe

Bei Chondromalazie atrophiert am stärksten der M. vastus tibialis. Danach überwiegt die Lateralzugkomponente des M. quadriceps. Bleibt der M. vastus tibialis atrophisch, folgen Lateralisation der Kniescheibe und Arthrose im Femoropatellar- und Femorotibialgelenk (Abb. 12.**14**).

Mittelstarke Lateralisation der Patella mit Arthrose im Femoropatellargelenk (Abb. 12.**14a**). Die Kniescheibe zeigt Chondromalaziefolgen als Grund für die Atrophie des M. vastus tibialis (mäßige Sklerosierung der medialen Facette mit unregelmäßiger Knochenzeichnung. Osteophyt an der tibialen Oberschenkelrolle).

a 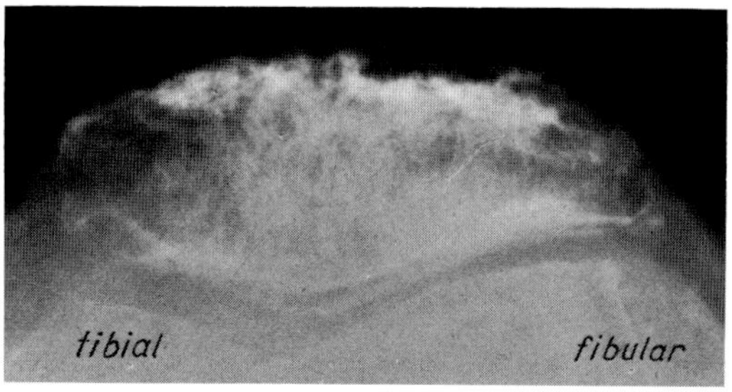

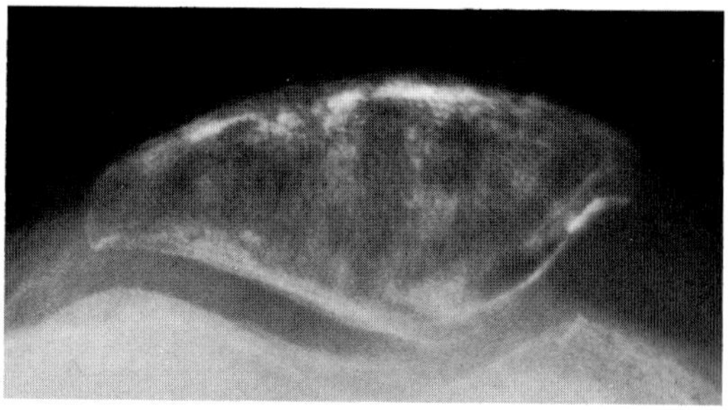 b

Abb. 12.**11** a–b Röntgenbefunde an der Kniescheibe nach Chondromalazie. Rezidive nach Chondromalacia patellae.
Bei beiden Kniescheiben sind die Folgen der ersten Chondromalazie sichtbar (Sklerosierung, Deformierung). Das Chondromalazierezidiv veränderte die Kniescheibe wiederum in typischer Weise (Abb. 12.**10**).

Starke Lateralisation der Patella mit Zerstörung des lateralen Abschnitts des Femoropatellargelenks (Abb. 12.**14b**). Sichtbare Folgen der Chondromalazie an Patella und tibialer Oberschenkelrolle sind Deformierung und Sklerosierung an der medialen Facette und an der tibialen Oberschenkelrolle.
Folgen der Kniescheibenlateralisation für das Gesamtgelenk. Abb. 12.**15a** zeigt eine mäßige Lateralisation der Kniescheibe Typ III nach Chondromalazie mit Deformierung und Sklerosierung der tibialen Facette, Bildung freier Gelenkkörper und Osteophyt an der tibialen Oberschenkelrolle. Die dazugehörigen starken Veränderungen im Femorotibialgelenk sind in Abb. 12.**15b** u. **c** zu sehen: Arthrose Grad 3. Die tibiale Gelenkhälfte ist trotz Kniescheibenlateralisation stärker verändert als die fibulare.
Einen weiteren Fall zeigt Abb. 12.**16**: Lateralisation bei Patella Typ III nach Chondromalazie mit Deformierungen und Sklerosierungen an tibialer Facette und tibialer Oberschenkelrolle, Bildung freier Gelenkkörper. Der Kniescheibenlateralisation folgte eine Arthrose Grad 2 im Femorotibialgelenk.

Arthrosis deformans

Arthrosis deformans, ein weitverbreitetes lästiges Leiden, entsteht nach vielfältigen Schädigungen. Payr schlug 1927 eine Unterteilung in primäre und sekundäre Formen vor.
Primäre Arthrosis deformans. Die Ursachen sind unbekannt. Zunehmende Kenntnisse mindern die Zahl solcher Fälle.
Sekundäre Arthrosis deformans. Die Ursachen sind bekannt:

- angeborene und erworbene Veränderungen: Genu valgum, varum, recurvatum, laxum.
- Arthritiden: rheumatischer Formenkreis, Infektarthritiden (unspezifische, spezifische), reaktive Arthritiden,
- Arthropathien bei Allgemeinerkrankungen,
- Arthritiden bei Stoffwechselstörungen,
- Systemkrankheiten,
- Kniegelenkveränderungen bei endokrinen Störungen,
- Kniegelenkveränderungen bei Störungen im Vitamin- und Hormonhaushalt,
- Verletzungen mit nachfolgenden Deformierungen,
- Osteochondrosis dissecans, Arbeitsschäden, Fremdkörper, Geschwülste,
- Dysplasien des Femoropatellargelenks.

Die Bedeutung ungünstiger Kniescheibenformen als Arthroseursache wurde an 100 über 60jährigen untersucht (20). Nicht berücksichtigt wurden damals Kniescheibenhochstand und Hypoplasie der tibialen Oberschenkelrolle in ihrem ventralen kranialen Abschnitt. Es waren Patienten der Chirurgischen Klinik Düsseldorf mit chirurgisch zu behandelnden Erkrankungen. Ihre Kniegelenke hatten keine bei der sekundären Arthrose genannten Ursachen (s. oben), die Dysplasie des Femoropatellargelenks ausgenommen.
Die Ergebnisse dieser Untersuchung sind in Abb. 12.**17** dargestellt. Ein Drittel der Untersuchten hatte Arthrosen unterschiedlicher Stärke. Kniegelenke mit günstigen Kniescheibenformen (ohne zusätzliche Schäden) überstanden 60 Jahre und noch mehr ohne Arthrose. Nach langjähriger klinischer Erfahrung ist diese Aussage zu erweitern: In gut gebauten Femoropatellargelenken

Abb. 12.**12** Folgen einer Chondromalazie für das Gesamtgelenk. **a** Patella Typ III nach Chondromalazie. Deformierung der tibialen Gelenkfacette mit Isolierung kleiner Knochenteile, unregelmäßige Knochenzeichnung, Sklerosierung, Knochenapposition an der Vorderfläche. **b, c** Folgen im Femorotibialgelenk: Arthrose Grad III–IV. Näheres s. Text.

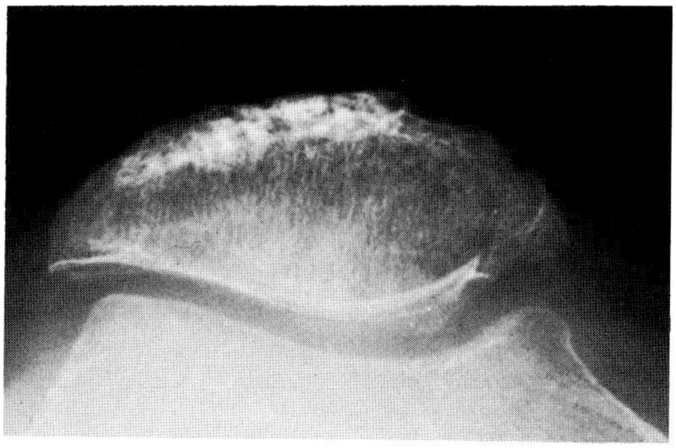

a

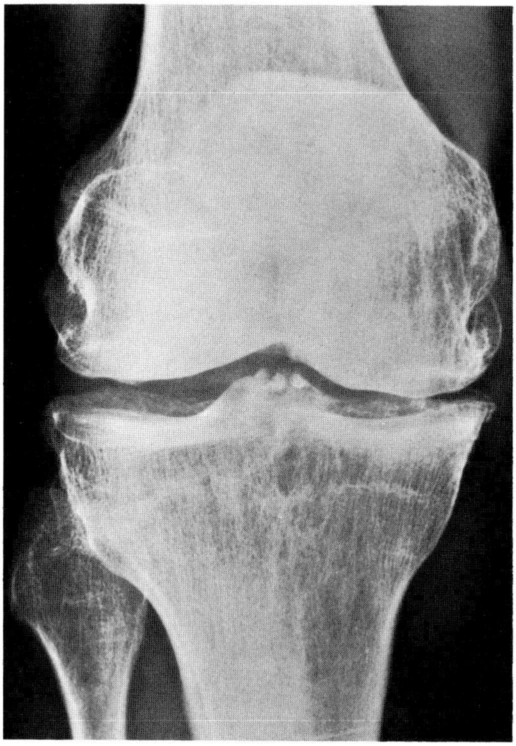

b

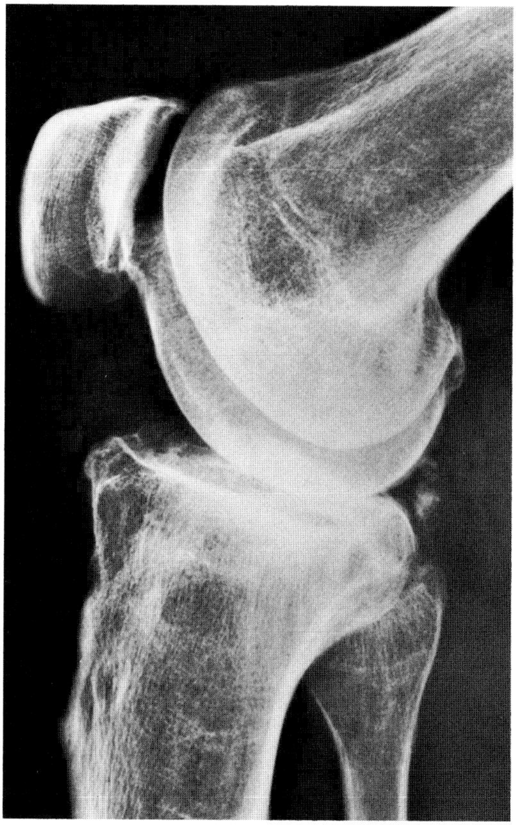

c

(Abb. 1.**37,** S. 31) treten Chondromalazien und Arthrosen nicht auf, ungünstig gebaute Femoropatellargelenke (Abb. 1.**38,** S. 32) neigen bei starker Belastung zu Chondromalazie und Arthrose. Gleichsinnige Ergebnisse fand Silferskiöld (258) bei Autopsien (35% der 30jährigen hatten Knorpelerweichungen, S. 157). Baumgartl u. Seling (21) stellten bei Untersuchungen zur Arthrosehäufigkeit nach Meniskusentfernungen bei Berücksichtigung des Femoropatellargelenks fest, daß in Kniegelenken mit günstig gebauten Femoropatellargelenken Arthrosen nicht auftraten.

Zu den Untersuchungen über Arthrosehäufigkeit bei über 60jährigen (s. oben) ist anzumerken: Die Untersuchten waren um die Jahrhundertwende geboren, erlebten den ersten Weltkrieg, die folgende Notzeit und arbeiteten damals wahrscheinlich trotz Kniegelenkschmerzen weiter. Ob das heutige soziale Netz mit der Möglichkeit, schmerzende Kniegelenke zu schonen, vor Arthrosen schützt, müßten weitere Untersuchungen

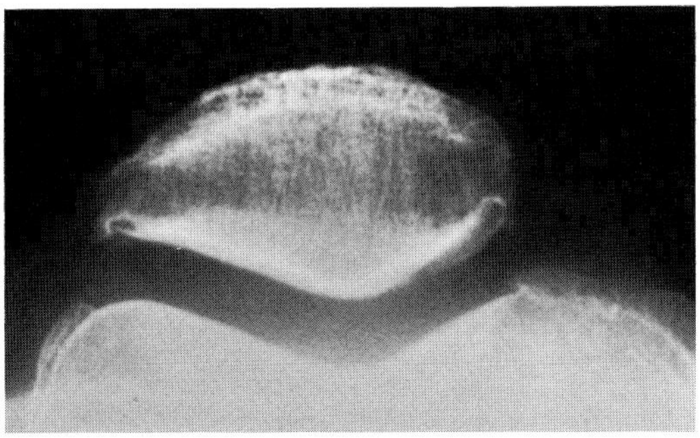
a

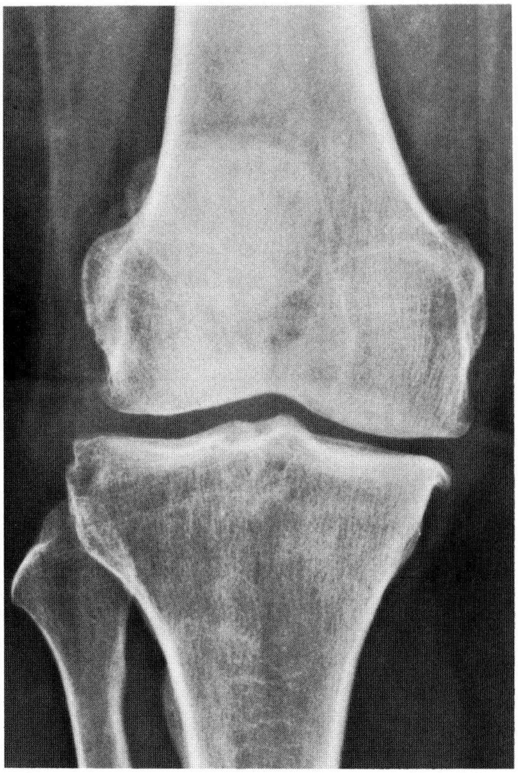
b

Abb. 12.**13a–b** Folgen einer Chondromalazie für das Gesamtgelenk. Patella Typ III mit ähnlichen Veränderungen wie bei Abb. 12.**12a**. Die Arthrose im Femorotibialgelenk ist geringer als bei Abb. 12.**12b** u. **c**.

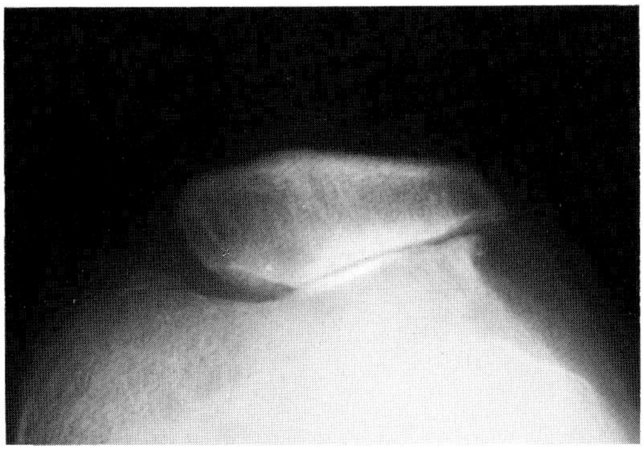
a

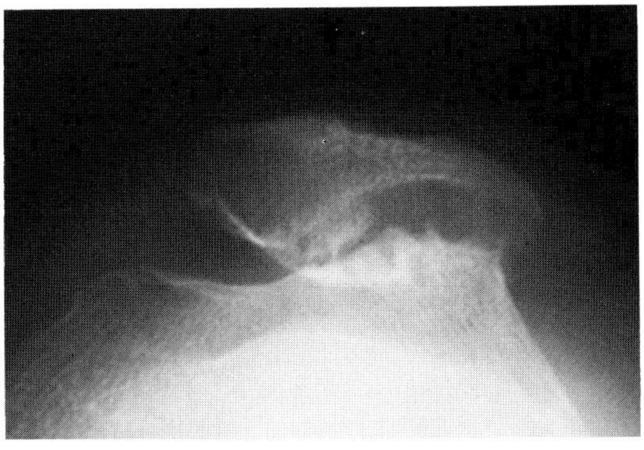
b

Abb. 12.**14a–b** Lateralisation der Kniescheibe. Beide Kniescheiben, Typ III, zeigen Folgen einer vorausgegangenen Chondromalacia patellae (**a** geringe Sklerosierung an tibialer Facette und tibialer Oberschenkelrolle, **b** stärkere Sklerosierung und Deformierung an tibialer Facette und tibialer Oberschenkelrolle). Atrophie des M. vastus tibialis während der Chondromalazie. Danach überwiegt die Seitenzugkomponente des M. quadriceps nach fibular und lateralisiert die Kniescheibe.

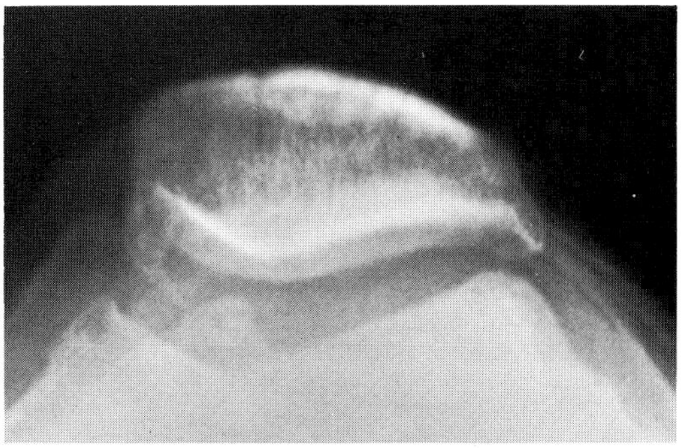
a

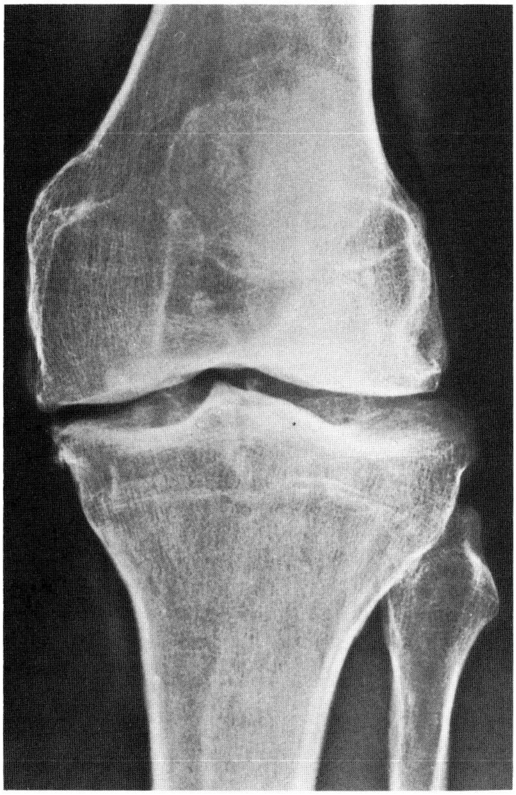
b

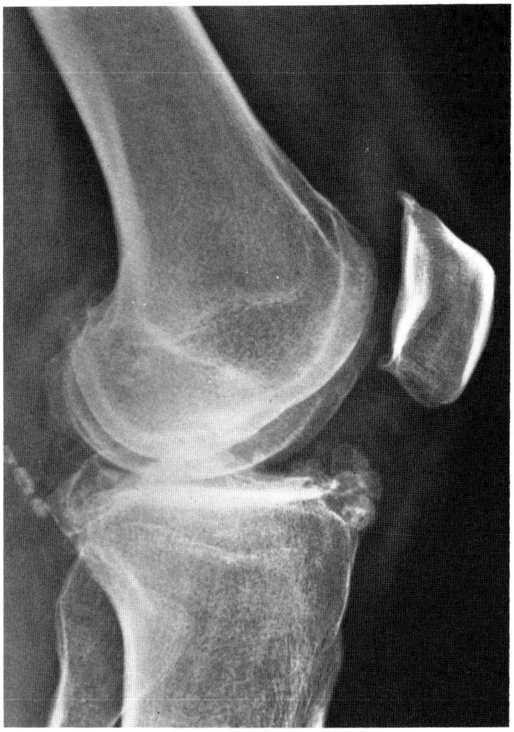
c

Abb. 12.**15** Zustand nach Chondromalacia patellae mit mäßiger Lateralisation der Kniescheibe. **a** Folgen der Chondromalazie an der Kniescheibe sind Sklerosierung, Deformierung und Bildung von freien Körpern. **b, c** Folgen für das Femorotibialgelenk sind Arthrose Grad 3 mit freien Gelenkkörpern. Beachte: Trotz der Kniescheibenlateralisation ist die fibulare Gelenkhälfte wesentlich weniger verändert als die tibiale (Folge der Chondromalazie). Fortdauernde Überlastungen würden auch die fibulare Gelenkhälfte stärker arthrotisch verändern.

klären. Arbeiten wie die von Nebel u. Lingg (212) sind dafür ungeeignet. Sie berücksichtigen nicht die Altersstufen („von 40 bis 95 Jahre“), Höheneinstellung der Patella, Hypoplasie der tibialen Oberschenkelrolle und weitere Ursachen für Arthrosen, die unter „sekundärer Arthrose“ genannt wurden (S. 164).

Arthroseentwicklung und Einteilung

Trotz vieler Ursachen ist der Ablauf uniform. Am Anfang steht die Knorpelläsion durch eine der oben genannten Schädlichkeiten. Fortdauernde Be- und Überlastung erzeugt Knorpelnekrose. Gelenkflüssigkeit transportiert Knorpelzerfallsprodukte zur Gelenkinnenhaut, es entsteht eine Synovialitis chronica hypertrophica (9). Sie produziert vermehrt abnorm zusammengesetzte Gelenkflüssigkeit und beeinträchtigt damit die Ernährung des Knorpels. Seine Widerstandskraft sinkt, er verschleißt schnell. Der Prozeß greift auf gelenkbildende Knochen über und destruiert sie. Gelenkweichteile schwellen und

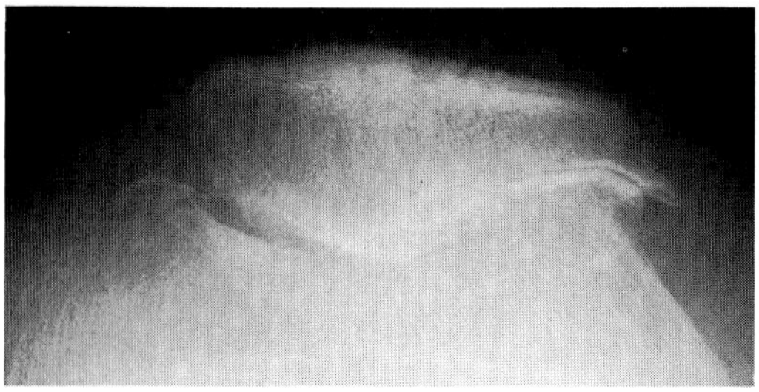

a

Abb. 12.**16** Zustand nach Chondromalacia patellae mit erheblicher Patellalateralisation. **a** Patella Typ III mit Sklerosierung, Deformierung und Randausziehung an der medialen Facette nach Chondromalazie. Patellalateralisation nach Atrophie des M. vastus tibialisis mit starker Arthrose im lateralen Abschnitt des Femoropatellargelenks. **b, c** Mäßige Arthrose im Femorotibialgelenk. Freier Körper durch Demarkation eines Teils der tibialen Facette während der Chondromalazie (Abb. 12.**9**).

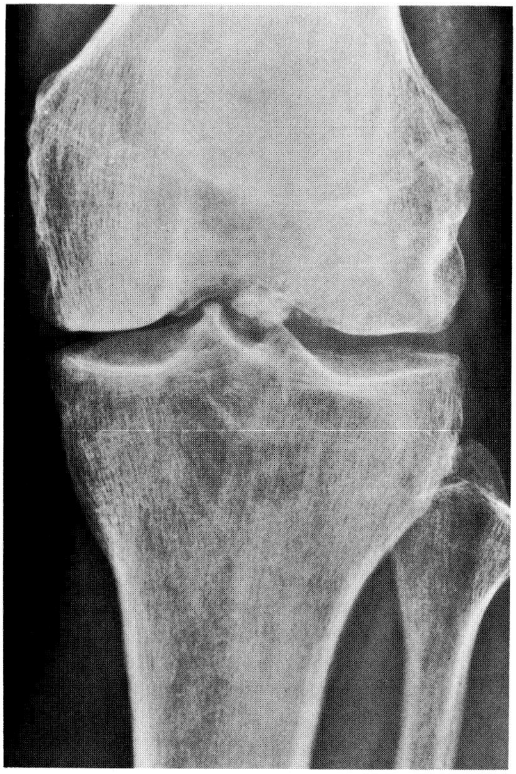

b

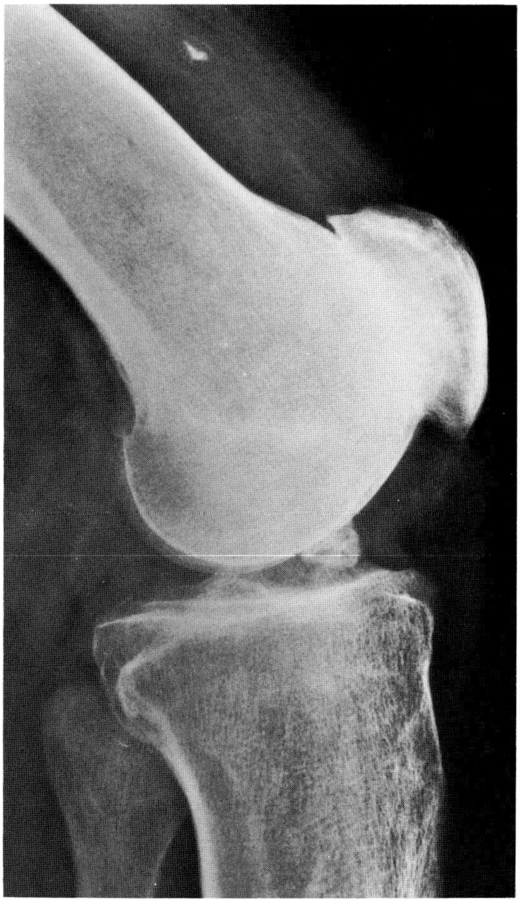

c

schmerzen, die Temperatur ist erhöht. Hinzu kommen Gelenkergüsse, Bandlockerungen, Beweglichkeitseinschränkungen, Gelenkgeräusche, Muskel- und Funktionsminderung.
Arthrosen heilen nicht. Es gibt Zeiten mit geringen Schmerzen, dann folgt wieder Verschlimmerung („aktivierte Arthrose", 217), ausgelöst durch weitere Knorpelnekrosen (Chondromalazierezidive S. 162).

Die Röntgenuntersuchung gestattet eine *Einteilung* der Arthrosen in vier Schweregrade:

Grad 1: Initiale Gonarthrose (angedeutete Ausziehungen an den Spitzen der Eminentia intercondylaris und an den Patellarändern).

Grad 2: Mäßige Gonarthrose (Ausziehungen auch am Tibiakopf, geringe Gelenkspaltverschmälerung und ge-

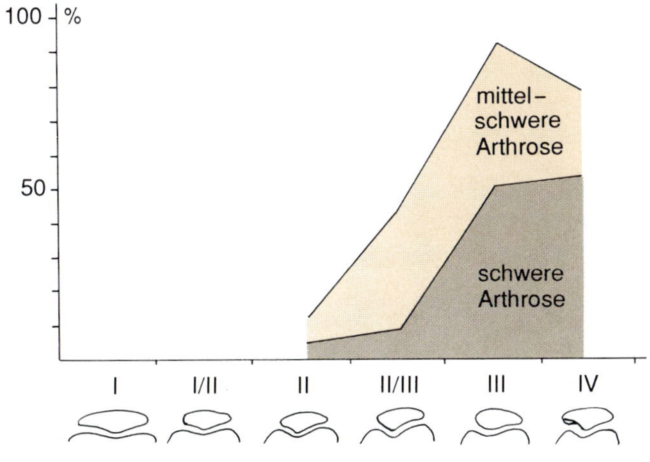

Abb. 12.**17** Arthrosehäufigkeit im Alter von über 60 Jahren durch ungünstige Kniescheibenformen. Einzelheiten s. Text.

ringe Abflachung der Oberschenkelrollen).

Grad 3: Mittelgradige Gonarthrose (Osteophyten an Gelenkflächenrändern, mittelstarke Gelenkspaltverschmälerung, subchondrale Knochensklerosierungen, Entrundung der Oberschenkelrollen).

Grad 4: Ausgeprägte Gonarthrose (stärkere Gelenkflächendestruktion, Zystenbildungen in subchondralen Zonen von Femurrollen, Patella und Tibiakopf, weitere Verschmälerung des Gelenkspaltes, Subluxation der Tibia im Kniegelenk).

Verkalkung der Menisken

Siehe Chondrokalzinose (Pseudo-[Kalk-]Gicht) S. 147.

Avaskuläre Knorpel-Knochen-Nekrosen im Kniegelenk

Die juvenile Form der Osteochondrose mit Zerrüttungszonen, Trümmerzysten und -feldern, Umbauzonen an mechanisch stark beanspruchten Sklettschwachpunkten und Formen des Erwachsenenalters gibt es auch im Bereich des Kniegelenks:

- Osteopathia patellae juvenilis (Sinding-Larsen-Johansson-Erkrankung),
- Osgood-Schlatter-Syndrom,
- spontane Osteonekrose der Femurkondylen.

Osteopathia patellae juvenilis

Die Osteopathia patellae juvenilis (Sinding-Larsen-Johansson-Erkrankung) ist eine aseptische Epiphysennekrose der Kniescheibenspitze durch Überbeanspruchung am Ansatz des Lig. patellae (Abb. 12.**18**). Schwellung über der Patellaspitze mit Druck- und Spontanschmerz. Schmerzen im ganzen Gelenk sind seltener, sie führen zu Beugebehinderung und Streckmuskelatrophie. *Histologisch* sind nekrotische Knochenbälkchen mit umgebenden osteoiden Gewebe zu sehen.

Im *Röntgenbild* kleine Kortikalisusur an der Patellaspitze, evtl. mit Fragmentierung, Strukturauflösung und darüberliegender Knochenapposition.

Kombinationen mit Osgood-Schlatter-Erkrankung (Abb. 12.**19**) und Perthes-Erkrankung sind bekannt.

Osgood-Schlatter-Syndrom

Ein- oder beidseitige aseptische Nekrose der Tuberositas-tibiae-Apophyse bei Knaben zwischen dem 7. und 14. Lebensjahr (Abb. 12.**20**). Ursachen sind funktionsmechanische Ossifikationsstörungen. Die Betroffenen klagen über unbestimmte, durch Belastung vermehrte Schmerzen in der Gegend der verdickten, geröteten und druckempfindlichen Schienbeinrauhigkeit. Das Leiden dauert 2–5 Jahre.

Spontane Osteonekrose der Femurkondylen

Nach der Erstbeschreibung durch Ahlbäck (1) folgten mehrere Mitteilungen (77, 107, 123, 205,

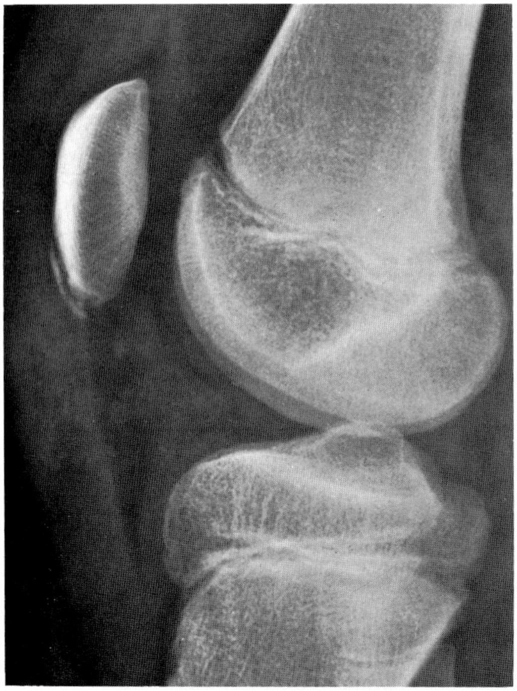

Abb. 12.18 Sinding-Larsen-Johansson-Erkrankung. Aseptische Epiphysennekrose an der Patellaspitze mit Usur der Kortikalis und darüberliegender periostaler Knochenplatte.

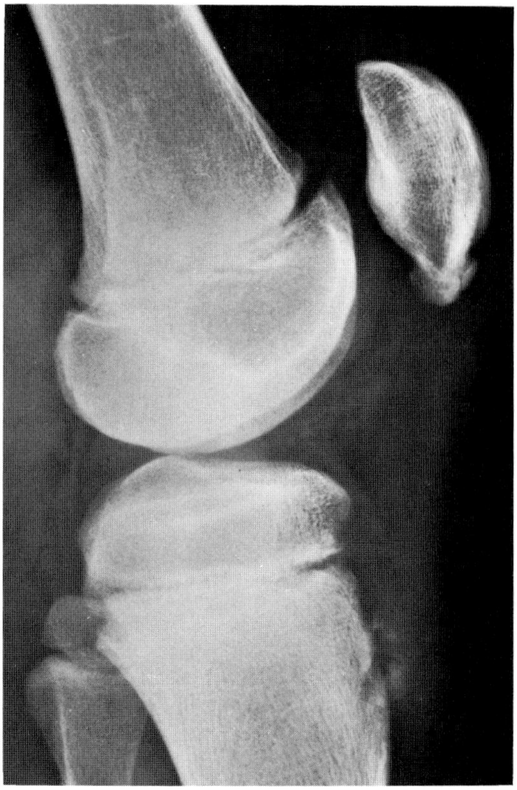

Abb. 12.19 Sinding-Larsen-Johansson-Syndrom kombiniert mit Osgood-Schlatter-Erkrankung.

243, 294). Betroffen sind ältere Personen zwischen dem 6. und 7. Lebensjahrzehnt. Nächtliche Schmerzen und nach Belastungen vermehrte Kniegelenkschmerzen ohne erkennbare Ursache sind die ersten Symptome. Die klinische Untersuchung zeigt Gelenkschwellung und -erguß, Temperaturerhöhung, Bewegungseinschränkung und Funktionsminderung.
Knochenszintigramme zeigen die Knochennekrose 3–4 Wochen früher als *Röntgenaufnahmen*. Auf diesen ist der erkrankte Kondylus abgeflacht, seine Spongiosa verdichtet. Die typischen Aufhellungen treten erst später auf.

Osteochondrosis dissecans

In Gelenken mit unvollkommener Gelenkflächenkongruenz (Knie-, seltener Ellenbogen- und oberes Sprunggelenk) trennen dünne Nekroseschichten und Kallusgewebe kleine, zum Teil noch lebende Epiphysenteile aus Knorpel, subchondralem Knochen und Spongiosa ab. Das Leiden beginnt beim Epiphysenfugenschluß zwischen dem 15. und 18. Lebensjahr, wenn die Epiphysenernährung wegen der Umschaltung von Kapselgefäßen auf Diaphysengefäße leidet. Jungen sind 4- bis 7mal häufiger betroffen als Mädchen (19, 187). Bei frühzeitigem Stillstand des Leidens bleibt der abgegrenzte Bezirk über eine Knochennarbe im Verbund mit der Epiphyse, sonst wird er demarkiert und als freier Körper abgestoßen. Während dieser Vorgänge ist die Widerstandsfähigkeit des ganzen Gelenkknorpels vermindert, er verschleißt bei fortdauernder Belastung schnell. Die Betroffenen kommen meist erst Jahre nach der Demarkation mit arthrotischen Veränderungen zur Erstuntersuchung.
Die in der Literatur diskutierten *Ursachen* lassen sich bei grober Einteilung in drei Gruppen trennen:

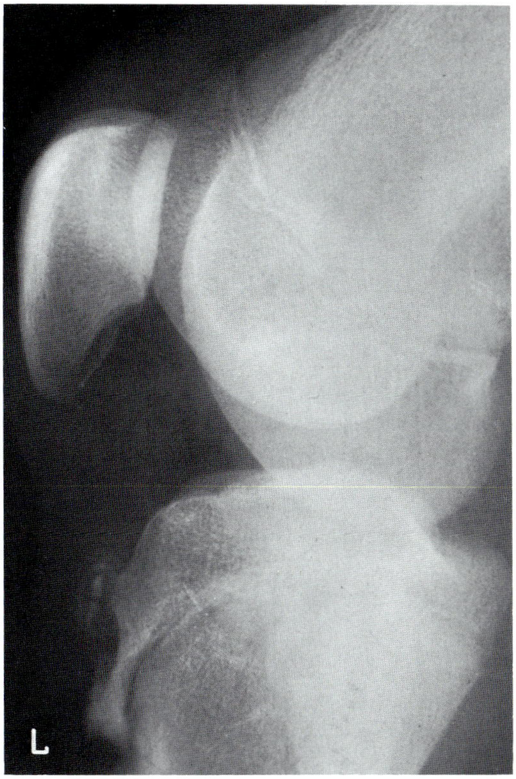

Abb. 12.**20** Osgood-Schlatter-Syndrom bei einem 14jährigen Jungen.

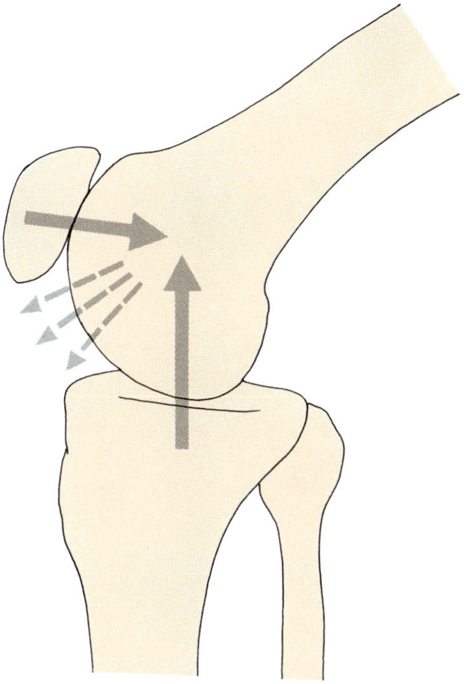

Abb. 12.**21** Osteochondrosis dissecans. Zwischen dem „zangenförmigen" Druck von Kniescheibe und Schienbeinkopf wölbt sich die Spongiosa vor und wird mit der Zeit demarkiert (nach Bandi 1981).

- Trauma: als einmalige Einwirkung (16, 156), als Überbeanspruchung (51) oder als Dauertrauma (88, 166);
- Ischämie nach „blander mykotischer Embolie" (10; heute allgemein abgelehnt) oder Durchblutungsstörungen während der Umschaltung von Kapsel- auf Diaphysengefäße (178, 187);
- endogene und konstitutionelle Faktoren (111, 182).

Im Vordergrund stehen heute pathomechanische Vorgänge, so der Auflagedruck der Patella an der Innenseite der tibialen Oberschenkelrolle bei Kniegelenkbeugung zwischen 70 und 100 Grad (14) oder zwischen 110 und 130 Grad (19). Bandi (14) meint, daß sich zwischen dem „zangenförmigen" Druck von Patella und Schienbeinkopf Spongiosa vorwölbt und deshalb demarkiert wird (Abb. 12.**21**). Baumgartl u. Seling (19) sahen bei Operationen, daß Knorren an der medialen Facette bei Typ IV und überhöhte tibiale Kniescheibenkanten anderer Typen bei 110–130 Grad genau passend in das Mausbett eintauchten (Abb. 12.**22**); bei geringerer Bewegung hatten die tibialen Kniescheibenkanten und die Oberschenkelrollen noch keinen Kontakt (Abb. 12.**23**).

11 unserer Fälle mit Osteochondrosis dissecans hatten folgende Kniescheibenformen: 5mal Typ IV, 2mal Typ I, 1mal Typ I/II und 3mal Typ III (Abb. 12.**24**).

Auffallend waren neben den Knorrenbildungen beim Typ IV überhöhte mediale Begrenzungen der tibialen Facetten bei den Typen I, I/II und III. Sie und die Knorren beim Typ IV drücken u. E. so massiv gegen die Innenseite der tibialen Oberschenkelrolle, daß Demarkationen als Folge von Überbeanspruchung (51) während der Umschaltphase Kapselgefäße – Diaphysengefäße mit ihrer Mangeldurchblutung (178, 187) resultieren.

Abb. 12.**25** zeigt eine abgelaufene Osteochondrosis dissecans bei einem 45jährigen Patienten

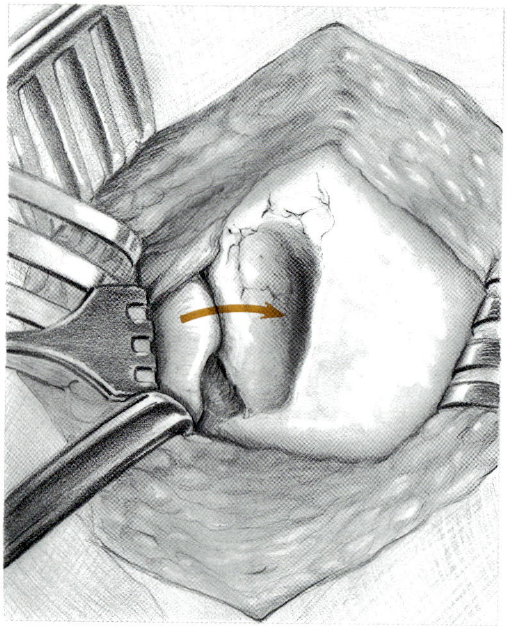

Abb. 12.**22 a–b** Osteochondrosis dissecans. Der Knorren der Kniescheibe Typ IV (Abb. 12.**23 a**) taucht bei einer Kniegelenkbeugung von 110–130 Grad passend in das Mausbett ein.

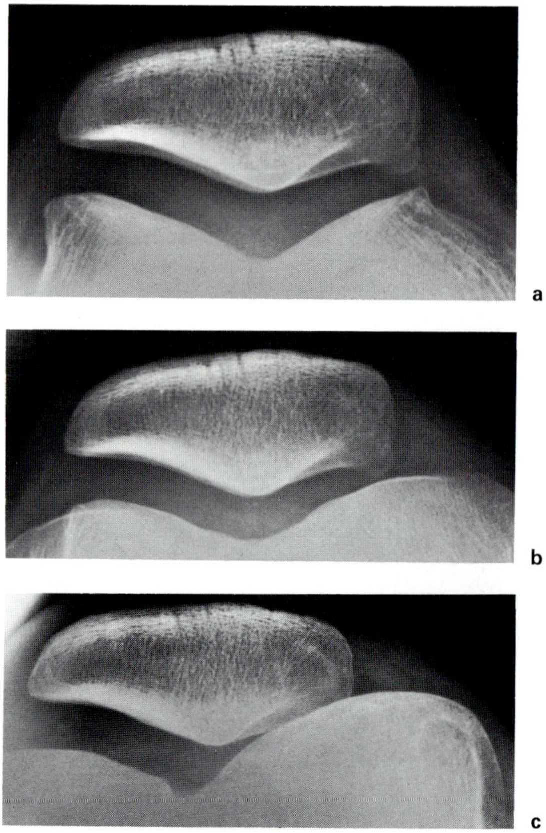

Abb. 12.**23** Osteochondrosis dissecans bei einer Patella Typ IV. Der Knorren der Patella taucht erst bei einer Beugung zwischen 110 und 130 Grad in das Mausbett (**c**). Bei geringeren Beugungen (**a, b**) drückt der Knorren noch nicht gegen die Innenfläche der tibialen Oberschenkelrolle.

mit freiem Gelenkkörper und mäßigen arthrotischen Veränderungen, Abb. 12.**26** eine ohne freien Gelenkkörper. Der demarkierte Knochenteil – klein, destruiert und sklerosiert – liegt noch im Mausbett. Zum Zeitpunkt der Röntgenaufnahme bestand Chondromalazie mit Knochenentkalkung.

Diagnose

Osteochondrosis dissecans, zwischen dem 15. und 18. Lebensjahr beginnend, wird nur bei 45% der Betroffenen vor dem 20. Lebensjahr diagnostiziert, bei einem weiteren Drittel im 3. Lebensjahrzehnt und beim Rest noch später. Während der Demarkation haben die Jugendlichen uncharakteristische Beschwerden und rezidivierende Gelenkergüsse. *Röntgenuntersuchungen* (Übersichtsaufnahmen in zwei Ebenen, Patella axial und Frik-Aufnahmen; 88a) zeigen am Krankheitsbeginn keine Besonderheiten. Patella Typ IV oder überhöhte Begrenzungen der tibialen Facetten anderer Patellatypen sollten den Verdacht auf eine Osteochondrosis dissecans wekken. Röntgenkontrollen sollten folgen. Erste verwertbare Zeichen sind umschriebene, unscharf begrenzte subchondrale Entkalkungen in der tibialen Oberschenkelrolle. Später sind von Säumen umgebene Demarkationen im Mausbett zu sehen. In Zweifelsfällen helfen nuklearmedizinische Untersuchungen und Frik-Aufnahmen weiter.

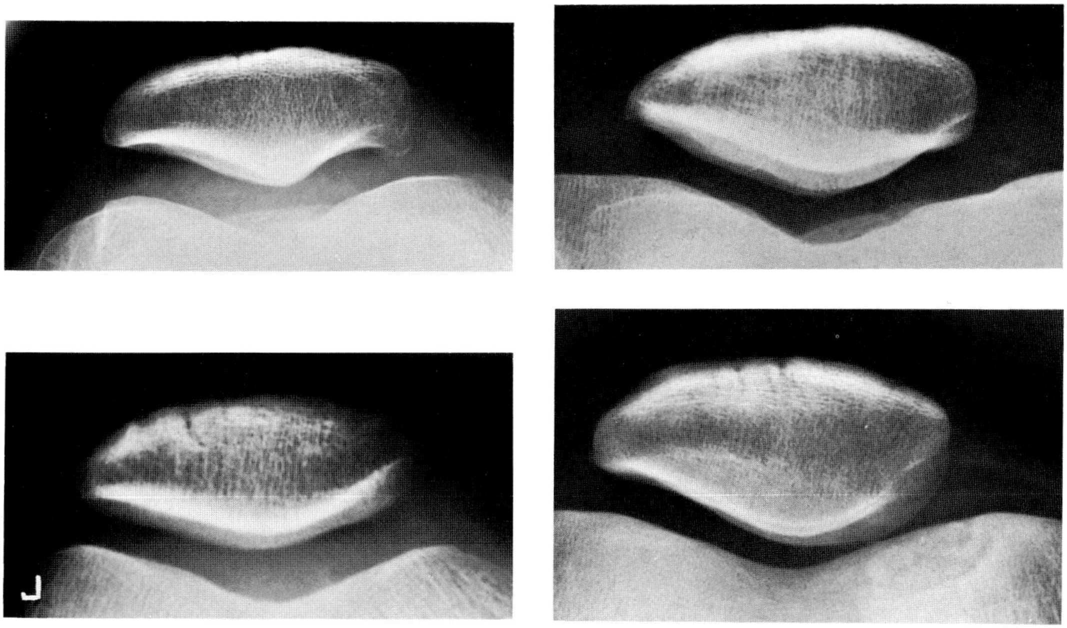

Abb. 12.**24** Osteochondrosis dissecans bei verschiedenen Kniescheibentypen. **a** Typ IV, **b** Typ I, **c** Typ I/II, **d** Typ III. Beachte die überhöhten Innenränder der medialen Facetten bei den Typen I, I/II und III.
d zeigt Demarkation in der medialen Oberschenkelrolle direkt unter der hohen konvexen Facette der Patella Typ III.

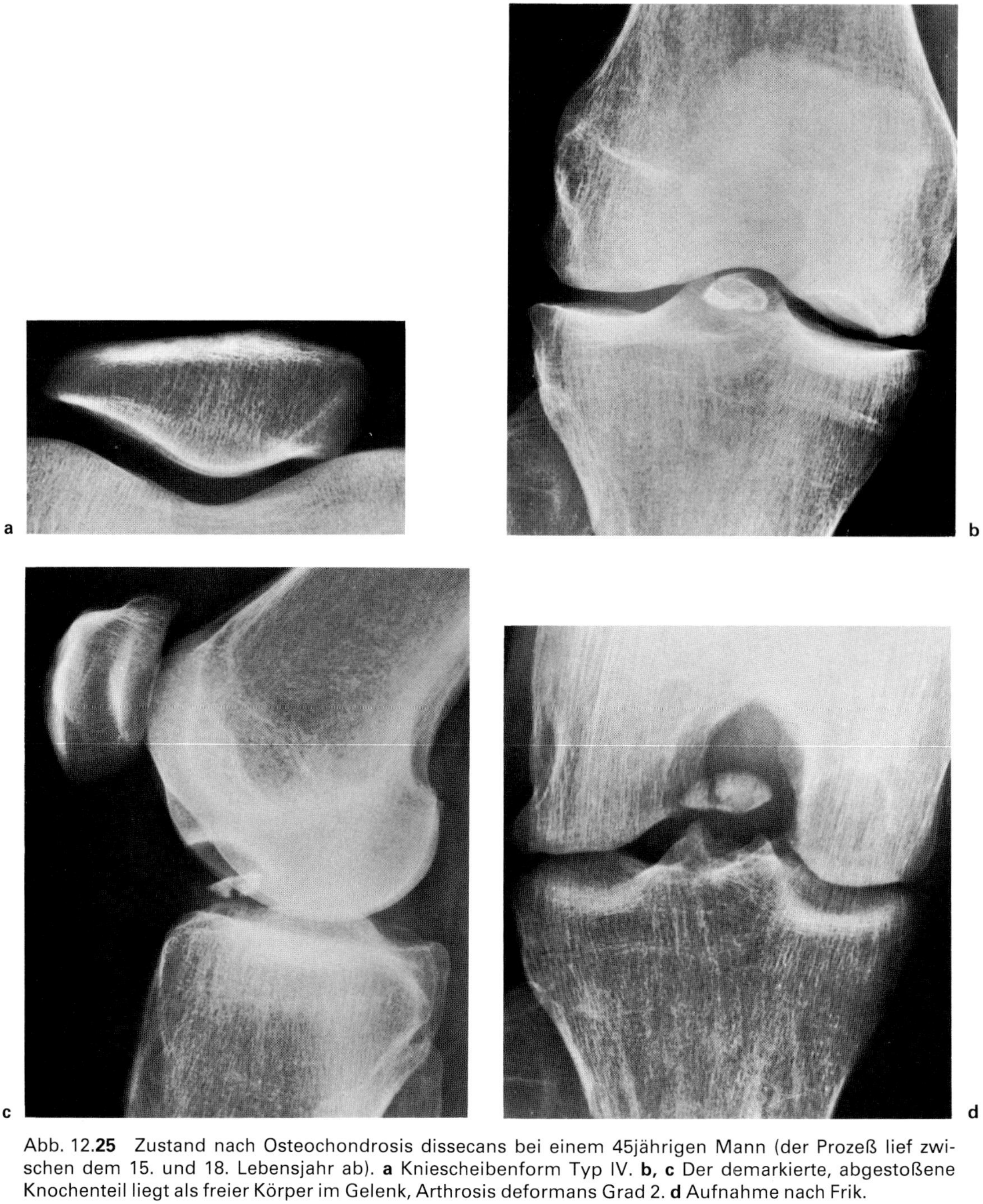

Abb. 12.**25** Zustand nach Osteochondrosis dissecans bei einem 45jährigen Mann (der Prozeß lief zwischen dem 15. und 18. Lebensjahr ab). **a** Kniescheibenform Typ IV. **b, c** Der demarkierte, abgestoßene Knochenteil liegt als freier Körper im Gelenk, Arthrosis deformans Grad 2. **d** Aufnahme nach Frik.

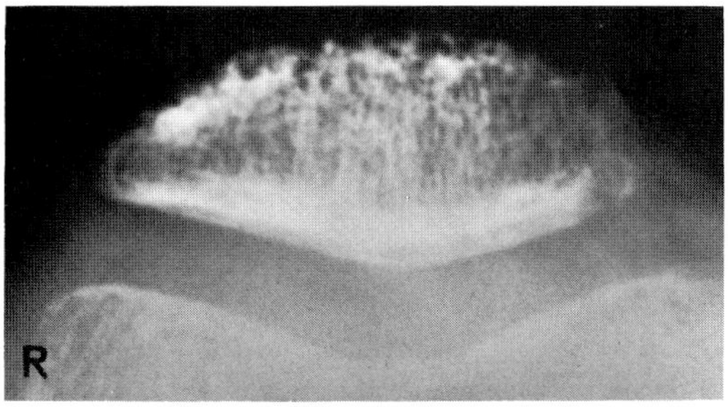

a

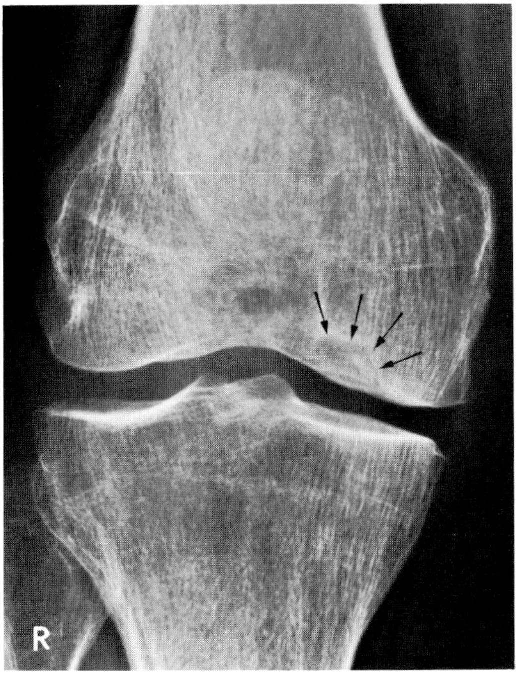

b

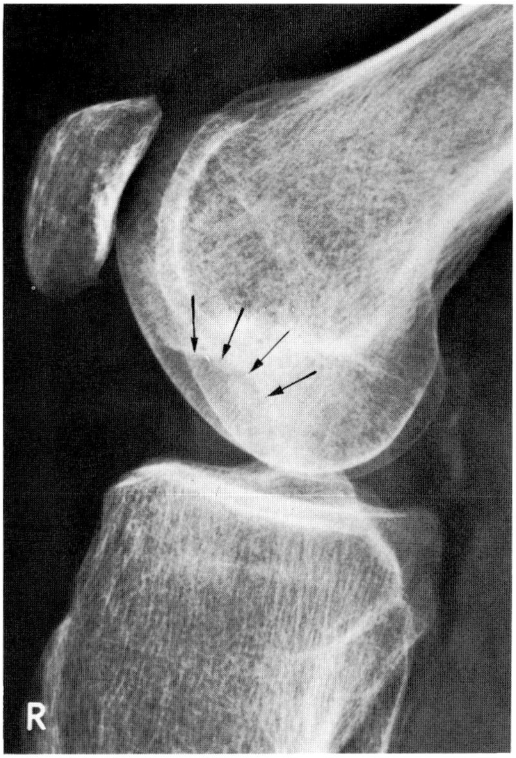

c

Abb. 12.**26** Zustand nach Osteochondrosis dissecans bei einem 53jährigen Mann. **a** Kniescheibentyp I mit den typischen Zeichen einer floriden Chondromalacia patellae. Von den Vorgängen während der Demarkation stammt die Sklerosierung am überhöhten inneren Rand der tibialen Facette. **b, c** Der demarkierte Bezirk in der tibialen Oberschenkelrolle wurde nicht abgestoßen.

13 Geschlossene Verletzungen

Alle Teile eines Gelenks sollen so aufeinander abgestimmt sein, daß übliche Bewegungen ohne Überlastung des Gesamtgelenks oder eines seiner Teile ablaufen. Traumen stören diesen Zustand. Stärke der Krafteinwirkung und Bedeutung des geschädigten Teils für das Gesamtgelenk bestimmen die Schadensgröße. Hautschäden heilen gewöhnlich ohne Funktionsminderung, Kontrakturen sind Ausnahmen. Gleiches gilt für kleinere Verletzungen der Gelenkinnenhaut. Risse am Meniskusinnenrand, vorerst symptomlos, schädigen bei folgenden Einklemmungen den Gelenkknorpel ebenso wie primär große Meniskusrisse. Brüche der gelenkbildenden Knochen sind schwere Schäden, aber mit den heutigen Behandlungsmethoden gut korrigierbar, sofern sich die Fraktur ohne Fehlstellung festigt. Unsichere Prognosen haben auch heute noch ausgedehnte Bandzerreißungen, obwohl die operative Behandlung wesentlich bessere Ergebnisse bringt als die konservative. In ungünstig gebauten Gelenken mit verminderter Widerstandskraft können schon kleinere Verletzungen Dauerschäden nach sich ziehen. Deshalb sollen angeborene oder erworbene, die Widerstandskraft des Gelenks mindernde Faktoren schon bei der Erstuntersuchung erkannt werden.

Verletzungen der Synovialis

Die geschmeidige Innenauskleidung der Gelenkhöhle produziert und resorbiert ausgewogene Gelenkflüssigkeit. Dieses Gleichgewicht stören Allgemeinerkrankungen, Arthritiden (spezifische, unspezifische, seropositive und -negative, reaktive u. a.), degenerative Veränderungen und Verletzungen.
Stöße gegen die wenig gepolsterten Knieaußenseiten sind die häufigste Ursache von Synovialiszerreißungen und Hämarthros. Größere Blutansammlungen schmerzen, leichte Gelenkbeugung mindert die Schmerzen. Vermehrte Synoviaproduktion verdünnt das Blut im Gelenk, es wird anschließend resorbiert. Während dieses Vorganges stört die veränderte Zusammensetzung der Synovia die Ernährung des Knorpels, seine Widerstandskraft sinkt.

Ein großer Hämarthros ist für Oehler u. Janka (215) Indikation für die Frühharthroskopie. Geringere intraartikuläre Verletzungen lassen sich rascher von operativ zu behandelnden differenzieren, und die Arthroskopie gibt auch Hinweise für operationstechnische Entscheidungen wie Schnittführung und -ausdehnung. Sie erlaubt primäre Adaptationsnähte bei isolierten Kreuzbandschäden und erleichtert durch Fotografie verletzter Strukturen die Klärung nachfolgender versicherungsrechtlicher Zusammenhangsfragen. Die Regenerationsfähigkeit der Gelenkinnenhaut ist so gut, daß auch größere Defekte ohne Narbenbildungen abheilen.

Gelenkknorpel

Früher waren solche Verletzungen nur bei Arthrotomien erkennbar, heute sind sie bei Arthroskopien öfter zu sehen. Die Einteilung von Büdinger (49, nach Untersuchungen an Leichen) ist heute noch gültig. Er unterschied:

- über Gelenkkörperbrüchen sind Knorpelrisse „wie mit dem Messer gezogen". Manchmal ist der Knorpel im Bruchbereich vom Knochen abgehoben oder faltig zusammengestaucht.
- Ausrisse der Eminentia intercondylaris heben umgebende Knorpelbezirke mit heraus.
- Scharfe Knochenfragmente erzeugen Kratzeffekte in der Knorpeloberfläche.
- Vollständige Knorpelabsprengungen sah Büdinger (49) bei seinen Untersuchungen nicht, die abgehobenen Teile waren gestielt. Heute sind sie bei Arthroskopien öfter zu erkennen.
- Isolierte traumatische Knorpelrisse gibt es auf den Femurkondylenkuppen oder am Patellafirst.

Risse im bradytropen Knorpelgewebe mit Knochenbeteiligung heilen erst nach Monaten mit faserknorpeligen Narben. Allseits von Knorpel umgebene Defekte können narbig nicht aufgefüllt werden. An Synovialis grenzende Knorpelverletzungen werden im Rahmen der reparativen Vorgänge in der Gelenkinnenhaut durch bindegewebige Narben geschlossen (110).

Mit Knorpel bedeckte Knochenfragmente aus Gelenkflächen sind *röntgenologisch* sichtbar, ohne Knochenfragmente sind abgetrennte Knorpellamellen *arthroskopisch* zu erkennen.

Verletzungen von Band-Kapsel-Apparat

Allgemeines und spezielle Diagnostik von Bandverletzungen S. 50ff.

Direkte und indirekte Traumen können Kapsel- und Bandapparat schädigen. Hautschäden sind Zeichen direkter Gewalteinwirkungen, sie fehlen nach indirekten Gewalteinwirkungen wie gewaltsame Hyperextension, Rotation, Abduktion und Adduktion oder Verschiebung des Unterschenkels gegen den Oberschenkel. Letztere wirken gewöhnlich kombiniert ein, z. B. Abduktion-Rotation mit oder ohne Hyperextension, Hyperextension-Adduktion mit oder ohne Rotation. Isolierte Verletzung eines Bandes ist deshalb selten, Verletzungen von mehreren Bändern oder Bandsystemen sind die Regel.

Die Einteilung in Zerrung, Teilruptur, vollständige Ruptur schematisiert, in der Praxis gibt es fließende Übergänge, oft mit Nebenverletzungen an Knochen, Knorpel und Zwischenscheiben.

- Zerrung: ohne Stabilitätsminderung; einige Fasern sind gedehnt, aber nicht zerrissen;
- Teilruptur: Bandteile sind zerrissen, die Stabilität ist gering bis mittelstark gemindert;
- Totalruptur: Bänder oder Bandsysteme sind zerrissen, es folgt Instabilität.

Reparative Maßnahmen nach Bandverletzungen beginnen mit Auffüllung der Lücken durch Blut und Exsudat. Ungefähr nach einer Woche sprießt mit Kapillaren versorgtes Bindegewebe in den Defekt und wandelt sich, neue Fibrillen bildend, zur Narbe um. Nachfolgende Bewegungen ordnen die Faserelemente der Narbe. Am Ende der reparativen Phase entsteht ein zugfestes Band, sofern die zerrissenen Fasern formschlüssig aneinander lagerten.

Stieda-Pellegrini-Köhler-Schatten

Nach Zerrungen und Prellungen der tibialen Kniegelenkseite können sichelförmige Verkalkungen, nach Periostausrissen Verknöcherungen

a

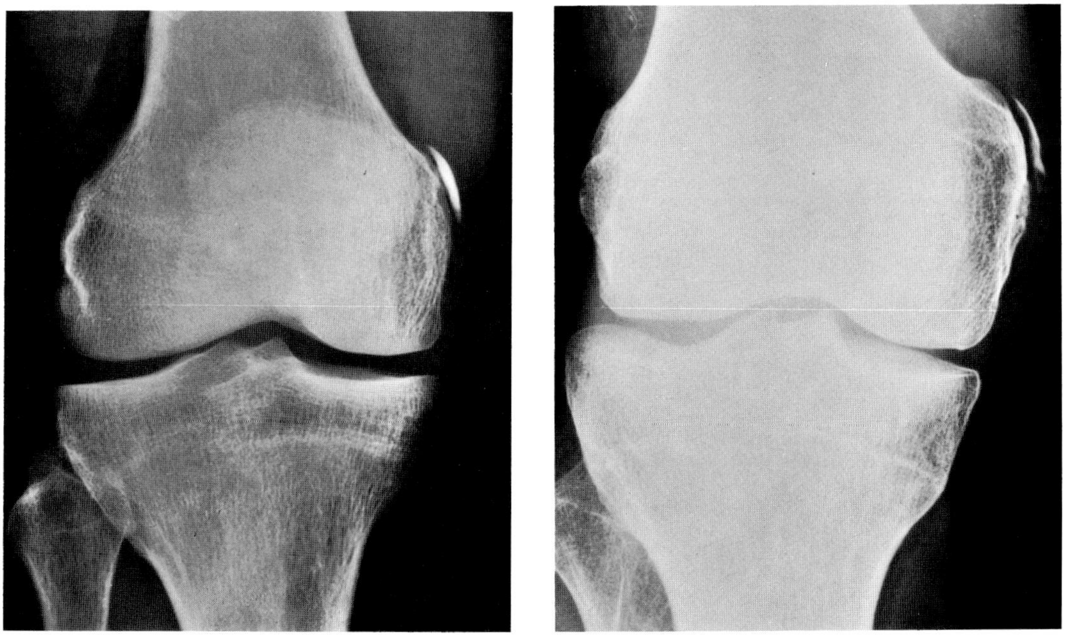

b

Abb. 13.1 **a, b** Stieda-Pellegrini-Köhler-Schatten. Nach Zerrungen und Quetschungen am oberen Rand der inneren Oberschenkelrolle können – frühestens 4 Wochen später – Verkalkungen oder Verknöcherungen auftreten.

im Sehnenansatz der Mm. adductor magnus (Abb. 13.**1**), gracilis oder im Lig. collaterale mediale entstehen. Die Gelenkfunktion stören sie nicht.
Histologisch handelt es sich um Verkalkungen oder von osteoiden Säumen umgebenen, in zellreiches Bindegewebe eingehüllten spongiösen Knochen. Brüche solcher Bildungen sind beschrieben (66). Daneben gibt es Metaplasien von Bindegewebe in Knorpel.

Gelenkverletzung und zugehörige Muskulatur

Gelenkverletzungen sind Ursache für eine Atrophie der zugehörigen Muskulatur. Die Reflexatrophie mit vermindertem Muskeltonus und herabgesetzter Erregbarkeit beginnt unmittelbar nach dem Trauma, später und nicht scharf abgrenzbar folgt die Inaktivitätsatrophie.

Zerrung des Kniegelenks

Die Bezeichnung „Distorsio genus" faßt Verletzungen des Kniegelenks zusammen, bei denen durch direkte oder indirekte Traumen die physiologische Bewegungsgrenze überschritten wird. Bandapparat, Menisken, Gelenkknorpel und Gelenkinnenhaut können verletzt werden.

Prellungen und Quetschungen

Leichte Traumen schädigen die Gelenkweichteile in Form von Prellmarken, Hautschürfungen oder geringen Einblutungen ohne Stabilitätsminderung (Contusio). Starke Gewalten verletzen auch Gelenkinnenhaut, Knorpel, Knochen und Bänder, oft mit Stabilitätsminderung (Compressio).

Zwischenscheiben

Anatomische Hinweise S. 20.
Schmerzen im Kniegelenk, nach einem Unfall oder spontan aufgetreten, wurden früher häufig mit dem Schlagwort „Meniskus" charakterisiert, nähere Angaben über seine Veränderungen (z. B. Unfallriß oder Spontanlösung nach Degeneration u. a. m.) fehlten. Druckempfindlichkeit eines Gelenkspaltes oder Rotationsschmerz nach Verletzung wurden häufig als Zeichen für eine Meniskusverletzung überbewertet, Indikationen zu Meniskusoperationen zu oft gestellt. Dabei spielten die Fehlerquoten der klinischen Untersuchungsmethoden eine bedeutende Rolle. Die Arthroskopie änderte die Situation.

Jahrzehntelang wurde nach einer alle Gesichtspunkte berücksichtigenden *Einteilung* der Meniskusschäden gesucht. Zweckmäßig ist die Einteilung nach Groh. Er unterscheidet:

- Spontanlösung (primäre Degeneration),
- frischer Unfallriß,
- Spätschaden nach Unfallriß (sekundäre Degeneration),
- Spätschaden beim Schlotterknie (pseudoprimäre Degeneration).

Diese Einteilung schematisiert nicht zu stark. Erster und evtl. folgende Unfälle, zeitlicher Ablauf der Meniskusveränderung, Zustand des Bandapparates werden gewürdigt und der histologische Befund nicht überbewertet. Er wertet nur unter Berücksichtigung aller Gegebenheiten. Diese Einteilung erleichtert auch Differenzierungen zwischen Unfallriß und Berufskrankheit (Bergmannsknie).

Spontanlösung (primäre Degeneration)

Die starke Kniebeugung bei Untertagearbeit verlagert die Zwischenscheiben nach dorsal (S. 21). Der Außenmeniskus mit größerer Beweglichkeit leidet dabei weniger als der straff geführte Innenmeniskus. Seine beiden vorderen Drittel stehen unter Zugspannung. Der Übergang vom mittleren zum hinteren Drittel wird wellig verformt, das hintere Drittel steht unter hoher Druckwirkung (4, 5). Randzonendurchblutung und Säftestrom in den Lymphspalten sind vermindert und begünstigen die Degeneration. Die Berufskrankheiten-Verordnung von 1963 bestimmt unter der Nr. 21.02 „Meniskusschäden bei Bergleuten nach mindestens 3jähriger regelmäßiger Tätigkeit unter Tage" . . . sind als Berufskrankheiten zu werten. Gärtner, Maurer und Parterreakrobaten haben zwar ähnliche, die Degeneration begünstigende Arbeiten, ihre Meniskusveränderungen werden aber nicht als Berufskrankheiten gewertet.
Spontanlösungen stark degenerierter Zwischenscheiben sind ohne Dramatik. Beim Hinknien, beim Aufrichten oder bei anderen täglichen Tätigkeiten zerreißen die degenerierten Menisken, Gelenksperren folgen oft.
Histologie. Starke Degeneration des Faserknorpels mit diffuser fein- bis grobkörniger Verfettung. Herdförmige oder streifige Erweichungen des Fasersystems wechseln mit Hohlraumbildungen unterschiedlicher Größe ab. Aus den Faserknorpelzellen entwickeln sich Knorpelzellen, vereinzelt auch Knorpelriesenzellen. Perivasku-

läre Infiltrate und Kapselwucherungen umgeben verödete Kapillaren.

Frischer Unfallriß

Nur erhebliche Gewalteinwirkung zerreißt einen gesunden Meniskus; Abb. 13.**2** zeigt die Rißformen.

Verwindungen des stärker gebeugten Kniegelenks sind die häufigste Ursache. Der Innenmeniskus ist nach dorsal verlagert, Kapselansatz und vordere Anheftung stehen unter Zugspannung. Zusätzliche Außenrotation verstärkt den Zug in den vorderen Anteilen, die Verlagerung des Meniskus ins Gelenk erreicht ihren Höhepunkt. Plötzliche Streckung zerlegt den Meniskus zwischen Oberschenkelrolle und Schienbeinkopf. Der sogenannte Preßschlag (170) ist eine weitere Ursache. Eine von außen einwirkende Kraft bringt den inneren Gelenkspalt zum Klaffen, der Innenmeniskus wird ins Gelenk gezogen. Eine folgende reflektorische Muskelkontraktion läßt die „Knorrenzange" zuschnappen, sie zerlegt den Meniskus (Abb. 13.**3**).

Spätschaden nach Unfallriß (sekundäre Degeneration)

Belastungen und Einklemmungen zerrissener, vordem gesunder Zwischenscheiben begünstigen eine sekundäre Degeneration. Einklemmungen setzen Meniskusteile unter Druck und erschweren den Säftestrom im gefäßlosen Faserknorpel; Drucknekrosen folgen. Gleichermaßen wirken Verletzungen in durchbluteten Randbezirken mit nachfolgenden Durchblutungsstörungen (S. 22).

Klinisch wichtig sind wiederholte, die Degeneration begünstigende Einklemmungen. Die Betroffenen nehmen sie, gleichgültiger werdend, hin, und sie lernen durch Schütteln, Strecken, Beugen oder Drehen die Einklemmung zu lösen. Von Einklemmung zu Einklemmung werden Schmer-

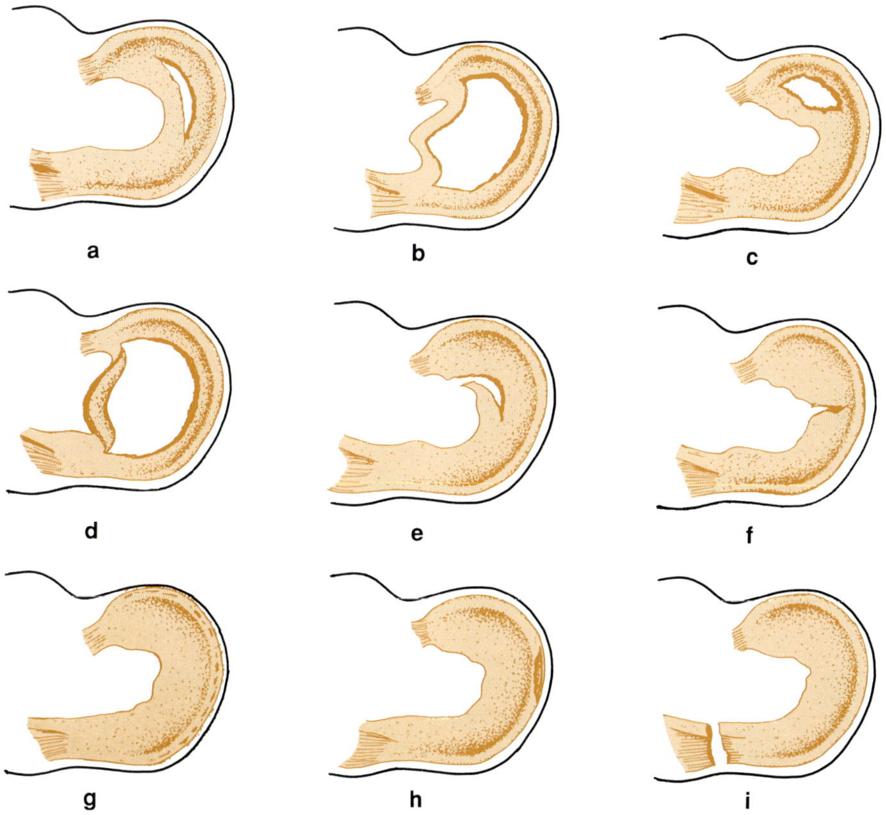

Abb. 13.**2** Formen von Meniskusrissen. **a** Längsriß; **b** vollständiger Korbhenkelriß; **c** hinterer Korbhenkelriß; **d** gedrehter Korbhenkelriß; **e** zungenförmiger Riß; **f** reiner Querriß; **g** der „schlotternde" Meniskus (Lockerung der Kapselanheftung); **h** Abriß am Kapselansatz; **i** Entwurzelung eines Horns.

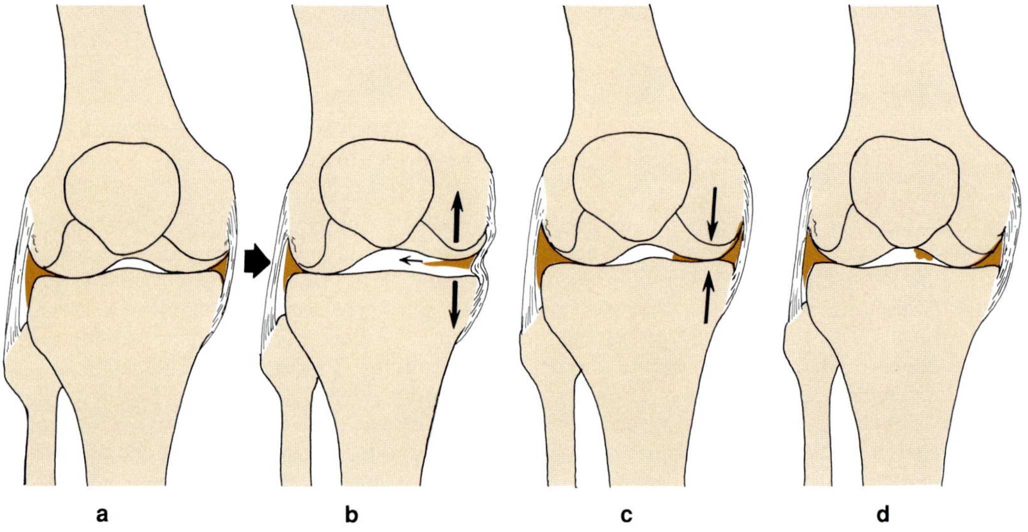

Abb. 13.3 Meniskuszerreißung in der „Knorrenzange" (Konjetzny), **a** Normal. **b** Eine von außen einwirkende Kraft bringt den inneren Gelenkspalt zum Klaffen, der Innenmeniskus wird ins Gelenk hereingezogen. **c** Eine reflektorische Muskelkontraktion läßt die „Knorrenzange" zuschlagen, sie zerlegt den Meniskus. **d** Der Meniskus ist zerrissen.

zen, Reizerscheinungen und Gelenkergüsse geringer.

Der histologische Befund ist abhängig vom Zeit raum zwischen Riß und Meniskusoperation, 8 Tage nach dem Unfall beginnen die Fasern zu quellen, die Struktur lockert sich auf, und zunehmende Verfettung setzt ein. Nach 4–6 Wochen erscheinen Knorpelzellwucherungen und Verflüssigungsnekrosen. Das Vollbild der sekundären Degeneration ist gegen die primäre Degeneration nicht mehr abgrenzbar.

Spätschaden beim Schlotterknie (pseudoprimäre Degeneration)

Nach Bandlockerungen folgen Muskelatrophien. Ungenügende Gelenkführung überlastet die Zwischenscheiben so stark, daß der Knorpel schnell degeneriert. Beschleunigt wird der Vorgang durch rezidivierende Ergüsse und durch Ischämie bei Schädigung der parameniskalen Gefäßgrundbahn. Gelenkschlottern reibt kleine Faserknorpelteile, sog. „Reiskörner", ab, sie schwimmen dann in der Gelenkflüssigkeit.

Das histologische Bild der pseudoprimären Degeneration gleicht dem der primären Degeneration: die Grundsubstanz ist aufgelockert, Verflüssigungsnekrosen durchsetzen den Knorpel, und die inneren Meniskusränder sind aufgefasert. Andauerndes Gelenkschlottern verhindert reparative Vorgänge.

Diagnose bei Meniskusschäden

Die *Anamnese* ist wichtig! Nach einem ersten Überblick über den Verlauf sind zu klären: plötzlicher oder allmählicher Beschwerdebeginn, Art und Lokalisation der dauernden oder intermittierenden Schmerzen, Einklemmungen, Aussehen des Gelenks, Dauer und Form evtl. vorhandener Schwellungen, Fieber oder örtliche Temperaturerhöhung, Hautverfärbungen nach Traumen und Gelenkgeräusche.

Nach Unfällen sind festzuhalten:

- Unfallhergang. Er soll soweit wie möglich rekonstruiert werden. Dabei sind Bewegungsabläufe von der Ausgangsstellung nach Geschwindigkeit und Richtung zu definieren, Verwindungen des gebeugten Kniegelenks und Bodenbeschaffenheit des Unfallortes zu registrieren.
- Waren während des Unfalls Geräusche zu hören? Wann setzte der Schmerz ein? War nach dem Unfall ein Weitergehen möglich? War das Gelenk in einer Beugestellung fixiert? Daß die Betroffenen nach einem kleinen Riß am Innenrand noch eine Zeitlang gehen konn-

ten, ist nicht selten, einem großen Riß folgen das Gefühl der Gelenkschädigung und Arbeitseinstellung. Weichteilschwellungen bei Meniskusrissen können nach Zerreißung der parameniskalen Gefäßgrundbahn auftreten.

- Gelenkergüsse: Risse gefäßloser Meniskusabschnitte verursachen zunächst keinen Erguß, er folgt erst nach wiederholten Einklemmungen. Verletzungen gefäßhaltiger Meniskusabschnitte erzeugen Blutungen ins Gelenk.

Untersuchungsmethoden

Keine klinische Untersuchungsmethode ist absolut sicher. Sie löst durch Druck oder Zug Schmerzen über der Verletzungsstelle aus. Den Druck bei der Untersuchung erzeugt der tastende Finger oder die Erdschwere beim Stehen. Zug erzeugen Bewegungen, welche die Menisken verlagern und die Insertionsstellen unter Zug setzen. Von den zahlreichen Untersuchungsmethoden werden nur die bewährtesten beschrieben.

Steinmann I. Schnelle, forcierte Rotationen des Unterschenkels bei rechtwinkelig gebeugtem Kniegelenk verlagern und verformen die Menisken und setzen sie unter Zug. Dadurch werden Schmerzen im Gelenkspalt des verletzten Meniskus ausgelöst.

Bragard. Daumen und Zeigefinger palpieren den medialen und den lateren Gelenkspalt. Druckschmerz im Gelenkspalt, und nur auf diesen beschränkt, ist verdächtig auf eine Meniskusverletzung. Die Diagnose wird sicherer, wenn der Druckschmerz bei Gelenkbewegungen wandert. Innenrotation verlagert den Innenmeniskus nach vorne, mit ihm wandert der Druckschmerz der verletzten Zwischenscheibe. Der Außenmeniskus wandert bei Innenrotation nach hinten.

Steinmann II. Mit zunehmender Beugung wandert der Meniskus und mit ihm die druckschmerzhafte Stelle nach dorsal.

Böhler. Der verletzte Innenmeniskus wird bei Adduktion des Unterschenkels unter Druck gesetzt und schmerzt, der Außenmeniskus bei Abduktion. Der Pressungsschmerz ist am größten, wenn bei entsprechender Beugung der verletzte Meniskusteil genau zwischen Oberschenkelrolle und Schienbeinkopf liegt. Deshalb ist bei unterschiedlichen Beugestellungen zu untersuchen.

Merke: Das betroffene Kniegelenk wird bei aufrechtem Einbeinstand mäßig gebeugt und trägt das Körpergewicht. Der Untersuchte stützt sich ab. Bei „mahlender" Bewegung des Kniegelenks schmerzt der Verletzungsbereich.

Meniskusschnappen. Bei Rissen der dorsalen Meniskusabschnitte ist ein Schnappen der Verletzungsstelle zu fühlen, wenn das Kniegelenk aus maximaler Beugung bei schnellem Wechsel zwischen Innen- und Außenrotation gestreckt wird. Früher sicherte die Arthrographie die Diagnose, heute die Arthroskopie. Die Kernspintomographie kann als nichtinvasives Verfahren in Zukunft an Bedeutung gewinnen.

Differentialdiagnose

Viele Veränderungen im Kniegelenk sind zu berücksichtigen: Verletzungen von Knochen, Bändern, Kapsel und Knorpelflächen, Gonarthritiden, Einklemmung freier Körper, Meniskusganglien und -fehlbildungen sowie Besonderheiten des Femoropatellargelenks.

Begutachtung von Meniskusschäden

Jede Begutachtung muß mit der Feststellung enden, ob der Meniskusriß durch einen Unfall entstand (frischer Unfallriß), ob die Zerreißung das letzte Glied einer Kette war, die über eine Degeneration zur Rißbereitschaft führte (pseudoprimäre und sekundäre Degeneration) oder ob der Meniskusschaden als Berufskrankheit anzuerkennen ist (primäre Degeneration). Mitunter wird trotz nachgewiesener mäßiger Degeneration bei heftigem Trauma eine richtungsgebende Verschlimmerung anzunehmen sein.

Im Rahmen einer Begutachtung sind die histologischen Befunde wie folgt zu werten (57). Die ersten Veränderungen sind 12 Tage nach dem Riß erkennbar: leichte Quellung und Homogenisierung der Grundsubstanz mit Bildung mehrkerniger Knorpelzellen. 13, 14 oder 15 Tage nach dem Riß erscheinen Gefäß- und Zellproliferationen im Kapselgebiet. An der Oberfläche gelöster Anteile sind gelegentlich herdförmige, fibrinoide Auflagerungen, aber keine Entartungserscheinungen oder reparative Vorgänge. 24 Tage nach dem Unfall beginnen reparative Vorgänge: Vom Kapselgewebe wachsen Gefäßsprossen und Spindelzellwucherungen vor. Spindel- und Rundzellen sind auch in den fibrinoiden Eiweißauflagerungen an Rißrändern zu sehen. Degenerative Veränderungen fehlen zu diesem Zeitpunkt noch.

5 Wochen nach dem Unfall erscheinen regenerative Wucherungen in verschiedenen Formen. An Kapselabschnitten sind es polsterartige Bildungen von gefäßhaltigem Bindegewebe, an Rißrän-

dern pannusartige Spindelzellwucherungen in fibrinoiden Auflagerungen.

3–5 Monate nach dem Riß wandeln sich die pannusartigen, zellreichen Beläge an den Rändern der Verletzung allmählich in Bindegewebe um, das neugebildete Bindegewebe ist noch deutlich vom Meniskusgewebe abgrenzbar.

1 Jahr nach der Zerreißung sind die Grenzen zwischen Neubildung und ursprünglichem Meniskusgewebe verwaschen, die Meniskusoberfläche wandelt sich im Rißbereich in narbiges Bindegewebe um.

Nach Unfallrissen bis dahin gesunder Zwischenscheiben treten in unversehrten Bezirken nur unbedeutende degenerative Veränderungen in Form von Quellen der Grundsubstanz auf. Regelrechte Erweichungsherde in unversehrten Abschnitten nach Unfallrissen sprechen mit großer Wahrscheinlichkeit dafür, daß der zerrissene Meniskus schon vor dem Unfall von degenerativen Veränderungen durchsetzt war (4, 5, 57).

Arthrosehäufigkeit nach Meniskus-Totalexstirpationen

Die Diskussion über Arthroseentstehung nach Totalexstirpationen oder Teilresektionen von Zwischenscheiben ist noch nicht beendet. Böhler (37, 38) stellte seinerzeit fest: „Arthrosen sind nach der Totalexstirpation häufig und stark, nach der partiellen Resektion selten und geringgradig." Rothascher (242) untersuchte 353 Fälle aus dem Material Bergmannsheil Bochum. Die Me-

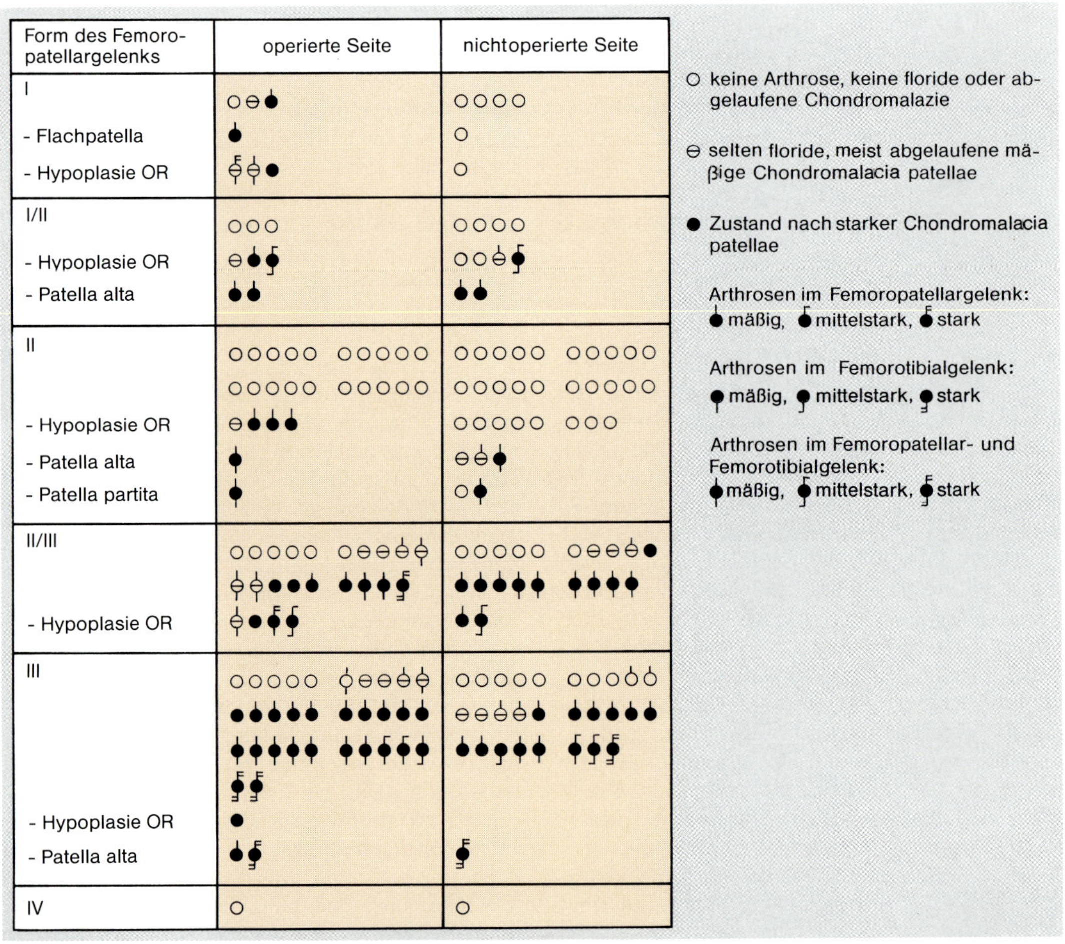

Abb. 13.4 Untersuchungsergebnisse bei 100 Personen 7–8 Jahre nach Meniskus-Totalexstirpationen. OR = Hypoplasie tibiale Oberschenkelrolle ventral kranial.

nisken waren 8–14 Jahre vorher total entfernt worden. Nur in 6,8% waren seitendifferente, in den operierten Kniegelenken mäßig vermehrte Arthrosen zu finden; bei 1,7% der Fälle waren die Arthrosen in den operierten Kniegelenken wesentlich stärker.

Bei den genannten Nachuntersuchungen wurde nur das Femorotibialgelenk berücksichtigt, das Femoropatellargelenk dagegen nicht, obwohl dieses alleine auch Arthrosen auslösen kann. Baumgartl u. Seling (19) untersuchten 100 Personen, bei denen 7–8 Jahre vorher Menisken vorwiegend wegen primärer Degeneration total entfernt worden waren.

Die Ergebnisse (Abb. 13.**4**):

- In Kniegelenken mit widerstandsfähigen Femoropatellargelenken traten auch nach Meniskus-Totalexstirpationen Arthrosen nicht auf.
- Bei ungünstig gebauten Femoropatellargelenken waren arthrotische Veränderungen in den operierten Gelenken nur unbedeutend häufiger als in den nichtoperierten.
- Bei sechs operierten Patienten (16%) waren die arthrotischen Veränderungen in den nichtoperierten Gelenken stärker als in den operierten.

Traumatische Luxation der Tibia im Kniegelenk

Die seltene Verletzung entsteht durch direkte und indirekte Traumen bei Quetschung durch schwere Gegenstände, Verschüttung, Haspelseilumschlingung oder bei Stürzen mit hoher Schleuderwirkung (s. auch Schienbeinkopfbrüche, Einteilung nach Moore [209] S. 202).

Teilverrenkungen sind häufiger als totale Luxationen. Tibiaverschiebungen nach medial, lateral, ventral, dorsal und Verdrehungen sind seltener als gemischte Verschiebungen nach außen-vorne mit Valgusstellung, nach innen-hinten mit Varusstellung usw. Eine besondere Form ist die Subluxation der Tibia nach lateral mit Verklemmung der Sehnen des Pes anserinus (Sehnen der Mm. semitendinosus, gracilis und sartorius) in der Fossa intercondylica (Abb. 13.**5**). Bei gestrecktem Kniegelenk ist die Subluxation irreponibel. Rechtwinkelige Beugung löst die Sehnen, die Subluxation wird reponibel.

Komplikationen. Starke Gewalteinwirkungen können neben der Luxation schwere Schockzustände, Verletzungen von Weichteilen, Bändern, Gefäßen, Nerven, Menisken, Lig. patellae, Kniescheibenluxation und Brüche von Patella, Oberschenkelrollen, Schienbeinkopf, Kreuzbandhökker und vom Femur erzeugen.

Abb. 13.**6** zeigt eine Luxation der Tibia nach lateral, Abb. 13.**7** den Zustand nach Spontanreposition einer Subluxation. Das Trauma riß vom tibialen Oberschenkelknorren das innere Seiten-

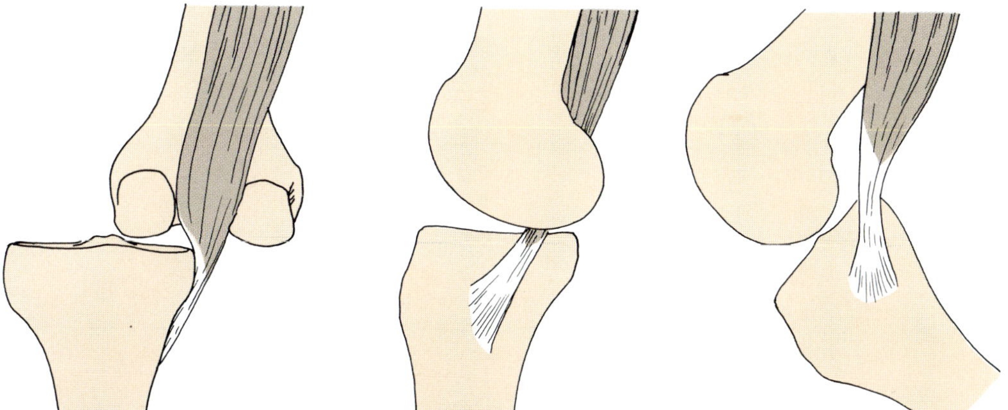

Abb. 13.**5** Subluxation der Tibia im Kniegelenk. **a** Luxation mit Lateralverschiebung der Tibia. Die Sehnen des Pes anserinus sind zwischen den Oberschenkelrollen eingeklemmt, **b** Reposition bei gestrecktem Kniegelenk gelingt nicht, **c** Bei rechtwinkelig gebeugtem Kniegelenk lösen sich die Sehnen des Pes anserinus aus der Fossa intercondylica, die Subluxation wird reponibel.

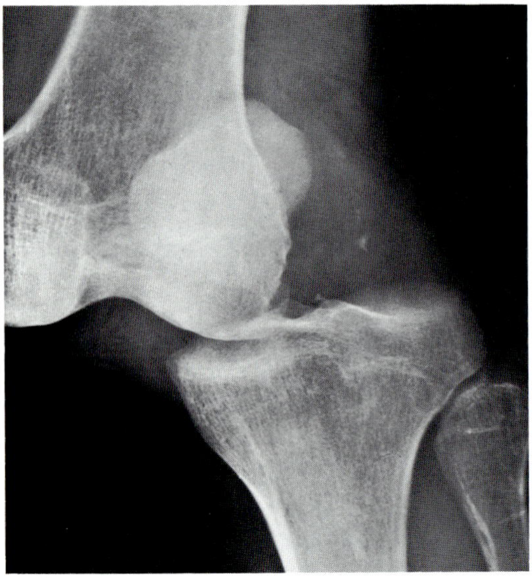

Abb. 13.**6** Luxation der Tibia im Kniegelenk nach lateral.

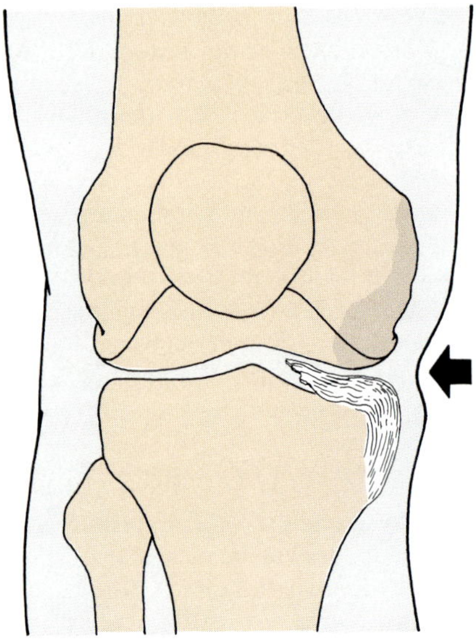

Abb. 13.**7** Bei Verrenkung nach dorsal-lateral kann der tibiale Kapselbandapparat vom tibialen Oberschenkelknorren losgerissen und in den medialen Gelenkspalt hereingezogen werden. Nach Spontanreposition ist eine Hauteinziehung in Höhe des Gelenkspaltes typisch.

band und die Kapsel ab; sie wurden in den tibialen Gelenkspalt hereingezogen und eingeklemmt.

Diagnose. Subluxationen haben klinisch Ähnlichkeit mit Oberschenkelrollenbrüchen, mit Lösungen der distalen Femurepiphyse oder mit suprakondylären Oberschenkelbrüchen. Auffallend große Fehlstellung spricht für eine Totalluxation. Dann sind Prüfungen von Gefäß- und Nervenversorgung vordringlich. Fehlende Fußpulse rechtfertigen die sofortige Arteriographie, Routineröntgenuntersuchungen folgen. Eine Hauteinziehung über dem inneren Gelenkspalt zeigt die Einklemmung abgelöster Seitenband-Kapsel-Teile in die mediale Gelenkhälfte (Abb. 13.**7**), die subkutan tastbare innere Oberschenkelrolle ihre Perforation durch den M. vastus tibialis.

Verletzungen des distalen Oberschenkelendes bei Kindern und Jugendlichen

Distale Oberschenkelepiphyse

Die Verletzung der distalen Femurepiphyse ist von den genannten, insgesamt seltenen Verletzungen die häufigste (Abb. 13.**8**). Direkte Krafteinwirkungen erzeugen selten solche Verletzungen, häufiger indirekte, wie Überstreckung mit gleichzeitiger Verdrehung bei Verkehrs- und

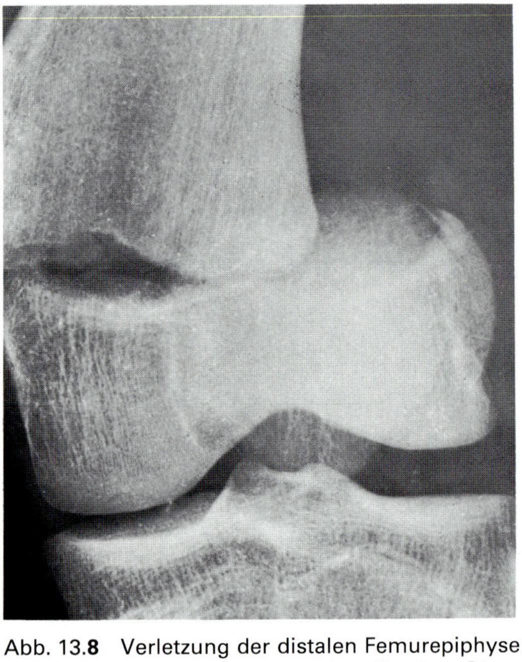

Abb. 13.**8** Verletzung der distalen Femurepiphyse ist die häufigste Verletzung des distalen Oberschenkelendes im Kindes- und Wachstumsalter.

Sportunfällen. Nach Wachstumszonenverletzung kann Fehlwachstum folgen.
Epiphysenaufbau und -blutversorgung sind in Abb. 13.**9** dargestellt.

Drei Gefäßsysteme versorgen die Epiphysengegend:

- Ein epiphysäres schlingenförmiges Gefäßsystem versorgt den wachsenden Knorpel.
- Ein metaphysäres büschelförmiges Gefäßsystem versorgt die Metaphyse bis zur Zone der primären Verknöcherung.
- Ein Anastomosensystem dieser beiden Gefäßsysteme versorgt Periost und Perichondrium.

Zirkulationsstörungen und ihre Folgen:

- im epiphysären Gefäßsystem: bleibende Wachstumsstörungen;
- im metaphysären System: meist vorübergehende Wachstumsstörungen;
- im Anastomosensystem: keine Wachstumsstörungen.

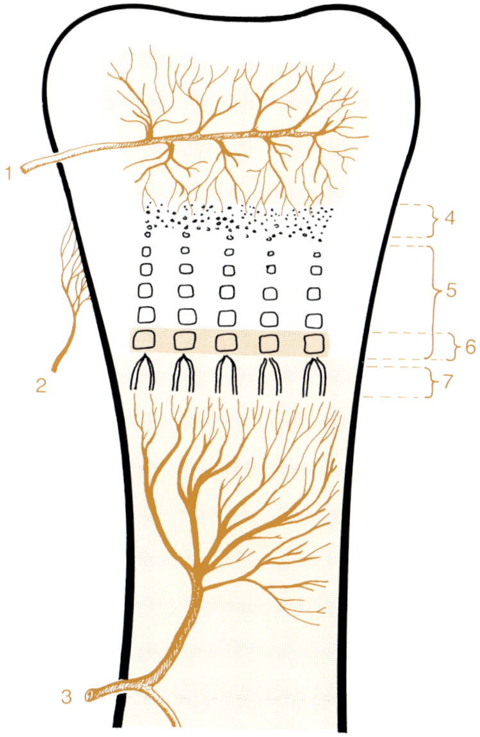

Abb. 13.**9** Schematische Darstellung der Epiphyse und ihrer Blutversorgung.
1 Epiphyseale Arterie
2 Arteriole des Perichondriums
3 metaphyseale Arterie
4 Zone des Wachstums
5 Zone der knorpeligen Umwandlung
6 Zone der traumatischen Lyse
7 Zone der primären Verknöcherung

Einteilung der Epiphysenverletzungen (Abb. 13.**10**):

- Lockerung ohne Dislokation.
- Lockerung mit Dislokation (reine Lösung). Trennung in der Zone mit geringster mechanischer Festigkeit (Schicht degenerierender Knorpelzellen). Bei unverletzter Wachstumszone heilt die reine Lösung nach korrekter Reposition bei ungestörter Epiphysendurchblutung ohne nachteilige Folgen.
- Typ Aitken I (2). Epiphysenlösung mit Metaphysenfragment (ohne Epiphysenverletzung). Exakt reponiert und ohne Durchblutungsstörung heilt diese Verletzung in der Regel ohne bleibende Fehlstellung.
- Typ Aitken II. Die Verletzungslinie kreuzt die Epiphyse. Das Stratum germinativum (Zonen von Wachstum und knorpeliger Umwandlung) ist verletzt, seine Durchblutung gestört. Auch nach idealer Versorgung ist eine Wachstumsstörung möglich.
  Wachstumsschübe verlängern den kindlichen Knochen, Wachstumsstörungen sind erst beim nächsten Wachstumsschub erkennbar. Blount u. Clarc (34) empfehlen zu Wachstumskontrollen Röntgenaufnahmen aus 2 m Abstand, um die Verlängerungen genauer messen zu können.
- Typ Aitken III. Die Verletzungslinie kreuzt Epiphysenfuge und Epiphyse. Prognose wie bei Typ Aitken II.
- Quetschung der Epiphysenfuge (Salter Typ V). Sie ist primär kaum zu erkennen und führt oft zu Wachstumsstörungen (246).

Diagnose. Schmerzen oberhalb des Kniegelenks, Schwellung und Belastungsunmöglichkeit deuten die Verletzung an. Eine Verformung gibt es nur bei Epiphysenverletzung mit stärkerer Verschiebung.
Röntgenologisch sind Lösungen mit geringer Dislokation schwer, ohne Dislokation nicht erkennbar. Müller u. Ganz (210) empfehlen für solche Situationen Schrägaufnahmen und Vergleichsaufnahmen der Gegenseite. Sicherer ist die Kernspintomographie. Sie zeigt Lösungen ohne Dislokation und röntgenologisch nicht erkennbare Epiphysenfugenquetschungen (Salter Typ V).

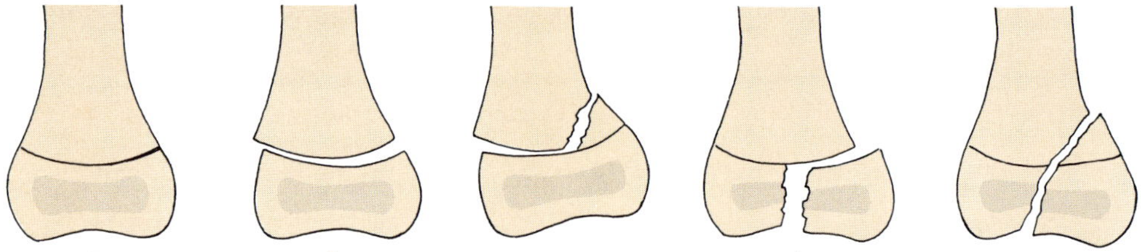

Abb. 13.**10** Formen der Epiphysenverletzung. Einteilung Aitken und Salter.
a Lockerung ohne Dislokation.
b Lockerung mit Dislokation – Salter-Typ I.
c Typ Aitken I – Salter-Typ II.
d Typ Aitken II – Salter Typ III.
e Typ Aitken III – Salter Typ IV.

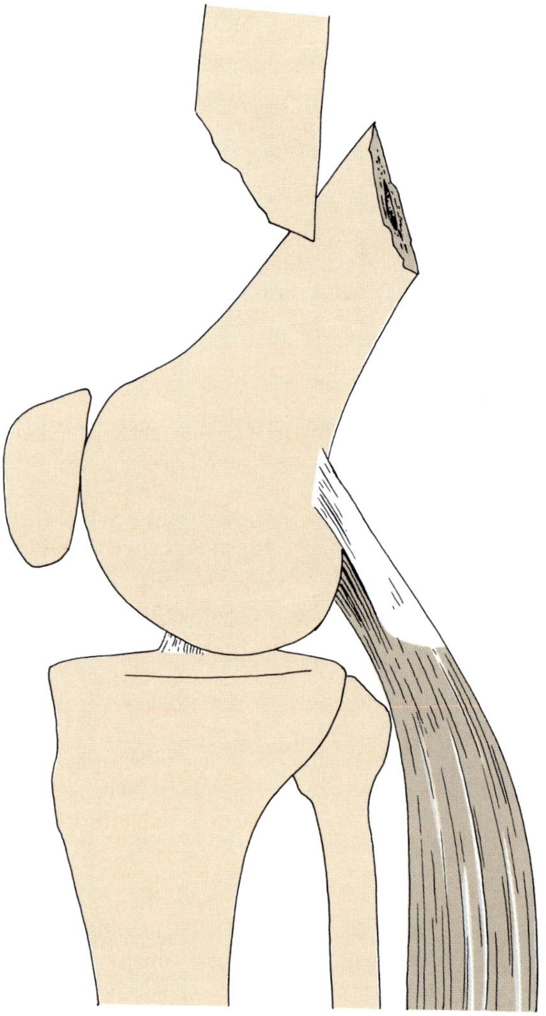

Abb. 13.**11** Typische Fragmentverschiebung bei suprakondylärem Bruch. Das distale Fragment ist durch den Zug des M. gastrocnemius nach dorsal gekippt.

Suprakondyläre Brüche des Oberschenkelknochens

Suprakondyläre Brüche bei Kindern und Jugendlichen sind seltener als Schaftbrüche im mittleren Femurdrittel (68). Sie entstehen durch direkte und indirekte Traumen bei Spiel- und Sportunfällen mit Stürzen auf das Knie (Rodel-, Ski-, Verkehrsunfälle – 175).

Im Kindesalter überwiegen Querbrüche (68), daneben gibt es Schräg-, Torsions- und Trümmerbrüche.

Typisch sind starke Schmerzhaftigkeit des geschwollenen distalen Oberschenkelendes, Deformierung der Kniegegend, meist ohne Gelenkerguß, und Verkürzung.

Diagnose. Der Anamnese mit Berücksichtigung des Unfallablaufes folgt die klinische Untersuchung mit Prüfung von Durchblutung, Sensibilität und Motorik (Gefäß- und Nervenverletzungen durch Dorsalkippung des distalen Fragmentes sind möglich. *Röntgenaufnahmen* zeigen den Bruch und die typische Dorsalkippung des distalen Fragmentes durch Zug des M. gastrocnemius (Abb. 13.**11**).

Verletzungen im distalen Oberschenkel bei Erwachsenen

Suprakondyläre Oberschenkelbrüche

Die häufigste Bruchform im distalen Oberschenkel, oft mit Rollenbrüchen kombiniert, entsteht durch direkte und indirekte Traumen bei Verkehrsunfällen, durch seitliche Schläge, Aufprallen auf ein Hindernis oder durch Sturz auf das Knie. Neben Quer-, Schräg- und seltenen Drehbrüchen kommen, besonders bei alten Personen mit Osteoporose, Mehrfragment- und Trümmerbrüche vor.

Auffallend sind Verkürzung und Verdickung des distalen Oberschenkels sowie verstrichene Kniekonturen ohne Gelenkerguß (außer bei gleichzeitiger Kondylenfraktur). Über einem Weichteilhämatom ist Fluktuation tastbar.

Diagnose. Durchblutung, Sensibilität und Motorik sind zu prüfen. Fehlende Fußpulse sind eine Indikation zur Gefäßdarstellung. Aufzeichnungen über Erstuntersuchungsergebnisse sind wichtig, da eine Dorsalkippung des distalen Fragmentes die A. poplitea und Nerven primär, aber auch sekundär, also während der Behandlung, verletzen kann (Haftpflichtprozeß). Die *Röntgenuntersuchung* zeigt Bruchlokalisation und -form, Achsenabweichungen mit Varus- oder Valgusstellung und die obligate Dorsalkippung des distalen Fragmentes (Abb. 13.**11**).

Kondylenbrüche des Oberschenkels

Alle Kondylenbrüche des Oberschenkels sind Gelenkbrüche. Zusätzliche Bandverletzungen sind frühestens nach stabiler Osteosynthese feststellbar. Festigungen bei Fragmentverschiebungen führen zu Genu valgum, Genu varum oder zu Stabilitätsverlust.

Kondylenbrüche entstehen durch direkte und indirekte Traumen. Von lateral auf das Gelenk einwirkende Gewalt sprengt bei fixiertem Fuß die laterale Rolle ab, bei Einwirkung von medial die innere Rolle. Stauchung des gestreckten Bei-

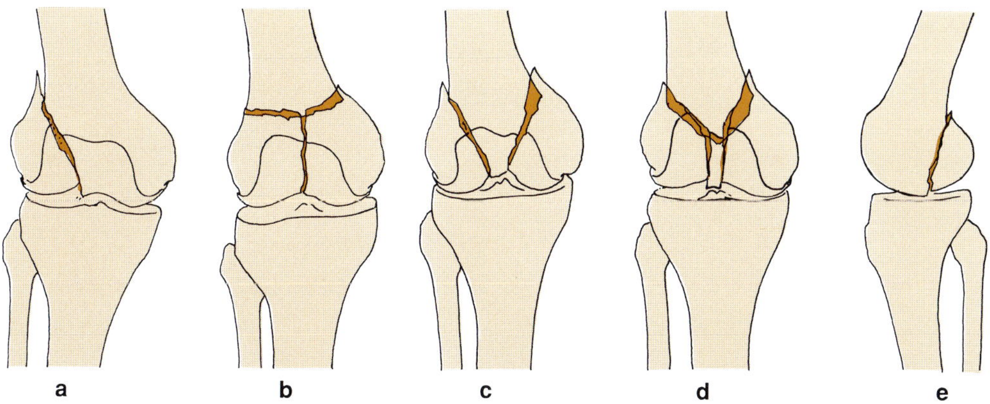

Abb. 13.**12** Bruchformen von Oberschenkelrollenbrüchen. **a** Monokondylärer Bruch; **b–d** bikondyläre Brüche: **b** T-Form, **c** V-Form, **d** Y-Form; **e** dorsaler Rollenbruch.

nes treibt den harten Oberschenkelschaft meißelartig zwischen die Rollen und sprengt sie auseinander. Bei einem Frontalzusammenstoß kann die Kniescheibe, gegen das Armaturenbrett stoßend, die Rollen auseinandertrennen.
Abb. 13.**12** zeigt monokondyläre, bikondyläre Rollenbrüche in T-, V- oder Y-Form und den dorsalen Rollenbruch.
Eine extreme Schwellung der Kniegelenkgegend durch intra- und extraartikuläre Einblutung ist kennzeichnend. Monokondyläre Brüche zeigen eine Varus- oder Valgusfehlstellung, bikondyläre verbreitern das Kniegelenk. Die aktive Beweglichkeit ist, einige monokondyläre und dorsale Rollenbrüche ausgenommen, aufgehoben. Die Gelenkstabilität ist stark vermindert.

Monokondyläre Rollenbrüche

Wegen des physiologischen X-Knies ist die fibulare Rolle häufiger betroffen als die tibiale. Die Stärke der Fragmentverschiebung hängt von der Größe der Krafteinwirkung ab. Die Kranialverschiebung der lateralen Rolle erzeugt ein X-Knie, die der medialen Rolle ein O-Knie (Abb. 13.**13**). Mediale oder laterale Verschiebungen in antero-posteriorer Richtung erzeugen Verdrehungen des Unterschenkels.

Bikondyläre Rollenbrüche

Bikondyläre Rollenbrüche (Abb. 13.**14**) sind besonders schwerwiegende Verletzungen mit Stabilitätsverlust und hoher Dislokationsmöglichkeit. Die Prognose ist auch nach idealer moderner Behandlung unsicher.

Dorsale Rollenbrüche

Ursachen sind starke, auf dorsale Rollenabschnitte gerichtete Kräfte oder gewaltsame, die physiologischen Grenzen überschreitende Beugungen. Glattrandige Brüche überwiegen, Trümmerbrüche sind selten. Diagnostische Schwierigkeiten gibt es nicht, da große Schwellung, Schmerz, Hämarthros, Weichteileinblutung und Bewegungseinschränkung zur *Röntgenuntersuchung* zwingen.

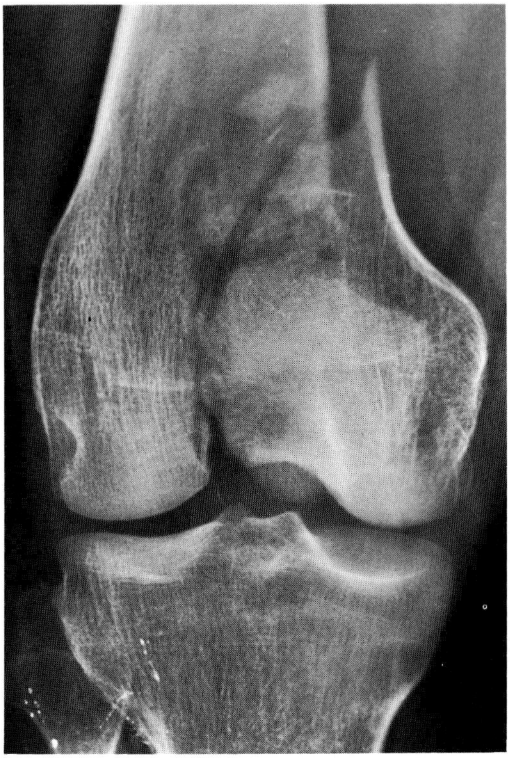

Abb. 13.**13** Röntgenbild eines monokondylären Bruches.

Verletzungen des Streckapparates

Verletzungen des Streckapparates finden sich gewöhnlich an fünf Stellen (Abb. 13.**15**):

- am Rektussehnenansatz oder in der Rektussehne (sehr selten),
- im Kniescheibenbereich (über 90%),
- am proximalen Ansatz des Lig. patellae (2%),
- im Lig. patellae proprium (4%),
- am distalen Ansatz des Lig. patellae proprium (2%; evtl. mit traumatischer Apophysenlösung oder mit Abrißfraktur der Tuberositas tibiae).

Zerreißung der Rektussehne

Es ist eine äußerst seltene, wegen der tastbaren Lücke in der Sehne leicht erkennbare Verletzung.

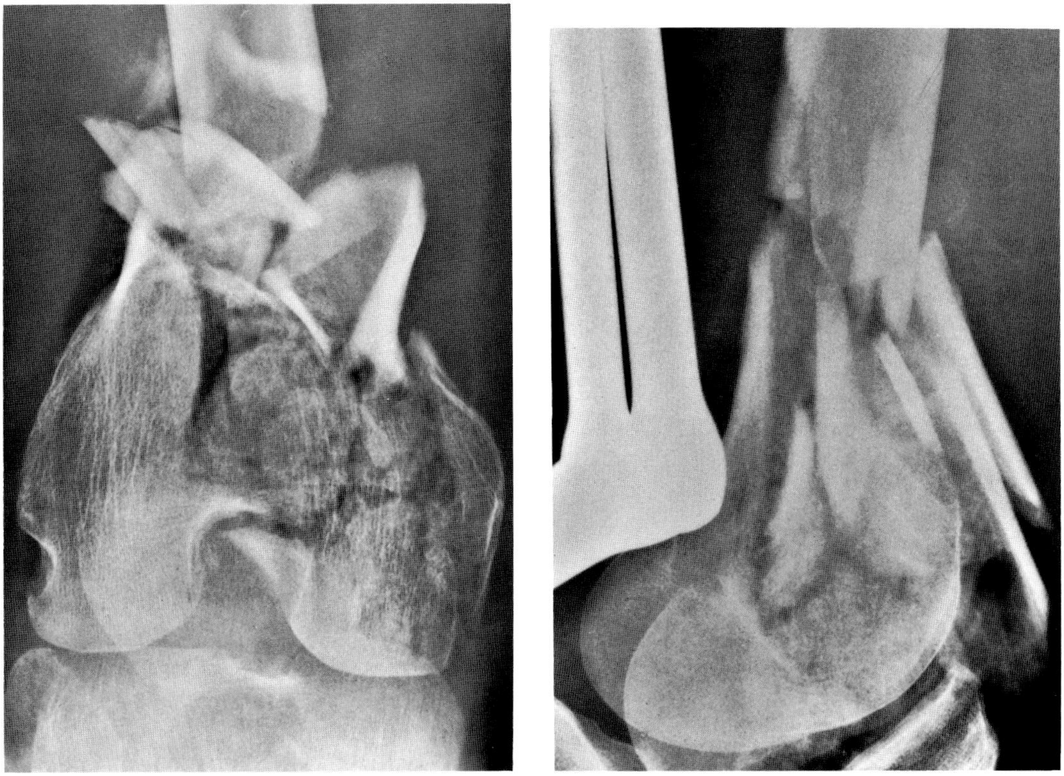

a b

Abb. 13.**14a–b** Röntgenbilder eines bikondylären Rollenbruches.

Kniescheibenbrüche

Zunehmender Verkehr steigerte die Häufigkeit von Kniescheibenbrüchen, ihre Formen änderten sich. Quer-, Schräg- und Längsbrüche wurden seltener, Trümmerfrakturen häufiger (Abb. 13.**19**).

Diagnose. Unfallhergang, Schmerzlokalisation, Schwellung, Hämarthros geben sichere Hinweise. *Röntgenaufnahmen* in zwei Ebenen sind ungenügend. Aufnahmen im tangentialen (Abb. 13.**20**, 13.**21**) und im posteroanterioren Strahlengang (Abb. 13.**22**) bringen zusätzliche Informationen. Letztere sind zur Unterscheidung Fraktur – Patella partita vorteilhaft (S. 116). Eine Zerreißung des Reservestreckapparates, bei Patellafrakturen häufig, ist erst bei der folgenden Osteosynthese sichtbar.

Folgen von Kniescheibenbrüchen. Pseudoarthrosen sind heute selten. Eine Knochenapposition während der Knochenbruchheilung kann die Kniescheibe vergrößern; Formänderungen der Kniescheibengelenkfläche, besonders Stufenbildungen, führen zu Gelenkverschleiß.

Zerreißung des Ligamentum patellae proprium

Die reflektorische, maximale Quadrizepskontraktion beim Versuch, einen Sturz abzufangen, zerreißt die Patellarsehne (fast ausschließlich bei Männern). Mitunter setzt sich der Riß im Reservestreckapparat fort. Risse durch direkte Traumen sind seltener. Schmerzen, sofortiger vollkommener Funktionsausfall und eine tastbare Delle an der Rißstelle sind sichere Zeichen. *Röntgenologisch* ist Kniescheibenhochstand zu sehen, weil die Kniescheibe nach dem Sehnenriß von der Streckmuskulatur nach oben disloziert wird. Jahrelang zurückliegende Risse sind an umfangreichen Verkalkungen im Lig. patellae proprium zu erkennen (Abb. 13.**18**).

Wenn das Lig. patellae proprium von der Kniescheibe abgerissen wird, entsteht ein „Eierschalenbruch".

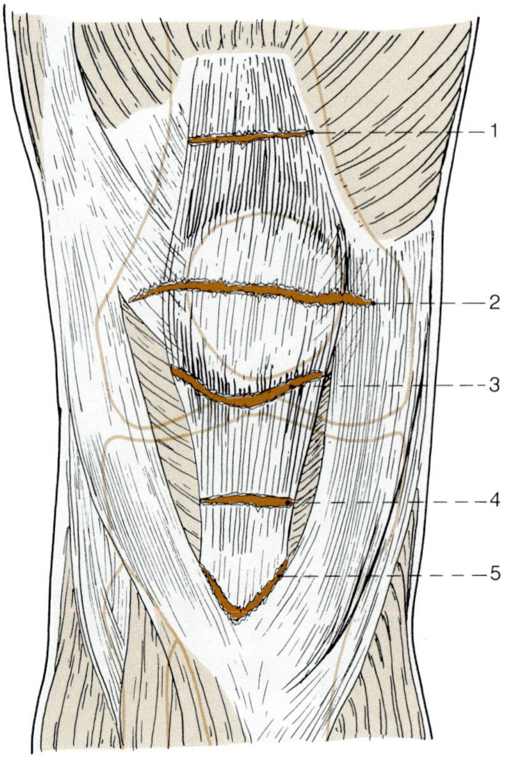

Abb. 13.**15** Der Streckapparat kann an verschiedenen Stellen verletzt werden:
1 in der Rektussehne,
2 in der Kniescheibe,
3 am proximalen Ansatz des Lig. patellae proprium (Eierschalenbruch),
4 im Lig. patellae proprium,
5 am Ansatz des Lig. patellae proprium

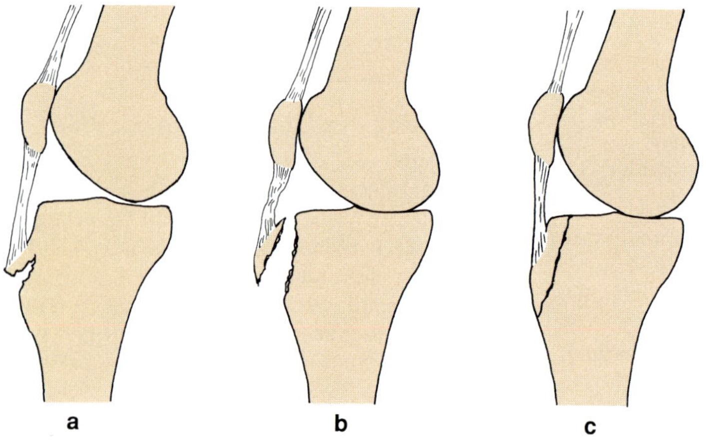

Abb. 13.**16** Formen der Ausrisse der Tuberositas tibiae. **a** Anhebung der Tuberositas tibiae ohne Trennung der proximalen Verbindung. **b** Vollständiger Abriß der Tuberositas tibiae. **c** Abriß der Tuberositas tibiae mit einem Teil des vorderen Schienbeinkopfes.

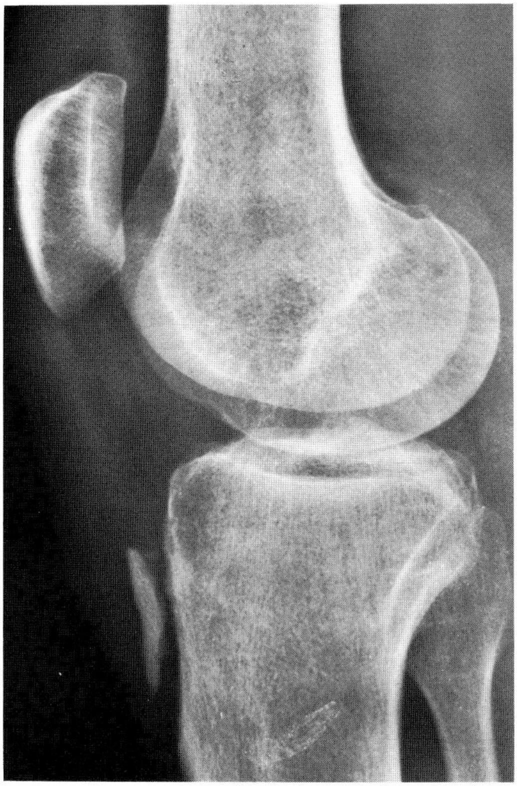

Abb. 13.**17** Zustand nach Abriß der Tuberositas tibiae, einige Wochen nach dem Unfall.

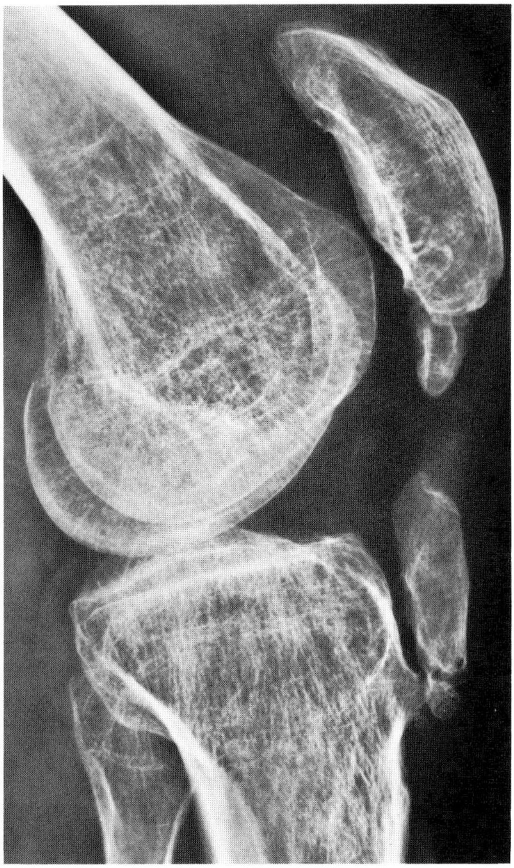

Abb. 13.**18** Umfangreiche Verkalkungen im Lig. patellae proprium nach Verletzung.

Traumatische Apophysenlösung an der Tuberositas tibiae

Sie entsteht bei 15- und 16jährigen durch Kniebeugung bei einem Unfall mit maximaler Anspannung des M. quadriceps (253, 296). Sofortiger vollkommener Funktionsausfall, Druckschmerz über der verletzten Stelle und nachfolgende Einblutung deuten auf die Apophysenlösung hin. *Röntgenaufnahmen* zeigen den verlagerten Knochenkern.

Abrißfraktur der Tuberositas tibiae

Eine plötzliche maximale Kontraktion des M. quadriceps bei gebeugtem Kniegelenk erzeugt die seltene Verletzung bei Sportlern mit sofortigem Funktionsausfall, starken Schmerzen und nachfolgender Einblutung der Umgebung. *Röntgenaufnahmen* sichern die Diagnose (Abb. 13.**16,** S. 190, 13.**17,** S. 191).

Kniescheibenverrenkungen

Kniescheiben luxieren in der Regel nach fibular. Streubel (271) konnte bei Untersuchungen an Leichen nur Luxationen nach fibular erzeugen. Die beiden einzigen uns bekannten Mitteilungen über Luxationen nach tibial stammen von Meyer (203) und von Hepp (122).

Abb. 13.**23** (S. 195) zeigt die möglichen Formen. Blumensaat (36) schlug folgende *Einteilung* vor:

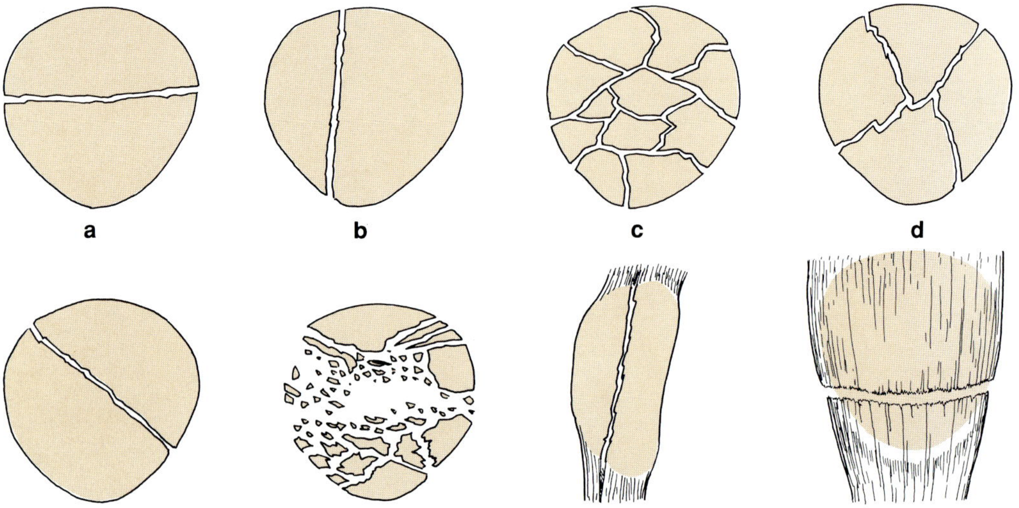

Abb. 13.**19** Formen der Kniescheibenbrüche. **a** Querbruch, **b** Längsbruch, **c** Trümmerbruch, **d** Sternbruch, **e** Schrägbruch, **f** Schußbruch, **g** Bruch in der Frontalebene, **h** Eierschalenbruch.

- frische Patellaluxation,
- rückfällige Patellaluxation,
- Dauerluxation:
  - als habituelle Pendelluxation,
  - als permanente Luxation oder Dauerform.

Diese Einteilung berücksichtigt nicht neuere Erkenntnisse über Ursachen und die Erweiterung der gesetzlichen Unfallversicherung für Kinder, Schüler und Studenten. Seitdem müssen echte traumatische Luxationen zwischen dem 10. und 19. Lebensjahr gutachterlich von Erstluxationen ohne adäquates Trauma abgegrenzt werden, dazu Ludolph u. Mitarb. (192):

„Der Versicherte ist so versichert, wie er zur versicherten Tätigkeit antritt – also auch mit seinen, eine Patellarluxation begünstigenden anlagebedingten Veränderungen des Kniegelenkes. [...] Die Feststellung einer Formvariante berechtigt jedoch nicht von vornherein dazu, von einer geringen Belastbarkeit des Kniegelenkes auszugehen. [...] Auch auf ein derart verändertes Kniegelenk erstreckt sich der Versicherungsschutz der gesetzlichen Unfallversicherung. Versichert sind jedoch nur Unfälle, also von außen auf den Körper wirkende schädigende Ereignisse. Dies heißt aber, daß das angeschuldigte Ereignis *wesentliche Teilursache* der Patellaluxation sein muß, daß also die Luxation wesentlich nicht nur durch die Schadenslage verursacht sein darf. [...] In vielen Fällen ist der Ereignisablauf mehrphasig und nicht mehr zu rekonstruieren. Die Abwägung – Entstehung aus innerer Ursache oder wesentliche Mitverursachung durch das angeschuldigte Ereignis – wird dann aus tatsächlichen Gründen zusätzlich erschwert. Orientierungspunkt ist dann die Beweisregel des Sozialrechtes, die Wahrscheinlichkeit. Derjenige, welcher Ansprüche aus dem angeschuldigten Ereignis herleitet, hat nur dann Erfolg, wenn der Zusammenhang zwischen angeschuldigtem Ereignis und Schaden wahrscheinlich ist."

Danach wäre folgende Einteilung besser:

- angeborene Kniescheibenluxation;
- traumatische Luxationen:
  - Erstluxation,
  - Rezidiv nach traumatischer Erstluxation;
- Luxationen durch innere Ursachen:
  - Erstluxation,
  - rückfällige Luxation,
  - gewohnheitsmäßige Luxation,
  - Dauerluxation.

Angeborene Kniescheibenluxation

Entwicklungsstörungen in M. vastus lateralis und im Tractus iliotibialis mit starker Seitenzugkomponente nach lateral, oft kombiniert mit Gleitlagerdysplasien, luxieren die Kniescheibe nach fibular. Nach der Geburt sind die Kniegelenke gebeugt und die Kniescheiben lateral der fibularen Oberschenkelrolle tastbar (13, 16, 29, 73, 218, 285, 309).

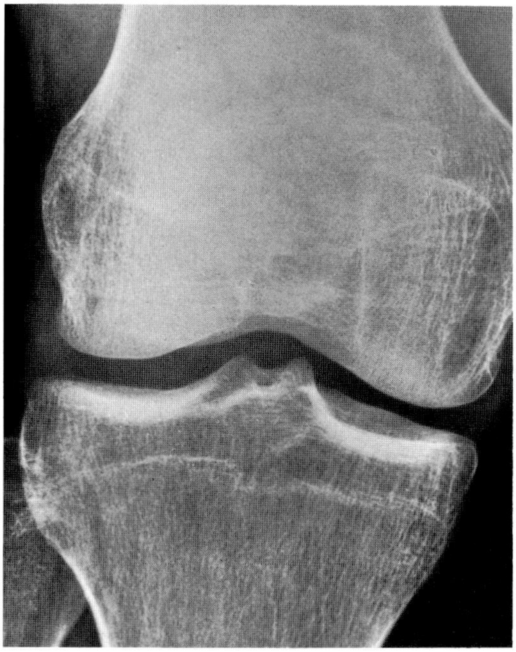

a

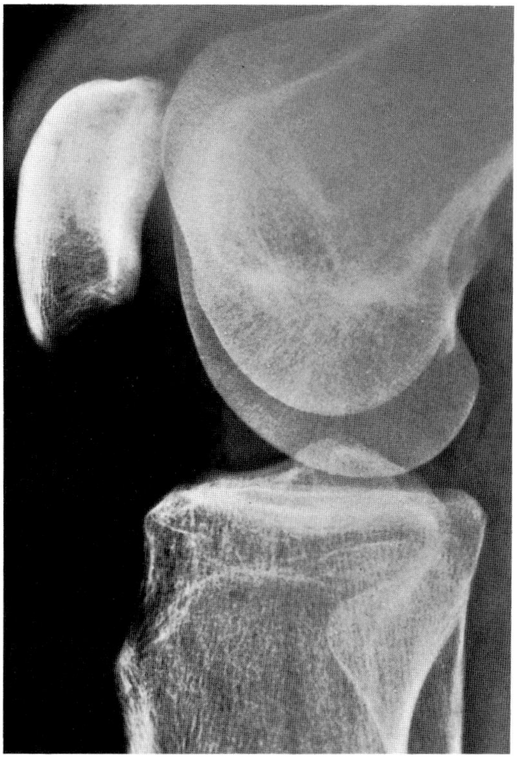

b

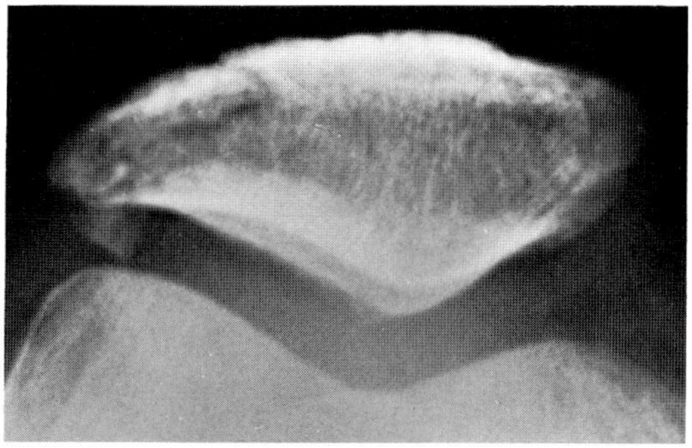

c

Abb. 13.**20a–c** Bei Verdacht auf Kniescheibenbruch sind Röntgenaufnahmen in zwei Ebenen ungenügend. Diese Fraktur ist erst auf der axialen Aufnahme nach Knutsson sichtbar.

Traumatische Luxation

Erstluxation

Nur sehr starke direkte Traumen können eine Patella bei normal geformtem Femorotibial- und Femoropatellargelenk nach lateral luxieren (Formen S. 195). Dabei zerreißen die tibialen Retinacula patellae. Nicht genäht begünstigen sie Rezidive nach traumatischer Erstluxation.

Stärke der Gewalteinwirkung, Unfallhergang, Prellmarken und Hämatome am Kniescheibeninnenrand, für die Begutachtung wichtig, sind bei der Erstuntersuchung sorgfältig zu notieren. Spontanrepositionen luxierter Kniescheiben sind möglich, deshalb empfahl Smillie (268) bei jeder bedeutenden Verletzung des Kniegelenks an die Möglichkeit einer stattgehabten Patellaluxation zu denken. Starker Druckschmerz über dem zerrissenen tibialen Retinaculum patellae verstärkt den Verdacht.

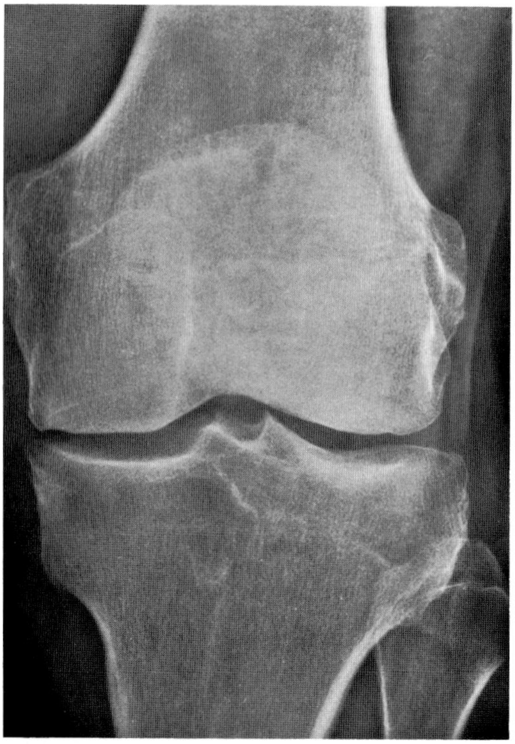

a

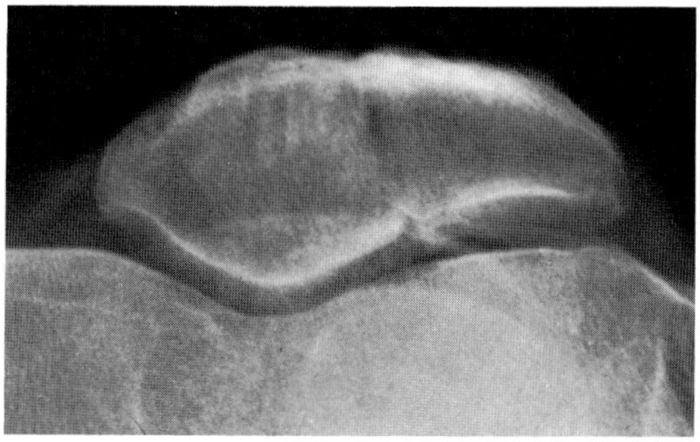

b

Abb. 13.**21** **a** Längsbrüche sind auf Übersichtsaufnahmen manchmal schlecht zu erkennen. **b** Auf der axialen Kniescheibenaufnahme kommen sie gut zur Darstellung.

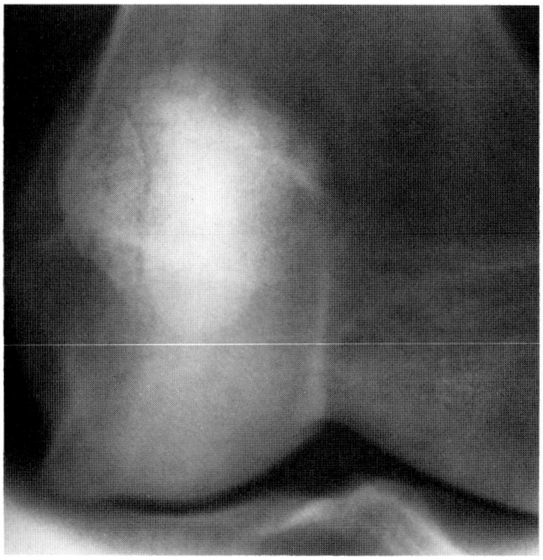

Abb. 13.**22** Röntgenaufnahmen mit anliegender Kniescheibe sind für Differentialdiagnosen Patellafraktur – Patella partita (S. 116) vorteilhaft. Hier Patella partita. Beiderseits des Spaltes sind Kortikalissäume zu erkennen.

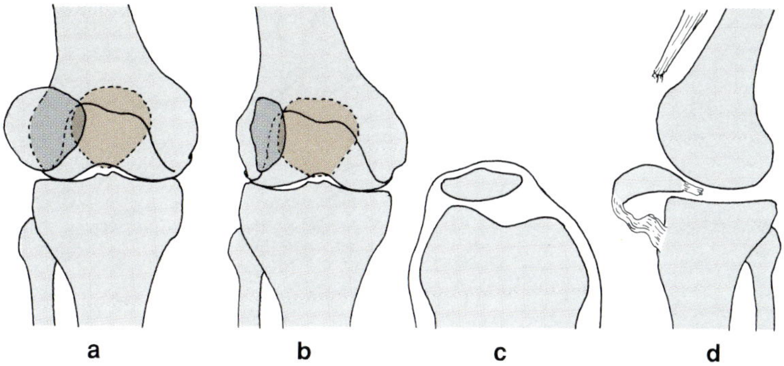

Abb. 13.**23** Formen traumatischer Kniescheibenverrenkungen.
a Luxation nach fibular mit normaler Frontalstellung.
b Luxation nach fibular mit Verdrehung um die Längsachse um 90 Grad.
c Luxation nach fibular mit Verdrehung um die Längsache um 180 Grad.
d Horizontalluxation. Sie ist nur nach Zerreißung der Quadrizepssehne möglich.

Rezidiv nach traumatischer Erstluxation

Nicht erkannte oder unbehandelte Schäden an Retinaculum patellae mediale und Kapselapparat begünstigen Luxationsrezidive ohne weitere Traumen.

Luxation durch innere Ursachen

Erstluxation

Eine Erstluxation ohne adäquates Trauma berechtigt zur Annahme einer, durch Formabweichungen der Kniegelenkarchitektur bedingten Luxation (19, 191). Schon geringe Störungen des Bewegungsablaufes, meist reflektorische Kontraktionen der Streckmuskulatur bei Gelegenheitsursachen (Rempelei, Stolpern, Abfangen eines Sturzes, Anstoßen mit dem Knie, plötzlicher stärkster Schmerz beim Aufrichten aus der Hokke bei Chondromalacia patellae u. a. m.) führen zur Erstluxation. Ihr folgt manchmal ein Sturz, den der Betroffene dann zu Unrecht als Ursache der Luxation werten kann.

Patellaluxationen durch innere Ursachen entstehen bei

- Lateralisation der Zugrichtung des M. quadriceps femoris durch folgende Besonderheiten:
  im Femorotibialgelenk:
  - Innentorsion des distalen Femurendes,
  - Außentorsion des Schienbeinkopfes,
  - stärkeres Genu valgum;

  im Femoropatellargelenk:
  - Patelladysplasie (Typen Wiberg / Baumgartl II/III, III, IV und „Jägerhutpatella"),
  - Patella alta,
  - Hypoplasie des ventralen kranialen Abschnitts der tibialen Oberschenkelrolle (häufig),
  - Hypoplasie der fibularen Oberschenkelrolle (Rarität),
  - Lateralisation der Kniescheibe nach Chondromalacia patellae,
  - Atrophie des M. vastus tibialis bei oder nach Chondromalacia patellae. Der M. vastus tibialis reagiert gegenüber den übrigen Muskeln des Streckapparates besonders empfindlich bei Erkrankungen, Verletzungen und bei degenerativen Vorgängen im Femoropatellargelenk (72, 238, 240, 252, 267).
  - Atrophie des M. vastus tibialis nach seiner Verletzung oder durch Innervationsstörung.
- Systemerkrankungen (Arthrogryposis multiplex congenita, Turner-Kieser-Syndrom, Ehlers-Danlos-Syndrom).

Rückfällige Luxation

Rückfällige Luxationen aus innerer Ursache nach Dehnung luxationshemmender Strukturen und nach Atrophie des M. vastus tibialis sind gekennzeichnet durch nachlassende Schmerzhaftigkeit und durch zunehmende Wahrscheinlichkeit von Spontanrepositionen.

Gewohnheitsmäßige Luxation

Die Dehnung luxationshemmender Strukturen bei Verrenkungen aus innerer Ursache wurde so stark, daß die Kniescheibe bei Beugung nach lateral luxiert und bei Streckung sich spontan reponiert.

Dauerluxation

Gewohnheitsmäßige Luxation schwächt luxationshemmende Strukturen immer weiter, die lu-

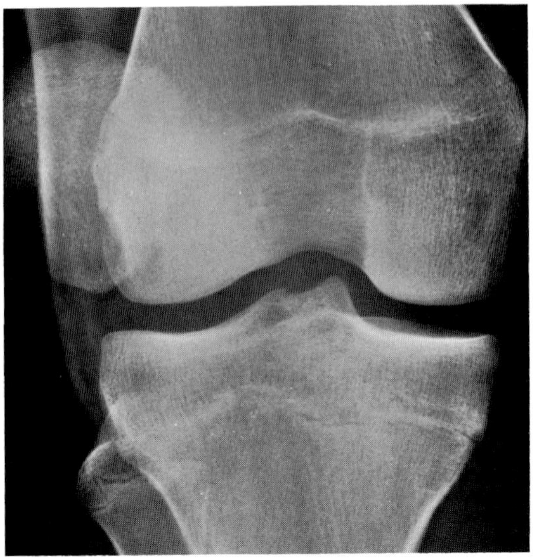

Abb. 13.**24** Traumatische Subluxation der Kniescheibe. Sie reitet auf der lateralen Oberschenkelrolle.

xierte Kniescheibe bleibt lateral der fibularen Oberschenkelrolle.

Diagnose von Kniescheibenluxationen

Bei noch luxierter Kniescheibe zeigen *Röntgenaufnahmen* Bilder wie die Abb. 13.**24** und 13.**25**. Nach der Reposition können Röntgenaufnahmen innere Ursachen nichttraumatischer Erstluxationen aufzeigen: Patella alta, Patelladysplasien (Typ II/III, III, IV, Jägerhutform), Patellalateralisation und Hypoplasie der tibialen Oberschenkelrolle im ventralen kranialen Abschnitt.

Abb. 13.**26** zeigt die Kniescheiben einer 22jährigen Patientin mit linksseitiger rückfälliger Patellaluxation (Zustand nach Reposition). Beiderseits sind Kniescheiben vom Typ II/III mit Hypoplasie der tibialen Oberschenkelrolle in ihrem vorderen oberen Abschnitt vorhanden. Von vorausgegangener Chondromalazie in der linken tibialen Kniescheibenfacette (13.**26a**) stammen Sklerosierung und Deformierung, die in der rechten fehlen. Während der vorausgegangenen Chondromalazie atrophierte besonders der M. vastus tibialis; die Seitenzugkomponente des M. quadriceps wurde so stark, daß eine reflektorische Quadrizepskontraktion die Kniescheibe

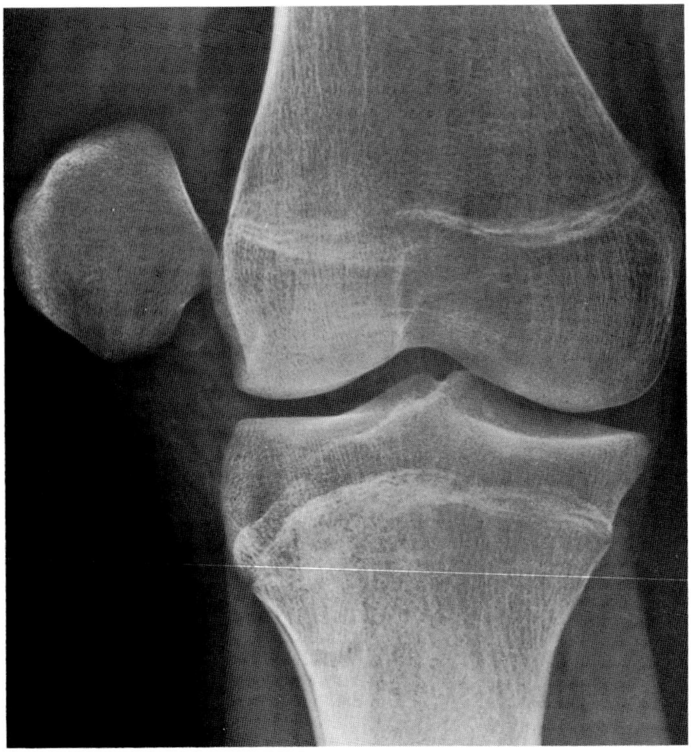

Abb. 13.**25** Traumatische Luxation der Kniescheibe. Sie ist lateral der fibularen Oberschenkelrolle zu erkennen.

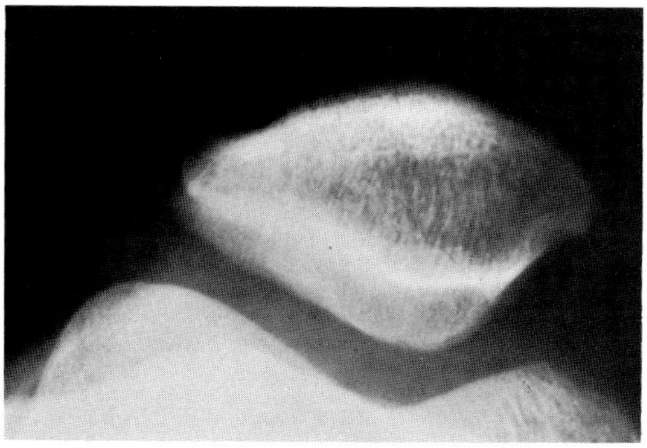

a

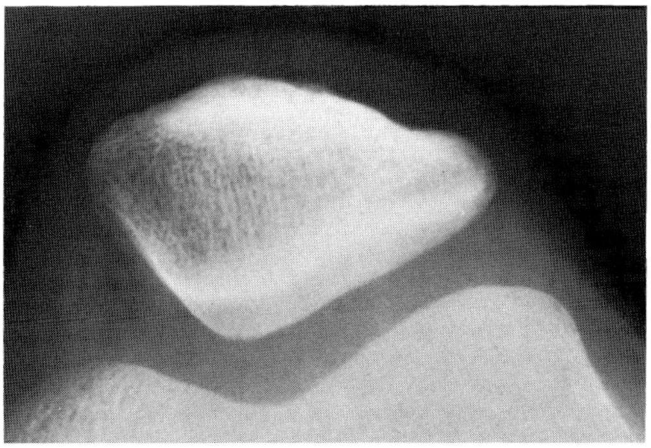

b

Abb. 13.**26** Aufnahmen der Femoropatellargelenke nach Knutsson bringen bei rückfälligen Patellaluxationen aus innerer Ursache gute Informationen. 22jährige Frau mit linksseitiger rückfälliger Patellaluxation. Beiderseits Patellae Typ II/III und hypoplastische tibiale Oberschenkelrollen in ihren vorderen oberen Abschnitten. **a** In der tibialen Facette der linken Kniescheibe sind Zeichen einer vorausgegangenen Chondromalacia patellae (Verformung und Sklerosierung) zu sehen. Nach Atrophie des M. vastus tibialis luxierte die Kniescheibe. **b** Rechts sind solche Veränderungen in der Patella nicht vorhanden.

über die normal geformte fibulare Oberschenkelrolle nach lateral luxierte.

Bei Patellaluxationen können osteochondrale Fragmente („flake fractures") aus dem femoropatellaren Gleitlager und/oder aus der Kniescheibe abgeschert werden. W. Müller (211) meint, daß dies bei der Reposition geschieht. Ein starker Hämarthros (mit Fettaugen) gibt diesbezügliche Hinweise (174). *Röntgenologisch* sind Knorpel-Knochen-Fragmente zu erkennen, reine Knorpellamellen arthroskopisch oder bei Arthrotomie.

Abb. 13.**27a** zeigt eine Jägerhutform der Patella mit osteochondralem Fragment bei rückfälliger Luxation, Abb. 13.**27b** die bei Luxation aus innerer Ursache bedeutsame Atrophie des M. vastus tibialis.

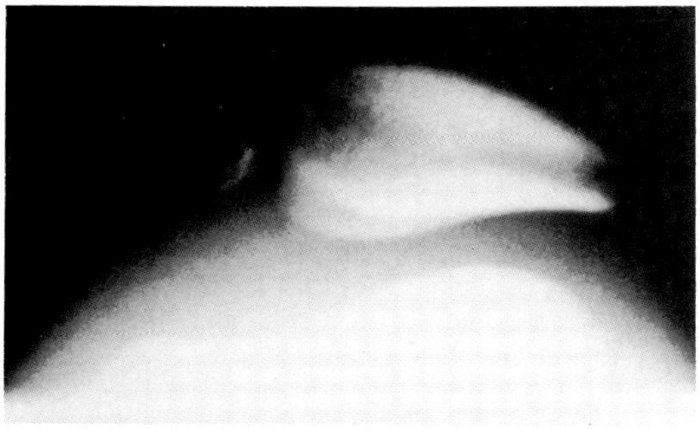

a

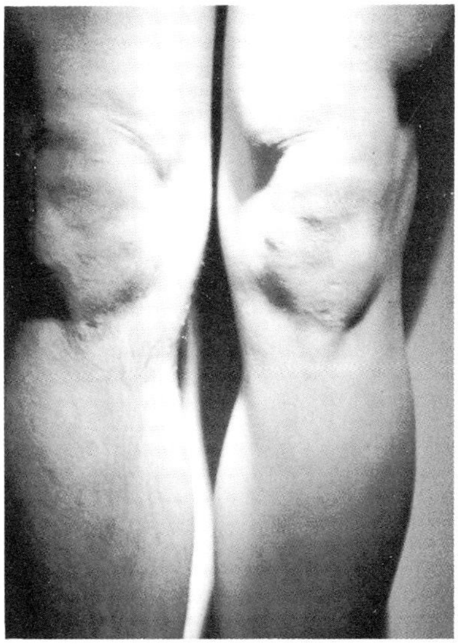

b

Abb. 13.**27** Rückfällige Kniescheibenluxation aus innerer Ursache. **a** Grund der rückfälligen Luxation ist die Jägerhutform der Patella. Bei einer Luxation kam es zum Abscheren eines osteochondralen Fragmentes. **b** Die bei Luxationen aus innerer Ursache bedeutsame Atrophie des rechten M. vastus tibialis.

Verletzungen der proximalen Tibiaepiphyse

In der proximalen Tibiaepiphyse sind Lösungen häufig, Epiphysenbrüche selten; die gelöste Epiphyse ist meist nach vorne oder nach hinten verschoben. Die Einteilung auf S. 186 gilt auch für die proximale Tibiaepiphyse.

Schienbeinkopfbrüche

Schienbeinkopfbrüche sind schwere Verletzungen, weil sie mit weiteren Schädigungen kombiniert sein können: Deformierung der Schienbeinkopfgelenkfläche, Brüche der Eminentia intercondylaris, Kreuzbandverletzungen, Meniskuszerreißungen, Verletzung des dorsal liegenden Gefäß-Nerven-Stranges. Die Diagnose eines Schienbeinkopfbruches ist einfach, Nebenverletzungen zu erkennen ist schwierig. Band- oder Meniskusverletzungen lassen sich primär klinisch nicht nachweisen, weil die nötigen Manipulationen die Dislokationen vergrößern und weitere Schäden setzen könnten.
Schienbeinkopfbrüche entstehen durch Längsstauchung des gestreckten, leicht gebeugten oder valgisierten Kniegelenks, durch gewaltsame Rotation, Hyperextension oder durch seitlich auf das Knie einwirkende Kräfte. Wegen der physiologischen Valgusstellung ist die laterale Schienbeinkopfgelenkfläche häufiger und schwerer verletzt als die mediale.

Formen und Einteilung (Abb. 13.**28**)

Monokondyläre und bikondyläre Brüche. Diese Einteilung trennt in zwei Gruppen, ohne die Einzelheiten zu beschreiben.
Spaltbrüche. Fissuren ohne Dislokation und ohne Stabilitätsverlust. Bänder und Menisken sind unverletzt (Abb. 13.**29**).
Depressionsbrüche. Unterschiedlich große, randbildende Schienbeinkopfanteile sind abgetrennt und nach kaudal, seltener nach kranial verschoben. Sie können auch gekippt sein. Die Gelenkstabilität ist vermindert. Kontralaterales Seitenband und Menisken können zerrissen, das Fibulaköpfchen abgetrennt sein.
Impressionsbrüche. Unterschiedlich große Gelenkflächenteile sind in den Schienbeinkopf hineingepreßt. Auch Seitenbänder und Menisken können verletzt sein.
Kombinierte Bruchformen.
Depressions-Impressions-Brüche. Randabschnitte des Schienbeinkopfes sind abgesprengt und nach außen verlagert. In den Bruchspalt sind Gelenkflächenareale hineingepreßt (Abb. 13.**30**). Der resultierende Stabilitätsverlust kann vergrößert werden durch zusätzliche Verletzungen im kontralateralen Seitenband und in den Menisken.
T-, Y-, V-Brüche (Abb. 13.**31**). Starke Längsstauchung schiebt den Tibiaschaft meißelartig nach proximal, er sprengt den Schienbeinkopf auseinander. Schwerwiegende Nebenverletzungen sind Zerreißungen von Zwischenscheiben, Kapsel und A. poplitea oder Nervenschäden. Zu den Dislokationen des orthograden Bildes (T, Y, V) können Ante- oder Rekurvation hinzukommen.

Einteilung der AO

Ähnlich ist die Einteilung von Allgöwer, Schneider u. Willenegger im Manual der Osteosynthese (Abb. 13.**32**); sie unterscheiden:

- Typ I Spaltbruch,
- Typ II Impressionsbruch,
- Typ III Spalt-Impressionsbruch,
- Typ IV bikondylärer Bruch.

Impressionen und Spaltbrüche ohne Verschiebungen sind symptomarm und können bei der Erstuntersuchung Mehrfachverletzter übersehen werden. Weitere Untersuchungen decken Schwellung, Hämarthros und Schmerzen bei Ab- oder Adduktionsbewegungen des Unterschenkels auf.
Schwerere Verletzungen haben auffällige Symptome. Starke Gelenkschwellung durch intra- und extraartikuläre Einblutung sowie Valgus- oder Varusdislokation. Die aktive Beweglichkeit ist stark eingeschränkt oder aufgehoben. Passive Bewegungen erzeugen heftige Schmerzen, sie decken aber auch eine abnorme Beweglichkeit auf. Prüfungen von Durchblutung und Innervation sind wichtig.
Diagnose. Neben *Röntgenaufnahmen* in zwei Ebenen sind Schichtaufnahmen nötig, um Impressionen und kleine Randabbrüche sicher zu erkennen.

Einteilung nach Moore (Abb. 13.**33**)

Bei der Auswertung von über 1000 Tibiakopfbrüchen fand Moore (209) 132 mit besonders schweren Nebenverletzungen an Bändern, Nerven und Gefäßen. In der deutschen Literatur heißen sie „Verrenkungsbrüche", da, nach den Nebenverletzungen zu schließen, bei der Entstehung zumindest Subluxationen vorkamen.

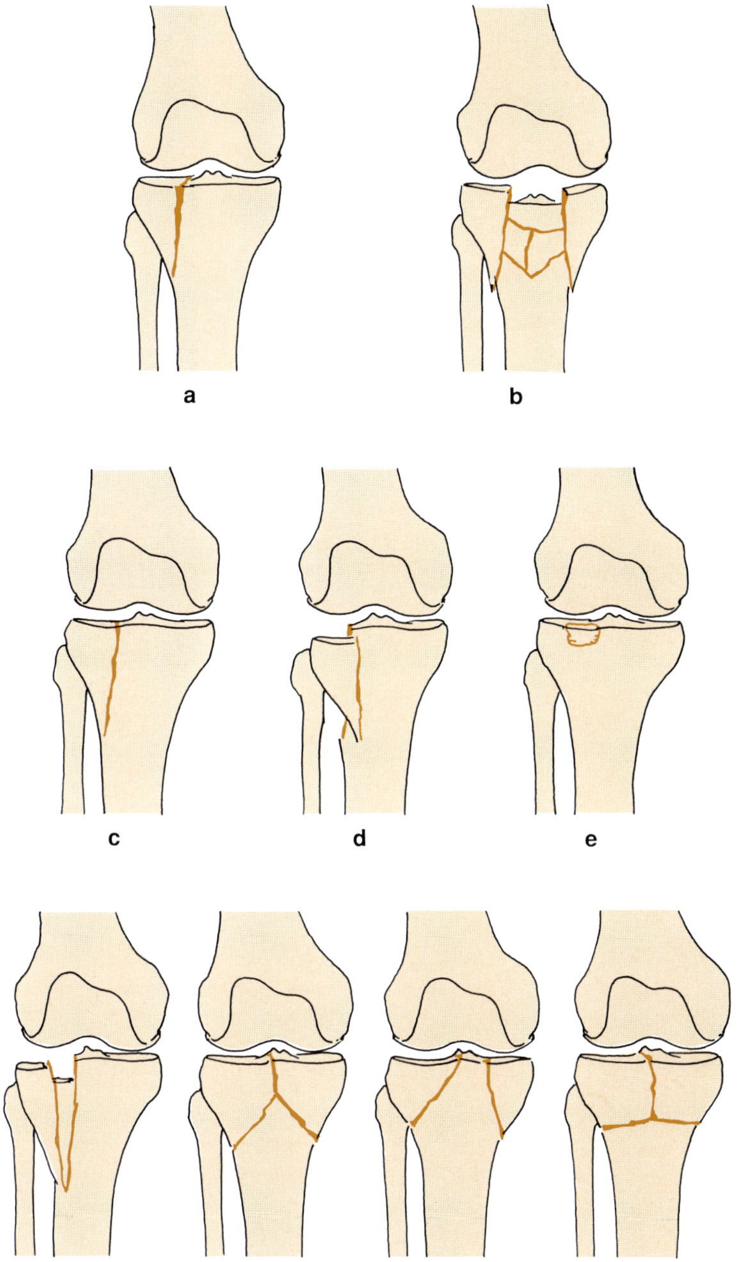

Abb. 13.**28** Einteilung der Schienbeinkopfbrüche. **a** Monokondylärer Bruch, **b** bikondylärer Bruch, **c** Spaltbruch, **d** Depressionsbruch, **e** Impressionsbruch. **f–i** Kombinierte Bruchformen: **f** Depressions-Impressions-Bruch, **g** Y-Bruch, **h** V-Bruch, **i** T-Bruch.

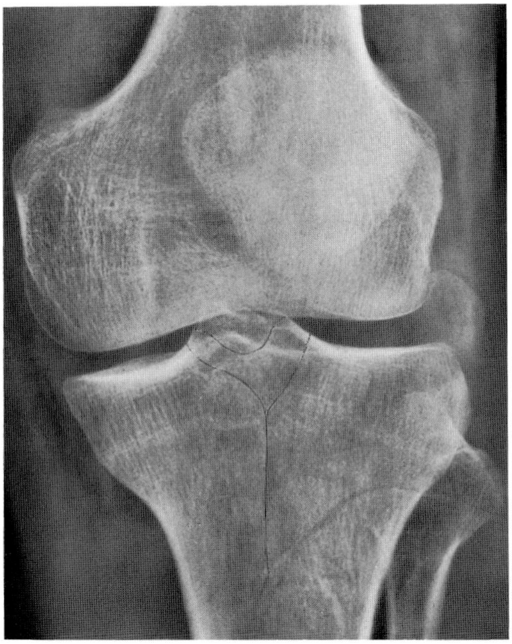

Abb. 13.**29** Fissuren im Schienbeinkopf (Spaltbruch ohne Verschiebung).

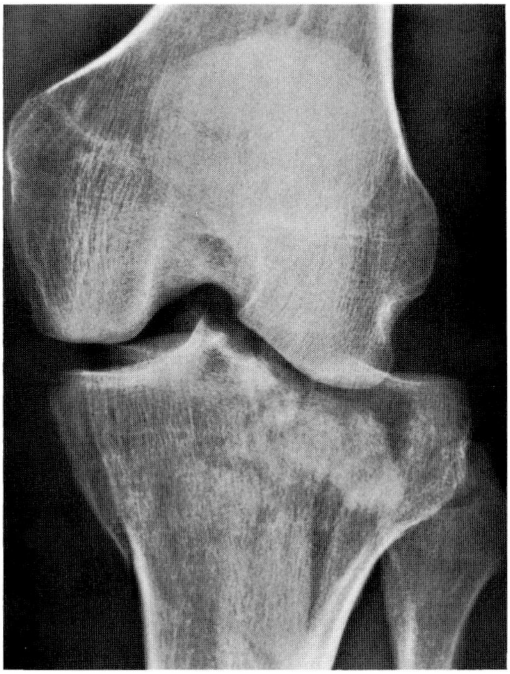

Abb. 13.**30** Depressions-Impressions-Bruch des Schienbeinkopfes (Einzelheiten s. Text).

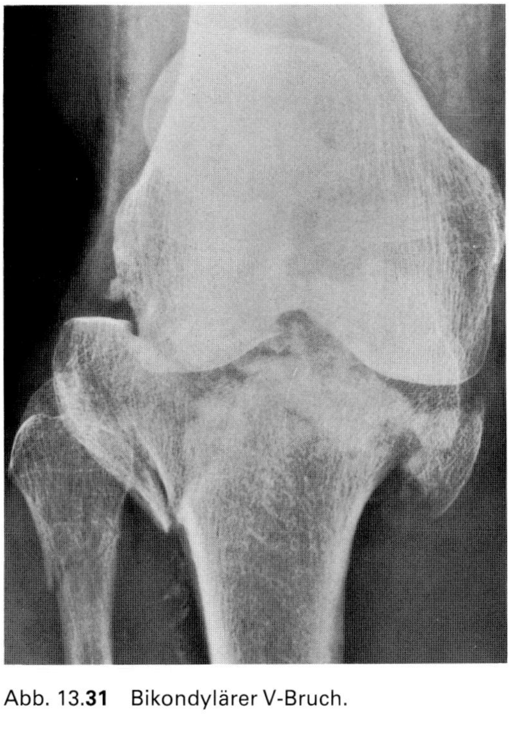

Abb. 13.**31** Bikondylärer V-Bruch.

Typ I – Spaltbruch (split), die häufigste Form. Nur die mediale Tibiakopfhälfte ist betroffen. Der Bruchspalt beginnt medial der Eminentia intercondylaris und zieht nach dorsal distal. Die seitliche Aufnahme zeigt den abgebrochenen dorsalen medialen Schienbeinkopfteil mit der Tendenz zur Verschiebung nach distal. Ist diese stark, so subluxiert der verformte Schienbeinkopf gegen die Oberschenkelrollen nach lateral ventral.

Mögliche Nebenverletzungen: Vom Tibiakopffragment sind Teile des medialen Band-Kapsel-Apparates abgerissen und nach kranial eingerissen. Abrißfrakturen am Fibulaköpfchen und an der vorderen Spina kommen vor. Neurovaskuläre Nebenverletzungen sind selten.

Typ II – kompletter Kondylenbruch (entire condyl), medial und lateral gleich häufig. Die Bruchlinie beginnt im kontralateralen Kompartiment, trennt auch die Eminentia intercondylaris ab und zieht dann schräg nach distal.

Mögliche Nebenverletzungen: Ruptur des kontralateralen Seitenbandes, Ruptur eines oder beider Kreuzbänder; neurovaskuläre Nebenverletzungen sind häufig.

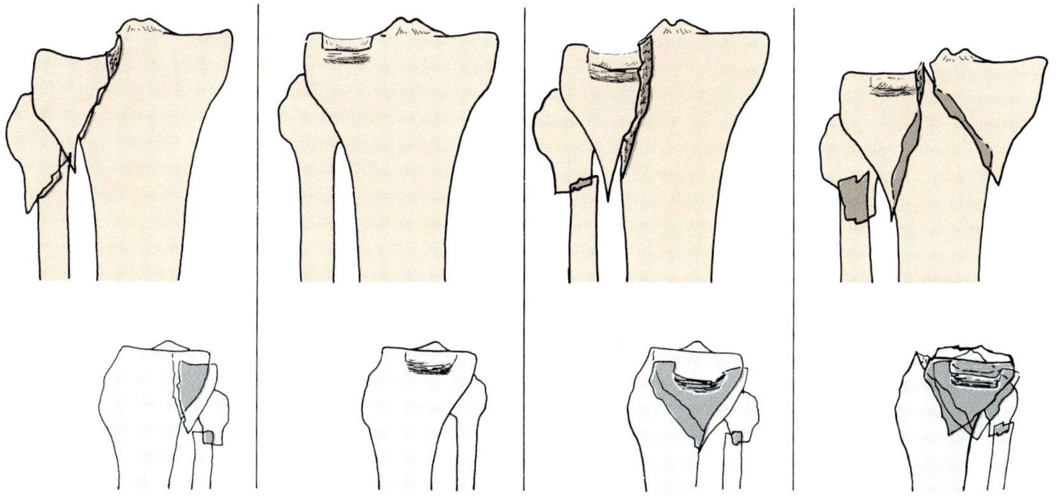

Abb. 13.**32** Einteilung der Schienbeinkopfbrüche nach Allgöwer, Schneider u. Willenegger.
Typ I Spaltbruch,
Typ II Impressionsbruch,
Typ III Spaltimpressionsbruch,
Typ IV bikondylärer Bruch.

Typ III – Randausriß (rim avulsion). Mediale Randausrisse sind seltener als laterale.
Mögliche Nebenverletzungen: Fibulaköpfchenbrüche und Eminentiaausrisse; Rupturen: vorderes, hinteres Kreuzband und Seitenbandstrukturen.
Typ IV – Randimpressionen (rim impressions), medial und lateral gleich häufig.
Die betroffenen Abschnitte sind eingestaucht, zertrümmert oder nach distal verschoben.
Mögliche Nebenverletzungen: bei medialen Randimpressionen Brüche von Fibulaköpfchen und vorderer Spina. Sonst Rupturen von vorderem und hinterem Kreuzband, Subluxation oder Luxation der Tibia im Kniegelenk.
Typ V – Vierteilfraktur (four part). Kondylen und Eminentia intercondylaris sind vom Tibiaschaft getrennt.
Mögliche Nebenverletzungen: Frakturen von Fibulaköpfchen, Fibulastyloid oder Fibulahals; neurovaskuläre Komplikationen sind häufig.
Diagnose. Bei „Verrenkungsbrüchen" im Sinne von Moore sind Prüfungen von Durchblutung und Nervenversorgung vordringlich! Auf Kompartmentsyndrome ist zu achten. Stabilitätsprüfungen im Rahmen der Erstuntersuchung sind unsicher, bei der nachfolgenden Versorgung in Allgemeinnarkose müssen sie wiederholt werden.
Röntgenuntersuchungen: Schichtaufnahmen sind in jedem Falle anzufertigen.

Brüche der Eminentia intercondylaris

Gewaltsame Überstreckung spannt das vordere Kreuzband so stark an, daß es den ventralen Teil des Kreuzbandhöckers abreißen kann. Gewalteinwirkungen auf die Vorderseite des Kniegelenks bei fixiertem Unterschenkel spannen das hintere Kreuzband und können den dorsalen Teil der Eminentia intercondylaris abtrennen. Es kann auch die ganze Eminentia intercondylaris herausgerissen werden (Abb. 13.**34**).
Starke Gelenkschwellung durch Hämarthros, schmerzhafte Beweglichkeitseinschränkung und Stabilitätsminderung sind sichere Hinweise.
Auf *Röntgenaufnahmen* ist die Verletzung leicht zu erkennen.

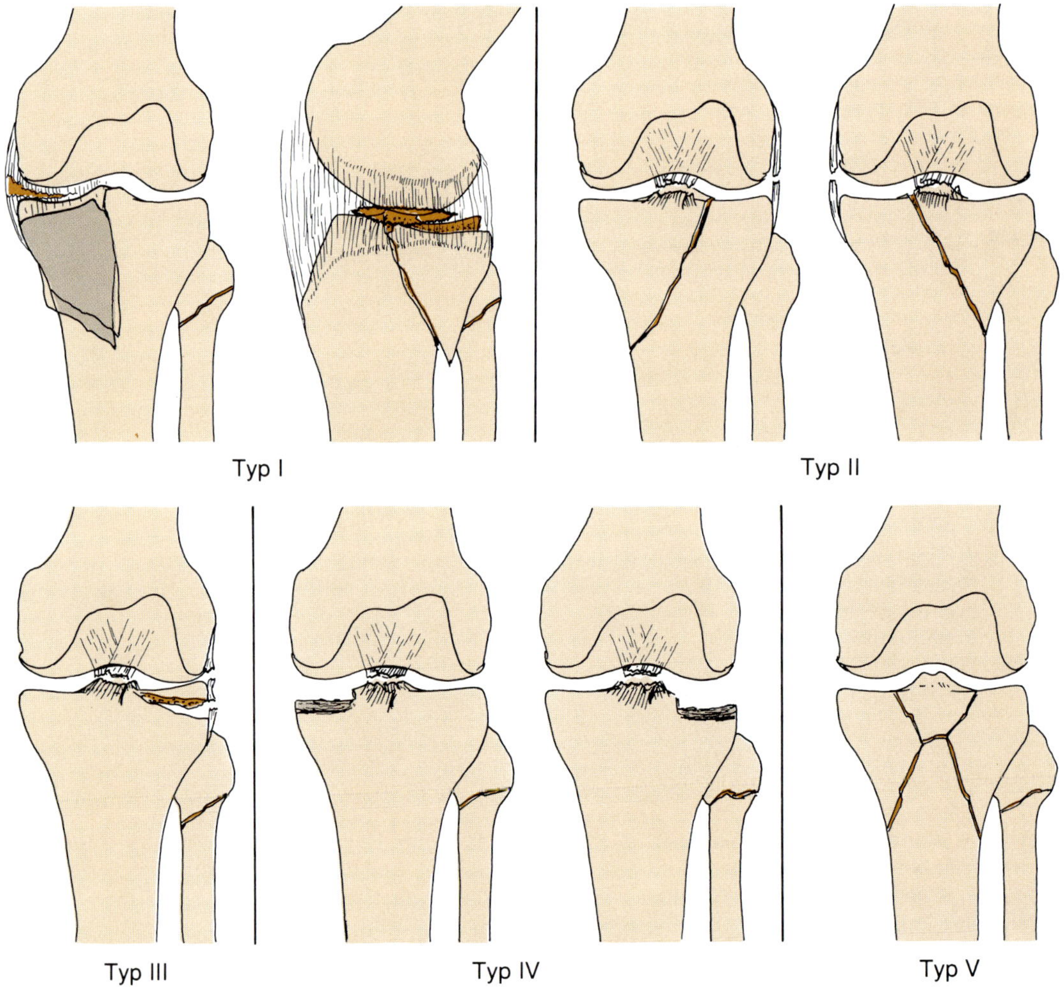

Abb. 13.**33** Einteilung der „Verrenkungsbrüche“ nach Moore (Einzelheiten s. Text).
Typ I Spaltbruch,
Typ II Kompletter Kondylenbruch,
Typ III Randausriß,
Typ IV Randimpressionen,
Typ V Vierteilfraktur.

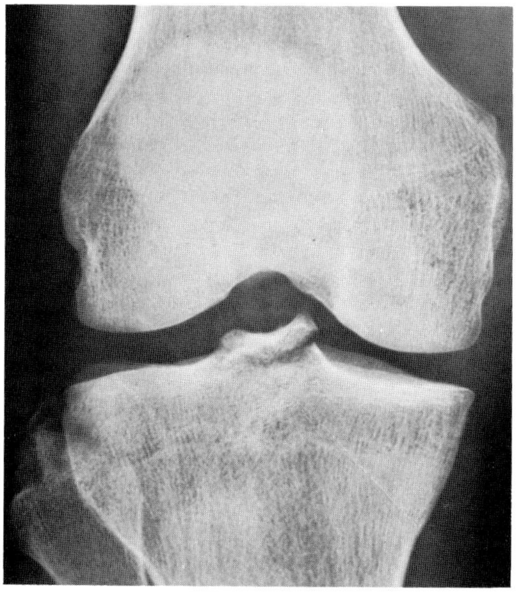

Abb. 13.**34** Abriß der Eminentia intercondylaris.

Offene Kniegelenkverletzungen

Die vorderen und seitlichen Weichteile des Kniegelenks sind dünn, ein Muskelmantel fehlt. Die Gelenkhöhle ist nur von Streckapparat, Bändern, Kapsel und Haut bedeckt. Diese liegen, leicht verletzlich, über knöchernen Gelenkkörpern. Stich-, Schnitt-, Hieb-, Quetsch-, Riß- und Schußwunden können das Gelenk eröffnen. Für den weiteren Verlauf ist Erkennung bei der Erstuntersuchung wichtig.

Die *Diagnose* ist nicht immer leicht. Denn sichere Zeichen einer offenen Kniegelenkverletzung gibt es nicht. Bei jeder Verletzung im Bereich des Kniegelenks ist an eine offene Verletzung zu denken. Der Verdacht bleibt so lange, bis die Wundversorgung das Gegenteil beweist.

Breite Eröffnungen sind leicht zu diagnostizieren. Bei mittelgroßen Wunden sind die Wundränder mit sterilen Haken zu spreizen und die darunterliegenden Gewebeschichten zu inspizieren. Austretende Gelenkflüssigkeit oder Knorpelstücke wären zwar kennzeichnend, aber sie sind praktisch nie zu sehen. Luftansammlung im Gelenk, ein sicheres Zeichen, kommt nur bei größeren Wunden vor. Mitunter geben Fremdkörpereinsprengungen den richtigen Hinweis. Schwierig ist die Diagnose bei kleinkalibrigen Stichwunden. Bewegungen nach der Verletzung verschieben die Gewebeschichten, der Wundkanal ist nicht mehr erkennbar.

14 Fremdkörper im Kniebereich

Unfälle, Verwundungen oder Osteosynthesen verlagern Fremdkörper intraossär, intraartikulär und periartikulär. *Röntgenologisch* nachweisbar sind manche Glassorten (Abb. 14.**1**), Metalle (Abb. 14.**2**), Steinchen u. a. m. Der „Zahn im Kniegelenk" (Abb. 14.**3**) ist eine Rarität. Manche Einsprengungen sind erst nach Inkrustation mit Kalk nachweisbar, viele bleiben röntgenologisch unsichtbar (Stoffteile, Holzsplitter, manche Glas- und Porzellansplitter).

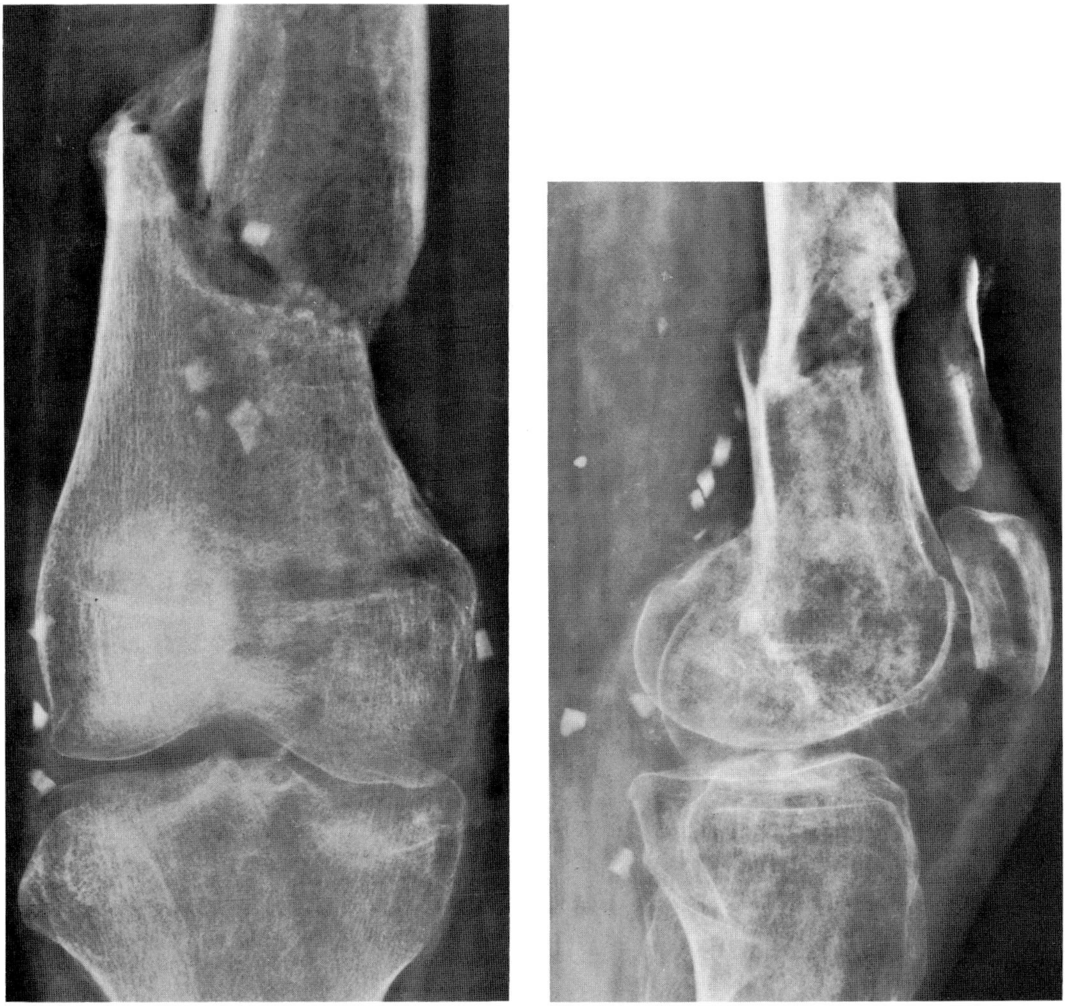

a b

Abb. 14.**1a–b** Fremdkörpereinsprengung. Zustand nach suprakondylärem Oberschenkelbruch mit Einsprengung von Glassplittern.

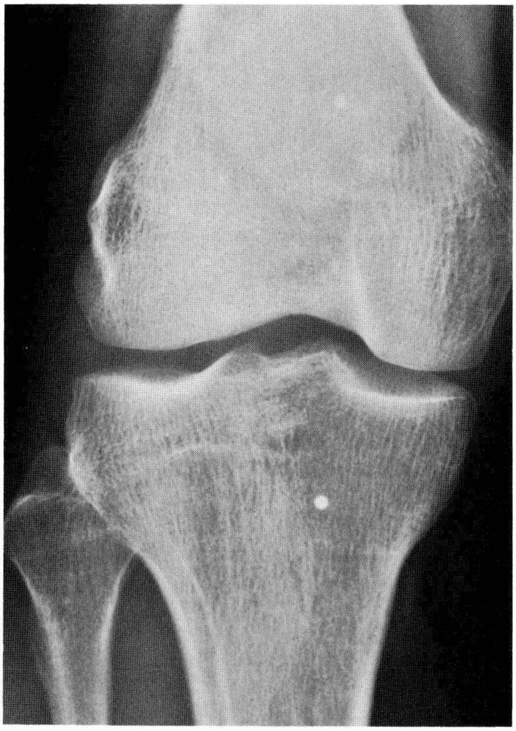

a

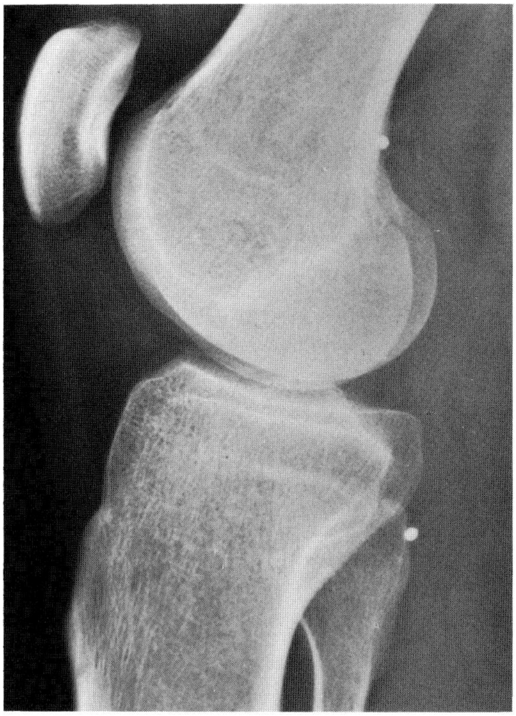

b

Abb. 14.**2a–b** Schrotkugel in paraartikulären Weichteilen.

Intraossäre Fremdkörper

Folgen sind Fremdkörperreaktion (Abb. 14.**4**) oder akute Entzündung. Komplikationsloses Einheilen bleibt die Ausnahme.

Intraartikuläre Fremdkörper

Sie erzeugen fast immer akute Entzündungen.

Periartikuläre Fremdkörper

Gelenkfunktionsstörungen hängen ab von Fremdkörpergröße und Lokalisation. Abb. 14.**5** zeigt eine Nähnadel, die unbemerkt eindrang und reizlos einheilte. Bewegungen zerlegten sie, die Gelenkfunktion wurde nicht gestört.

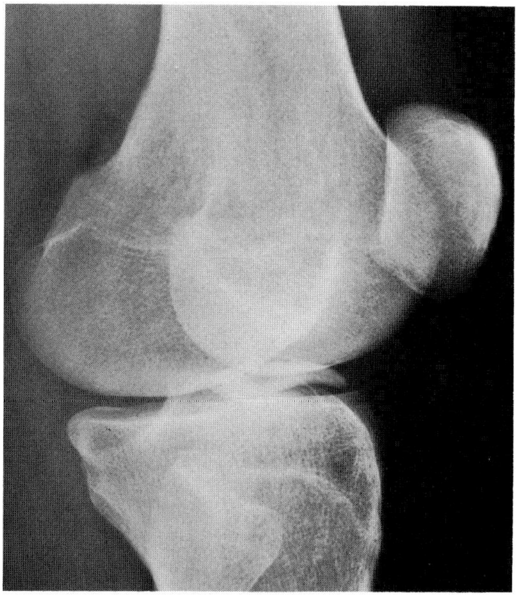

Abb. 14.**3** „Zahn im Knie". Ein Arbeiter stürzte aus 15 m Höhe ab. Sein Kopf schlug gegen die Innenseite des Kniegelenks. Dabei drang ein Zahn in das Kniegelenk und blieb dort stecken.

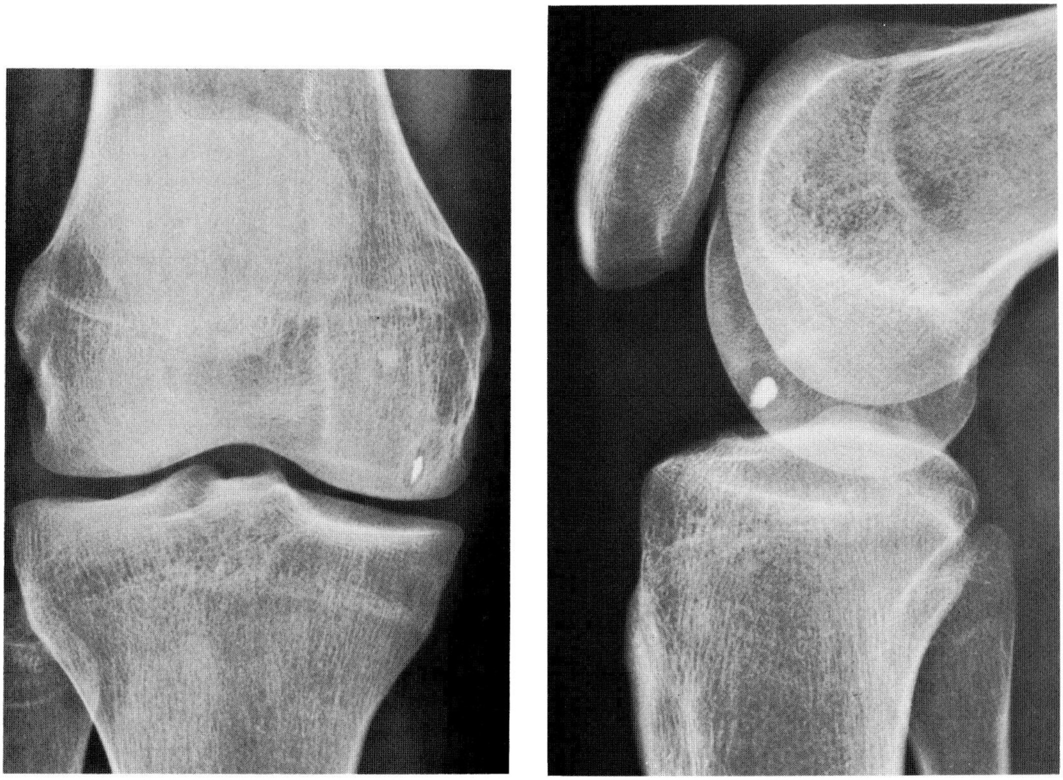

a b

Abb. 14.**4a–b** Intraossärer Metallsplitter mit Fremdkörperreaktion (Auflösung der umgebenden Spongiosa).

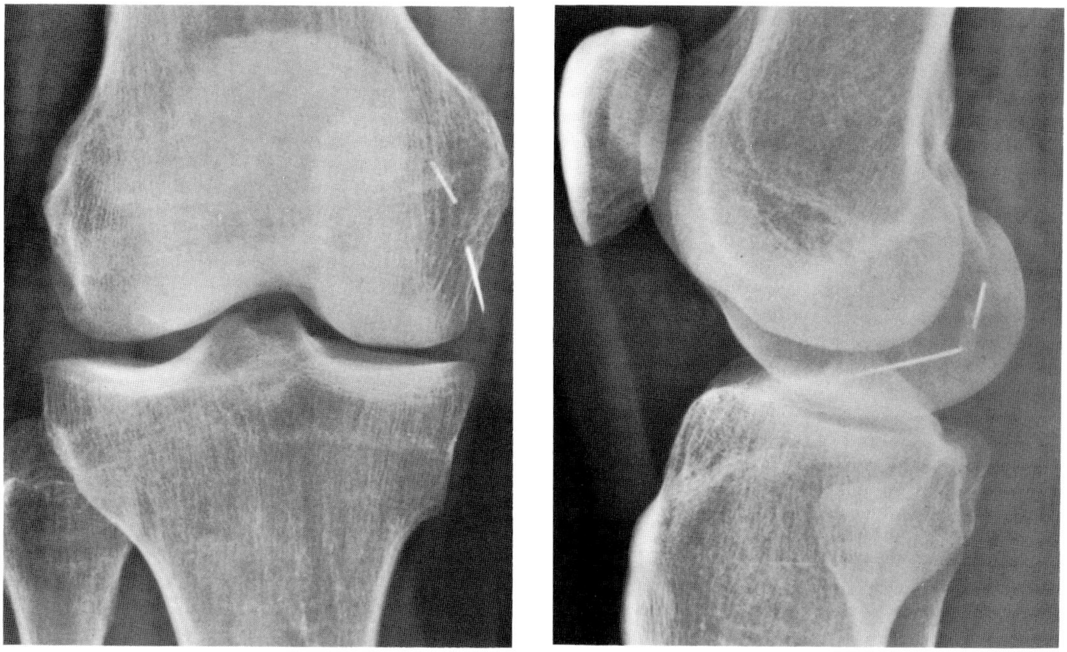

a b

Abb. 14.5**a–b** Vor Jahren drang eine Nähnadel unbemerkt und ohne spätere Reaktion in paraartikuläre Weichteile. Bewegungen zerbrachen die Nadel.

15 Kniebeschwerden nach Prothesenimplantation

Ursachen von Schmerzen nach Prothesenimplantationen sind:

- Lockerung,
- Infekt (Frühinfekt, Spätinfekt),
- Sensibilitätsstörungen im Narbenbereich,
- schnappende Geräusche,
- „Spannungsschmerz".

Für eine *Lockerung* durch mechanische Probleme spricht Belastungsabhängigkeit der Schmerzen ohne humorale Veränderungen. Röntgenologisch deuten Knochenresorption um das Implantat, benachbarte Knochensklerosierung und unregelmäßige Knochenzeichnung auf die Lockerung hin (Abb. 15.**1**–15.**3**). Oft ist die Lockerung röntgenologisch nicht erkennbar. Szintigramme zeigen erst Monate nach der Implantation vermehrte Speicherung im Prothesenlager.

Frühinfekte in den ersten Wochen nach der Implantation sind an Entzündungsparametern zu erkennen. Erhöhte BSG und Fieber ohne Tendenz zur Normalisierung sind gute Hinweise.

Spätinfekte, besonders häufig nach Implantationen von Langschaftprothesen mit ausgedehnter Schädigung von Kortikalis und Markraum, erzeugen über Monate bis Jahre uncharakteristische Beschwerden. Abszeß- und Fistelbildung können folgen.

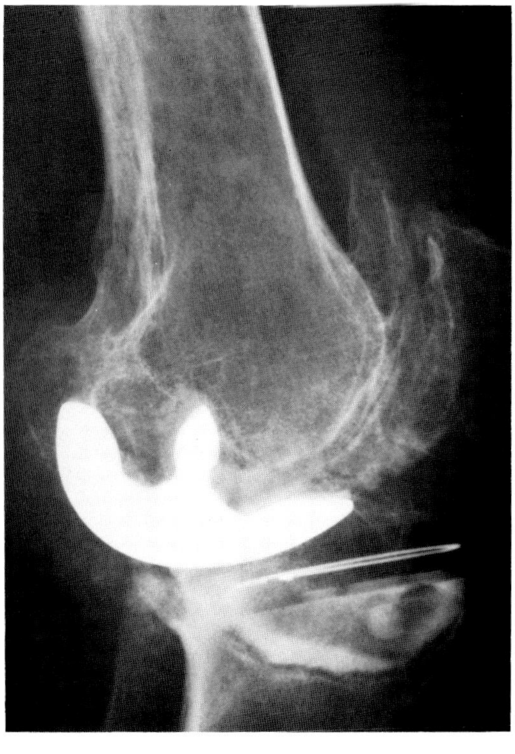

a

Abb. 15.**1** **a** Lockerung des tibialen Anteils einer medialen Schlittenprothese. Von Sklerose und unruhiger Knochenzeichnung umgebene Resorptionszone um den nicht sichtbaren tibialen Kunststoffanteil (im seitlichen Bild gut erkennbar).
b, c Zustand nach Korrektur durch LCS-Prothese. Röntgenologische Zeichen einer Lockerung gibt es nicht.

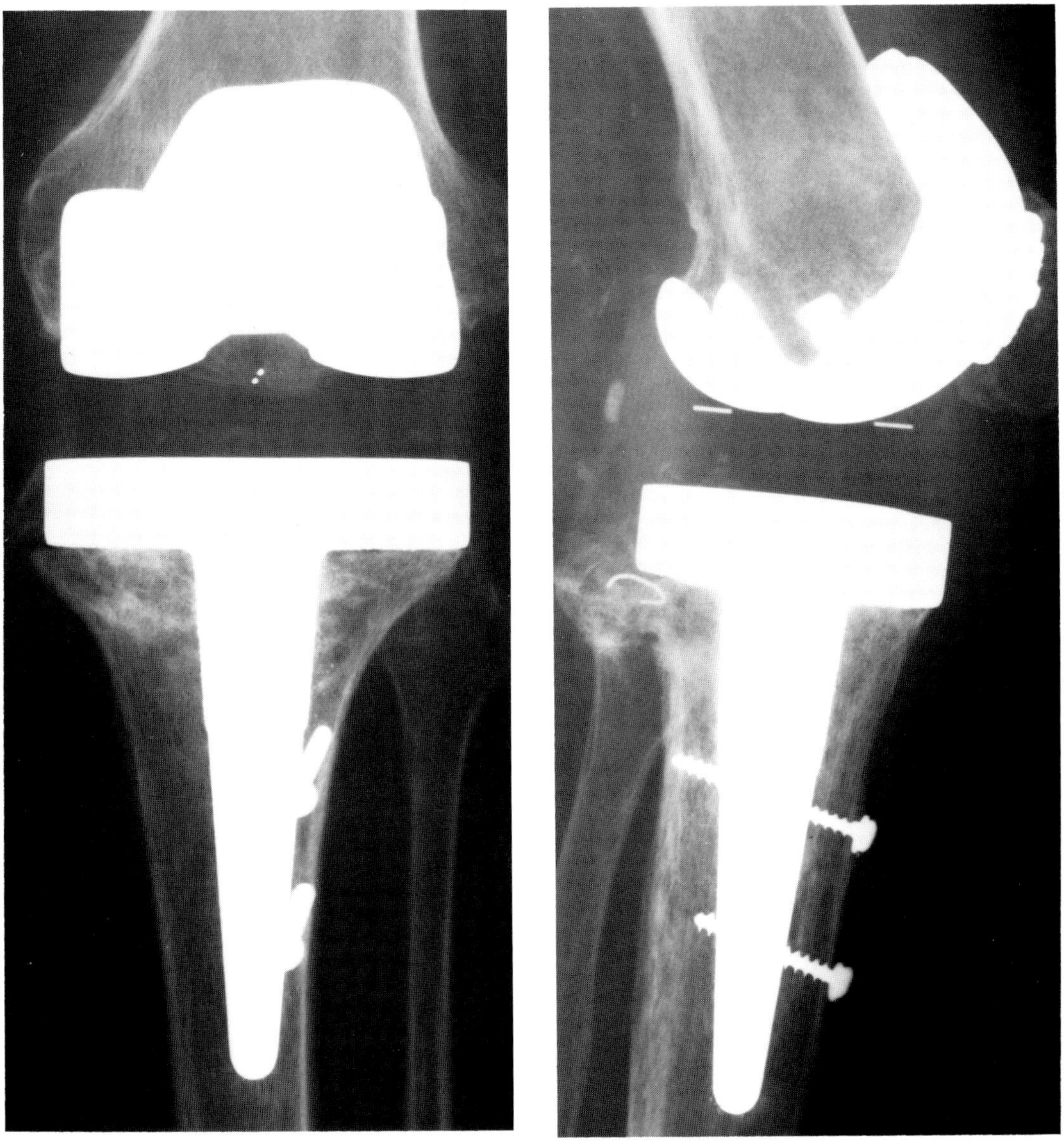

b c

Abb. 15.**1**

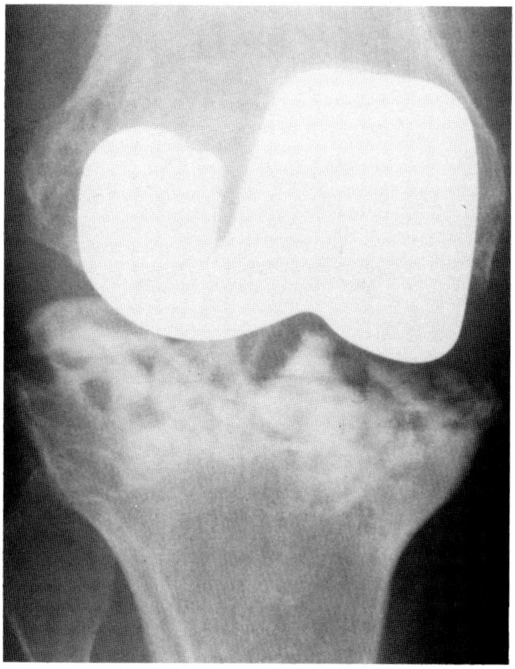

Abb. 15.**2** Doppelschlittenprothese rechts. Lockerung des tibialen Kunststoffanteils, röntgenologisch sichtbar durch Konturauflockerungen in der kranialen Tibiabegrenzung.

Sensibilitätsstörungen im Narbenbereich sind durch neurologische Untersuchungen nachweisbar.

Schnappende Geräusche entstehen, wenn hochstehende Kniescheiben bei Kniebeugung ruckartig den oberen Prothesenrand („Schild") überwinden.

Wochenlang dauernder *„Spannungsschmerz"* kann auftreten, wenn durch Prothesen stärkere Achsenabweichungen korrigiert wurden (z. B. Schmerzen im medialen Kniebereich nach Korrektur eines starken Genu varum).

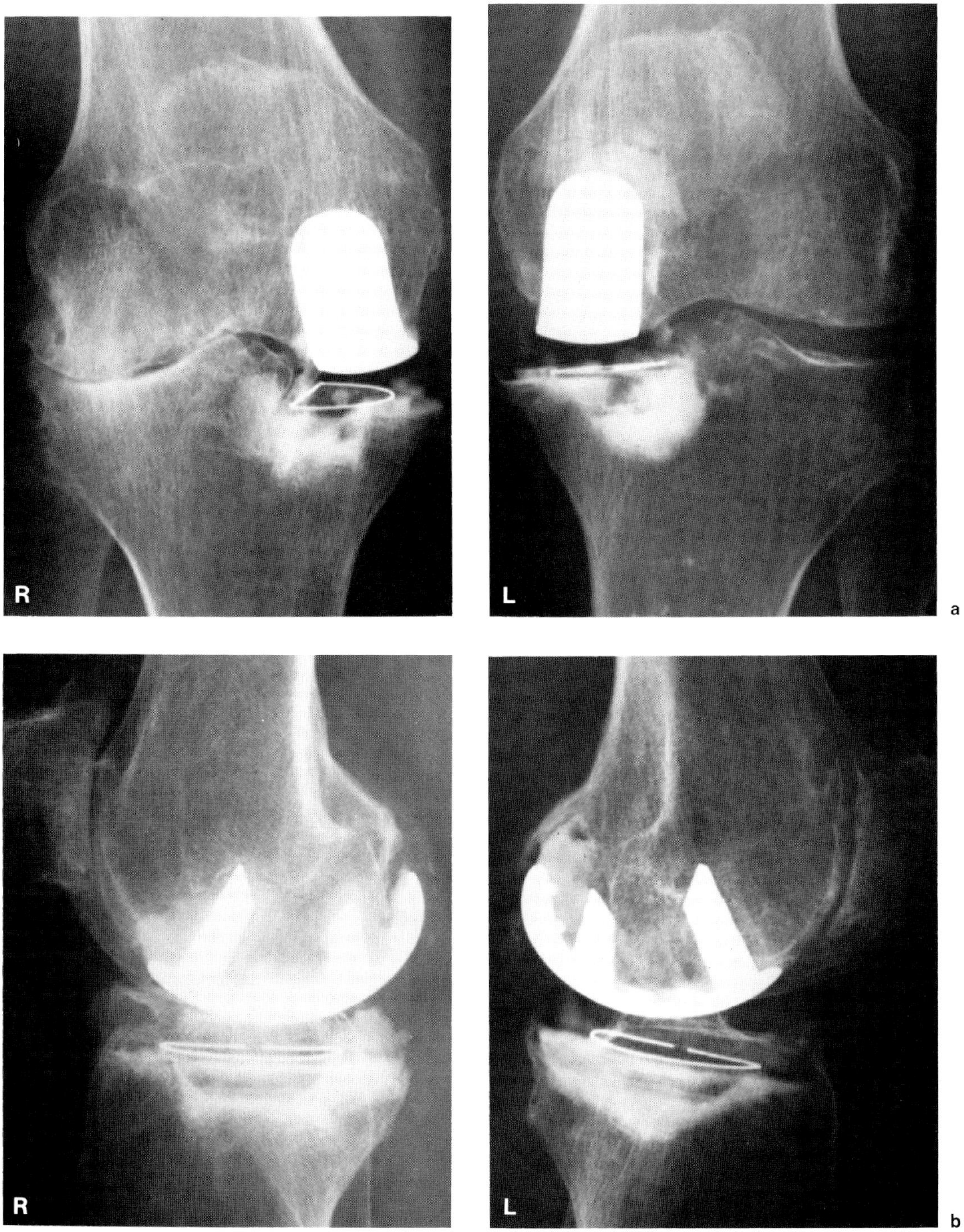

Abb. 15.**3** Mediale Schlittenprothesen beiderseits. Rechts ohne Beschwerden und ohne röntgenologische Lockerungszeichen. Links Schmerzen nach Lockerung. Von Sklerosierungen umgebene Resorptionszonen entlang des Prothesen-Femur-Anteils. **a** Aufnahmen a.-p., **b** seitliche Aufnahmen.

16 Schleimbeutel und ihre Erkrankungen

Ungefähr 30 Schleimbeutel in der Kniegelenkgegend entlasten ungenügend gepolsterte Knochenabschnitte (Abb. 16.**1**). Sie fungieren als Gleitlager bei Muskel- und Sehnenansätzen. Nur einige Schleimbeutel kommunizieren mit der Gelenkhöhle.

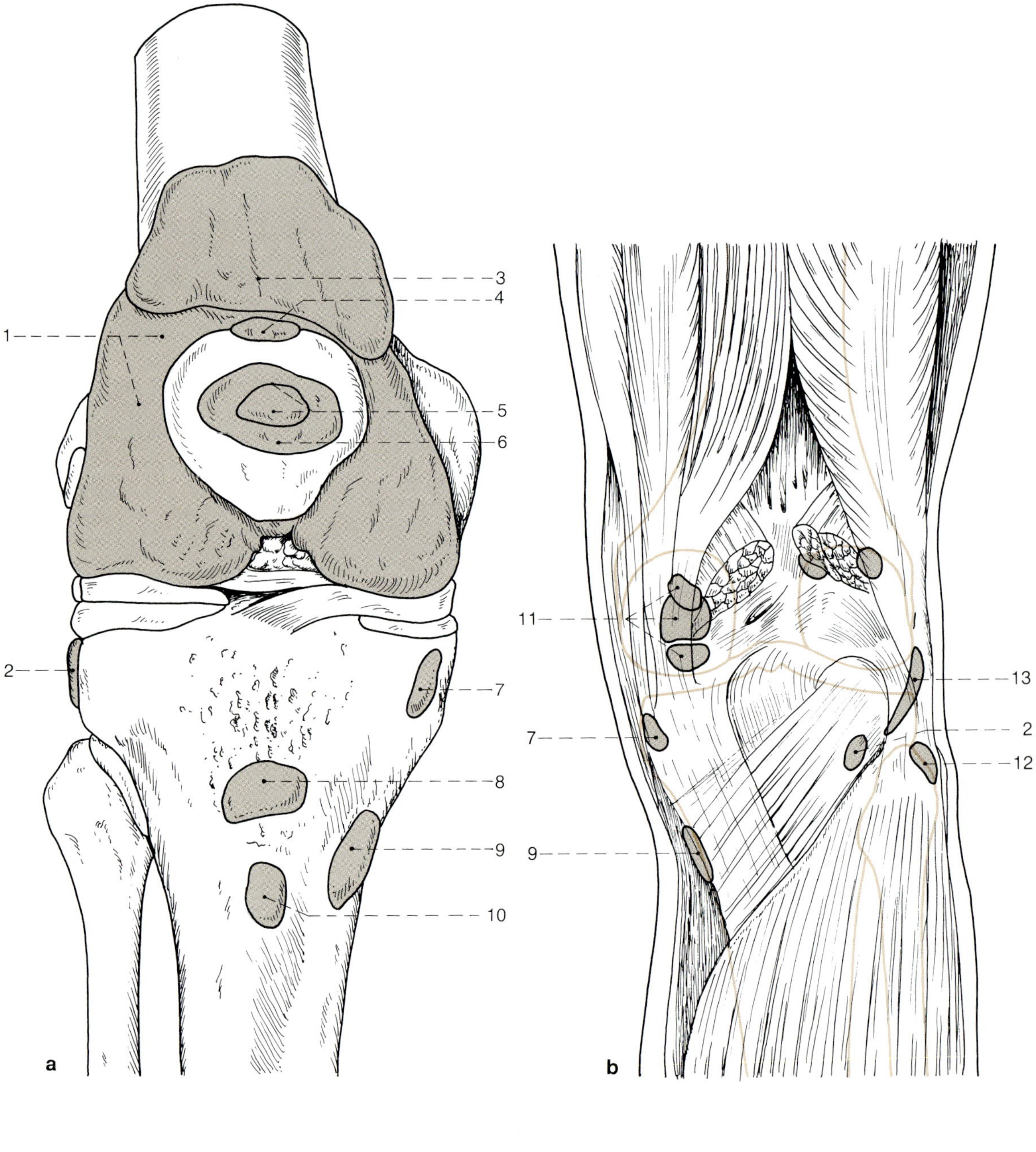

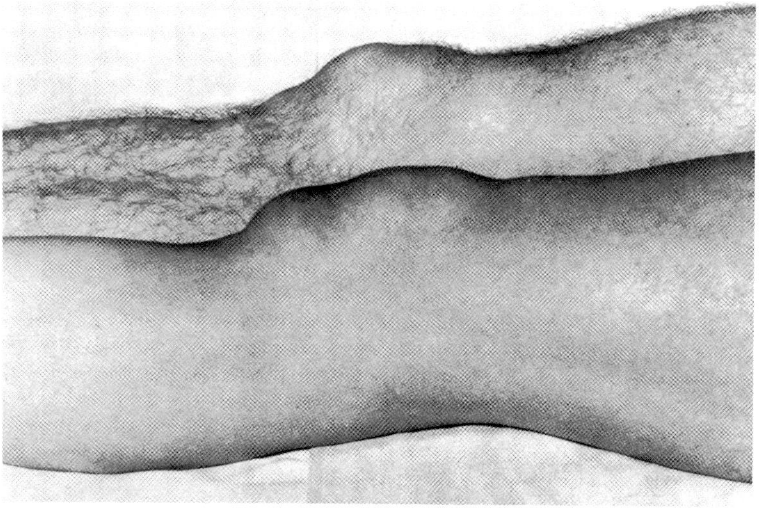

c

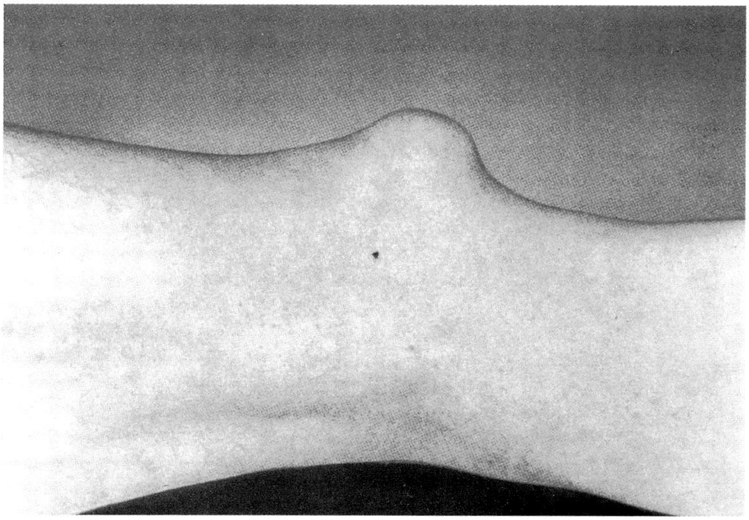

d

Abb. 16.**1** Schleimbeutel, **a** an der Vorderseite, **b** an der Rückseite des Kniegelenks. **c** Chronische Schleimbeutelentzündung bei einem Fliesenleger, **d** bei einer Nonne.

1 Articulatio femoropatellaris
2 Bursa m. poplitei
3 Bursa suprapatellaris
4 Bursa praepatellaris subaponeurotica
5 Bursa praepatellaris subfascialis
6 Bursa praepatellaris subcutanea
7 Bursa m. semimembranacei tibialis
8 Bursa infrapatellaris profunda
9 Bursa anserina
10 Bursa infrapatellaris subcutanea
11 Bursae subtendineae m. gastrocnemii medialis
12 Bursa subtendinea m. bicipitis femoris inferior
13 Bursa subtendinea m. gastrocnemii lateralis

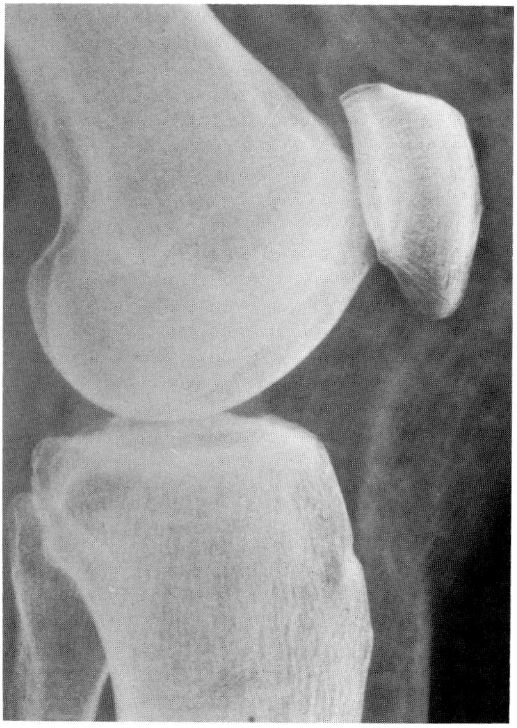

Abb. 16.**2** Chronische Bursitis mit Verdickung präpatellarer Weichteile.

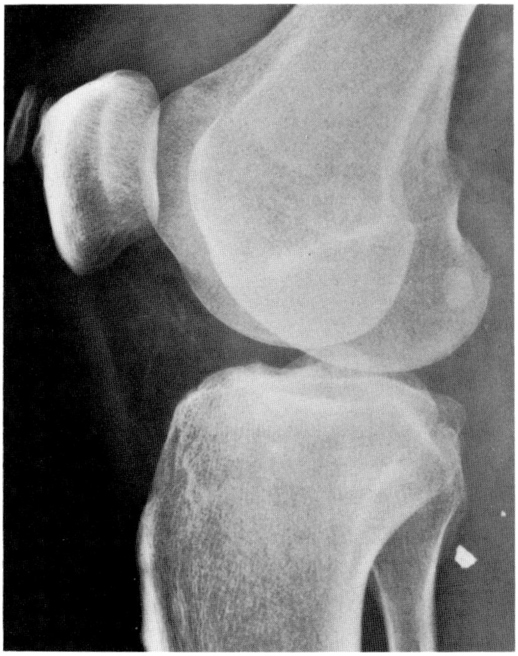

Abb. 16.**3** Verknöcherung im präpatellaren Schleimbeutel.

Präpatellare Schleimbeutel (Bursa praepatellaris, Bursa subcutanea, Bursa subfascialis und Bursa subtendinea), manchmal miteinander kommunizierend, erkranken bei manchen Berufen durch Druckschädigung (Fließenleger, Plattenleger, Nonnen; Abb. 16.**1c, d**). Chronische Entzündung (Abb. 16.**2**), Verkalkung und Verknöcherung (Abb. 16.**3**) können folgen. Eine chronische Entzündung der Bursa anserina ist Folge eines Genu valgum; Operationen zu ihrer Beseitigung führen deshalb meist nicht zum Erfolg.

Bursitis acuta

Die akute Schleimbeutelentzündung kann eitrig, hämorrhagisch oder serofibrinös sein. Auch Gichterkrankungen sind möglich. Der akut entzündete, stark geschwollene druckschmerzhafte Schleimbeutel beeinträchtigt das Allgemeinbefinden. Wenn Schleimbeutel mit der Gelenkhöhle kommunizieren, können Entzündungen auf die Gelenkhöhle übergreifen.

Bursitis chronica

Charakteristisch für eine chronische Schleimbeutelentzündung sind proliferative Vorgänge nach nicht vollkommen abgeklungenen akuten Entzündungen. Degenerative Vorgänge in der Schleimbeutelwand verstärken den Reizzustand. Die fibrös-schwielig verdickte Wand sieht warzig-zottig aus. Abgestoßene Partikel („Reiskörper") schwimmen in gelb- bis braungefärbter Schleimbeutelflüssigkeit, Histologie: Faser- und gefäßreiches Kapselbindegewebe ist zellig infiltriert und innen von abgeplatteten Zellen bedeckt.

Bursitis calcarea

Sie entsteht durch Verkalkungen chronisch entzündeter Schleimbeutel und umgebender tendinöser Gewebe. Die Kniegelenkbeweglichkeit ist kaum beeinträchtigt; die Beschwerden sind ähnlich wie bei chronisch entzündeten Schleimbeuteln.

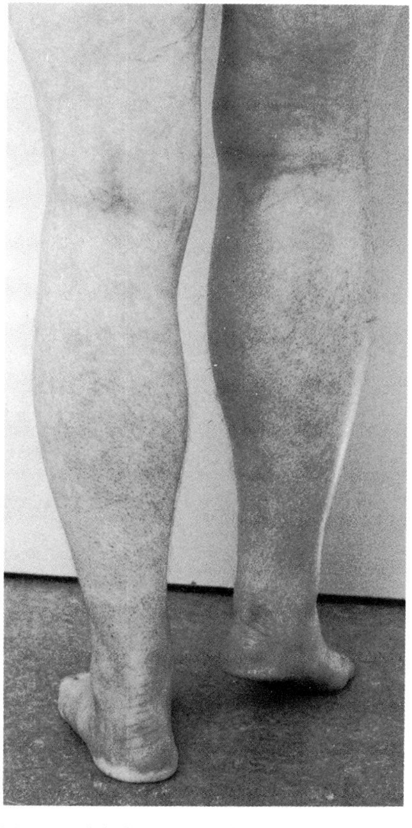

a

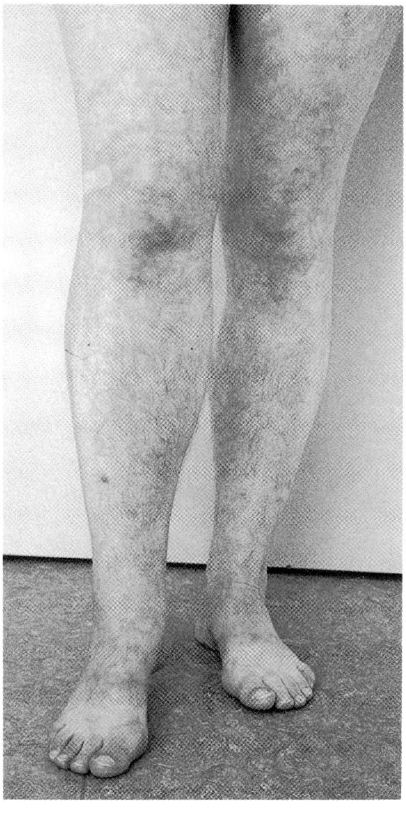

b

Abb. 16.**4** 52jährige Frau mit „dickem Knie" rechts seit 7 Monaten. Vor 2 Tagen traten plötzlich und ohne ersichtliche Ursache reißende Schmerzen in Kniekehle und Wade rechts auf. **a, b** Schwellung von Kniegelenk und Unterschenkel, an eine Thrombose erinnernd. **c** Eine mit dem Kniegelenk kommunizierende Baker-Zyste erzeugte zunächst eine Synovialitis („dickes Knie"). Vor 2 Tagen platzte die Zyste, ihr Inhalt sackte in die Muskellogen des Unterschenkels ab. Die Arthrographie zeigt den Austritt des Kontrastmittels in die Muskellogen des Unterschenkels.

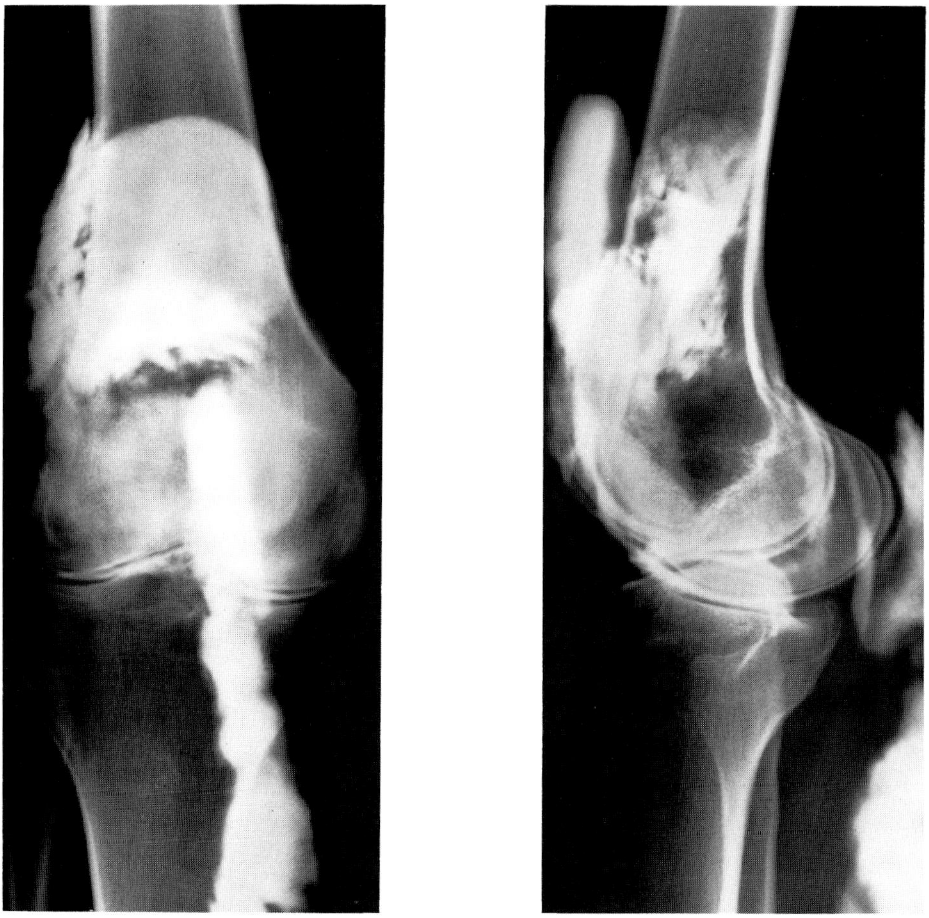

Abb. 16.4c

Kniekehlenhygrome

Im tibialen Abschnitt sind die Bursa gastrocnemiosemimembranosa und die Bursa capitis tibialis m. gastrocnemii, im fibularen Abschnitt die Bursa m. poplitei (Baker-Zyste) vergrößert. Größe, Ausdehnung, Form und Adhärenz zu umgebenden Gebilden wechseln, manche Bursae kommunizieren mit der Gelenkhöhle. Beschwerden (Beinmüdigkeit, Druckgefühl, leichte ziehende Schmerzen) treten erst zwischen dem 20. und 40. Lebensjahr auf.

Mit dem Kniegelenk kommunizierende Zysten erzeugen Synovialitis und können perforieren. Ihr Inhalt sackt in die Muskellogen des Unterschenkels ab (Abb. 16.**4**).

Kniekehlenhygrome sind *sonographisch* leicht erkennbar.

17 Tumoren

Die seltenen gutartigen und bösartigen Tumoren des Kniegelenks verändern die Gelenkform. *Röntgenologisch* sind verkalkende, verknöchernde und die Knochenstrukturen verändernde Tumoren erkennbar. Die *Kernspintomographie* zeigt alle Tumoren.

Gutartige Tumoren

Lipome kommen vor im Recessus suprapatellaris, distal der Kniescheibe und in dorsalen Kapselabschnitten. Druck auf umgebende Gewebe löst Beschwerden aus. Viele sind als gut abgegrenzte, weiche Knoten tastbar. Sie können verkalken oder mit Fibromen, Chondromen und Osteomen kombiniert sein.

Fibrome, aus Kapsel- oder Meniskusgewebe hervorgehend, finden sich im Innenmeniskus oder in Sehnenansätzen. Die derben, bis pflaumengroßen Gebilde lösen durch Druck auf benachbarte Strukturen Beschwerden aus. Diagnostisch sind sie gegen Hygrome und Meniskusganglien abzugrenzen.

Myxome, von der Synovialis ausgehend, sind von gallertigem Inhalt erfüllt. Die Raumforderung erzeugt Beschwerden.

Angiome (Angioma simplex, kavernöses Angiom, Angioneurom) sind häufig in der Synovialis, seltener in einem Meniskus.

Chondrom (Abb. 17.**1**). Die Metaplasie der Gelenkinnenhaut bildet knorpelige Körper (solitäre = Chondrome, multiple = Chondromatose). Knorpelknötchen, knochenhart oder innen schleimig, können sich ablösen und, von Gelenkflüssigkeit ernährt, wachsen. Schädigungen des Gelenkknorpels lösen im mittleren Lebensalter Beschwerden aus. Im Kindesalter ist die Erkrankung selten (223).

Histologie: Metaplastische Vorgänge wandeln Bindegewebe der Gelenkinnenhaut meist in hyalinknorpelige Gebilde um. Verknöcherungen und regressive Veränderungen (Vakuolenbildung, verminderte Färbbarkeit, Kernzerfall, schleimige Umwandlung, Kalkeinlagerung) sind bekannt. Die Röntgenbilder sind charakteristisch, rein knorpelige Gebilde zeigen sie aber nicht. Klinisch sind Gelenkgeräusche wahrnehmbar und rundliche Gebilde zu fühlen. Die Beweglichkeit ist eingeschränkt, und mit der Zeit kann sich eine Arthrose entwickeln. Auch Entartungen wurden beschrieben (129, 224).

Gelenkosteom. Die bis pflaumengroße Gelenkkapselbildung knöcherner Konsistenz, gestielt oder frei im Gelenk, stört die Gelenkfunktion schon frühzeitig. Röntgenaufnahmen zeigen unregelmäßig geformte knöcherne Gebilde.

Xanthom. Die Speicherung von Cholesterin und Fettsäure färbt die gut begrenzten oder diffusen, einzelnen oder multiplen Gebilde in der Synovialis oder im Meniskus intensiv gelb. Die Raumforderung erzeugt Schmerzen. Die Diagnose kann erst bei der histologischen Untersuchung gestellt werden. Da das Xanthom nicht infiltriert und nicht metastasiert, zählt es zu den gutartigen Geschwülsten.

Faffe u. Mitarb. faßten 1941 Xanthom, Xanthogranulom, Riesenzelltumor, Endotheliom, villöse Arthritis, hämorrhagische villöse Arthritis, benignes Synovialom, Riesenzellfibrohämangiom, Riesenzellsehnenscheidentumoren aufgrund identischer histologischer Befunde (bei unterschiedlichen Formen derselben Erkrankung) unter den Namen „pigmentierte, villonoduläre Synovialitis, Tendosynovitis und Bursitis“ zusammen; über weitere Beobachtungen berichteten Imhoff u. Schreiber (129).

Meniskustumoren sind äußerst selten. Es gibt Fibrome, xanthomatöse Riesenzelltumoren, Angioendothelioma xanthomatodes gigantocellulare und Meniskuslipome.

Benigne Synovialome. (Geiler [96] schlug nach Sichtung von 446 Synovialomen der Weltliteratur bei Berücksichtigung zahlreicher Eigenbeobachtungen vor, benigne und maligne Formen zu trennen.)

Die benignen Synovialome, früher als Riesenzellsarkom der Sehnenscheide, xanthomatöser Riesenzelltumor, Myelom der Sehnenscheide oder Benign-giant-cell-Synoviom bezeichnet, unterteilte er in

- benigne Synovialome mit Riesenzellen,
- benigne Synovialome ohne Riesenzellen.

Bösartige Tumoren

Die meisten bösartigen Tumoren des Kniegelenkes gehen von der Gelenkkapsel aus. Metastasen oder von der Umgebung auf das Gelenk übergreifende Tumoren sind selten (Abb. 17.**2**).

Maligne Synovialome (Abb. 17.**3**) – früher als Sarcoma fusocellulare, peritheliales Sarkom, Synoviom oder parasynoviales Sarkom bezeichnet – wurden von Geiler (96) unterschieden in

- maligne Synovialome mit Riesenzellen,
- maligne Synovialome ohne Riesenzellen.

Sie beginnen zwischen dem 20. und dem 50. Lebensjahr, in den unteren Gliedmaßen häufiger als in den oberen. Die Hälfte der Tumoren entsteht im Kniegelenk mit uncharakteristischen Symptomen. Schmerz, sichtbare Geschwulst, Funktionsstörung, blutige Ergüsse mit Erythrozyten, Leukozyten – gewöhnlich ohne Tumorzellen – folgen erst später. Das Röntgenbild zeigt manchmal unregelmäßige Verkalkungen oder Entkalkungen, im übrigen ist es uncharakteristisch (Abb. 17.**4**).

Das histologische Bild ist vielgestaltig. Charakteristisch sind zwei das synoviale Gewebe imitierende Formelemente, nämlich Hohlraumbildung und pseudoepithelial-synoviale Differenzierung des mesenchymalen Gewebes. Die Hohlräume sind spaltförmig, tubulär oder zystisch. Sarkomatöse Strukturen sind organisch mit den synovialen Elementen verbunden. Riesenzellen, spärlich oder zahlreich, finden sich in vielen malignen Synovialomen. Ausdruck hoher Differenzierung sind Hämosiderin- und Lipoidspeicherung. Auch Mastzellen können vorkommen.

Spindelzellsarkom. Es beginnt in der fibrösen Kapsel mit kleineren oder größeren tastbaren Knoten.

a

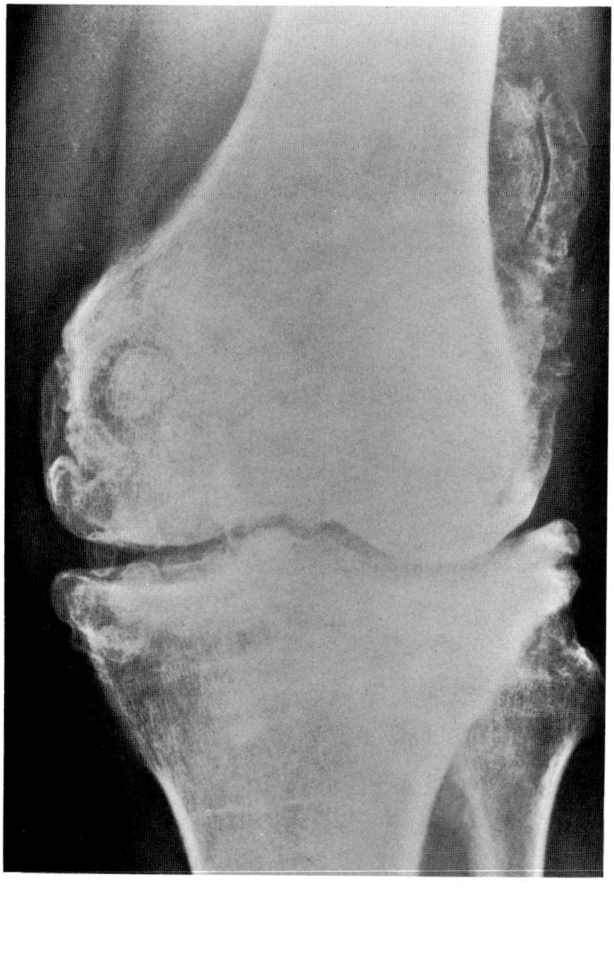

Abb. 17.**1** Chondromatose mit Arthrose bei einem 60jährigen Patienten.

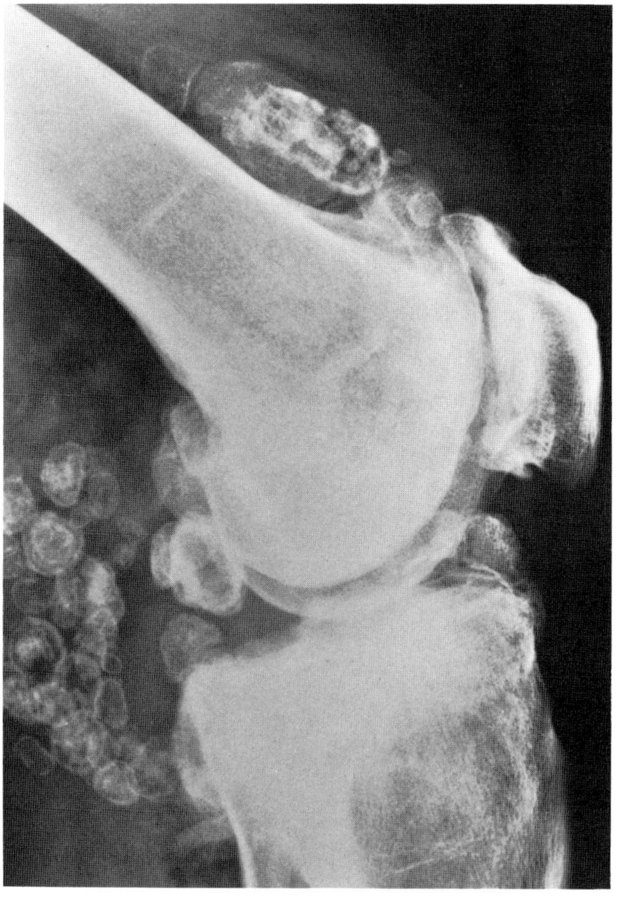

Abb. 17.1 b

Karzinome. In Fisteln der Kniegelenktuberkulose beginnend, füllen sie später die ganze Gelenkhöhle aus.

Metastasen. Ins Kniegelenk können Malignome von Mamma, Bronchialsystem, Prostata, Uterus, Hypernephrom u. a. m. metastasieren.

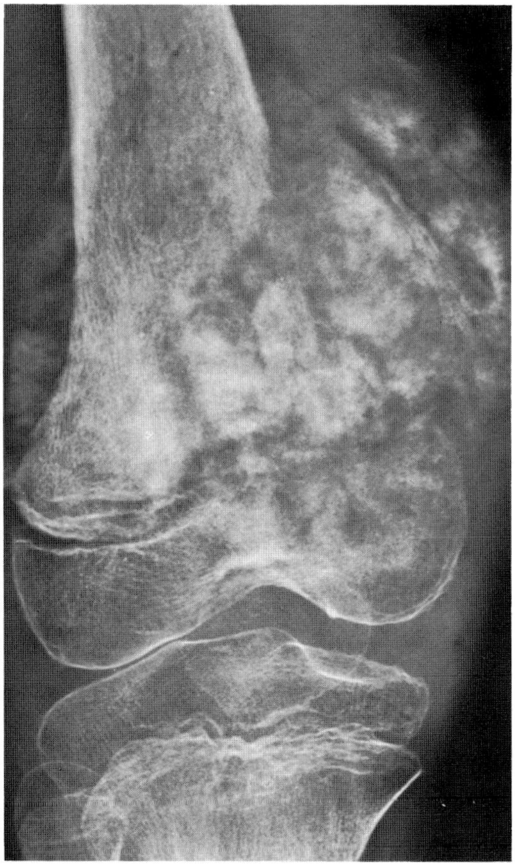

Abb. 17.**2** Osteosarkom, vom Oberschenkel auf das Kniegelenk übergreifend, bei einem 10jährigen Jungen.

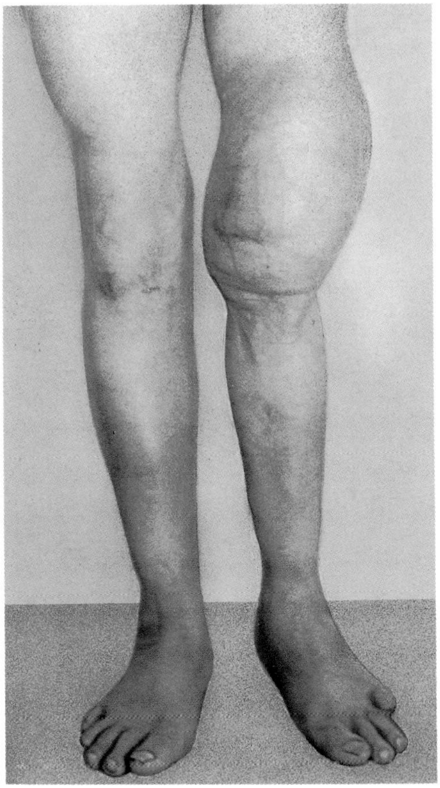

Abb. 17.**3** Malignes Synovialom bei einem 58jährigen Landwirt.

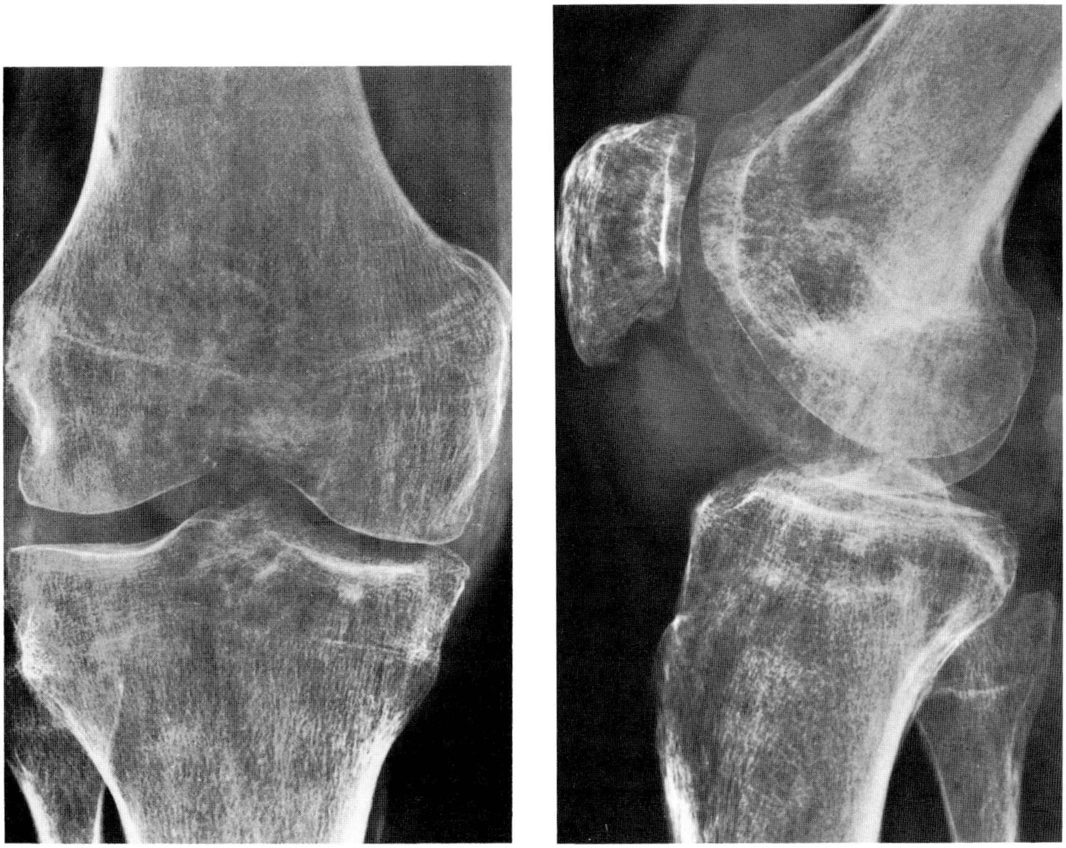

a b

Abb. 17.**4 a–b** Malignes Synovialom mit Knochendestruktion und unregelmäßiger Knochenzeichnung bei einem 65jährigen Mann.

18 Arbeitsschäden im Kniegelenkbereich

Arbeitsschäden der paraartikulären Weichteile

Vorwiegend im Knien verrichtete Tätigkeiten erzeugen Hautschwielen und chronische Schleimbeutelerkrankungen (Berufskrankheiten-Verordnung 1963, Nr. 21.05). Bursitiden bei Fließenlegern, Bergleuten, Hausangestellten und bei Putzfrauen sind deshalb darauf zu prüfen, ob sie nach der BKVO 1963 entschädigungspflichtig sind. Bursitis acuta ist Berufskrankheit, wenn eine chronische Schleimbeutelentzündung während der versicherten Tätigkeit durch Verletzung und Infektion zu einer akuten Bursitis wurde.

Meniskusschäden bei Bergleuten

Meniskusschäden bei Bergleuten sind nach der Berufskrankheiten-Verordnung 1963 unter Nr. 21.02 nach „mindestens 3jähriger regelmäßiger Tätigkeit unter Tage" als Berufskrankheit anzuerkennen.

Bänderschäden

Bänderschäden sind bei Profifußballern häufig, aber nicht als Berufskrankheit anzuerkennen.

Sehnenscheiden, Sehnengleitgewebe, Sehnen- und Muskelansätze

Nach Berufskrankheiten-Verordnung 1963, Nr. 21.01, sind anzuerkennen:
„Erkrankungen der Sehnenscheiden oder des Sehnengleitgewebes sowie der Sehnen- oder Muskelansätze, die zur Unterlassung aller Tätigkeiten gezwungen haben, die für die Entstehung, die Verschlimmerung oder das Wiederaufleben der Krankheit ursächlich waren oder sein können."

Druckfallkrankheit (Dekompressionskrankheit)

Die Druckfallkrankheit ist unter Nr. 22.01 der Berufskrankheiten-Verordnung zusammengefaßt. Zu rascher Übergang von atmosphärischem Überdruck zu Normaldruck bei zu schnellem Auftauchen setzt im Blut Gasblasen frei („Denitrogenisation"), welche die Kapillardurchblutung stören. Frühsymptome sind Juckreiz, Hautmarmorierung, urtikarielle oder ekchymatöse Hautveränderungen, Schmerzen am Abend und Störungen des Nervensystems. Dauerschäden im Skelett folgen (Osteoarthropathie, Abb. 18.**1**).

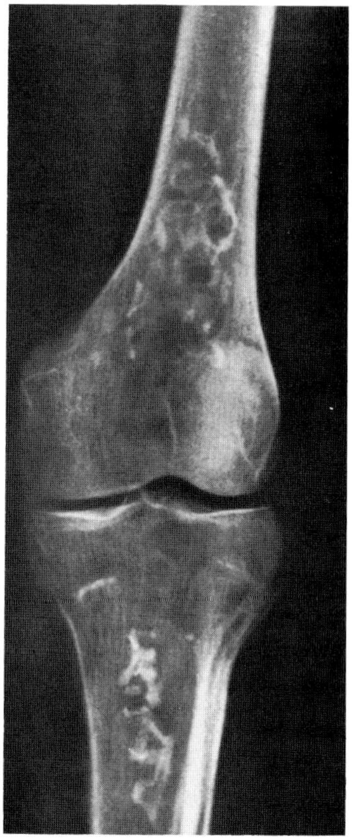

Abb. 18.**1** Knocheninfarkte in Ober- und Unterschenkelknochen eines Tauchers nach 20jähriger Berufsarbeit (aus Baader, E.: Berufskrankheiten. Urban & Schwarzenberg, München 1960).

Literatur

1 Ahlbäck, S., G. C. Bauer, W. H. Bohne: Spontaneous osteonecrosis of the knee. Arthr. rheum. Dis. Abstr. 11 (1968) 705

2 Aitken, A. P., H. K. Magill: Fractures involving the distal femoral epiphyseal cartilage. J. Bone Jt Surg. 34-A (1952) 96

3 Andersen, O., F. Baumgartl, H. Gremmel: Die Röntgendiagnostik des Femoropatellargelenkes und ihre klinische Bedeutung. Radiologe 1 (1961) 216

4 Andreesen, R.: Meniskusbeschädigungen (Verletzungen und Erkrankungen) bei Sport und Arbeit. Ergebn. Chir. Orthop. 30 (1937) 24

5 Andreesen, R.: Praktische Erfahrungen bei der Begutachtung von Meniskusschäden. H. Unfallheilk. 52 (1956) 214

6 Appel, M., W. Hawe, R. Gradinger: Topographische Anatomie der Kreuzbandinsertionen unter dem Gesichtspunkt der Kreuzbandplastik. Prakt. Sport-Traumatol. Sportmed. 1 (1989) 19–23

7 Arnold, J. A., T. P. Coker, L. M. Heaton et al.: Natural history of anterior cruciate legament tears. Amer. J. Sports Med. 7 (1979) 305–313

8 Artmann, M., C. J. Wirth: Untersuchungen über den funktionsgerechten Verlauf der vorderen Kreuzbandplastik. Z. Orthop. 112 (1974) 160–165

9 Axhausen, G.: Über einfache aseptische Knochen- und Knorpelnekrosen, Chondritis dissecans und Arthritis deformans. Langenbecks Arch. klin. Chir. 99 (1912) 519

10 Axhausen, G.: Über die Entstehung der Randwülste bei der Arthrosis deformans. Virchows Arch. pathol. Anat. 255 (1925) 144

11 Baader, E.: Berufskrankheiten. München: Urban & Schwarzenberg 1960

12 Baker, B.: Intermittend hydarthrosis as a complication of Malta fever. Trans. Ass. Amer. Phycns 43 (1928) 285

13 Balkhausen, E.: Über kongenitale Patellarluxationen. Zbl. Chir. (1925) 264

14 Bandi, W.: Die retropatellaren Kniegelenkschäden. Huber, Bern 1981

15 Bargar, W., et al.: The effect of tibia-foot rotatory position on the anterior drawer test. Clin. Orthop 173 (1983) 200–203

16 Barret, H.: Luxation congenitale de la rotule en dehors opérée par transposition rotulienne avec autoplastic capsullaire (opération de Mouchet). Bull. Soc. nat. Chir. 58 (1932) 1363

17 Barth, A.: Die Entstehung und das Wachstum der freien Gelenkkörper. Langenbecks Arch. klin. Chir. 56 (1898) 507

18 Basmajian, J. V., H. Lovejoy: Functions of the popliteus muscle in man. J. Bone Jt Surg. 53-A (1971) 557–562

19 Baumgartl, F.: Das Kniegelenk. Springer, Berlin 1964

20 Baumgartl, F.: Zur Ätiologie der sogenannten primären Kniegelenksarthrose. Chirurgie im Fortschritt. Enke, Stuttgart 1965

21 Baumgartl, F., K. Seling: Die Arthrosehäufigkeit nach Totalexstirpationen von Menisken bei Berücksichtigung der Femoropatellargelenke. Mschr. Unfallheilk. 75 (1972) 357–370

22 Baumgartl, F., K. Kremer, H. W. Schreiber: Spezielle Chirurgie für die Praxis. Bd. III/2. Thieme, Stuttgart 1980

23 Behrend, R., J. Hinzmann, V. Heise: Sonographische Darstellung von Kreuzbändern und deren Läsionen. Orthop. Prax. 7 (1988) 459

24 Benedettos, K. P., W. Glötzer, G. Sperner: Arthroskopie beim traumatischen Hämarthros. Arthroskopie 1/2 (1988) 63

25 Benninghoff, A.: Experimentelle Untersuchungen über den Einfluß verschiedenartiger mechanischer Beanspruchung auf den Knorpel. Verh. anat. Ges. Halle a. S. 1924. Anat. Anz. 58 (1924) Grg.-H.

26 Benninghoff, A.: Form und Bau der Gelenkknorpel in ihren Beziehungen zur Funktion. 1. Mitteilung: Die modellierenden und formerhaltenden Faktoren des Knorpelreliefs. Z. Anat. Entwickl.-Gesch. 76 (1925) H. 173

27 Benninghoff, A.: Form und Bau der Gelenkknorpel in ihren Beziehungen zur Funktion. 2. Teil: Der Aufbau des Knorpels in seinen Beziehungen zur Funktion. Z. Zellforsch. 2 (1925) H. 5

28 Benninghoff, A.: Der funktionelle Bau des Hyalinknorpels. Ergebn. Anat. Entwickl.-Gesch. 26 (1925)

29 Berard, J.: Luxation de deux rotules. Lyon méd. 49 (1953) 880

30 Berquist, Th., K. Ehmann, M. H. Richardson: Magnetic Resonance of the Musculoskeletal System. Raven Press, New York 1987

31 Bircher, E.: Die Arthroendoskopie. Zbl. Chir. 48 (1921) 1460

32 Bircher, E.: Binnenverletzungen der Kniegelenke. Zbl. Chir. (1930) 805

33 Blauth, W., K. Donner: Arthroskopie des Kniegelenkes. Thieme, Stuttgart 1979

34 Blount, W. P., G. R. Clarc: Control of bone growth by epiphysia stapling. Preliminary report. J. Bone Jt. Surg. 31-A (1949) 464

35 Blumensaat, C.: Die entzündlichen Erkrankungen der Kniescheibe. Ergebn. Chir. Orthop. 29 (1936) 310

36 Blumensaat, C.: Die Lageabweichungen und Verrenkungen der Kniescheibe. Ergebn. Chir. Orthop. 31 (1938) 183

37 Böhler, L.: Meniskusverletzungen. Wien. klin. Wschr. 51 (1938) 972, 1166

38 Böhler, L.: Behandlung, Nachbehandlung und Begutachtung von Meniskusverletzungen. Erfahrungen an 1000 operierten Fällen. Langenbecks Arch. klin. Chir. 282 (1955) 264

39 Börner, M., H. Huber, C. Mattheck: Die Kreuzbänder als wesentlicher Steuermechanismus der Kinematik des Kniegelenkes. Orthop. u. Grenzgeb. 6 (1988) 617–624

40 Bousquet, G.: Les lésions graves récentes du genou. Rev. Chir. orthop. 58 (1972) 49–56

41 Bousquet, G.: Le diagnostic des laxitès chroniques du genou. Rev. Chir. Orthop. 58 (1972) 71–77
42 Brade, H., B. Tillmann: Untersuchungen zur Form und Funktion der Patella. Verh. anat. Ges. 74 (1980) 829
43 Bragard, K.: Ein neues Meniskuszeichen. Grundsätzliches zur Untersuchung des Kniegelenkes. Münch. med. Wschr. 77 (1930) 682
44 Brattström, H.: Patellar shape and degenerative changes in the femoro-patellar joint. Acta orthop. scand. 29 (1960) 153
45 Brattström, H.: Shape of the intercondylar groove normally and in recurrent dislocation of patella. Acta orthop. scand., Suppl. 68 (1964) 3
46 Brattström, H.: Patella alta in non-dislocating knee joints. Acta orthop. scand. 41 (1970) 578
47 Braun-Falco, O., G. Plewig, H. H. Wolff: Dermatologie und Venerologie. Springer, Berlin 1984
48 Breitenfelder, H.: Patella partita dolorosa. Z. Orthop. 81 (1952) 424–441
49 Büdinger, K.: Über Ablösung von Gelenkteilen und verwandte Prozesse. Dtsch. Z. Chir. 84 (1906) 311
50 Burckhardt, A.: The small patella syndrome. Z. Orthop. 126 (1988) 22–29
51 Burckhardt, H.: Über Entstehung der freien Gelenkkörper und über die Mechanik des Kniegelenks. Bruns' Beitr. klin. Chir. 130 (1924) 205
52 Burk, D. L., M. K. Dalinka, E. Kanal, M. L. Schiebler, E. K. Cohen, R. J. Prorok, W. B. Gefter, H. Y. Kressel: Meniscal and ganglion cysts of the knee: MR evaluation. Amer. J. Roentgenol. 150 (1988) 331–338
53 Burmann, M., E. Neustadt: Discoid meniscus. Arch. Surg. 60 (1950) 279
54 Burri, C.: Posttraumatische Osteitis. Huber, Bern, 1979
55 Bydder, G. M., J. A. Payne, A. G. Collins, D. G. Thomas, C. H. Davis, I. J. Cox, B. D. Ross, I. R. Young: Clinical use of rapid T2 weighted partial saturation sequences in MR imaging. J. Comput. assist. Tomogr. 11 (1987) 17–23
56 Castaing, J., P. Burding, M. Mougin: Les conditions de la stabilité passive du genou. Rev. Chir. orthop. 58 (1972) 34–48
57 Ceelen, W.: Pathologische Anatomie der Meniskusschäden. Arch. orthop. Unfall-Chir. 37 (1937) 334
58 Ceelen, W.: Über histologische Meniskusbefunde nach Unfallverletzungen. Zbl. Chir. (1941) 1491
59 Cerulli, G., A. Ceccarini, P. Alberti et al.: Study of the mechanoreceptors of the human menisci. Vortrag 4. Congress of the Society of Knee, Salzburg 12. 5.–17. 5. 1985
60 Chrisman, O. D.: Biochemical aspects of degenerative joint disease. Clin. Orthop. 64 (1969) 77
61 Chrisman, O. D., G. A. Snook, T. C. Wilson: A longterm prospective study of the Hauser and Roux-Goldthwait procedures for recurrent patella dislocation. Clin. Orthop. 144 (1979) 27
62 Cotta, H.: Die Pathogenese der Gonarthrose. Z. Orthop. 111 (1973) 490
63 Cotta, H.: Morpho-pathogenetische Betrachtungen zur Präarthrose und präarthrotischen Deformität. Z. Orthop. 116 (1978) 422
64 Cotta, H., W. Puhl: Pathophysiologie des Knorpelschadens. H. Unfallheilk. 127 (1976) 1
65 Creite, F.: Beitrag zur Pathologie der Kniescheibe. Dtsch. Z. Chir. 83 (1906) 179
66 D'Angelo, D., F. Freixedas: Zwei Fälle von Brüchen bei Pellegrini-Stieda. Rev. bras. Cirurg. 39 (1960) 34
67 Daum, R.: Der Knochenbruch bei polytraumatisierten Kindern. Langenbecks Arch. Chir. 342 (1976) 323
68 Daum, R., K. H. Jungbluth, E. Metzger, W. Ch. Hecker: Subtrochantäre und suprakondyläre Femurfrakturen im Kindesalter, Behandlung und Ergebnisse. Chirurg 40 (1969) 217
69 Dejour, H.: Physiopathologie des laxités chroniques du genou. Rev. Chir. orthop. 58 (1972) 61–70
70 Delee, J. C., R. Curtis: Anterior cruciate ligament insufficiency in children. Clin. Orthop. 172 (1983) 112
71 Demyanov, V. M., et al.: Injury and cyst of discoid lateral meniscus of the knee joint. Ortop. Travmatol. Protez. 33 (1972) 42
72 De Palma, A. F.: Disease of the Knee. Lippincott, Philadelphia 1954
73 Domansky, K.: Kongenitale Luxationen der Patella nach oben. Cas. Lék. ces. (1932) 1292; Ref. Zbl. Chir. (1933) 1740
74 Drehmann, G.: Die kongenitalen Luxationen des Kniegelenkes. Z. orthop. Chir. 7 (1900) 459–521
75 Enderlin, M.: Arthritis bei Colitis ulcerosa und Enteritis regionalis. In Schoen, R., A. Böni, K. Miehlke: Klinik der rheumatischen Erkrankungen. Springer, Berlin 1970 (S. 276–279)
76 Fassbender, H. G.: Rheumatoide Arthritis. In Doerr, W., G. Seifert: Spezielle pathologische Anatomie 18: Pathologie der Gelenke und Weichteiltumoren. Springer, Berlin 1984 (S. 191)
77 Feine, U., L. Henkel: Szintigraphische Untersuchung bei der spontanen Osteonekrose des Kniegelenkes. 50. Dt. Röntgenkongreß 1969
78 Ficat, P.: Pathologie des menisques et des ligaments du genou. Masson, Paris 1962
79 Ficat, P.: Pathologie femoro-patellaire. Masson, Paris 1970
80 Ficat, P.: Les déséquilibres rotuliens: de l'hyperpression á l'arthrose. Masson, Paris 1973
81 Ficat, P.: Pathologie dégénérative de l'articulation fémoro-patellaire. Rev. Chir. orthop. 60, Suppl. 2 (1973) 355
82 Ficat, C.: La Dégénerescence du cartilage de la rotule. De la chondromalacie à l'arthrose. Sem. Hôp. Paris 50 (1974) 3201
83 Ficat, P., H. Bizov: Luxations récidivantes de la rotule. Rev. Chir. orthop. 53 (1967) 721
84 Ficat, R. P., D. S. Hungerford: Disorders of the patello-femoral joint. Masson, Paris 1977
85 Finochietto, R.: El signo del Salto. Press. med. Argent. 1930
86 Forgon, M., J. Szentpetery: Über angeborene Kniegelenksverrenkungen. Arch. orthop. Unfallchir. 52 (1961) 599
87 Frankel, V. H., A. H. Burstein, D. B. Brooks: Biomechanics of internal derangement of the knee. J. Bone Jt Surg. 53-A (1971) 945–962
88 Frese, J.: Die Computertomographie des Kniegelenkes ohne Luftinsufflation und ihre Bedeutung für die Ergebniskontrolle nach Rupturen des vorderen Kreuzbandes. Diss. Augsburg 1988
88a Frik: zit. nach Greshey, R.: Atlas typischer Röntgenbilder. Lehmann, München 1939 (S. 274)
89 Fromme: zit. nach Kappis: Über Bau, Wachstum und Ursprung der Gelenkmäuse. Dtsch. Z. Chir. 157 (1920) 214
90 Fürmaier, A.: Beitrag zur Mechanik der Patella und des Gesamtkniegelenkes. Arch. orthop. Unfall-Chir. 46 (1953) 178

91 Fürmaier, A.: Beitrag zur Ätiologie zur Chondropathia patellae. Arch. orthop. Unfall-Chir. 46 (1953) 78

92 Fürmaier, A.: Beitrag zur Ätiologie und Therapie der habituellen, kongenitalen Patellarluxation. Arch. orthop. Unfall-Chir. 46 (1954) 380

93 Fürmaier, A., A. Breit: Über die Röntgenologie des Femoropatellargelenkes mit besonderer Berücksichtigung der Diagnose der Chondropathia patellae. Arch. orthop. Unfall-Chir. 45 (1952) 138

94 Furman, W., et al.: The anterior cruciate ligament. J. Bone Jt Surg. 58-A (1976) 179–185

95 Galway, R., A. Beaupre, D. L. McIntosh: Pivot-Shift – A clinical sign of symptomatic anterior cruciate insufficiency. J. Bone Jt Surg. 54-B (1972) 763–764

96 Geiler, G.: Die Synovialome. Springer, Berlin 1961

97 Gerngross, H., Ch. Sohn, F. Griesbeck: Meniskussonographie und Arthroskopie – Experimentelle Untersuchungen am Leichenknie. Vortrag 50. Jahrestagung der Dt. Ges. f. Unfallheilkunde, Berlin 19.–22. 11. 1986

98 Glinz, W.: Diagnostische Arthroskopie und arthroskopische Operation am Kniegelenk. Huber, Bern 1980

99 Glinz, W.: Diagnostik des Meniskusschadens. Langenbecks Arch. Chir. 372 (1987) 247

100 Glückert, K., B. Kladny: Magnetresonanztomographie des Bewegungsapparates mit schnellen Bildsequenzen. Orthopäde 18 (1989) 53–65

101 Goodfellow, J., J. O'Connor: The mechanics of the knee and prosthesis design. J Bone Jt Surg. 60-B (1978) 358–369

102 Goodfellow, J., D. S. Hungerford, M. Zindel: Patellofemoral joint mechanics and pathology. J. Bone Jt Surg. 58-B (1976) 287

103 Greenspan, A.: Skelettradiologie. Verlag Chemie, Weinheim 1990

104 Gruber, W.: In Bildungsanomalie mit Bildungshemmung begründete Bipartition beider Patellae eines jungen Subjektes. Virchows Arch. path. Anat. 94 (1883) 358

105 Grueber, J., D. Wolter, W. Lierse: Der vordere Kreuzbandreflex (LCA-Reflex). Unfallchirurg 89 (1986) 551–554

106 Grundmann, G.: Experimentelle Untersuchungen zur Pathogenese der Osteomyelitis. Langenbecks Arch. klin. Chir. 277 (1953) 117

107 Gutowski, W. T., U. H. Weil: Die spontane Osteochondrose des Knies. Orthopäde 14 (1985) 58

108 Gylling, M.: Angeborenes beidseitiges Fehlen der Patella bei Zwillingsbrüdern. Duodecim 75 (1959) 296 (finnisch)

109 Hackenbroch, M.: Über einen Fall von kongenitaler Kontraktur des Kniegelenkes mit Flughautbildung. Z. orthop. Chir. 43 (1926) 445

110 Haebler, C.: Experimentelle Untersuchungen über die Regeneration des Gelenkknorpels. Bruns' Beitr. klin. Chir. 134 (1925) 602

111 Häfner, R., H. Truckenbrodt: Juvenile chronische Arthritis. Dt. Ärztebl. 88 (1991) 1651

112 Häuptli, O.: Die aseptischen Chondrosteonekrosen. De Gruyter, Berlin 1954

113 Haglund, P.: Die hintere Patellarkontusion. Zbl. Chir. (1926) 1757

114 Halm, W., A. Obilitschnig: Die isolierte Luxation des proximalen Tibiofibulargelenkes als seltene Sportverletzung. Unfallchirurgie 9 (1983) 349

115 Hassenpflug, J., W. Blauth, D. Rose: Zum Spannungsverhalten von Transplantaten zum Ersatz des vorderen Kreuzbandes. Unfallchirurg 88 (1985) 151–158

116 Hasslock, I.: Arthritis and Crohn's disease. Ann. rheum. Dis. 32 (1973) 479–486

117 Hauck, G. J.: Dynamische und statische Irritation des Knochens, Umbauzone, aseptische Nekrosen und Osteochondritis dissecans. Arch. orthop. Unfall-Chir. 45 (1952) 152

118 Hehne, H. J., M. S. Schlageter, W. Hultzsch, W. S. Rau: Experimentelle patello-femorale Kontaktflächenmessungen. Z. Orthop. 119 (1981) 167

119 Hempfling, H.: Einführung in die Arthroskopie des Kniegelenkes. Fischer, Stuttgart 1989

120 Henche, H. R.: Flächenpressung im Femoropatellargelenk. Orthopäde 14 (1985) 239

121 Henche, H. R.: Die Arthroskopie des Kniegelenkes. Springer. Berlin 1978

121a Henßge, E. J.: Epidemiologie von Kniegelenkempyemen. Dtsch. Ärztebl. 89 (1992) C-1456

122 Hepp, W. R.: Radiologie des Femoro-Patellargelenkes. Enke, Stuttgart 1983

123 Hermichen, H. G., A. Wentzensen, P. J. Meeder, S. Weller: Die Behandlung der Femurkondylennekrose mit der medialen Knieschlittenprothese. Z. Orthop. 126 (1988) 300–303

124 Hey-Groves, E.: The crucial ligaments of the knee-joint: their function, rupture and the operative treatment of the same. Brit. J. Surg. 7 (1919) 505–515

125 Hille, E.: Das Problem „Patellofemoralgelenk". Orthopäde 19 (1990) 90

126 Hughston, J. C., A. F. Eilers: The role of the posterior oblique ligament in repairs of acute medial (collateral) ligament tears of the knee. J. Bone Jt Surg. 55-A (1973) 923–940

127 Hughston, J. C., J. R. Andrews, M. J. Cross et al.: Classification of the knee ligament instabilities. Part I: The medial compartement and cruciate ligaments. Part II: The lateral compartment. J. Bone Jt Surg. 58-A (1976) 159–179

128 Idelberger, K. H.: In Witt, A. N., H. Rettig, K. H. Schlegel: Orthopädie in Praxis und Klinik, Bd. VI/2. Thieme, Stuttgart 1983

129 Imhoff, A., A. Schreiber: Synoviale Chondromatose. Orthopäde 17 (1988) 233

130 Imhoff, A.: Zur Ätiologie und Pathogeneses der Synovitis villonodosa. Orthopäde 17 (1988) 223

131 Insall, J., E. Salvati: Patella position in the normal knee joint. Radiology 101 (1971) 101

132 Insall, J., V. Goldberg, E. Salvati: Recurrent dislocation and the high riding patella. Clin. Orthop. 88 (1972) 67

133 Insall, J., K. A. Falvo, D. W. Wise: Chondromalacia patellae, a prospektive study. J. Bone Jt Surg. 58-A (1976) 1

134 Ireland, J., E. L. Trickey, D. J. Stoker: Arthroscopy and arthrography of the knee. A critical review. J. Bone Jt Surg. 62-B (1980) 3

135 Jackson, R. W., D. J. Dandy: Arthroscopy of the Knee. Grune & Stratton, New York 1976

136 Jacobsen, K.: Stress radiographical measurement of the anteroposterior, medial and lateral stability of the knee joint. Acta orthop. scand. 47 (1976) 335–344

137 Jacobsen, K.: Stress radiographical measurement of post traumatic knee instability. Acta orthop. scand. 48 (1977) 301–310

138 Jacobson, K.: Gonylaxometry – stress radiographic measurement of passive stability in the knee joints of normal subjects and patients with ligament injuries. Acta orthop. scand., 52 Suppl. 194 (1981) 1–263
139 Jacobson, K., K. Bertheusen: The vertical location of the Patella. Acta orthop. scand. 45 (1974) 436
140 Jäger, M., C. J. Wirth: Die veraltete anteromediale Kniegelenksinstabilität. Unfallheilkunde 81 (1978) 172–177
141 Jäger, M., C. J. Wirth: Praxis der Orthopädie. Thieme, Stuttgart 1986; 2. Aufl. 1992
142 Jäger, M., C. J. Wirth: Kapselbandläsionen – Biomechanik, Diagnostik, Therapie. Thieme, Stuttgart 1987
143 Jaffrés, R.: Les kystes méniscaux, considerations thérapeutiques et pathogéniques. Rev. Rhum. 42 (1975) 519–526
144 Jakob, R. P., H. Hassler, U. Staeubli: Observations on rotatory instability of the lateral compartement of the knee – experimental studies on the functional anatomy and the pathomechanism of the true and reversed pivot-shift sign. Acta orthop. scand., Suppl. 191 (181) 1–32
145 Janssen, G.: Zur Ätiologie der Patellaluxation. Z. Orthop. 116 (1978) 656
146 Janssen, G.: Formvarianten des Femoropatellargelenkes als Präarthrose. Z. Orthop. 116 (1978) 457
147 Janssen, G.: Fehlerquellen bei der Ausmessung der Standard-Röntgenbilder des Kniegelenkes. Orthop. Prax. 15 (1979) 468
148 Janssen, G.: Das funktionsgerechte Standardröntgenbild des Kniegelenkes. In Morscher E.: Funktionelle Diagnostik in der Orthopädie. Enke, Stuttgart 1979
149 Jerosch, J., W. H. M. Castro, A. Lahm, J. Assheuer: Der Aussagewert der Kernspintomographie bei Erkrankungen des Kniegelenkes. Z. Orthop. 127 (1989) 661
150 Johnson, L. L.: Comprehensive Arthroscopic Examination of the Knee. Mosby, St. Louis 1977
151 Kaelin, A., P. H. Hulin, H. Carlioz: Congenital aplasia of cruciate ligaments. J. Bone Jt Surg. 68-B (1986) 827
152 Kaiser, H.: Chronische Polyarthritiden. 2. Aufl. Enke, Stuttgart 1988
153 Kaiser, H.: MEMO Rheumatologie. Enke, Stuttgart 1990
154 Kaplan, E. B.: The embryology of the menisci of the knee joint. Bull. Hosp. JT Dis. 16 (1955) 111
155 Kappis, M.: Osteochondritis und traumatische Gelenkmäuse. Dtsch. Z. Chir. 157 (1920) 187
156 Kappis, M.: Weitere Beiträge zur traumatisch-mechanischen Entstehung der „spontanen" Knorpelablösungen (sog. Osteochondritis dissecans). Dtsch. Z. Chir. 171 (1922) 1
157 Katz, J. W., R. J. Fingeroth: The diagnostic accuracy of ruptures the anterior cruciate ligament comparing the Lachman test, the anterior drawer sign and the pivot shift test in acute and chronic knee injuries. Amer. J. Sports Med. 14 (1986) 88–91
158 Kaufer, H.: Mechanical function of the patella. J. Bone Jt Surg. 53-A (1971) 1551
159 Kaufer, H.: Patellar biomechanics. Clin. Orthop. 144 (1979) 51
160 Keitel, W.: Differentialdiagnostik bei Gelenkerkrankungen, 2. Aufl. Fischer, Jena 1979
161 Kennedy, J. C., J. P. Fowler: Medial and lateral instability of the knee – an anatomical and clinical study using stress machines. J. Bone Jt. Surg. 53-A (1971) 1257–1270
162 Kettelkamp, D. B.: Clinical implications of the knee biomechanics. Arch. Surg. 107 (1973) 406–410
163 Kieser, Ch., A. Rüttimann: Arthrographie und Arthroskopie in der Meniskusdiagnostik. In Blauth, W., K. Donner: Arthroskopie des Kniegelenkes. Thieme, Stuttgart 1979
164 King, E. S. J.: The formation of ganglia and cysts of the menisci of the knee. Surg. Gynec. Obstet. 70 (1940) 150
165 Klein, W.: Arthroscopic arthropathy: iatrogenic arthroscopic joint lesions in animals. Arthroscopy 2 (1986) 163
166 Klein, W., F. Huth: Arthroskopie und Histologie von Kniegelenkserkrankungen. Schattauer, Stuttgart 1980
167 Knutsson, F.: Über die Röntgenologie des Femoropatellargelenkes sowie eine gute Projektion für das Kniegelenk. Acta radiol. 22 (1941) 371
168 König, E.: Volkmanns Sammlung klinischer Vorträge 36 (1892) 1233
169 Köstler, J.: Die Blutversorgung der Menisken und ihre Bedeutung bei der Heilung von Meniskusrissen. Langenbecks Arch. klin. Chir. 187 (1936) 15
170 Konjetzny, G.: Die Meniskusverletzung des Kniegelenkes. Münch. med. Wschr. (1916) 525
171 Kopits, E.: Beiträge zur Pathologie und Therapie der angeborenen Kniegelenkssubluxationen. Arch. orthop. Unfall-Chir. 23 (1925) 593
172 Kramps, H. A.: Ultraschalldiagnostik am Bewegungsapparat. In Kratochwil, A., E. Reinold: Ultraschalldiagnostik 77. Thieme, Stuttgart 1978
173 Kratochwil, A., W. Rambach: Die Ultraschalldiagnostik bei primär malignen Knochentumoren. Z. Orthop. 116 (1978) 503
174 Krödel, A., H. J. Refior: Die Patellarluxation als Ursache osteochondraler Frakturen im femoropatellaren Gleitlager. Unfallchirurgie 16 (1990) 12
175 Küsswetter, W., E. Beck: Behandlungsergebnisse bei Verletzungen des distalen Oberschenkelendes im Kindesalter. Mschr. Unfallheilk. 76 (1973) 245
176 Laarmann, A.: Die Septumreste des Kniegelenkes. Arch. orthop. Unfall-Chir. 38 (1937) 529
177 Lacreuse, M.: Contribution à la dynamique rotulienne. Thèse, Paris 1961
178 Lang, F. J.: Die Osteochondritis dissecans (König). Brun's Beitr. klin. Chir. 171 (1941) 618
179 Lanz, T., W. Wachsmuth: Praktische Anatomie, Bd. I/4. Springer, Berlin 1972
180 Larson, R. L.: Physical examination in the diagnosis of rotatory instability. Clin. Orthop. 172 (1983) 38–44
181 Last, R. J.: The popliteus muscle and the lateral meniscus. J. Bone Jt Surg. 32-B (1950) 93–99
182 Lehmann, J. C.: Ist eine Wiedereinheilung osteochondritischer Gelenkmäuse möglich? Dtsch. Z. Chir. 192 (1925) 88
183 Lemaire, M.: Ruptures anciennes du ligament croise anterior du genou. J. Chir. (Paris) 93 (1967) 311–320
184 Lemmel, E. M., U. Botzenhardt: Immunätiopathogenese der chronischen Polyarthritis. In: Mathies, H.: Handbuch der Inneren Medizin, Bd. VI/2B. Rheumatologie B. Springer, Berlin 1984 (S. 4)
185 Lerat, J. L., B. Moyen, P. Grammont: Morphotypen von Patellainstabilitäten. Orthopäde 4 (1985) 223
186 Lexer, E.: Die pyogenen Infektionen und ihre Behandlung. Enke, Stuttgart 1936
187 Löhr, W.: Die Osteochondritis dissecans und das Gelenkmausleiden. Zbl. Chir. 56 (1929) 2242

188 Löhr, W.: Dauererfolge bei der Behandlung der Osteochondritis dissecans (König). Langenbecks Arch. klin. Chir. 157 (1929) 752
189 Loose, R. E.: Diagnosis of chronic injury to the anterior cruciate ligament. Orthop. Clin. N. Amer. 16 (1985) 83–97
190 Looser, R.: Über Spätrachitis und Osteomalacie. Klinische, röntgenologische und pathologisch-anatomische Untersuchungen. Dtsch. Z. Chir. 152 (1920) 210
191 Ludolph, E.: Der Kausalitätsbegriff im Strafrecht, Zivilrecht und Sozialrecht. Seine Bedeutung für das ärztliche Gutachten. Unfallchirurgie 7 (1981) 41
192 Ludolph, E., W. van Loh, D. Niezold: Patellaluxation – Kausalität in der gesetzlichen Unfallversicherung. Akt. Traumatol. 17 (1987) 160–162
193 Marquardt, W.: Die angeborene Flughautbildung und ihre konservative Behandlung. Z. orthop. Chir. 67 (1938) 379
194 Martens, M. A., J. C. Mulier: Anterior subluxation of the lateral tibial plateau. Arch. orthop. traum. Surg. 98 (1981) 109–111
195 Mathies, H.: Rheumatologie, A, B, C, Handbuch der Inneren Medizin. Springer, Berlin 1983–1984
196 Matzen, K. A., P. F. Matzen: Unspezifische und spezifische entzündliche Erkrankungen des Skeletts. In Witt, A. N., H. Rettich, K. F. Schlegel: Orthopädie in Praxis und Klinik, Bd. IV. Thieme, Stuttgart 1982
197 McDevitt, C., E. Gilbertson, H. Muir: An experimental model of osteoarthritis early morphological and biomechanical changes. J. Bone Jt Surg. 59-B (1977) 24–35
198 McIntosh, D. L., T. A. Darby: Lateral substitution reconstruction. J. Bone Jt Surg. 58-B (1976) 142
199 Menschik, A.: Mechanik des Kniegelenkes. Z. Orthop. 112 (1974) 481–495
200 Menschik, A.: Mechanik des Kniegelenkes. Z. Orthop. 113 (1975) 388–400
201 Menschik, A.: The basic kinematic principle of collateral ligaments, demonstrated on the knee joint. In Chapchal, G.: Injuries of the Ligaments and Their Repair. Thieme, Stuttgart 1977
202 Mertz, D. P.: Gicht, 5. Aufl. Thieme, Stuttgart 1987
203 Meyer, A.: Über Patellarluxation nach innen, zugleich ein Beitrag zur Therapie der Kniescheibenverrenkung. Arch. Orthop. 21 (1923) 512
204 Mohing, W.: Die Bedeutung der Früh- und Spätsynovektomie in der Behandlung der PcP. Dtsch. med. Wschr. 92 (1981) 1961–1966
205 Mohler, J., E. Morscher: Therapie der Femurkondylennekrose. Orthopäde 9 (1980) 314–319
206 Mohr, W.: Gelenkkrankheiten. Diagnostik und Pathogenese makroskopischer und histologischer Strukturveränderungen. Thieme, Stuttgart 1984
207 Mohr, W.: Infektiöse Arthritiden. In Doerr, W., G. Seifert: Spezielle pathologische Anatomie. Spezielle Pathologie der Gelenke. Springer, Berlin 1984
208 Mom, A. M., M. Polak, L. J. Fabeiro, I. B. Garibaldi: The psoriatic myopathy. Dermatologica 140 (1970) 214–218
209 Moore, T. M.: Fracture-dislocation of the knee. Clin. Orthop. 156 (1981) 128
210 Müller, M. E., R. Ganz: Luxationen und Frakturen: Untere Gliedmaßen und Becken. In Rehn, J.: Unfallverletzungen bei Kindern. Springer, Berlin 1974
211 Müller, W.: Das Knie. Springer, Berlin 1982
212 Nebel, G., G. Lingg: Sind die Formvarianten nach Wiberg Präarthrosen? Radiologe 21 (1981) 101
213 Nicholas, J. A.: The five-one-reconstruction for anteromedial instability for the knee. J. Bone Jt Surg. 55-A (1973) 899–922
214 Nicholas, J. A., R. Freiberger, P. J. Killoran: Double-contrast arthrography of the knee. Its value in the management for 225 knee derangements. J. Bone Jt Surg. 52 (1979) 203
215 Oehler, W. D., P. Janka: Arthroskopische Diagnostik und therapeutische Konsequenzen beim Hämarthros des Kniegelenkes. Unfallchirurgie 8 (1982) 96
216 Ott, A.: Fabella bipartita. Klin. Med. (Wien) 13 (1958) 113
217 Otte, P.: Die Pathophysiologie der aktivierten Arthrose und die Angriffspunkte der medikamentösen Therapie. Orthop. Prax. 9 (1970) 207
218 Owen, W. B.: Congenital bilateral outward patellar dislocation. Amer. J. Surg. 38 (1924) 198
219 Palmer, I.: On the injuries to the ligaments of the knee joint: A clinical study. Acta chir. scand. 81, Suppl. 53 (1938) 1–282
220 Papadopulos, J. S.: Gonarthrose: Wird der Einfluß der pathologischen Statik überbewertet? Z. Orthop. 129 (1991) 65
221 Pavlov, H., J. C. Hirschy, J. S. Torg: Computed tomography of the cruciate ligaments. Radiology 132 (1979) 389–393
222 Payr, E.: Der heutige Stand der Gelenkchirurgie. Langenbecks Arch. klin. Chir. 148 (1927) 404
223 Pedrocca, A.: Osteochondromatosis of the knee and tarsus in a 14-mounth-old child. Minerva ortop. 12 (1961) 59
224 Reimann, H., R. Kienböck: Über Gelenks-Osteochondromatose mit Sarkombildung. Röntgenpraxis 3 (1931) 942
225 Reiser, M., N. Rupp, P. M. Karpf u. a.: Erfahrungen CT-Arthrographie der Kreuzbänder des Kniegelenkes. Fortschr. Röntgenstrahl. 137 (1982) 372–379
226 Reiser, M., N. Rupp, E. Stetter: Erfahrungen bei der NMR-Tomographie des Skelettsystems. Fortschr. Röntgenstr. 139 (1983) 365–372
227 Reiter, A.: Über eine bisher unbekannte Spirochäteninfektion (Spirochaetosis arthritica). Dtsch. med. Wschr. 42 (1916) 1535
228 Rettig, H.: Das Röntgenbild der Kniescheibe in der Differentialdiagnose der Erkrankungen des Kniegelenkes und der Patella. Z. Orthop. 91 (1959) 551–566
229 Ribbing, S.: Zur Ätiologie der Osteochondritis dissecans. Acta radiol. (Stockh.) 25 (1944) 732
230 Richardson, M. L., H. K. Genant, C. A. Helms, T. Gillespy, M. Heller, H. E. Jergesen, E. G. Bovill: Magnetic resonance imaging of the musculoskeletal system. Orthop. Clin. N. Amer. 16 (1985) 569–587
231 Richter, R.: Die Kniegelenkssynovialektomie bei chronischer Polyarthritis, Begründung-Ergebnisse-Ausblick. Habil., Ulm 1976
232 Ricklin, P., A. Rüttimann, M. S. Del Buono: Die Meniskusläsion, 2. Aufl. Thieme, Stuttgart 1980
233 Rienau, G., et al.: 114 arthrographies opaques du genou. Mém. Acad. Chir. 80 (1954) 81
234 Ritchey, S. J.: Ligamentous disruption of the knee. A review with analysis of 28 cases. US arm. Forces med. J 11 (1960) 167–176
235 Röhr, E.: Die Sonographie des Kniegelenkes. Orthop. Prax. 11 (1984) 937
236 Röhr, E.: Die sonographische Darstellung des hinteren Kreuzbandes. Röntgenblätter 88 (1985) 377
237 Rohlederer, O.: Ätiologie und Symptomatologie der Praeluxatio patellae. Zbl. Chir. 76 (1951) 103

238 Rohlederer, O.: Das klinische Bild der Patellalateralisation. Vereinigung österreichischer Orthopäden, Innsbruck 1959
239 Rohlederer, O.: L'arthrose de la surface articulaire de la rotule. Rev. Chir. orthop. 50 (1964) 361
240 Rohlederer, O.: Ursache und Therapie der Patellalateralisation. Z. Orthop. 101 (1965) 432
241 Rosenberg, E. F.: The problem of arthritis and psoriasis. Illinois med. J. 114 (1958) 201–211
242 Rothascher, H.: Ergebnisse nach vollständiger Meniskusentfernung. Langenbecks Arch. klin. Chir. 294 (1960) 118
243 Rozing, P. M., J. Insall, W. H. Bühne: Spontaneous osteonecrosis of the knee. J. Bone Jt Surg. 62-A (1980) 2–7
244 Rüter, A.: Retropatellare Arthrose (Diagnose und Therapieübersicht). H. Unfallheilk. 127 (1976) 137
245 Saillant, G., J. P. Benazet, R. Roy-Camille: Complications de l'arthroscopie. First European Congress of Knee Surgery and Arthroscopy, Berlin 1984
246 Salter, R. B., R. Harris: Injuries involving the epiphyseal plate. J. Bone Jt Surg. 45-A (1963) 587
247 Scharitzer, E.: Über Meniskuszysten. Wien. med. Wschr. (1955) 2
248 Schettler, G.: Handbuch der inneren Medizin, 4. Aufl., Bd. VII/VIII. Springer, Berlin 1955 (S. 760)
249 Scheuer, F.: Ein Beitrag zur Chondropathia patellae. Chirurg 24 (1953) 148
250 Schilling, F.: Nosologische und induktive Diagnostik der chronischen Polyarthritis: Die logische Kriterienkette. Z. Rheumatol. 44 (1985a) 1
251 Schilling, F.: Gelenkpunktate – Synovia-Analyse in der Praxis. Diagnostik 18 (1985b) 31
252 Schneider, P. G.: Die Früharthrose im Femoropatellargelenk des Leistungssportlers. Ein Beitrag zur Pathogenese degenerativer Gelenkerkrankungen. Arch. orthop. Unfall-Chir. 54 (1962) 401
253 Schönbauer, H. R.: Gedeckte Risse großer Sehnen am Bein. H. Unfallheilk. 48 (1954) 201
254 Schönbauer, H. R.: Brüche der Kniescheibe. Ergebn. Chir. Orthop. 42 (1959) 56
255 Schultz, R. A., D. C. Müller, S. J. Snyder et al.: Mechanoreceptors in human cruciate ligaments. A histological study. J. Bone Jt Surg. 66-A (1984) 1072–1076
256 Scott, J., W. S. Taor: The small patella syndrome. J. Bone Jt Surg. 61-B (1979) 172
257 Shermann, M. S.: Psoriatic arthritis. J. Bone Jt Surg. 34-A (1952) 831–852
258 Silfverskiöld, N.: Chondromalacia patellae. Mschr. Unfallheilk. 39 (1932) 193
259 Sinding-Larsen, Chr.: A hitherto unknow affection of the patella in children. Acta radiol. (Stockh.) 1 (1921) 171
260 Sitzmann, F. C.: Labordiagnostik bei Gelenkbeschwerden im Kindesalter. Klinikarzt 2 (1989) 64
261 Skoff, H.: Verletzungen des vorderen Kreuzbandes: ein offenes Kapitel? Orthopäde 14 (1985) 64–68
262 Slocum, D. B., R. L. Larson: Rotatory instability of the knee. J. Bone Jt Surg. 48-A (1966) 1221
263 Slocum, D. B., R. L. Larson: Rotatory instability of the knee. J. Bone Jt Surg. 50-A (1968) 211–225
264 Slocum, D. B., et al.: Clinical test for anterolateral instability of the knee. Clin. Orthop. 118 (1976) 63–69
265 Small, N. C.: Complications in arthroscopy: The knee and other joints. Arthroscopy 2 (1986) 253
266 Smillie, J. S.: Injuries of the Knee Joint, 5th ed. Churchill Livingstone, Edinburgh 1978
267 Smillie, J. S.: Diseases of the knee joint, 2nd ed. Churchill Livingstone, Edinburgh 1980
268 Smillie, J. S.: Kniegelenksverletzungen. Enke, Stuttgart 1985
269 Stieda, A.: Über eine typische Verletzung am unteren Femurende. Langenbecks Arch. klin. Chir. 85 (1909) 815
270 Storen, H.: Ein Fall von Chondropathia patellae. Ref. Zentr.-Org. ges. Chir. 47 (1929) 297
271 Streubel: Über den Mechanismus der Verrenkungen der Kniescheibe. Schmidts Jg. ges. Med. 129 (1866) 311
272 Strobel, M., H. W. Stedtfeld: Diagnostik des verletzten Kniegelenkes. Marseille, München 1988
273 Stucke, K.: Die Patella partita in ihren Beziehungen zum Unfall und zur Wehrdienstbschädigung. Mschr. Unfallheilk. 53 (1950) 238
274 Swatson, S., Z. Huber: Patella duplex unilateralis congenita. Zbl. Chir. 85 (1960) 2270
275 Takagi, K.: Practical experience using Zakagi's arthroscope. J. Jap. orthop. Ass. 8 (1933) 132
276 Thomas, N. P., A. M. Jackson, P. M. Aichroth: Congenital absence of the anterior cruciate ligament. J. Bone Jt Surg. 67-B (1985) 572
277 Tillmann, B., H. Brade: Morphologische und biomechanische Untersuchungen an der Facies articularis patellae. Orthop. Prax. 16 (1980) 462
278 Tillmann, B., M. Blauth, A. Schleicher: Zugverspannung der Patella. In Jäger, M., M. H. Hackenbroch, H. J. Refior: Kapselbandläsionen des Kniegelenkes. Thieme, Stuttgart 1981 (S. 68–73)
279 Tolon, V. T.: Congenital absence of the menisci and cruciate ligaments of the knee. J. Bone Jt Surg. 63-A (1981) 1022
280 Torg, J. S., W. Conrad, V. Kalen: Clinical diagnosis of anterior ligament instability in the athlets. Amer. J. Sports Med. 4 (1976) 84–91
281 Towsend, P. R., R. M. Rose, E. L. Radin, P. Raux: The biomechanics of the human patella and its implications for chondromalacia. J. Biomech. 10 (1977) 403
282 Tran, T. K., H. Vogel, M. H. Nabavi: Sonographie des Kniegelenkes. Radiologe 27 (1987) 57
283 Travaglini, F., J. Thurner: Zur Klinik und Pathogenese der Zysten (Ganglien) im Bereich des Kniegelenkes. Z. Orthop. 88 (1957) 536
284 Trueta, J.: The three types of acute haematogenous osteomyelitis. A clinical and vascular study. J. Bone Jt Surg. 41-B (1959) 671
285 Uffreduzzi e Lucca: Un casso di lussazione cong. irreducibile della rotula. Chir. Organi Mov. 20 (1934) 513; Ref. Zentr.-Org. ges. Chir. 70 (1935) 160
286 Van Dijk, R.: The behavior of the cruciate ligaments of the human knee. Universität Nijmegen/Niederlande 1983
287 Vandekerckhove, J. R.: Die Menisken des Kniegelenkes. Diss., Saarbrücken 1964
288 Wagner, M.: Funktionelle Anatomie des Kniegelenkes. Orthopäde 16 (1987) 88–99
289 Wang, J. B., P. S. Walker: Rotatory laxity of the human knee joint. J. Bone Jt Surg. 56-A (1974) 161–170
290 Wang, J. B., R. M. Rubin, J. L. Marshall: A mechanism of isolated anterior cruciat ligament rupture. J. Bone Jt Surg. 57-A (1975) 411–413
291 Warren, L. F., J. L. Marshall, F. G. Girgis: The prime static stabilizer of the medial side of the knee. J. Bone Jt Surg. 56-A (1974) 665–674

292 Warren, L. F., J. L. Marshall: The supporting structures and layers on the medial side of the knee. J. Bone Jt Surg. 61-A (1979) 56–62
293 Watanabe, M., S. Takeda, H. Ikeuchi: Atlas of Arthroscopy, 2nd ed. Igaku Shoin, Tokio 1969
294 Weigl, K.: Ein autogenes Knorpel-Knochentransplantat am äußeren Femurkondylus (Beschreibung eines Falles). Orthop. Prax. 11 (1980) 956–959
295 Wiberg, G.: Roentgenographic and anatomic studies of the femoro-patellar joint with special reference to chondromalacia patellae. Acta orthop. scand. 12 (1941) 319
296 Will, H.: Die Frakturen der Tuberositas tibiae. Zbl. Chir. 77 (1952) 1793
297 Winter, S.: Fibrolipoma of the knee. N. Y. J. Med. 61 (1961) 1355
298 Wirth, C. J.: Die frische Kombinationsverletzung des Kniegelenkes – Diagnostik und Therapie. Arch. orthop. Unfall-Chir. 84 (1976) 317
299 Wirth, C. J., M. Artmann: Verhalten der Roll-Gleitbewegung des belasteten Kniegelenkes bei Verlust und Ersatz des vorderen Kreuzbandes. Arch. orthop. Unfall-Chir. 78 (1974) 356–361
300 Wirth, C. J., M. Artmann: Diagnostische Probleme bei frischen und veralteten Kreuzbandverletzungen des Kniegelenkes. Arch. orthop. Unfall-Chir. 81 (1975) 333–340
301 Wirth, C. J., H. Häfner: Biomechanische Aspekte und klinische Wertigkeit des Lachman-Testes bei der Diagnostik von Kreuzbandverletzungen. Orthop. Prax. 17 (1981) 904
302 Wirth, C. J., M. Jäger: Röntgenologische Diagnostik der Kapselbandläsionen. Röntgenpraxis 34 (1981) 399–409
303 Wirth, C. J., M. Jäger: Der veraltete Kapselbandschaden des Kniegelenkes. I. Pathomechanik und Diagnostik. Akt. Chir. 14 (1979) 75
304 Wirth, C. J., M. Kolb: Hämarthros und „isolierte“ Kreuzbandläsion. Unfallchirurg 88 (1985) 419–423
305 Wirth, C. J., W. Küsswetter: Die isolierte Ruptur des vorderen Kreuzbandes. Arch. orthop. Unfall-Chir. 91 (1978) 239–242
306 Wirth, C. J., M. Jäger, M. Kolb: Die komplexe vordere Knie-Instabilität. Thieme, Stuttgart 1984
307 Wuscheck, H., P. Pas, E. Kündiger, G. Heller: Analyse von 3020 Kniearthroskopien und 975 arthroskopischen Meniskusresektionen unter besonderer Bewertung medizinischer und ökonomischer Gesichtspunkte. Arthroskopie 2 (1989) 122
308 Yücel, M., S. Saldiran, J. Breitenfelder: Zur Bedeutung der arthroskopischen und arthrographischen Untersuchung bei der Meniskusverletzung des Kniegelenkes – eine Studie über 313 operativ behandelte Meniskusverletzungen. Orthop. Prax. 17 (1981) 871
309 Zurria, A.: Lussazione congenita della rotula. Boll. Soc. med.-chir. Catania 2 (1934) 163; Ref. Zentr.-Org. ges. Chir. 66 (1934) 639

Sachverzeichnis

A

AIDS 136
Alkaptonurie 147
Allgemeinerkrankungen mit Kniegelenksveränderungen 143
– – Besnier-Boeck-Schaumann-Syndrom 145
– – Haemophilia vera 143
– – Löfgren-Syndrom 143
– – Morbus Behçet 145
Alterspolyarthritis 127
ANA s. Antikörper, antinukleäre
Anamnese 33 ff
– degenerative Veränderungen 33
– Eigenanamnese 33
– Entzündungen 34 f
– Familienanamnese 33
– Verletzungen 33
Ankylosen 122
Antikörper, antinukleäre 105
– – Häufigkeit bei rheumatischen Erkrankungen 105
Antikörpernachweis 105
Antinukleäre Antikörper (ANA) s. Antikörper, antinukleäre
ARA-Kriterien 123, 126
Arbeitsschäden 222
– Bänder 222
– Druckfallkrankheit 222
– Meniskus 222
– Sehnen- und Muskelansätze 222
– Sehnenscheiden 222
Area intercondylaris anterior 4, 10
– – posterior 4
Arthritis 123 ff
– chronische Polyarthritis s. Polyarthritis, chronische
– enteropathische 130
– HLA-B27-assoziierte 130
– juvenile chronische 126
– – – nichtsystemische frühkindliche chronische Oligarthritis (Typ I) 126
– – – – HLA-B27-assoziierte chronische Oligarthritis (Typ II) 127
– – – – seronegative chronische Polyarthritis 126
– – – seropositive chronische Polyarthritis 126
– – – systemische (Still-Syndrom) 126
– Pilzerkrankungen 143
– reaktive (postinfektiöse) 134
– – AIDS 136
– – Darminfektionen 135
– – Gonorrhoe 135
– – Lyme-Krankheit 136
– – Rheumatismus acutus verus 134
– – Virusinfektionen 137
– septische 130 f
– – bei Knochenentzündungen 132
– seronegative Spondarthritis s. Spondarthritis, seronegative
– spezifische 137 ff
– – Syphilis 139 f
– – Tuberkulose 137 f
– unspezifische 130 f
– – akute hämatogene Osteomyelitis 132
– – iatrogene Knocheninfektion 133
– – posttraumatische Ostitis 133
– – septische Arthritis 130 f
– – Übersicht 131
Arthropathie bei Langzeitdialyse 146
Arthrose, primäre (Payr) 32, 164
– sekundäre 164 f
Arthrosis deformans 164
– – primäre 164
– – sekundäre 164
– – – Einteilung 168
– – – Entwicklung 167
– – – nach Meniskusexstirpation 182
– – – Ursachen 164
Arthroskopie 53
– Indikationen 103
– Komplikationen 104
– – instrumentelle Schäden 104
– – Schäden durch optische Medien 104
– Kontraindikationen 103
– Voraussetzungen 103
Articulatio meniscofemoralis 12
– meniscotibialis 12
Artikulierende Gelenkflächen 157
Atrophien s. bei den einzelnen Muskeln

B

Bänder, Fehlbildungen 111
– geschlossene Verletzungen 61 ff, 80 ff, 177 f
Bandsysteme, dorsaler Komplex 8, 17
– lateraler Komplex 8, 13
– medialer Komplex 8, 10
– ventraler Komplex 8, 15
– zentraler Komplex 8
Bein, kinetische Kette 36
Beinform 3
– Entwicklung 2 f
– Inspektion 36
– Traglinien 28
Besnier-Boeck-Schaumann-Syndrom 145
Beweglichkeitsprüfungen 46, 56 ff
Blutergelenk 143
Blutuntersuchungen 105
Bursa (s. auch Kniekehlenhygrome), Anatomie 212
– Erkrankungen 214 ff
– infrapatellaris profunda 12
– Ligament: collateralis medialis 13
– musculi gastrocnemii 12
– poplitei 20
– semimembranosi 12, 20
– suprapatellaris 5, 12
– Übersicht 212
Bursitis 214 ff

C

Capitulum fibulae 11 f, 16
Capsula articularis 20
Chondromalacia patellae 157 ff
– – Befunde an Patella 160
– – – im Gesamtgelenk 162
– – Einteilung 157 ff
– – Rezidiv 162
Chondropathia patellae (s. auch Degenerative Veränderungen) 32
Chondrozyten 6
Colitis ulcerosa 130
Computertomographie 99
– Indikationen 99
Condylus femoris lateralis 2, 5 f, 8, 16, 25
– – – Dysplasie 25, 28
– – medialis 2, 5 f, 8, 16
– – – Dysplasie 25, 28
– – – Formen 26 ff
– – – Hypoplasie 26 ff
– tibiae lateralis 20
– – medialis 20
Corpus adiposum genus 12, 20
– – infrapatellaris 5
Cross-over-Test 70

D

Darminfektionen 135
Degenerative Veränderungen, Arthrosis deformans 164
– – Chondromalacia patellae 157 ff
– – Lateralisation der Kniescheibe 163
Duade 80 ff

E

Eminentia intercondylaris 4, 6, 8
Epicondylus femoris lateralis 14 ff
– – medialis 12, 16
Epiphysenverletzungen, geschlossene, bei Kindern 184 ff
Erguß s. Gelenkerguß
Evolute 2, 5

F

Fabella 110
Facies patellaris femoris 2, 5
– tibialis tibiae 12, 16
Fascia cruris 11, 15
– lata 11, 16
Fehlbildungen, Bänder 111
– Femurkondylen 111
– Kreuzbandaplasie 110
– Meniskus 110
– Schienbeinkopf 111
– Septum genus 110
Felty-Syndrom 127
Femoropatellargelenk 22
– Architektur, günstige 31
– – ungünstige 32
– Bedeutung 22
– Degeneration s. Degenerative Veränderungen
– Druckbelastung 30
– Palpation 28 f, 44
– Vermessung nach Ficat 27
– Widerstandsfähigkeit 31
Femurkondylen, Fehlbildungen 111
Femurkondylen-Osteonekrose, spontane 169
Fluoreszenzmuster 105
Fossa intercondylaris 2, 5
– – Dach 6, 8
– – Tiefenindex 27
Fremdkörper im Kniebereich 204 ff
– – intraartikuläre 205
– – intraossäre 205
– – periartikuläre 205

G

Gaucher-Syndrom 147
Gelenkblockade 34, 47
Gelenkerguß 42 f
– Nachweis 42
– Probepunktion 43
– Punktion 43
– Ursachen 42
Gelenkflächen, artikulierende 157
Gelenkgeräusche 41, 43
Gelenkinnenhaut 22
Gelenkkapsel 22
– geschlossene Verletzungen 176 f
– Klicken 44
– Schlagen 44
– Schnappen 122
– Stratum fibrosum 22
– Tunica synovialis 22
Genu laxum, erworbenes 120
– recurvatum, erworbenes 120
– – Vermessen 38 f
– valgum 3 f
– – angeborenes 113
– – erworbenes 120
– – Vermessen 37 f
– varum, angeborenes 113
– – erworbenes 120
– – jugendliches 2 f
– – Neugeborener 2 f
– – Säuglingsalter 2 f
– – Vermessen 37 f
Gicht 141, 146
Giving-way-Test 73
Gonorrhoe 135
Gravity-sign 76

H

Haemophilia vera 143
Hämarthros 42
Hautnarben 40
Hautveränderungen, Inspektion 34
Hebelarm, virtueller, Musculus quadratus femoris 15, 17, 22
Hormonhaushalt, Störungen 150 f
Hyaluronsäure 7, 22
Hydrops articulorum intermittens 149
Hydroxyapatit-Rheumatismus 147
Hygrome der Kniekehle 216
Hyperparathyreoidismus, primärer 150
– sekundärer 151
Hypervitaminosen 152 ff
Hypovitaminosen 152 f

I

Immunologische Untersuchung 105
Inspektion 36
– Beinform 36
– Hautveränderungen 34
– Muskulatur 36, 38
– – Seitenzugkomponente 39
– Narben 40
– Schwellungen 41
Instabilitäten, Einteilung 53 ff
– kombinierte 55
– komplexe Rotationsinstabilitäten (Jocobsen) 55
– Nachweis s. Stabilitätsprüfungen
– Rotationsinstabilitäten 55 ff
– Schubladenbewegung, hintere 76
– – vordere 62
– Schweregrad 53
– Valgusinstabilität 58 ff
– Varusinstabilität 59 ff

J

Jerk-Test 69

K

Kapselband, laterales 13 f, 22
– mediales 10, 13, 22
Kapselschale, dorsolaterale 13, 17, 22
– dorsomediale 10, 17, 22
Kernspintomographie 99
– Indikation 99
– Treffsicherheit 101
Kindesalter-Knieschmerzen 156
Kinetische Kette des Beines 36
Klicken der Gelenkkapsel 44
Knie, schnappendes 122
Kniegelenk, zentraler Pfeiler 4, 6, 8
Kniegelenkspunktion 43
– Indikation 43
– Punktatuntersuchung 43
– Technik 105
Kniegelenksstabilisation 17, 19
– bei 30 Grad Beugung 52, 56
– bei Streckung 52, 56
Kniekehle 22
Kniekehlenhygrome 216
Kniescheibe s. Patella
Knieschmerzen im Kindesalter 156
– – mit Arthritis 156
– – ohne Arthritis 156
Knocheninfektion, iatrogene 133
Knochen-Knorpel-Nekrose, avaskuläre 169 f
– – Femurkondylen-Osteonekrose, spontane 169
– – Osgood-Schlatter-Syndrom 169
– – Osteochondrosis dissecans 170 ff
– – Sinding-Larsen-Johansson-Erkrankung 169
Knorpel, Aufbau 6 f
– Belastungsverteilung 7
– Ernährung 7
– Fibrillen 6 f
– Grundsubstanz, hyaline 7
– Knochengrenzschicht 7
– Matrix 7
– Schädigungen 7
– Stoffwechselprodukte 22
– Verkalkung 7
Knorpelzellen s. Chondrozyten
Kondylenbrüche bei Erwachsenen 187 f
Kontrakturen, angeborene 110, 112
– erworbene 121
Kreuzband, Stabilitätsprüfungen s. Stabilitätsprüfungen, Kreuzbänder
Kreuzbandaplasie, Fehlbildungen 110

L

Laboruntersuchungen 105 ff
– Antikörpernachweis 105
– antinukleäre Antikörper (ANA) 105

Laboruntersuchungen, Blutuntersuchungen 105
– Fluoreszenzmuster 105
– immunologische Untersuchung 105
– Punktatuntersuchung zur Differentialdiagnose 107
– Synovia-Analyse 105
– Tuberkulosediagnostik 107
Lachman-Test 46, 66
Laxizität 50 f
Lemaire-Test 68
Ligamentum collaterale laterale 11, 13 ff, 20
– – mediale 10 ff, 20
– cruciatum anterior 11, 13 ff
– – – Faserbündel 10
– – – Funktion 9 f
– – – Mechanorezeptoren 10
– – – Reißfestigkeit 9
– – – Streckbegrenzung 9
– – posterior 5 f, 8, 10, 13, 20
– – – Funktion 9
– – – Reißfestigkeit 9
– – – Rotationsstabilisator 9
– femorotibiale laterale anterius (Müller) 11, 13 ff
– genu transversum 20
– meniscofemorale anterius (Humphrey) 8, 10
– – posterius 8, 10
– – – (Roberti) 8
– – – (Wrisberg) 8
– patellae proprium 2, 5, 11 f, 15 f
– patellomeniscale 17 f
– popliteum arcuatum 13 ff, 17
– – obliquum 17
– posterior oblique ligament 10
Linea condylopatellaris lateralis 2, 5
– – medialis 2, 5
Löfgren-Syndrom 143
Loose-Test 69
Lupus erythematodes visceralis und disseminatus 143
Luxation der Patella s. Patellaluxation
Lyme-Krankheit 136

M

Margo tibialis tibiae 11 f
Meniscus lateralis 5, 13 f, 20
– medialis 5 f, 10, 12, 20
Meniskus 5, 17, 20
– Aufbau 18, 20
– Begutachtung 178
– Druckverteilung 22
– Fehlbildungen 110 f
– Gefäßversorgung 19, 22
– – parameniskale Grundbahn 22
– – Unterbrechung 22
– geschlossene Verletzungen 178 ff
– – – Begutachtung 181
– – – Diagnose, Differentialdiagnose 180
– – – Einteilung 178
– – – frischer Unfallriß 179
– – – Spätschäden beim Schlotterknie 180
– – – – nach Unfallriß 179
– – – Spontanlösung 178
– Mechanorezeptoren 22
– Nervenfasern 22
– Verformung bei Bewegungen 21
– Verschiebeschicht 20
– Verschieblichkeit 19, 21
Monade 80 ff
Morbus Ahlbäck 169
– Behçet 145
– Crohn 130
– Whipple 130
Musculus adductor magnus, Tendo 12
– articularis genus 15
– biceps femoris 11, 13 ff
– – – Tendo 20
– extensor digitorum longus 16
– fibularis longus 16
– gastrocnemius caput laterale 13, 15, 17
– – – mediale 10, 12, 16 f
– gracilis 11
– popliteus 12 ff, 17
– – Tendo 15, 20
– quadratus femoris 5, 11, 15 f, 47
– – – Funktion 17
– – – Hebelarm, virtueller 15, 17, 22
– rectus femoris 15 f
– sartorius 11, 16
– semimembranosus 12, 17, 20
– – Sehnenansatzauffächerung 13
– – Tendo 20
– semitendinosus 11
– soleus 16
– tibialis anterior 11, 16
– vastus intermedius 15 f
– – lateralis longus 11, 13, 15 f
– – – obliquus 13, 15 f
– – medialis longus 11 f, 15 f
– – – – Atrophie 37 ff, 197
– – – – bei Gladiatoren 40
– – – – „Schlüssel zum Kniegelenk" 39 f
– – – obliquus 10, 15 f
Muskulatur, Atrophie s. bei den einzelnen Muskeln
– Beuger 46
– Funktionsprüfung 47
– Inspektion 36, 38
– Lähmungen 121
– Narben 40
– Seitenzugkomponente 38, 40
– – Inspektion 39

N

Narben, Inspektion 40

O

O-Bein s. Genu varum
Oberschenkelbruch, suprakondylärer, bei Erwachsenen 187
– – bei Kindern 187
Oberschenkelende, distales, geschlossene Verletzungen 177
Oberschenkelrollen s. Condyli femoris
Odd-facet 25
Oligarthritis, nichtsystemische frühkindliche chronische (Typ I) 126
– – HLA-B27-assoziierte chronische (Typ II) 127
Osgood-Schlatter-Syndrom 169
Osteochondrosis dissecans 170 ff
– – Diagnose 172
– – Ursachen 170 f
Osteomalazie 155
Osteomyelitis, akute hämatogene 132
Ostitis, posttraumatische 133

P

Palindromischer Rheumatismus 149
Palpation 41
– Druckschmerz 41 f, 44
– Durchblutungsprüfung 50
– Femoropatellargelenk 28 f, 44
– Gelenkgeräusche 41, 43 f
Patella 2, 5, 11, 15 f
– alta 27, 29, 32
– Aplasie 113
– Auflageflächen 23 ff
– baja 27, 29, 32
– Chondromalazie 157 ff
– – Befunde 160, 162
– – Rezidiv 162
– Chondropathia (s. auch Chondromalazie) 32
– doppelte 113, 116 f
– Facetten 2
– – Odd-facet 25
– Formen 24, 26, 116 f
– – häufige 24, 26
– – seltene 24, 26
– – Verteilung 24, 26
– Frakturen 191
– Haglund-Delle 116
– Höheneinstellung 2, 6, 17, 27
– – Prüfung 2, 6, 29
– – – Baumgartl 27
– – – Blumensaat 2, 30
– – – Insall und Salvati 30 f
– Hypoplasie 114
– Kontaktflächen 23
– Lateralisation 32, 40, 163
– partita 116
– – Diagnose 116
– – Formen 116 f
– – Ursache 116
– Stabilisierung 17
– tanzende 42

– Tiefenindex 27
Patellafrakturen 191
Patellaluxation, angeborene 114, 192
– Dauerluxation 195
– gewohnheitsmäßige 195
– aus innerer Ursache 195
– rückfällige 195
– traumatische 191 ff
Pes anserinus profundus 13
– – superficialis 10 ff, 17
Pfeiler, zentraler, Kniegelenk 4, 6, 8
Pilzerkrankung 143
Pivot central 9
Pivot-shift-Test 68
Plica synovialis infrapatellaris 5
Polyarthritis, chronische 123
– – Diagnose 124, 126
– – klinische Befunde 125
– – klinischer Verlauf 124
– – Laboruntersuchung 126
– – nichtsystemische seronegative 126
– – seropositive 126
– – Sjögren-Syndrom 128
– – Sonderformen 126 f
– – Still-Syndrom des Erwachsenen 126
– – Verlaufsschema 123
Popliteuseck 15
Posterior oblique ligament 10
Prellung 177
Proteoglykane 22
Prothesenimplantation, Frühinfekt 208
– Lockerung 208
– Schmerzen nach 208
– Spannungsschmerz 210
– Spätinfekt 208
Pseudogicht 146
Psoriasis 129
Psoriasisarthritis 129
Punktatuntersuchung zur Differentialdiagnose 107
Punktion des Kniegelenks 43
– – Indikation 43
– – Punktatuntersuchung 43
– – Technik 105

Q

Quadrizepssehne 2, 15
Q-Winkel 15 f, 32

R

Rachitis 154
Reiter-Syndrom 128
Retinaculum patellae laterale 11, 13, 15, 20
– – longitudinale 11 ff, 20
– – mediale 10 ff, 15 f, 20
– – transversale 11 ff
Retropositio tibiae 4
Retroversio tibiae 4
Rheumatismus acutus verus 134
– palindromischer 149
Roll-Gleit-Bewegung 9
Röntgenuntersuchung 87 ff
– anteroposteriorer Strahlengang 87
– Arthrographie, Gefahren 92
– – Technik 95, 98
– Frik-Aufnahme 91
– gehaltene Aufnahme 91
– Messen der Aufklappbarkeit 95
– – der Schubladenbewegung 96 f
– Patella axial, Défilée-Aufnahmen 87
– – – Knutsson 87
– – – Settegast 87
– posteroanteriorer Strahlengang 87
– Schichtaufnahmen 91
– standardisierte gehaltene Röntgenuntersuchung 94 f
– stereoskopische Aufnahmen 91
Rotationsinstabilitäten 55 ff
– komplexe (Jocobsen) 55

S

Schleimbeutel s. Bursa
Schnappendes Knie 122
Schrägband, hinteres 10, 12 ff
Schubladenbewegung, aktive 73
– hintere 76
– vordere 61 ff
– – bei Beugung, 30 Grad 65, 77, 79
– – – 90 Grad 61 ff
Schwellungen 41
– Inspektion 41
Seitenband s. Ligamentum collaterale
– Stabilitätsprüfungen s. Stabilitätsprüfungen, Seitenbänder
Seitenzugkomponente 38, 40
Semimembranosuseck 10 f
Septum genus 110
– – Fehlbildungen 110
– intermusculare tibiale 12
Sinding-Larsen-Johansson-Erkrankung 169
Sjögren-Syndrom 128
Slocum-Test 69
Sonographie 102
Spondylarthritis, seronegative 128
– – HLA-B27-assoziierte Arthritis 130
– – Psoriasisarthritis 129
– – Reiter-Syndrom 128
– – Spondylarthritis ankylopoetica 128
Spondylarthritis ankylopoetica 128
Stabilisation des Kniegelenks 17, 19
– – bei 30 Grad Beugung 52, 56
– – bei Streckung 52, 56
Stabilisator, zentraler 6, 9
Stabilitätsprüfungen 50 ff
– nach Durchtrennung von Bändern (Müller) 80 ff
– Kreuzbänder 61 ff
– – hintere 61 ff
– – – aktive vordere und hintere Schublade 73
– – – Gravity-sign 76
– – – Schubladenbewegung, hintere 76
– – – Subluxations-Rekurvatum-Test, Hughston 76
– – vorderes, Cross-over-Test 70
– – – dynamische Tests 67
– – – funktionelle Tests 73
– – – Giving-way-Test 73
– – – Jerk-Test 69
– – – Lachman-Test 66
– – – Lemaire-Test 68
– – – Loose-Test 69
– – – Pivot-shift-Test 68
– – – Slocum-Test 69
– Laxizität 50 f
– Rotation 55
– Schubladenbewegungen, aktive 73
– – vordere 61 ff
– – – bei Beugung, 30 Grad 65, 77, 79
– – – – 90 Grad 61 ff
– Seitenbänder 58 ff
– – Valgustest 58 ff
– – Varustest 59 ff
– Übersicht 60
– Untersuchung in Narkose 53, 66
Stieda-Pellegrini-Köhler-Schatten 177
Still-Syndrom 126
Stoffwechselstörungen 146 f
– Alkaptonurie 147
– Gaucher-Syndrom 147
– Gicht 146
– Hydroxyapatit-Rheumatismus 147
– Pseudogicht 146
Stratum fibrosum 22
Streckapparat, geschlossene Verletzungen 188 f
Subluxations-Rekurvatum-Test, Hughston 76
Synchondrosis epiphyseos 12
Synovia-Analyse 105
Synovialis, geschlossene Verletzungen 176
Synovialom s. Tumoren
Synoviozyten 22
Syphilis 139 f
– angeborene 140
– Diagnose 140
– Einteilung 139
– erworbene 140
– Tabes 140
Systemerkrankungen, Lupus erythematodes disseminatus und visceralis 143

T

Tetrade 81 ff
Tibiaepiphyse, geschlossene Verletzungen 198
Tibiakopf, Fehlbildungen 111
Tibiakopfbrüche, geschlossene Verletzungen 198 ff
– – – Einteilung 198
– – – – nach AO 198
– – – – nach Moore 198
Tibialuxation im Kniegelenk 183 f
– – angeborene 113
– – traumatische 183 f
Tractus iliotibialis 11, 13
Traglinien 2, 4, 15, 36, 38
Translation 52, 54
Triade 81 ff
Trochleaformen s. Condyli femoris
Tubercula tibiae 6, 9, 11
Tuberculum Gerdi 11, 14 ff
– intercondylare 6
Tuberkulose 137 f
– Diagnose 107, 138
– Differentialdiagnose 138
– primäre (synoviale) Form 137
– sekundäre (ossale) Form 138
Tuberositas tibiae 12, 16
– tractus iliotibialis s. Tuberculum Gerdi
Tumoren, benigne 217
– maligne 218
Tunica synovialis 7, 22

U

Umfangsmaße 40 f

V

Valgusinstabilität 58 ff
Valgustest 58 ff
Varusinstabilität 59 ff
Varustest 59 ff
Verletzungen, geschlossene, Bänder 61 ff, 80 ff, 177 f
– – distales Oberschenkelende 177
– – bei Erwachsenen, Kondylenbrüche 187 f
– – – suprakondylärer Oberschenkelbruch 187
– – Gelenkkapsel 176 f
– – bei Kindern, Epiphysenverletzungen 184 ff
– – – suprakondylärer Oberschenkelbruch 187
– – Menisken 178 ff
– – – Begutachtung 181
– – – Diagnose, Differentialdiagnose 180
– – – Einteilung 178
– – – frischer Unfallriß 179
– – – Spätschäden beim Schlotterknie 180
– – – – nach Unfallriß 179
– – – Spontanlösung 178
– – Patellafrakturen s. Patellafrakturen
– – Patellaluxation s. Patellaluxation
– – Prellung 177
– – Streckapparat 188 f
– – Synovialis 176
– – Tibiaepiphyse 198
– – Tibiakopfbrüche 198 ff
– – – Einteilung 198
– – – – nach AO 198
– – – – nach Moore 198
– – Tibialuxation im Kniegelenk 183 f
– – Zerrung 177
– offene 203
Verschiebeschicht s. Meniscus medialis
Viergelenkkette, überschlagene 10
Virusinfektionen 137
Vitaminhaushalt, Störungen 152 ff
– – A-Hypervitaminose 152
– – C-Hypervitaminose 152
– – C-Hypovitaminose 152
– – D-Hypervitaminose 153
– – D-Hypovitaminose 153
– – – Osteomalazie 155
– – – Rachitis 154

X

X-Bein s. Genu valgum

Z

Zerrung 177